生命与社会

SHENGMING YU SHEHUI

生命技术的伦理和法律视角

高桂云　郭　琦　主编

戚桂锋　李永红　副主编

中国社会科学出版社

图书在版编目（CIP）数据

生命与社会：生命技术的伦理和法律视角／高桂云，郭琦主编.
北京：中国社会科学出版社，2009.3
ISBN 978 - 7 - 5004 - 7717 - 4

Ⅰ.生…　Ⅱ.①高…②郭…　Ⅲ.①生命科学：医学伦理学 – 研究
②生命 – 法学 – 研究　Ⅳ.R – 052　D912.101

中国版本图书馆 CIP 数据核字（2009）第 058192 号

出版策划　任　明
特邀编辑　乔继堂　李晓丽
责任校对　李　莉
技术编辑　李　建

出版发行　中国社会科学出版社
社　　址　北京鼓楼西大街甲 158 号　　邮　编　100720
电　　话　010 – 84029450（邮购）
网　　址　http：//www.csspw.cn
经　　销　新华书店
印　　刷　北京奥隆印刷厂　　　　　　装　订　广增装订厂
版　　次　2009 年 3 月第 1 版　　　　印　次　2009 年 3 月第 1 次印刷
开　　本　710×1000　1/16
印　　张　23　　　　　　　　　　　　插　页　2
字　　数　412 千字
定　　价　48.00 元

目　录

导　言

　　20 世纪的物理学革命，极大地扩展了人类对物质世界从宏观到微观两个方面的认识，使人类变革物质世界的能力发展到惊人的程度；周期性爆发的相对生产过剩的经济危机，也从一个侧面反映了人类既有的巨大生产能力。以如此巨大的物质生产能力为基础，20 世纪末，人类把目光投向了自身生产，推动了生命技术的极大发展。从而印证了马克思主义关于社会生产包括物质资料生产和人类自身生产两个方面，在二者的矛盾运动中，物质资料生产是矛盾的主要方面，人口生产最终总是适应着物质资料生产的客观要求并围绕着物质资料生产这个经济基础而变动的科学结论。可以预言 21 世纪将是生命科学的世纪。

　　半个多世纪以来，人类在生命科学及其应用技术领域取得了一系列辉煌成就。1953 年，美国生物学家沃森和英国物理学家克里克合作提出了生物遗传物质 DNA 分子的双螺旋结构和半保留复制机理。到 20 世纪 60 年代，科学家们又确定了遗传信息有核苷酸组成密码子进行密码传递的方式。后来由于一系列基因操作技术问题进一步得到解决，到 70 年代，"基因工程"应运而生，1978 年，世界上第一个试管婴儿在英国诞生；1985 年，DNA 碱基配对测序实现了自动化；1997 年，克隆多利羊出世；1998 年，科学家成功地分离了人体胚胎干细胞。踏入 21 世纪的门槛，以破译人类全部遗传密码为目的与曼哈顿原子弹计划和阿波罗计划并称为三大科学计划的人类基因组计划的完成为标志，生育控制、辅助生殖技术、克隆技术、基因技术、干细胞研究、器官移植等生命科学迎来了大发展。生命科学技术的惊人成就开辟了人类未来生活极为光明的前景：例如，以基因预测、基因预防、基因诊断、基因治疗为特征的"基因医学时代"的到来将有力地促进人类的健康和长寿；人类基因组的破译带动了以 DNA 序列为基础的制药产业，用于采矿、用于农业、用于环境污染的清除、用于新能源的开发等，将对社会经济增长和可持续发展作出巨大贡献。

　　作为研究生命活动现象、规律及其本质的生命科学，它的发展归根到底是为人的健康、全面、自由发展服务的。可是，当人们为生命科学的伟大成果大大造福于人类而雀跃欢呼的时候，科技的"双刃剑"带来的副作用以及由此引发的一系列伦理、法律、社会关系的问题（统称 ELSI）又让人们忧心忡忡。以基因技术为例：人的生命被技术化；基因探索过程直接受利益驱使和商业利益相连；贫富差距使得基因资源供给和成果使用的不平等都会造成生命技术的异化。

生命技术作为现代科技的一个分支，它的异化本质上仍然是科技异化。① 对于马克思所处时代的科技异化，他作了如下描述："在我们这个时代，每一种事物好像都包含有自己的反面。我们看到，机器具有减少人类劳动和使劳动更有成效的神奇力量，然而却引起了饥饿和过度的疲劳。新发现的财富的源泉，由于某种奇怪的、不可思议的魔力而变成贫困的根源。技术的胜利，似乎是以道德的败坏为代价换来的。随着人类愈益控制自然，个人却似乎愈益成为别人的奴隶或自身的卑劣行为的奴隶。甚至科学的纯洁光辉仿佛也只能在愚昧无知的黑暗背景上闪耀。我们的一切发现和进步，似乎结果是使物质力量具有理智生命，而人的生命则化为愚钝的物质力量。现代工业、科学与现代贫困、颓废之间的这种对抗，我们时代的生产力与社会关系之间的这种对抗，是显而易见的、不可避免的和毋庸争辩的事实。"② 160 年后的今天，这种异化现象非但没有消失，而且变本加厉甚至严重威胁着整个人类的生存。生命技术中的试管婴儿、器官移植、人类基因的人工改造等对人类社会的伦理道德体系带来了极大冲击和挑战，由此引发的伦理和法律、社会问题已成为世界各国普遍关注的热点和焦点。事实上，生命科学中诸如生育控制、辅助生殖技术、基因技术、人类干细胞研究、克隆技术、器官移植、人体试验、脑死亡标准、安乐死、艾滋病、同性恋、变性手术等都涉及许多意想不到的伦理困惑和法律难题，对现有伦理观念和法律体系提出了严峻挑战。

早在 20 世纪中叶，原子弹投放、第二次世界大战中德、日一些生物学家强迫战俘和平民做高损伤的人体试验、DDT 引起的严重环境污染和生态

———————————

① 异化：该词源自拉丁文，有转让、疏远、脱离等意。在德国古典哲学中被提到哲学高度。黑格尔用以说明主体与客体的分裂、对立，并提出人的异化。马克思主义哲学认为，异化是人的生产及其产品反过来统治人的一种社会现象。其产生的主要根源是私有制，最终根源是社会分工固定化。在异化中，人丧失能动性，人的个性不能全面发展，只能片面甚至畸形发展。它在资本主义社会中达到最严重的程度，必将随着私有制和阶级的消亡以及僵化的社会分工的最终消灭而被克服。科学技术的异化是指科技在产生、发展和广泛应用中，科技成果机器衍生物背离人类研究的初衷，偏离其方向或走向对立面，造成危害人类社会不良后果的现象。（百度百科）

② 《马克思恩格斯选集》第 2 卷，人民出版社 1972 年版，第 78—79 页。

失衡等三大事件就引起了人类对自己的行为以及对待科技的态度的深刻反省。此后，一系列国际规则的制定、措施的采用，标示着国际社会以及世界各国都在努力消除科技的负面效应，但旧的问题还没有解决新的问题又出现了，而且愈演愈烈，全球性的空气污染和环境恶化、旷日持久的战争和杀戮、大面积的饥饿和贫困的存在、克隆人对人类社会伦理可能造成的颠覆性影响等，表明人类目前的反思和行动仍不得要领。

　　与那些把科技异化现象要么归罪于科技本身，要么否认人类能从根本上消除异化的可能性的错误认识所不同的是，马克思主义认为科技异化的根源来自于人类认识水平的限制和科技的资本主义应用两个方面，其中后者是主要根源。马克思说："一个毫无疑问的事实是：机器本身对于把工人从生活资料中'游离'出来是没有责任的。同机器的资本主义应用不可分离的矛盾和对抗是不存在的，因为这些矛盾和对抗不是从机器本身产生的，而是从机器的资本主义应用产生的……"① 马克思进一步指出科技异化的实质是劳动异化。"一切科学技术都是生活的科学技术。"由于劳动是人的最根本最现实的实践活动，是人及人类社会存在的根本基础，劳动的异化必然带来人的其他社会活动和社会关系的全面异化。科学技术也不例外，因为"宗教、家庭、国家、法、道德、科学、艺术等等，都不过是生产的一些特殊的方式，并且受生产的普遍规律的支配"② 。所以科学技术作为劳动亦即人处理自身与自然界关系的社会活动的产物，也必然随着劳动的异化而表现出异化的性质。既然科技异化的根源、性质如此，那么在资本主义下科技异化就只能在提高认识水平的同时，更为根本的是变革资本主义制度本身。③

　　而对于我国，社会主义生产关系的建立为我国解决科技异化现象提供了根本制度前提和保证。除了继续完善社会主义生产关系以利于科技的科学合理运用外，更重要的是调整上层建筑中不适应生产力发展要求的方面；以马克思主义伦理学为指导，批判借鉴西方上层建筑调整的某些经验；加强科技的伦理、法律研究和建设，保障科学技术的健康发展，造福于我国乃至世界人民，这正是本研究的出发点和落脚点。当然，科技异化的彻底消除只有在共产主义社会才能实现。马克思预言："社会化的人，联合起来的生产者，将合理地调节他们和自然之间的物质变换，把它置于他们的共同控制之下，而不让它作为盲目的力量来统治自己；靠消耗最小的力量，在最无愧于和最

———————————

① 《马克思恩格斯全集》第 26 卷，人民出版社 1972 年版，第 483—484 页。
② 马克思：《1844 年经济学哲学手稿》，人民出版社 1985 年版，第 78 页。
③ 李桂花：《论马克思恩格斯的科技异化思想》，《科学技术与辩证法》2005 年 12 月。

适合于他们的人类本性的条件下进行这种物质变换。"① "只有工人阶级把科学从阶级统治的工具变为人民的力量，把科学家从阶级偏见的兜售者、追逐名利的国家寄生虫、资本的同盟者，变成自由的思想者！只有在劳动共和国里，科学才能起它的真正的作用。"②

当今西方公认的伦理学研究的哲学基础是美德论、义务论和功利论，这些理论本身的唯心主义倾向和缺陷都是极为明显的，解释力度也是有限的，依此来破解生命科学的伦理难题只能是头疼医头脚疼医脚式的，不可能从根本上解决生命技术的伦理困惑和法律难题。而建立在唯物史观坚实基础上的马克思主义伦理学是对美德论、道义论和公益论的批判继承基础上的综合创新与超越，③ 它科学的阐明了道德、伦理的起源、性质、本质、功能和原则，完全能够起到指导科技伦理研究和实践的作用。毋庸讳言，当前我国以马克思伦理学为指导研究科技（包括生命科技）伦理和法律问题（生命技术的法律研究一定意义上从属于伦理研究，为实现一定伦理原则服务）是主流，但一定程度上也存在以西方伦理学标准为标准，不加批判的照抄照搬西方观点分析我国现实问题的现象。鉴于此，本书以马克思主义为指导，从哲学的高度，尝试从伦理和法律等方面对上述伦理困惑和法律难题展开多视角、多维度的考察，综合审视和评判当前生命科学领域的难题，富于前瞻性地为生命科学的健康发展提供研究思路和多重视角，以期推动生命科学的健康发展。

在尊重目前"不伤害、有利、尊重、公正"国际通行的生命伦理学的四项基本原则的基础上，当代人类辅助生殖技术、克隆技术、基因技术等生命技术的发展还是给我们提出了这样的问题——对待生命技术的科学态度是什么？恩格斯是这样描述马克思对待科技的态度的："在马克思看来，科学是一种在历史上起推动作用的、革命的力量。任何一门理论科学中的每一个新发现，即使它的实际应用甚至还无法预见，都使马克思感到衷心的喜悦，但是当有了立即会对工业、对一般历史发展产生革命影响的时候，他的喜悦就完全不同了。"④ 可见，马克思始终坚信，科技必须且最终会为劳动者所掌握，成为人类自身解放的工具。以最大多数人的最长远利益为考量也便成为马克思主义对待科学技术的最高伦理原则。以克隆技术为例，当前世界范围内还没有形成关于克隆人研究的有法律效力的共性伦理原则。2005 年 3

① 《马克思恩格斯全集》第 25 卷，人民出版社 1972 年版，第 926—927 页。
② 《马克思恩格斯全集》第 17 卷，人民出版社 1963 年版，第 600 页。
③ 魏英敏：《功利论、道义论与马克思主义伦理学》，载《东南学术》2002 年第 1 期。
④ 《马克思恩格斯选集》第 3 卷，人民出版社 1995 年版，第 777 页。

月 8 日第 59 届联合国大会批准通过了《联合国关于人类克隆宣言》，敦促各国政府禁止一切形式的人类克隆，包括用于干细胞研究的人类胚胎克隆。宣言要求各国考虑禁止任何形式的克隆人，"只要这种做法违反人类尊严和保护人的生命原则"。应该说，鉴于克隆技术的不成熟和它将引起的不可预见的社会伦理问题，世界范围内关于禁止生殖性克隆已基本形成共识，且有包括中国在内的 50 多个国家以立法的形式加以确认，是完全合适的。但据此否认治疗性克隆的可行性和研究的必要性却是不科学的。中国是少数几个赞成治疗性克隆的国家之一，并重申，这一宣言不具法律约束力，我国将继续允许治疗性克隆研究，它既表现了我国对现代科技的审慎而又热情的态度，又尊重了最大多数人的长远利益，体现了对待克隆技术的科学态度。科学技术本身是中性的，它是在人类社会漫长的发展过程中长期积累而成，既有其自身的不以人类意志为转移的发展规律，更会受到社会力量、社会条件的制约。只有坚信科技的巨大推动力量，而又不盲目被这样的力量所驱使，才能使科技真正有利于人类的福祉。

当前西方金融危机发生后，有报道称溃疡、高血压、牙病患者大为上升，股民心理恐怖指数 VIX 在过去 20 年里第一次超过 50。可见个体生命质量和技术异化（科技异化是造成经济危机的重要原因）以及社会发展关系的紧密程度，实现医学模式从生物医学模式向生物心理社会模式转变在当前就显得极为必要。本书以《生命与社会》为题正是取生命技术异化带来的个体生命与社会的冲突以及由此带来的一系列社会问题之意，在我国这些问题最根本的是用伦理和法律等手段来调整，这正是本研究的独特视角和着眼点，希望本研究有助于我国生命技术的健康发展，造福于人民。

第一章 生育控制

——质与量的双重完美

据联合国的资料表明，现在世界人口正以每年 2% 的自然增长率递进。1992 年，联合国人口基金会发表的《世界人口白皮书》中说：全球人口增长速度为每秒 3 人，每天为 35 万人。以此推之，到 2050 年，世界人口将为 93 亿人。按照美国著名科普作家阿西摩夫的计算，再往下推，到 2570 年，人口将增加 10 万倍，到 3550 年，人类机体的总重量就会等于地球的重量，那时地球也就转不动了。根据目前科学技术的预测，地球上的有效生存空间与资源，至多能供养 80 亿人。人口是构成社会生活的主体，是一切社会生活的基础与出发点，人口的数量、结构及变动与经济、社会发展密不可分。人口过度增长不仅会引起全球性的资源短缺、生态失衡、环境污染，而且还会导致许多国家的自然系统在人口和消费压力下崩溃，以及饥荒、疾病的肆虐等严重后果。显然，面对人口问题的严峻挑战，对人口实行生育控制是非常必要的。然而，生育控制不仅仅只是单纯的避孕和堕胎以及绝育等医学技术问题，它还涉及一系列的社会、伦理和法律问题。

一 生育控制概述

生育控制（fertilization control）是生殖优生领域的一个特定概念，是指对人的生育权利的限制，包括对正常人生育权利的限制和特定人群的生育权利的限制。前者往往是国家为控制人口数量而制定的一种普遍的政策和法令，如我国的计划生育政策；后者往往是从优生，即从提高出生人口质量、提高未来人口素质考虑，如对医学上认为不宜生育的疾病病人（如严重遗传性疾病和严重精神病）实行生育的社会限制和医学限制。

（一）生育控制技术

生育控制技术主要包括避孕、人工流产和绝育等技术，它的应用，意味着这种技术对人口的自然生殖过程的某种干预，其目的是实现社会或个人的需要或期望：避免人口爆炸或是有遗传疾病婴儿的出生。这种技术干预意味着自然生殖方式的如下变化：其一，人口的自然生育不再是纯粹自然选择的过程，而成为一定程度上的人类自主选择的过程，生多生少、生男生女以及何时生儿育女都会打上人类生育意志的某种烙印。其二，人口的自然生育不再是家庭的"私事"，政府、社会卫生组织和生育技术人员介入人口生育决策和人口生育过程之中并成为影响人口生育的重要因素。其三，由于人口生育成为可控制的过程和政府参与过程，因而既意味着人口自然生育过程的社会伦理关系的复杂化，同时也意味着新的生育价值理念和新的调控机制介入生育过程之中。

1. 避孕（contraception）

避孕指为满足社会人口数量和质量控制需要以及医学和非医学理由，用一定的技术和方法防止怀孕的一系列措施。避孕是生育控制的主要手段之一。目前广泛运用的避孕方法主要有两类：一类是自然控制方法，即根据女性生殖系统周期性的生理变化，通过日程表法，观察宫颈黏液和测量基础体温，避开易受孕的排卵期进行性生活，达到避孕的目的；另一类是人工控制法，即应用药物或器具（口服避孕药、避孕套、阴道环等），以达到避孕的目的。

千百年来，为了规避受孕和生育，妇女们不知吞下了多少粉末和药剂，为此不知经历了多少痛苦和危险。只是到了最近 100 来年，安全便捷的避孕手段才开始出现。20 世纪 20 年代，人们发现并开始使用避孕环；到了 30 年代，液体乳胶的发明和自动化生产装置的使用，使发明了 100 多年的避孕套，变成了普通大众日常使用的东西；1932 年，日本人荻野和维也纳人克诺斯根据妇女体内排卵的规律，发现了女性安全期避孕法；1954 年，美国麻省沃切斯特实验生物学基金会的平古斯和洛克发明了女用避孕丸，到 70 年代，口服避孕丸已在全世界 2000 万—3000 万名妇女中应用。现在，避孕药具已成为普遍使用并可以在公共场合出现的日常用品，而不再是令人难以启齿的羞物。

2. 人工流产（abortion）

流产可分为自然流产与人工流产（堕胎），前者属于正常的生物学现象，是人的意志不可控制的事件；而后者则是一种人为的现象。人工流产是指由孕妇本人或他人（通常是医生或助产士）以人工手段有意施行的堕胎，以终止妊娠的方法。根据人工流产的性质，可以分为治疗性人工流产和非治疗性人工流产。治疗性流产通常是因为孕妇患有某种疾病不能继续妊娠，或妊娠危及孕妇的生命健康，而采取终止妊娠的方法；非治疗性人工流产涉及的方面较多，如在妊娠期被诊断出先天遗传性疾病或畸形的胎儿、未婚先孕、婚外孕、遭强暴怀孕等，都有可能采用人工流产的方法进行处理。从社会控制生育或个人计划生育角度，因为避孕措施的失误或失效引起的计划外妊娠或意外妊娠，人工流产也被广泛使用。但是，在计划生育上，主要依靠的是避孕措施，而不是人工流产，因为人工流产不利于妇女的健康，人工流产只能作为节制生育的补救措施。

3. 绝育（sterilization）

绝育一般是用手术剥夺人的生育能力，通过切断、结电凝、环夹或用药物等方法堵塞女子输卵管或男子输精管，阻断精子和卵子相遇，起到永久性避孕作用。绝育一般有五种目的：治疗性目的、避孕性目的、优生性目的、社会性目的和惩罚性目的。治疗性绝育大多数人持认可态度，主要用于不宜再怀孕的夫妇，如怀孕可能给母体带来生命危险。避孕性绝育旨在控制人口数量，提高人口质量，或出于夫妇个人利益考虑而不再想要孩子。优生性绝育主要用于患有遗传性疾病或严重智力低下的夫妇一方或双方，绝育可保证遗传病不再传递给后一代，从而改善人类基因库质量。惩罚性绝育一般针对犯罪行为或反社会行为，尤其是强奸和其他性犯罪，用绝育作为惩罚性手段。中国古代用宫刑作为刑法中的一种。社会性绝育是为社会需要或某类"工作"的需要而绝育，我国古代宫廷中太监就属于此类绝育。现在国外的妓女行业，女性间谍和某些长期从事危险工作（放射性环境，长期从事毒品研制）的人，多采用绝育。不同目的的绝育采取不同的绝育形式。一是自愿绝育。即得到受术者本人的知情同意，如用于治疗的或用于计划生育的。二是非自愿的（强制或半强制的）绝育，无须得到本人同意，如某些用于优生的或惩罚的绝育。像我国一些地方法律规定了对严重智力低下的人必须采取绝育手术。

绝育手术一般在医疗上是没有问题的，并且基本不影响机体的生理功能。其推广所遇到的主要问题是人们的心理障碍，许多人并不愿意使自己永久性失去生育能力，特别是年轻女性。虽然男性绝育手术相对更安全和方便，但多数男子并不愿意接受，往往有人把绝育手术与阉割等同起来。这方面的进展有赖于绝育手术的进一步科学化和公众文化素质的提高。

（二）人口增长与生育控制

据一些学者估计，世界人口在4万年前的新石器时代的早期约为300万人。在公元前8000年的农牧时代约为500万人，公元前2000年前约为2.3

亿人。这一人口缓慢增长的速度表明，以农业为主的生产方式不会形成对社会过多的压力，这是因为土地对劳动力资源具有弹性的分解作用，而落后的生产方式伴随自然灾害、疾病与战争，成为消耗人口的有力手段，一定程度上也会抑制人口的增长。

随着资本主义产生和发展，工业化进程不仅改变人类以农业为主的生产方式，同时大大地提高了劳动生产率，从而为人口的增长和过剩提供了可能。据统计，世界人口从 1650 年的 5.45 亿人增长到 1900 年的 16.50 亿人，再增长到 1950 年的 25.04 亿人。这期间，世界人口增长主要集中在资本主义国家，而大多数发展中国家人口增长仍比较缓慢。1900 年以后，发展中国家的人口开始迅速增长。特别是第二次世界大战以后，科学技术尤其是现代医药科技的迅速发展和传播，使发展中国家的人口死亡率急剧下降，世界人口进入第二次也是有史以来最迅猛的增长时期。1950—1985 年，有约 20 个国家和地区人口增长 1.5 倍以上，近 70 个国家和地区增加了 1—1.5 倍。1960 年世界人口为 30 亿人，1975 年为 40 亿人，1987 年为 50 亿人，1999 年 10 月达到 60 亿人。也就是说，人口增长达到第一个 10 亿人用了有文字记载以来人类历史的几千年，而生活在 20 世纪人们竟让它在不到 100 年的时间里翻了几番。[①] 按目前的年增长率预测，2015 年世界人口将可能达到 71 亿—78 亿人之间，2050 年将达到 79 亿—119 亿人之间。

世界人口出现爆炸式的增长主要是与占世界人口 3/4 的发展中国家和地区的人口急剧增长有密切的关系。近些年来，发展中国家由于借助世界医学和卫生事业的发展，有效控制传染病，降低了死亡率。但因生产力低下，需要增加大量的劳动力，因而生育率居高不下，再加上有些国家忽视生育控制，这必然导致发展中国家人口极度膨胀的局面。国际劳工组织根据各国官方材料进行计算，1950 年发展中国家有人口 16.9 亿人，到 1990 年就增加到 40.4 亿人，40 年间人口增长了 1.4 倍，预计 2025 年将增加到 68.1 亿人，比 1990 年又增加 69%。[②]

人口的迅速增长，一方面为物质资料的生产提供了大量的劳动力资源；另一方面人口增长是以破坏环境为代价，给自然资源和环境造成了前所未有的压力，直接导致了水资源匮乏、耕地减少、食物短缺、森林面积减小、动植物物种灭绝、全球气候变暖和环境污染等。这一切反过来又严重威胁着人类的生存与发展。据联合国有关机构统计，世界上约有 85 个国家没有能力

---

① 王文科：《走进生命伦理》，人民卫生出版社 2008 年版，第 26—27 页。
② 同上。

生产或购买足以养活本国人民的粮食，发展中国家中有 13 亿人口每人每天靠不足一美元的收入维持生活。全世界至少还有 7.3 亿人因得不到足够的食品而处于饥饿状态。有 1 亿人口处于无家可归的境地，10 亿多人口的住房条件还很恶劣。正是鉴于世界人口膨胀对人类生存和发展所构成的严重威胁，有的人口学家尖锐地指出：世界人口的迅猛膨胀已迫使人类"徘徊在悬崖之上"。美国人口学家威廉·福格特（Williiam Vogt）在《生存之路》一书中指出，现代世界人口的迅猛增长已经超过土地和自然资源的负载力，人类面临着覆灭的危险。现在控制人口增长，恢复并保持人口数量与土地及自然资源之间的平衡，是人类必走的"生存之路"。此外，世界人口迅速增长，导致一系列严重的社会性问题，这些问题均与人口增长过快有密切关系。诸如住房紧张、交通拥挤、教育经费短缺、医疗保健经费不断增长等一系列的社会问题接踵而来。显而易见，如果世界人口特别是发展中国家的人口增长趋势不加以控制的话，其发展的后果将不堪设想。因此，控制人口数量不仅是我国而且也是世界各国关注的重大问题之一。

（三）优生学与生育控制

生育控制不仅是对人口数量的限制，而且是对生育质量的追求，生育在质量上的人为控制即是优生学所要研究的内容。

1. 优生学的含义

优生学（eugenics）是一门由遗传学、生物医学、心理学、社会学和人口学相互渗透而发展起来的科学。主要研究在社会的控制下，改善人类遗传素质，以提高人口质量为目的的科学。优生学有广义和狭义之分。狭义的优生学，是指研究改善人类遗传素质，提高人体的身体素质，保证后代的优质；广义的优生学，是指研究通过控制遗传、环境、社会、教育等多方面的因素，采取适宜的措施，改善人类先天素质，提高人体的身体素质和智力，保证后代优质的一门学科。

2. 优生学的分类

优生学一般分为积极优生学（也称演进性优生学）和消极优生学（也称预防性优生学）两个分支学科。积极优生学（演进性优生学），主要研究如何促进人类体质和智力优秀的个体繁衍，以改善种族遗传素质。它通过现代科学技术来限制、改造不良基因，实施健康遗传。现代医学发展中的新生殖技术如人工授精、体外授精、克隆技术、胚胎移植、基因工程等都可以作为积极优生学的主要手段。临床医学已证明，胎儿的健康发育和妊娠期的卫生保健有一定的关系，所以，注意孕期卫生，提高产科技术和围产期保健也是积极优生学的一个内容。

消极优生学（预防性优生学），主要研究采用社会和医学干预的办法，设法降低或防止有身心残疾或严重智能低下者出生。大量的研究资料表明，先天性、遗传性疾病是一种发病率很高、危害性很广的多发病和常见病。至今为此，人类已发现先天性、遗传性疾病有 4000 多种，发病率约 2%—4%。我国每年估计有 100 万名有缺陷的婴儿出生，现有智力低下的儿童约有 700 万名左右，先天愚型约 20 多万名。这些婴儿长大后，不但不能创造社会财富，而且还将给整个社会和每个家庭带来沉重负担。我国目前所进行的优生工作主要是预防劣生，所采取的主要措施有婚前检查、遗传咨询、产前诊断、性别选择、围产期保健等。

第一，婚前检查。婚前检查是指对准备结婚的男女双方可能患有的、影响结婚和生育的疾病进行医学检查。我国卫生部和民政部的联合通知规定：经婚前检查后方予以登记结婚；凡血型不合、生殖器官畸形、终身不宜结婚的遗传病患者不准结婚；患有某些遗传病、先天痴呆、智力低下者可以结婚但不能生育；对患有暂不宜结婚、生育的疾病者劝其推迟婚期，先治愈疾病，再结婚生育。那些患有严重遗传疾病、精神分裂症、近亲婚配者和高龄父母等被称为"不宜生育父母"的人结婚后，为防止其将致病基因传给下一代，应禁止其生育。

第二，遗传咨询。遗传咨询是指医务人员通过询问、检查、收集家族史等来解答遗传病患者或其亲属提出的有关该病病因、遗传方式、诊断、治疗及预后等问题，估计再发危险率，并提出建议供患者或其家属参考。

第三，产前诊断。产前诊断又称为宫内诊断，是通过对宫内胎儿性别及健康状况的检测，以防止遗传病、畸形等胎儿出生的一项医疗技术。其诊断的具体手段是运用 X 线、胎镜、超声波、羊水、绒毛膜取样及母血等项检查和分析技术。运用产前诊断技术，对胎儿的发育情况进行检查，测出不健康的胎儿，诊断出胎儿是否患有某种遗传病或先天畸形，是预防有严重遗传性疾病或先天性缺陷胎儿出生的一种十分有效而可靠的措施，是优生和提高人口质量的重要保障之一。

第四，性别选择。性别选择也称性别控制，人工流产可以用来作为选择后代性别的一种技术与手段。在临床上，有时可以作为阻止性别连锁遗传性疾病的方法或手段，例如，血友病、红绿色盲等疾病，通常只在下一代男性身上体现，相反，红斑狼疮只把症状遗传给女性后代，因此，通过产前性别鉴别，选择生育男性或女性后代，就可以避免遗传性疾病的继续遗传。

第五，围产期保健。围产期保健是指孕妇分娩前后的一段时期，对母体和胎儿进行的一系列保健工作。围产期保健，是婴儿健康成长的需要，也是优生技术服务的一个重要组成部分。为此，做好围产期保健工作，应该在工作上尽可能对孕妇给予照顾，以减少有害环境因素的影响；定期进行检查，以便及时掌握孕妇的生理、病理变化，防止意外情况的发生；慎重对待孕期医疗，正确指导孕妇用药，防止药物对胎儿的消极影响；重视作产前检查，防止劣质胎儿的出生；严格按接生、助产常规操作，保证分娩顺利进行；认真做好新生儿的喂养和护理，实行"母婴同室"养育。

3. 优生的社会意义

优生对于人类提高人口质量，促进社会发展具有重要的生物学和社会学意义。优生的意义可以从以下几个方面得以阐释：第一，有利于提高人口素质，促进民族的繁荣昌盛。我国是世界上人口最多的国家，提倡和实行优生，可以提高人群中优良遗传素质者的比例，阻断不良遗传素质的蔓延，全面增强人们的体质，改善人的生命质量、生活质量，使中华民族繁荣昌盛，在国际竞争中处于有利地位。第二，有利于改善个体遗传素质，提高智力投资的经济效益，促进社会资源的公正分配。优生能保障所生孩子具有优良的素质，容易培养成为高素质的社会人，从而适应复杂的社会生活环境，不仅能减轻家庭和社会负担，还能为社会创造出物质财富和精神财富。从效益角度讲，遗传素质优良，尤其是智力较高的人投资所产生的社会、经济效益，一般会远远大于遗传素质较差的人。在科技突飞猛进、高新技术占重要地位的时代中，这种差距更为明显拉大。第三，有利于科学地贯彻执行生育控制政策。通过优生，可以保证后代的先天素质优良，减少有严重缺陷新生儿的出现，人口质量关系到国家和民族的昌盛。人们希望通过科学的医疗手段来保证自己不生有严重遗传疾病的孩子，正是这种愿望导致了优生学的产生，促进了优生运动的发展。而科学的优生技术服务，为生育控制政策的落实提供了科学依据。

（四）我国的计划生育政策

计划生育是我国的一项基本国策，是政府为控制人口数量、提高人口素质而在全国范围内采取的对人们的生育进行计划管理的生育控制政策，计划生育主要倡导晚婚晚育、少生优生、一对夫妇只生一个孩子。生育控制在我国通常称为计划生育。实行计划生育，一方面要求节制生育，对人口出生率进行有计划地调节，即运用科学的方法来控制生育的时间和调节生育的速度，以达到有计划地生育子女、繁衍后代的目的。这不仅有利于降低我国人口的自然增长率，使人口的增长与经济和社会发展相适应，同自然资源和生态环境相协调，而且还可以使千千万万的家庭节省财力与精力，不至于因子女过多，而背上沉重负担，影响工作与生活质量。另一方面，提倡优生优育，讲究科学方法，对一些严重影响后代生命质量的特定的育龄夫妇，如严重精神分裂症患者、各类智力低下的痴呆傻人、患有严重遗传性疾病以及其他患有医学上认为不宜生育的疾病的人实行生育的社会限制和医学限制，包括避孕、节育、绝育、流产或强迫性流产等，既有利于保护母亲，又有利于孩子的出生与教养，有利于人口素质的提高和人的全面发展。

马克思主义认为社会生产有两种，即物质资料的生产和人类自身的生产。两种生产的对立统一是人类社会存在和发展的前提。两种生产相互联系、相互渗透、相互制约。① 我国自 20 世纪 70 年代初实行计划生育以来，在控制人口增长，推动人口转变，协调人口与社会经济发展方面，已取得了举世瞩目的伟大成就和历史性的突破。在经济还不发达的情况下，有效地控制了人口过快增长，使生育水平下降到更替水平以下，实现了人口再生产类型从高出生、低死亡、高增长到低出生、低死亡、低增长的历史性转变。多年的计划生育与人口控制实践，使中国亿万群众的生育观已由传统落后的生育观逐渐向社会主义新的文明的生育观转变，人口再生产已步入适合社会主义市场经济发展的有计划地控制人口增长的轨道，有力地促进了社会主义物质文明与精神文明建设。

但是由于我国人口基数大，人口增长速度快，经济的发展很大一部分被人口的增长所抵消，严重地影响和制约了社会经济和生产力的发展。人口过多不仅影响人均收入的提高，而且粮食、住宅、教育、交通、就业、医疗、环境等都成了严重问题，导致人民群众生活水平和生活质量难以大幅度提高。从我国人口的现状及可能产生的严峻后果来看，实施计划生育具有现实性和紧迫性。只有实施计划生育，才能解决当前存在的严峻的经济问题和社会问题。因此，人口政策对调控人口生育不仅是必要的，而且其本身也是有道德价值的。社会调控人口生育的目的，是为了使人类自身生产与社会物质生产、生态环境优化、社会文明进步相吻合，其最终目的是为了人类整体更好地生存和发展，这是对生育进行数量控制的伦理正当性和价值合理性之所在。

---

① 百度百科：马克思主义人口理论。

二 生育控制的历史发展

（一）生育控制的历史发展

人类自觉或不自觉地控制生育的活动也一直伴随着人类自身生命的生产。在古代，爱斯基摩人用来减少人口压力的办法是，当老人感到自己不能再有所作为时，就自动离开部落而一去不返。有的地方则用能否爬到椰子树上的办法来决定生死，爬不上去的人就得告别人生。古希腊—罗马时期，曾使用避孕酒、雪松油、铅油膏、橄榄油、子宫托避孕。① 在古希腊，兴盛过以优生为目的而采取的节育措施。如国家规定青年结婚的最低年龄，规定每个家庭生育孩子的数目，如果超过规定的数字，就要命令孕妇在孩子生下来之前把胎儿弄死。② 在一些地方出现过通过溺杀女婴，减少妇女数量的办法来控制人口增长。但是，在工业文明出现以前，由于人们的知识有限以及科学技术水平较低，特别是由于自然灾害、流行性疾病、国家民族战争等因素的影响，人口增长缓慢，由此决定了历史上的国家实行的人口政策几乎都是鼓励生育。

随着资本主义制度的建立和工业革命的发生，科学技术迅速发展，医疗技术水平不断提高，造就了庞大的人口大军，资本主义社会出现了"人口相对过剩"现象，出于对这一特定社会现象的一种思考和维护资本主义制度的意向，以马尔萨斯为代表的一批资本主义人口思想家提出并阐述了一系列"抑制人口"的思想。在这种人口思想的影响下，节制生育的呼声越来越高。早期的生育控制活动最初始于英国，后从西欧、北美（主要是美国）扩散和传播到全世界。1887 年在英国成立的"新马尔萨斯主义联盟"就是第一个宣传节制生育的民间团体，尔后，许多国家相继成立了宣传节制生育的团体或机构。与之相适应，随着避孕节育知识的不断扩散与传播，节育的技术和服务实践也随之逐步发展起来，出现了旨在帮助和指导人们进行生育控制的机构，如荷兰女医师杰科布斯在 1918 年创立了世界上第一个节育指导所。英国在 1918 年也成立了"母亲指导所"，美国护士玛格丽特·桑格（Margaret Sanger）夫人则以妇女活动家和节育倡导者的形象开始出现在世界节育运动的历史舞台上。应该说，节育运动的产生与早期发展并不是偶然的，而是当时社会的政治、经济、文化的产物。

---

① 邱仁宗：《生命伦理学》，上海人民出版社 1987 年版，第 68 页。
② 梁中堂：《人口学》，山西人民出版社 1983 年版，第 23 页。

　　第二次世界大战之后，全球的社会经济与人口增长状况都发生了巨大变化。特别是战后经历了短暂的"婴儿潮"以后，发达国家的生育率水平出现持续下降趋势，而发展中国家则由于民族独立、社会经济发展等原因，人口增长速度大大加快，这就使得近代以来的节育运动出现了新的动力和格局，节育运动的理论依据由过去主要关注妇幼健康和家庭幸福等微观层面向宏观意义上的协调人口与社会经济发展倾斜，工作重心开始转向人口稠密、人口增长速度快的国家，尤其是一些发展中国家，活动范围由过去主要是在一些西方国家开展和进行的区域性社会实践活动，逐步演变成全球性的现代家庭（生育）计划运动。1952 年，国际性家庭生育计划组织——国际计划生育联合会宣告成立。该组织的宗旨是："促进各国家庭生育计划运动，保护父母和儿童的身心健康，对本国和世界进行人口教育，推动人类生育和生育调节的研究，并推广这方面的科研成果。"联合国文件第一次涉及生育权利问题是 1966 年联合国大会《关于人口增长和经济发展的决议》，决议指出："每个家庭有权自由决定家庭规模。"特别是 1968 年 5 月联合国在德黑兰召开了第一次世界人权会议，会议通过的《德黑兰宣言》第 16 条规定："父母享有自由负责地决定子女及其出生间隔的基本人权。"这是联合国文件中第一次将夫妇的生育权作为一项基本人权。1974 年联合国在布加勒斯特召开全球性政府会议，通过的《世界人口行动计划》提出："人口政策是社会经济发展政策的重要组成部分，凡人口增长妨碍实现增进人民福利目标的国家，应当选择适当的人口政策，所有夫妇和个人都应自由而又负责任地决定生育孩子的数量和生育间隔，并有为此而获得信息、教育和手段的基本权利，夫妇和个人在行使这种（生育）权利时，有责任考虑他们现有子女和将来子女的需要以及他们对社会的责任。"

　　1969 年，又诞生了另一个支持和推动世界各国推行家庭生育计划的国际性组织——联合国人口活动基金。联合国设立人口活动基金的主要目的是要提供一种适应人口与家庭生育计划所需要的能力；促进发达国家和发展中国家对人口问题的了解并采取相应对策；根据发展中国家的要求，在人口方面提供为解决其人口问题的适当援助，从而使人口基金成为联合国系统中促进人口计划实施的渠道。1987 年该组织更名为联合国人口基金。在过去的30 多年中，该组织为世界人口适度生育作出了积极贡献，帮助增进对人口与发展问题的理解与认识，提高人类生活素质，并应请求向发展中国家和转型期经济国家提供有系统的持续援助，以执行适当的国家方案，满足其人口与发展的需要。此外，还有联合国人口司和世界银行，也分别以不同形式支持了世界各国的计划生育活动的开展。在国际性的家庭生育计划组织的推动下，世界大多数国家和政府根据本国的实际情况和利益要求，鼓励和支持计划生育，或控制过快的人口增长，或刺激过慢的人口增长。

1984 年国际人口会议通过的《墨西哥城人口与发展宣言》第 13 条表明："现在，必须作出巨大努力，确保所有夫妇和个人都能行使他们的基本人权，自由地、负责任地和不受任何强制地决定其生育子女数和生育间隔期，并为此而能获得这方面的信息、教育和方法。但在行使这一权利时，应考虑到他们现有的和未来的子女的最高利益以及对社区的责任。"1994 年 8 月，联合国开罗国际人口与发展会议通过的《行动纲领》中强调：人口政策从过去重视计划生育到重视生殖健康的转变，并且把生殖健康确定为一项基本人权。2005 年在苏州举行的人口与发展国际援助研讨会上通过的《苏州宣言》第 14 条指出："加大对性健康与生殖健康包括计划生育信息与服务的投入迫在眉睫。加大此类投入有助于确保人人有权实现最高标准的性健康和生殖健康以及所有夫妇和个人享有自由地、负责任地决定生育数量、间隔和时间，以及获得和行使这些权利的相关信息和方法的基本权利。"

我国关于控制人口生育的观点古已有之，远在战国时期的韩非就认为前人"人民少而财有余"，故"民不争"，今"人民众而财货寡"，故导致"民争"。其后宋代苏轼、明代冯梦龙、清代洪吉亮都不同程度地主张节制生育。近现代的陈长蘅、陈达、费孝通等学者也都主张节制主义。新中国成立后，我国人口增长速度过快，经济学家马寅初在大量调查资料的基础上，提出了"新人口论"，主张控制我国人口数量、提高我国人口素质，这一理论是中国人口理论研究中第一个全面运用马克思主义人口理论，也吸收相关的西方人口理论的科学成分，并继承了中国传统中有关控制人口的思想，结合中国的现实而形成的人口与经济的全面理论。① 但在当时却因政治的原因而遭到错误的批判。此后，我国人口迅速增长，引起了政府的关注。1973 年，国务院成立了计划生育领导小组，1973 年年底提出了"晚、稀、少"的生育政策原则。1981 年国家成立了计划生育委员会，在全国建立计划生育机构。1982 年，《宪法》将计划生育确定为公民的基本义务。2001 年通过的《人口与计划生育法》，以国家法律的形式确定了计划生育的基本国策地位。

纵观人类生育调控的历史发展，可以发现，人类对自身生育的调控经历了从自发到自觉、从盲目到理性、从民间运动到政府干预的发展。在现代，几乎所有的国家政府都以直接或间接的方式干预本国的人口生育。

────────────

① 马寅初：《新人口论》，《人民日报》1957 年 7 月 15 日。

（二）优生学的历史发展

优生学（eugenics）这一术语的使用是在 19 世纪末，然而，人类优生的思想和实践，与人类的历史同样悠久。"优生"在不同的时期有不同的意义。在中国古代社会就极度鄙视父女、母子、舅甥女、叔侄女间的婚配，习惯上也不允许同胞兄弟姐妹间通婚。这可以说是我国原始"优生"意识的雏形。春秋战国时期的《左传》把这一优生策略描述为"男女同姓，其生不善"，汉朝文献中有"有女不嫁消渴病"的记载。这说明了我们祖先不但对近亲婚配的危害有所了解，而且对于遗传病患者不宜结婚生育的道理也有所认识。

早在公元前 427—前 327 年，人类思想史上的伟大哲学家柏拉图就提出"保护人类良种、国家洗涤人口"的主张。他在《理想国》一书中写道：国家负有对民族选优、淘劣的责任。男女婚配不加以约束，会使人类衰退。因而提出"优秀男女结婚，身有残疾者杀"的主张。在人类早期的习俗和宗教中，关于乱伦和亲婚等禁律也反映出较早的优生思想。以色列不准男子与癫痫病人或者麻风病人的家庭成员通婚，可能是第一个优生法令。这些已表明人类初步的优生意识。

19 世纪后半叶，生命科学有了划时代的成就，这主要是达尔文的进化论和孟德尔的遗传学说。达尔文以无可辩驳的事实论证了生物在与环境进行生存斗争中，"物竞天择，适者生存"，从而使生物得以进化和发展。达尔文的表弟，英国生物学家高尔顿（Francis Galton）在达尔文进化论和孟德尔遗传学的启发下，在古代优生思想的基础上，于 1883 年在其《对人类才能的调查研究》中，首创了"优生学"一词。在高尔顿的倡导和推动下，优生学很快在全国传播。20 世纪初出现了国际性的优生运动。1905 年由德国、奥地利、瑞典、瑞士等国有关研究人员建立了国际性优生组织——国际民族卫生学会。1907 年美国印第安纳州首次发布优生法，禁止有生理缺陷或遗传病者结婚或生育。以后，美国华盛顿等几个州也相继公布了类似的优生法令。1910 年美国在纽约冷泉港建立了优生学纪录馆。1912 年在英国伦敦举行了第一次国际优生会议，成立了国际永久优生委员会。这一时期，优生的措施主要是社会性措施。例如禁止患有严重遗传性疾病患者结婚，或强制绝育和流产等。

从 20 世纪 40 年代后由于细胞遗传学等一系列相关学科的发展，使优生学在理论和实践上出现了划时代的新突破。1964 年，里斯和塞尔等人用羊水胎儿脱落细胞预测胎儿性别，对胎儿患性连锁遗传病的可能性进行估计，为保胎或人工流产提供依据。1965年克林格和斯蒂尔用羊水胎儿脱落细胞培养，进一步对胎儿的染色体核型进行分析。这为后人用此方法进行产前诊断提供了可能性。随着生化遗传学的发展，通过酶分析法可以检测出胎儿的代谢性遗传病。随着医用物理学的发展，超声波、胎儿镜先后用于宫内诊断，提高了对无脑儿、脑积水等各种先天畸形胎儿的检出率。这些促使了优生学从预防性优生学向演进性优生学的领域迈进。优生的目标不仅可以通过社会措施在社会群体水平上实现，还可以应用遗传学和医学的措施在每对夫妇个体生育水平上实现。这使得优生学的含义已远远超出了高尔顿当年给优生学所下的定义。现代优生学是运用遗传学的原理，借助社会措施、医学手段来改善人类遗传素质的一门多学科相互渗透的综合性学科。它的宗旨是将遗传学规律运用于人类生育，从而保证和提高整个人类遗传素质。高尔顿在1883年创立了优生学至今仅有100多年的历史。然而，在这短短的100多年的历史中，优生学则曾经演出过一台历史性的悲剧。20世纪初正当出现了国际性的优生运动时，年轻的优生学就在这时走上了厄运，以致后来几乎被扼杀。优生学原本是一门造福于人类后代，重在提高人口质量的科学。但是由于高尔顿及其他一些优生学者，过分地强调了智能的遗传性，宣扬民族优劣，以致被种族主义、法西斯主义分子所利用。高尔顿对人类智能与遗传的关系进行了大量的研究工作，调查了某些"优秀家族"、"昌盛家族"。在研究"优秀家族"的过程中，不自觉地陷入了血统论的歧途。他认为"高贵"的家族具有健康、聪明、美丽、高尚的遗传因子，而"卑贱"的家族遗传下来的则是愚昧、病残、低能和犯罪，这些错误的观点给科学的优生学夹杂了一些非科学和伪科学的成分。这些伪科学的成分迎合了19世纪末和20世纪初流行于英国、美国和德国的种族主义者的口吻，被种族主义者无限制的放大，成了种族主义、法西斯主义推行惨无人道的种族灭绝政策的理论依据。希特勒叫嚣日耳曼民族是世界上最优秀民族，应主宰世界，占领生存空间。他打着优生的幌子，宣扬种族主义思想，屠杀了600多万名犹太人、吉卜赛人和塞尔维亚人。与此同时，日本军国主义也遥相呼应自称"大和民族是最优秀的民族"，中国人是"三等国民"，"大和民族应成为整个亚洲的主宰者"。美国的三K党，把白人说成是"优秀民族"，对黑人任意屠杀。一些人类历史上骇人听闻的法西斯暴行以及其他一些秘密或公开的大屠杀政策都利用了优生之名，这给优生学抹上了种族主义的色彩，使优生学、优生运动和优生政策蒙受了巨大的耻辱、误解和严重的灾难。因而，在第二次世界大战之后，不少国家对待优生学持批判的态度，视其为反动的伪科学，并将其打入"冷宫"。直到50年代之后人们逐渐认清了种族主义者的谬论，清除了优生学中"鱼目混珠"的伪科学成分，使优生学从"冷宫"中逐步地摆脱出来，重见光明。

我国直到 1979 年 10 月，以长沙召开的人类与医学遗传学学术会议为标志，被视为伪科学加以全盘否定、被视为生命科学禁区的优生学才得以复苏。目前，我国的优生工作发展很快，优生咨询遍及全国大中小城市，各地形成了婚前检查、产前诊断、选择性人工流产和出生缺陷监测网络的优生系统，使优生工作蓬勃发展。目前，优生学已发展成为一门具有广泛内容的综合科学，主要内容有基础优生学、社会优生学、临床优生学、环境优生学等四大部分。

三　生育控制的伦理视角

（一）生育控制的伦理争议

在当代社会，人口生育调控的主要形式是要控制人口盲目地过度增长。无论是政策调控，还是道德调控，抑或其他调控手段，最终必然要落实到每一个生育者身上，落实到为避免出生不适度的生命数量的具体控制的各个环节上，于是便产生了一些不可避免的生育伦理道德问题。目前争议的焦点主要集中在生育控制与生育权、生命权的关系问题上。

1. 生育控制是否破坏了人的生育权

生育权是指符合法定生育条件的自然人拥有的决定是否生育、生育多少以及如何生育的自由或资格，它包括生育的自由和不生育的自由。人类社会在相当漫长的历史岁月中对人口生育一直保持顺乎自然、鼓励多生的态度，社会普遍通行的是"能生多少就生多少"的模式，在这种社会背景下的人口生产领域便无所谓人的生育权利问题。当人口生育由个人自发调节过渡到社会调节，由无节制过渡到有控制的阶段时，生育权便应运而生，成为生育控制遭遇的第一个道德难题。在生育控制和人的权利关系问题上目前主要有四种观点①：人权主义的观点认为，生育是个人的私事，政府有意识地控制人口出生的政策违背了基本的人权和伦理法则。多元化的观点认为，生育控制政策涉及不同的价值观念，各国的情况不同，人们的意见很难取得一致，是个难有定论的问题。国家主权的观点认为，在国家与个人的关系上，国家要求与个人愿望之间的矛盾长期且普遍存在，政府的功能之一就是在社会要求和个人利益之间进行有机的调节。各国政府有权制定和实行自己所需要的

① 唐之享、肖君华：《论生育控制中的"两权"问题》，载《求索》2003 年第 5 期。

人口政策，这是各国的内政，他国无权也不应该干涉。女权主义的观点认为，计划生育造成的代价在性别之间的分布是不平衡的，妇女几乎担负了计划生育的全部代价；生育是妇女的权利，妇女有权自主决定，而不应受国家的控制。这四种观点表明对生育控制与人权的关系可以站在不同的主体如国家、个人、妇女等角度作出不同评价。目前联合国《人口行动计划》的原则是："人口政策的制定和执行是一个国家的主权。"1984 年联合国《关于人口与发展的墨西哥城声明》也规定："凡认定其人口增长妨碍国家发展计划的国家，都应当采取适当的人口政策和方案。"我们认为，生育控制是否干预、侵犯、剥夺了个人的生育权利这一问题，必须结合各国的具体情况，在国家民族利益优先同时兼顾个人生育权利的基础上来予以作答。

2. 生育控制是否剥夺了人的出生权、贬低了人的生命价值

生育控制以人为的方式避免一些新生命的孕育和诞生，在传统的人口价值观、生命价值观看来，以减少"人的生命数量"为手段的生育控制否定了人的崇高存在，剥夺了胎儿的出生权利，是对人的生命尊严和价值的贬损，有违人道主义原则强调的"尊重、爱惜和维护人的生命价值"伦理要求。而现代人口观和生命价值观认为，减少"多余"生命的诞生，是对全人类长远生存权利的尊重，是社会和父母考虑未出生人的未来健康、教育、情感、物质等需要后作出的理性抉择，恰恰体现了尊重、爱惜和维护全人类的以及未来出生的人的生命的价值和尊严。

3. 生育控制中的伦理原则

生育控制是人类对自身的生育从自然选择转向人工选择的开端，它不仅仅是一个单纯的技术问题，而是影响到生命的遗传、家庭的稳固、社会的发展、国家的兴旺、人类的进步。因此，在生育控制中应遵循一定的伦理原则。第一，有利原则。生育控制应有利于育龄妇女和男子的身心健康，有利于人的全面发展，有利于家庭的幸福和生活质量的提高。第二，尊重原则。人不仅仅是生育控制的对象，而且是主体，在生育控制中要将人本身看做是目的，而不是将她或他当做仅仅是达到其他目的的手段。要尊重妇女和男子在生育问题上的自主权。第三，公正原则。应公正地对待所有育龄妇女和男子，而不能因性别、年龄、民族、社会地位、经济状况、文化程度及其他方面的区别而在提供服务方面有所歧视。第四，宏观控制原则。计划生育的目的是在宏观上控制人口增长，是有利于社会可持续发展、减少环境污染和提高总人口的生活质量的。但在达到人口宏观目标从而对社会带来总体正面效益时，不应忽视对某些个人或人群可能或实际带来的负面效益并给予应有的补偿。

（二）生育控制技术的伦理争议

1. 避孕的伦理争议

避孕是生育控制的主要手段之一，尽管避孕在今天已为越来越多的人所接受，成为许多国家控制人口数量、提高人口质量的有效手段。但是，在很长一段时期内，避孕一直未被广泛地使用，非但得不到社会的承认，甚至被指责为不道德的。究其原因主要与下列因素有关：第一，社会因素。在人口问题没有成为影响经济发展的因素时，社会没有节制人口的迫切需要。另外，有一些长期被压制的民族，如犹太民族，为了本民族的生存也反对避孕。随着世界人口的迅猛增长，由此引发的一系列社会问题接踵而来，控制人口数量便成了世界各国关注的重大问题，而避孕则是控制生育的有效方法之一。第二，宗教因素。如基督教从婚姻和生育不可分的观念出发，认为结婚必须生儿育女，没有生育意向的婚姻是一种罪行，避孕恰恰切断了性交与生育之间自然而神圣的联系。同时认为避孕是预先扼杀了一个人的生命，如中世纪的神甫阿尔斯的西萨留斯曾说，"避孕是杀人，避免多少次怀孕，就是杀死多少人"。中世纪的神学大师阿奎那更是谴责避孕破坏潜在的生命、损害性交的功能和违反了婚姻的主要目的。直至 20 世纪 30 年代，教皇庇乌斯十一世发布的《婚姻法》还认为，避孕是剥夺人繁殖生命的自然力，破坏上帝和自然的法律，干这种事的人犯了严重的、致命的过失。事实上，随着宗教的世俗化趋势，今天已有越来越多的宗教人士改变了先前对避孕的看法而逐渐承认了避孕的合理性。第三，文化因素。西方人在反对神学的世俗禁欲枷锁之后，所坚守的人性论观点认为，生育是人性自由的一部分，不应受到任何的约束，干涉人的生育是不道德的。中国传统的文化理念中，特别看重人生中结婚生子、传宗接代这一大事，儒家思想认为："不孝有三，无后为大。"第四，技术因素。在历史上反对避孕真正站得住脚的理由是以前所谓的避孕药或避孕装置不但无效，而且可能不安全、有毒。随着高效、安全、无痛苦的避孕技术和方法问世，人们已改变了对避孕的认识。此外，在伦理学中，避孕还存在或需要解决以下的认识问题：

其一，越趋先进的避孕术的推广使用会不会引起性关系的混乱？这种可能性在一定范围内是存在的。避孕使性行为同生育过程可以完全分离开来，人们可以"享受纯粹的性快乐"，而不必顾虑令人沮丧的意外受孕和生殖，更不会有抚养婚外子女的负担和分割遗产的麻烦，这就减轻了对性交后担心的心理压力，从而改变了人们的性观念，使性关系远比过去自由，这是社会发展的一种必然趋势，但这种减压会不会失控？在某些条件下是可能或必然发生的。例如世界范围内的婚前、婚外的性关系现在大量增多，人们对待非婚性关系的态度也比以往要宽容得多。特别是在 20 世纪 70 年代的美国，避孕丸成了性解决的工具，性滥交如同洪水猛兽冲击着美国的家庭与社会，严重地腐蚀着人们的灵魂，摧残着人们的肉体。[①] 但是，我们必须看到这并不是避孕本身的过错，规范性关系是人类社会发展必然面临的难题，问题解决的关键在于通过教育改变人们对性的态度，以道德和法律来约束和控制人们的性行为。

其二，避孕失败就要施行人工流产，鼓励避孕会不会导致更多的人工流产？人工流产是避孕失败的补救措施，这使一部分人担忧，鼓励避孕会不会导致更多的人工流产产生。事实上，无论是鼓励避孕还是禁止避孕都有可能导致更多的人工流产，二者不存在必然关联，这主要取决于当时的社会文化氛围和个体所处的现实环境。尤其是现在，人们已普遍认为生育不是绝对义务，万一避孕失败就一定会求助于人工流产。所以认为避孕导致人工流产增加是没有根据的。

其三，避孕会不会使人们放弃生育的义务？避孕的产生，将妇女从沉重的生育负担中解脱出来，越来越多受过良好教育和有事业心的女性选择不生或少生孩子。避孕的产生也使一部分人可以逃避婚姻的义务和责任而单纯去享受性生活，这导致了越来越多同居、独身以及丁克家庭的产生。社会学家不禁担忧，大量的人们放弃生育的义务会不会影响到社会和国家的利益以及人类人种的延续，人类会不会由此面临灭顶之灾。事实上，这是过分夸大了避孕可能出现的副作用，避孕不至于使多数人放弃生育的义务，避孕与生育的内在统一性在于：避孕是为了有节制的生育，更合理的生育。

2. 人工流产的伦理争议

在避孕失败之后，是否可以把"人工流产"作为生育控制辅助措施呢？在 20 世纪中叶以前人工流产主要是被用来救治母亲生命的，无论是医学实践还是伦理学理论，一般都认为母亲比胎儿更重要，所以引产救母是很久以来就形成的传统。但是，进入 20 世纪中叶以后，当人工流产开始被用于出自个人或社会动机的生育，以及避免异常婴儿出生等方面以来，在"为控制生育和优生而进行人工流产是否合乎伦理道德"这一问题上，却引起了伦理学上的争论。争论的焦点主要包括：胎儿是不是人？胎儿的本体地位和道德地位如何？胎儿是否拥有任何权利？围绕这些争论主要形成了四派观

---

① 刘学礼：《试论生育控制的伦理问题》，载《北京理工大学学报》（社会科学版）2003 年第 4 期。

点①：保守派认为从怀孕的瞬间开始，胎儿就拥有生命权的完全道德上的权利，因而反对任何形式、任何阶段的人工流产。温和派认为当胎儿具有生存能力时便拥有了生命权利和道德权利，因此怀孕早期的人工流产是允许的，但怀孕后期的人工流产应当受到谴责。自由派认为即使胎儿拥有生命的权利，其权利也不是绝对的，当他的权利与母亲的权利冲突时，母亲根据个人的意愿使用其身体的权利应该得到尊重，因此治疗性流产和母亲特殊原因（如遭遇强奸等）受孕而采取的人工流产应该得到允许。激进派认为胎儿不过是母亲的一块组织，在出生前胎儿没有任何权利，因此任何阶段、任何理由的人工流产在伦理学上都是可以接受的。

　　我们认为，从严格的人口学角度讲，胎儿还不是真正意义上完整的人，还不是人类的人格生命，但也不是一块组织、一个器官、一个动物。健全的胎儿作为人类生物学生命的一个环节、部分或一种存在状态，它至少具有可看成是具有人格生命的人、对社会有作为和贡献的人等潜在的"生命价值"。所以，在一般情况下，伦理学并不主张人们进行人工流产。但是，作为避免"人口危机"而进行的生育控制所采取的避孕措施失败之后，把人工流产作为必要的补充措施，这在伦理道德上是可以而且应当予以接受和认可的。因为，第一，胎儿的出生权利并不是严格社会意义上的人的权利，胎儿只是人类生物学生命的一种最初形态，并不是具有全部"人的意义"的人。胎儿无所谓独立、自主的人权意识，也没有意识到自我利益。而任何权利都是以有一定的自我意识和基本人格特征的人为前提的，是相对于义务而言的。因此，严格地说，胎儿不具备真正意义的人的权利。胎儿的出生权利必须而且应当取决于社会是否有这种客观需要。第二，如果说在一般情况下，社会应该赋予胎儿以出生权利的话，那么在节制生育成为社会必需的情况下，社会也应当赋予胎儿的出生权利以一定限制，这与限制成人的生育权利一样，也是一种舍此求彼、舍微保本的合理选择。这种选择的"合理性"在于，限制一些胎儿的出生权利，维护和保住了人类整体生存和发展的权利。第三，舍去一些胎儿的出生权利，也是提高人口质量，实现人种优化的需要。现代优生学的发展，使世界各国政府几乎都把鼓励和推行优生优育作为一项重要的人口政策。这种政策的实施本身就包含着舍去一些身心残疾和智能严重低下的胎儿的出生，以防止有害基因的扩散和蔓延。人们并没有因此而提出对胎儿出生权利的责难。既然如此，社会为了同一目的以至更高的目的而舍去一些胎儿的出生权利，又有什么不可呢？所以，抽象地谈论胎儿

<hr/>

① 姜小鹰主编：《护理伦理学》，人民卫生出版社2007年版，第119页。

的出生权利，把它同生育控制绝对地对立起来，不仅是不科学的，而且是毫无道义根据的。①

3. 绝育的伦理争议

一般而言，无论是出于个人动机，还是出于社会动机，只要是合理的，如个人不愿多育、甚至为了事业不愿生育、为了疾病的治疗和预防、为了控制人口和提高人口质量等，这类绝育在伦理学上是可接受的，甚至应该鼓励。但是对某些严重的遗传病病人尤其是智力严重低下者的非自愿绝育存在着较大的伦理争议。这个问题可以从有利、尊重、公正、互助和知情同意等原则组成的伦理框架来分析和评价。

其一，对智力严重低下者施行绝育是否符合他们的最佳利益，或可以给他们带来哪些利益或好处？给家庭、社会带来哪些好处？从有利原则来看，我们知道，智力严重低下者生育有严重缺陷子女的比例很高。这些有严重缺陷的孩子势必给父母、家庭和社会带来沉重的负担。当然，这里不能仅仅从减轻家庭或社会负担来考虑这一问题。但也并不是不考虑家庭社会负担，尤其是如果这个负担影响到资源分配时，我们就不得不考虑当事人、家庭以及社会的利益。

其二，对智力严重低下者施行绝育是否侵犯了他们的生殖权利或生育权利？生殖或生育权利是不是绝对的？从尊重原则来看，生育和结婚不同，生育会给他人或社会增加生存和发展而承受许多的负担，无限制地行使生育权利就会带来严重消极后果，对全社会不利，对生育者本人及孩子也很不利。同时，生育权利的行使也常带来相应的对子女养育的义务。智力严重低下者有性的生物学欲望，但他们不可能有对后代尽养育义务的意识，这样，就会造成一些对他们自己、对他们的孩子、对他们的家庭都不幸的悲剧性后果。因此，采取限制智力严重低下者生育权利的绝育是可以允许的。

其三，对智力严重低下者施行绝育是否有利于对资源的公正分配？从公正原则来看，在一个智力低下者人数较多的地区，他们对生活费用、医药费用占的份额很大，肯定会影响这些地区的发展，造成对资源分配的不公，这也是导致这些地区贫困、落后的一个根源，反过来也影响了对智力低下者的支持和照顾。智力严重低下者对他们家庭的经济、资源的侵占造成的种种问题和损害是众所周知的。

其四，对智力严重低下者施行绝育是否有利于社会的互助、团结？从互助原则来看，对智力严重低下者施行绝育，如果做得好，能解除他们因生育

———————————————

① 唐之享、肖君华：《论生育控制中的"两权"问题》，载《求索》2003 年第 5 期。

带来的种种不幸，也就促进了家庭和社会利益，这样做能有利于更公正地分配资源，当然也就有利于社会的互助和团结。

其五，社会对绝育措施的控制，是否应做到知情同意？从知情同意原则看，必须强调对未成年人不得施行绝育术；对某些有严重遗传病和精神病患者应进行义务绝育外，一般都应得到本人和配偶或家庭的知情同意，自愿进行绝育，即便是自愿的也需经过一定的医学和法律程序。

（三）优生的伦理争议

随着优生学研究的不断深入，优生措施的不断推广，一系列更深层次的伦理问题也引起了人们的关注。

1. 人类的遗传学现状是否已经恶化到必须纠正的程度

随着人类的繁衍和世界人口的增长，缺陷基因的携带者日益增加，这些有害基因不可避免地会在人群中传播。就现实情况而言，虽不能说人类遗传组成已发生恶化，但绝不能忽视潜在的危险。所以，推行优生至少对改善人类遗传学现状是有益的，其道德价值是显而易见的。

2. 如何判断有利的或不利的基因

优生的目的是改变人类基因的相对频率，意味着要增加有利的基因，减少不利的基因。那么什么是有利的基因？什么是不利的基因？根据什么标准来鉴别呢？从社会学的角度讲，这是不难回答的问题；从生物学的角度讲，这是极其复杂的问题。因为不同的有害基因有不同的鉴别标准，而同一基因携带者在不同的环境有可能显现出有利或不利的性状。所以，就优生而言，具体情况要具体分析，才能作出科学的回答。

3. 能力低下在多大程度上是遗传因素作用的结果

遗传病是遗传因素起主要作用，但同一遗传病的不同患者也可能表现出不同症状。而有些疾病也存在着一种遗传学上的易感性，利用环境工程而非采取优生措施，则可大大降低人群中该病的发病率。可见，遗传因素的作用在人体上的宏观表现是基因与其他基因、基因与体内环境、基因与体外环境相互作用的结果。所以，既要重视遗传因素对能力低下的作用，又不能夸大遗传因素在非遗传病、行为模式、性格特征、智力水平方面的作用。

4. 在推广优生中如何处理个人与国家利益的关系

在优生工作中，个人的生殖行为要受到限制或影响，这与重视自主和自觉的伦理学传统发生冲突。这就需要树立起个人对社会、未来世代负责的义务感。同时，还应该加强宣传和教育，使越来越多的人认识到优生的重要性，把国家规定的义务转变为他们自主的决定。

四　生育控制的法律视角

（一）各国关于生育权的法律规定

所谓生育权是指符合法定生育条件的自然人拥有的决定是否生育、生育多少以及如何生育的自由或资格，它包括生育的自由和不生育的自由。事实上，很多国家和地区已经在宪法的层面上探讨生育权。但由于各国宪政传统、司法体制、文化背景的不同，有的国家直接在宪法中对生育权予以了明确的规范和保障，也有的国家将生育权内容归属于组建家庭等权利项下使生育权获得间接的保障。而对判例法国家来说，法院的判例成为最好的素材。

现行的墨西哥宪法是 1917 年墨西哥合众国宪法，其第四条第二款规定："任何人均有权在了解计划生育的情况下自由和负责任地决定其子女的数目和生育的间隔。"① 墨西哥宪法不仅明确规定保护生育权，而且还在宪法之中对生育权内涵作了简要的界定。而作为对宪法的继承和具体化，在部门法层面上，《墨西哥民法典》"婚姻编"第 162 条第 2 款规定："每个人都有权以自由、负责任和明智的态度，决定生育子女的数量和间隔。在婚姻关系存续期间，应根据配偶双方的共同协议来行使这种权利。"②

1991 年通过的保加利亚共和国宪法第三十二条第一款规定："公民的私生活不容侵犯。每个公民都有权反对非法干预其私生活和家庭生活的行为，有权反对侵害其荣誉、尊严和名声的行为。"第四十七条第五款规定："限制或剥夺父母亲权利的条件和程序由法律确定。"③ 保加利亚宪法虽未像墨西哥宪法一样明确规定了生育权，但是它将生育权内化到私生活和家庭生活之中予以保护，同时，更富有特色的是，对限制剥夺父母亲权利作出了法律保留的规定，这就为限制乃至剥夺公民生育权划定了一条底线，即在保加利亚，如果要剥夺公民成为父亲（或母亲）的权利，必须要有法律的明确依据。此外，希腊宪法、白俄罗斯宪法、罗马尼亚宪法也是借由对家庭相关权利的保护来间接达成保护生育权的目的。

美国联邦最高法院在生育权方面的第一个案件是 1942 年的 Skinner v. Oklahoma 案。④ 该案中，奥克拉荷马州制定了一部惯犯绝育法，规定对犯有三起以上重罪的罪犯可以进行强制结扎。联邦最高法院判决该州法案违

---

① 《世界宪法全书》，青岛出版社 1997 年版，第 1623 页。
② 张贤钰主编：《外国婚姻家庭法资料选编》，复旦大学出版社 1991 年版，第 102 页。
③ 《世界宪法全书》，青岛出版社 1997 年版，第 751 页。
④ *Skinner v. State of Okl. Ex Rel. Willamson*，316 U. S. 535，1942.

宪，道格拉斯大法官阐述说：本案涉及人权中一个敏感和重要的领域。奥克拉荷马州剥夺了部分人生育后代的权利，这项权利对于种族的延续来说是最为基本的。1965 年的 Grisworld v. Connecticut 案，① 联邦最高法院判决康州限制已婚夫妇使用避孕药的法律违宪，因它侵害已婚者的隐私权，因而违反正当法律程序。该案将婚姻隐私基本权利运用于避孕法中，以此扩展涵盖妇女选择是否继续非意愿怀孕的基本权利。② 怀特法官认为："宪法（第十四条修正案）所保证的自由包括婚姻、建立家庭、抚育孩子的权利。如果没有充分的理由，国家不应随意干预个人的家庭生活。"③ 1973 年著名的 Roe v. Wade 案的裁决进一步扩大了个人的生育和隐私权，法院判定隐私权包括母亲有权在怀孕的最初三个月，决定是否终止怀孕。布莱克门法官（Justice Blackman）表达了法官的如下意见："（隐私）可以扩展到有关婚姻、生育、避孕、家庭关系以及子女抚养教育等多方面……当涉及某种基本权利的时候，法庭只可以国家利益对此权利加以管制。"④ 这一系列案件表明：生育权的基础是建立在宪法所赋予的自由和隐私权这两个概念上。这两个概念在生育上的应用，保证了个人的自由选择，使其免受干扰，也就是说，生育权是相对要求权，即无论是对已婚或未婚人士，均可提出这项要求。作为一个判例法传统的国家，美国的宪法典及其修正案并没有明确涉及生育权，生育权是在一系列案例中逐渐清晰和显现出来的。联邦最高法院通过对隐私权的扩大解释将生育权涵盖其中，从而使其获得宪法的确认和保障。此外，很多国家的宪法审判机关也对堕胎及生育权问题进行了裁决，比如挪威最高法院、葡萄牙宪法法院、西班牙宪法法院、加拿大最高法院、波兰宪法法院等。

从我国现有法律、法规来看，规范公民生育法律行为的法律体系主要包括三个层次，其一是宪法层面，《宪法》第 49 条第 2 款规定：夫妻双方有计划生育的义务。从表面上看它规定的仅仅是公民的计划生育义务，但根据权利义务对等的法理学原则，该条应该做扩展性解释，即它不仅规定了公民的义务，也规定了公民的生育权利。其二是普通法律，我国现行的《人口与计划生育法》、《婚姻法》、《妇女儿童权益保护法》等普通法律对公民生育权的规定有相应条款，譬如《人口与计划生育法》第 17 条规定：公民有

---

① *Griswold Et Al v. Connecticut*，381 U. S. 479，1965.

② David J. Garrow，*Abortion Before and After Roe v. Wade：An Historical perspective*，62 *Albany Law Review*. 833，1999.

③ 廖雅慈：《人工生育及其法律道德问题研究》，中国法制出版社 1995 年版，第 35 页。

④ http：//www. tourolaw. edu/patch/Roe/#rop，2005 年 8 月 11 日。

生育的权利。这些普通法律共同组成了我国调节人口再生产，规范公民生育行为的主要法律依据。其三是地方法规，为了适应我国的具体国情，全国人大授权地方人大制定与本地区相适应的具体实施条例，这些条例也成为我国保护公民生育权法律体系的重要部分。

（二）各国关于生育控制的立法

第二次世界大战以来，绝大多数国家都有官方的计划生育政策，但是专门颁布有人口或计划生育法的国家不多，至今只有墨西哥、印度尼西亚、秘鲁、土耳其、巴西等少数国家。

印度的生育控制始于 1951 年。在印度独立后的第一个五年计划中，政府提出要节制生育，成为世界上最早实行控制人口政策的国家。但政府并没有提出明确的人口目标和采取强有力的措施，因此，印度人口依然以较快的速度增长。1976 年，印度的马特拉施特邦通过了《限制家庭规模法》。该法案规定对有 3 个孩子以上、55 岁以下的男子和 45 岁以下的女性实施绝育手术。怀孕 60 天以内的夫妇应将怀孕情况报告主管机关，并依据《终止妊娠医疗法》终止妊娠，并保证自该日起 60 天内实施绝育手术。违反有关规定者将处以 6 个月至两年监禁。该法案只实施了一年多就废止了，但对以后印度的人口控制工作产生了重要的影响。1977 年，印度政府强调印度反对在全国或邦一级实行强制性措施。

1992 年 4 月，《印度尼西亚人口与幸福家庭发展法》第七条规定："作为家庭一员的每个人都享有通过生育理想的子女数、或领养孩子、或为其子女提供家庭教育的方式建立他或她自己的幸福家庭的权利，而且还享有实现幸福家庭的其他权利。"第十八条规定："夫妇本着对当代人和后代的良心和责任感可以对生育的子女数和生育间隔的计划和控制作出决定。"[1]

1983 年 5 月颁布的《土耳其人口计划法》第二条规定："人口计划即个人有决定其子女人数和生育时间的自由。"[2]

《秘鲁全国人口政策法》总章第四条规定："国家人口政策法给人权以保障：生命权，胎儿一旦被孕育就享有该权利；组成家庭和个人隐私受尊重的权利；自主决定育儿数目的权利……"[3]

各国人口法律中很少规定生育义务。规定与否主要是由各国的国情、宗

---

[1] 全国人大教科文卫委员会人口卫生体育研究室编：《国内外部分生育法律法规》（内部资料），第 160—164 页。

[2] 同上书，第 12 页。

[3] 同上书，第 11 页。

教文化传统所决定。发达国家生育率水平低，多出于妇女健康和权利的考虑，使避孕、绝育和堕胎合法化，没有必要规定生育方面的义务。发展中国家的情况差异很大。在拉美，大多数国家信奉天主教，教会影响比较大，推行计划生育比较困难。南亚国家的人口问题与我国相似，但是由于计划生育方案常常受到政治，特别是反对党的攻击，因此，计划生育工作的成效十分有限。

（三）我国的《人口与计划生育法》

我国是一个人口众多的国家，实行计划生育是我国的基本国策。1980年，《婚姻法》第 12 条规定："夫妻双方都有实行计划生育的义务。"1982年，《宪法》将计划生育确定为公民的基本义务，《宪法》第 49 条基本上沿用了《婚姻法》中的表述，规定："夫妻双方有实行计划生育的义务。"在法律上对生育权利的确认，要比生育义务晚一些。1992 年颁布的《妇女权益保障法》第四十七条规定："妇女有按照国家有关规定生育子女的权利，也有不生育的自由。"从生育权利来说，这是一部有重要意义的法律，它是我国历史上第一部确认公民享有生育权利的法律。2001 年 6 月，国务院颁布了《计划生育技术服务管理条例》，条例第十四条规定，从事计划生育技术服务的机构施行避孕、节育手术、特殊检查或者特殊治疗时，要征得受术者本人同意，并保证受术者的安全。这条规定对计划生育技术服务部门提出了更高的法律规范要求。

2001 年 12 月，全国人大常委会通过了《人口与计划生育法》，这是我国人口与计划生育事业发展史上的一个里程碑，它首先以国家法律的形式确定了计划生育基本国策的地位，将具有中国特色综合治理人口问题的成功经验上升为国家的法律制度，把国家推行计划生育的基本方针、政策、制度、措施用法律形式固定下来，为进一步做好人口与计划生育工作，综合治理人口问题创造了有利环境。《人口与计划生育法》共分 7 章 47 条。第一章主要规定了立法目的和依据，开展人口与计划生育工作的基本方针和原则，各级政府、计划生育行政部门及相关部门开展人口与计划生育工作的职责，社会团体、企事业组织等社会各方面配合政府做好人口与计划生育工作的义务，等等。第二章主要规定了人口发展规划的制定与实施，人口与计划生育事业发展的经费保障，人口与计划生育宣传教育以及流动人口计划生育管理的基本原则。第三章规定了公民实行计划生育的权利和义务，以及计划生育工作中必要的管理、服务措施，明确了国家稳定现行生育政策，并将现行生育政策予以法律化。第四章主要规定了计划生育奖励、优待制度和有利于计划生育的社会保障制度。第五章主要规定了国家在提高出生人口素质、提供计划生育服务、生殖保健服务方面应承担的责任，明确了计划生育技术服务和计划生育技术服务机构的法律地位。第六章主要规定了国家机关及其工作人员、计划生育技术服务机构及其工作人员和公民、法人以及其他组织违反本法规定应承担的法律责任。第七章主要规定了对国务院和中央军事委员会的立法授权，以及本法的施行时间。《人口与计划生育法》的颁布和实施，结束了长期以来我国主要依靠政策和地方性法规开展人口与计划生育工作的历史，对加强我国人口与计划生育法制建设，促进人口与经济社会协调发展和可持续发展产生了重大影响，也促进了计划生育工作由"人治"向"法治"转变。

五　生育控制的前瞻性思考

人们对于人口生产的关注由来已久，但真正引起人们对人口问题广泛关注始于马尔萨斯的人口理论。马尔萨斯的基本论题是人口增长有超过食物供应增长趋势的思想，并据此得出结论：大多数人注定要在贫困中和在饥饿的边缘上生活。从长远的观点来看，任何技术进展也不能改变这种趋势，因为食品供应增加必然要受到限制，而"人口指数无限地大于地球为人类生产物质的指数"。社会发展的无数事实证伪了马尔萨斯的人口理论。只有以唯物史观为基础的马克思主义人口理论才科学地回答了人口生产和物质资料生产的关系。

（一）以马克思主义人口理论为指导，科学认识和解决人口问题

马克思主义人口理论认为社会生产有两种，即物质资料的生产和人类自身的生产。两种生产的对立统一是人类社会存在和发展的前提。社会发展决定于社会生产方式，人口增长不是社会发展的主要力量，人口增长不能说明社会面貌和社会制度变革的原因。相反，人口发展也要由社会生产方式的发展来说明。但人口增长对社会发展有促进和延缓的作用。因此，马克思主义人口理论既反对人口决定社会性质、决定社会面貌的资产阶级观点，也反对忽视人口在社会发展中的作用的形而上学观点。并且指出，资本主义人口过剩是相对过剩，是相对于生活资料再生产条件的过剩，而不是马尔萨斯所谓的人口绝对过剩；认为资本主义社会的人口问题，根源于资本主义私有财产制度，只有变革资本主义制度，才能解决资本主义的人口问题。它阐明了社会主义社会人口有计划发展的必然性，认为共产主义社会对人的生产将像对

物的生产一样进行计划调节；在生产资料公有制的社会主义国家，人口要有计划地发展，并应与经济发展相适应。① 它是我国制定人口政策的理论基础。

目前，发展中国家人口增长过快，造成"反常的落后现象"，即尽管工业发展较快，但仍然扩大了人均产值的差距；尽管就业人数增加，但仍然出现失业人数增多现象；尽管都市化迅速发展，乡村人口密度仍然增大；尽管识字人口增加，但不识字的绝对人数仍然越来越多，从而加剧贫困现象。世界人口的激增也会加剧世界生态环境的恶化和对人口素质及人类健康造成影响。面对如此严重的问题，适当控制人口的过快增长就成了世界各国尤其是发展中国家的一项世界义务，尽管在人口控制尤其是生育控制上有各种各样的伦理争议和法律争议，但是为了世界上最大多数人的利益，为了地球以后的可持续发展牺牲个人的利益是符合道德要求的，是最大的善。这是我们在伦理角度所持的观点，在法律上，各国应该把控制人口增长定为一项法律政策，但是具体的法律政策应该结合本国的基本国情和实际情况而定。

（二）我国计划生育政策的成效及将面临的挑战

毫无疑问，由于实行计划生育政策，我国少生人口 3.38 亿人，节约各种抚养等费用 7.4 万亿元，使世界 60 亿人口日推迟了整整 4 年时间，② 这是经过众多学者科学研究得出的合理结论，这不仅是中国人民对自己的社会经济发展所作的贡献，而且是对整个人类社会作出的贡献。如果没有采取严厉的计划生育措施，其后果是不堪设想的。

但进入 21 世纪，在实现了相对稳定的低生育水平之后，我们需要关注以下几个问题：

其一，随着生命周期的展开，一些计划生育家庭的后顾之忧问题（如大龄独生子女夭折或伤残以及养老功能弱化）开始凸显。穆光宗教授认为：当一胎化为主线的计划生育政策刚实施时，仅仅管的是生育这一头，一胎化对未来的负面影响只能在理论上的推测。而在这样的政策实施了 20 余年之后，当独生子女家庭已经形成一个 8000 万—9000 万的庞大群体的时候，生育的生命周期效应就不以我们的意志顽强地凸显出来。所谓生育的生命周期效应，就是生育连带着孩子的成长、父母的养老、家庭的幸福，存在着一个生命周期现象。我们需要从全生命周期的视角出发来审视和抉择生育的数量

———————————

① 百度百科：马克思主义人口理论。

② 《人民日报》2001 年 1 月 23 日。

和时机。从生育的生命周期来重新审视以一胎化为内核的生育政策，其中所包含的巨大风险是一目了然的。独生子女家庭本质上是风险家庭，风险性包括了成长风险、成才风险、养老风险（关系风险）、社会发展风险和国家安全风险。如果所有的家庭都是脆弱性家庭，那么整个社会的脆弱性也就可想而知。事实上，根据 2000 年第五次人口普查的数据，中国农村曾经有过一个孩子但现在没有了孩子的家庭已达 57 万个之多。可以料想，随着独生子女家庭进入生命周期的中晚期，这样的风险家庭、残破家庭的规模和比例会继续上升。特别是大龄独生子女伤病残缺一旦发生，通过再生育来弥补损失的可能性几乎为零。如果从家庭、夫妇、个人和孩子的权益出发，从以人为本的原则出发，我们就需要对"少生就是一切"、"生育率越低越好"、"独生子女就是好"等的价值判断重新讨论和调整。我们现在需要考虑将一个低生育水平保持在一个什么样的适度水平的问题了。生育率并不是越低越好，任何事情过了线就一定会付出违背我们初衷的代价。问题还在于，中国在控制人口增长的同时也取得了持续的经济增长，这对人口增长严重阻碍经济增长的命题是一个证伪。的确，一个减慢的人口增长比一个高速的人口增长更有利于中国的发展。但这并不意味着人口增长率越低越好。最关键的一点是，人口增长不仅仅是一个数量的变化，它必然连带着公民的权益和意志问题。人口控制因此也就不能忽视"计划生育的底线伦理"。人口政策不能人为去制造风险型的计划生育家庭，否则会产生意料外的"政策性人口问题"，这是我们绝对不愿看到的事实。[①]

其二，人口老龄化问题。计划生育减少了人口负担，但老年社会的困苦将接踵而至。我国 65 岁以上的老年人口 2000 年为 8811 万人，占总人口的比重为 6.96%，估计 2010 年会超过 1 亿人，2020 年超过 1.6 亿人，2030 年超过 2.2 亿，老年人口的比重将在 2005 年左右超过 10%，到 2030 年超过 15%。[②] 在老龄化速度加快的同时，高龄人口增加将使我们面临的老年人口问题更加突出。但是我们国家的社会福利保障系统尚不健全，家庭养老依然占据很大的分量，实行计划生育将增加子女赡养老人的义务，中国的年轻一代要承担起沉重的养老负担。在中国，城市里有户口本的居民，特别是在国有部门服务的居民，享受医疗、养老、失业和其他意外性福利保障。农村的情形则不一样，因为社会没有给农民提供养老、失业和其他意外性福利保障，个人人生保障（包括干重体力活）主要依赖于子女特别是儿子，所以，

---

① 邓树林：《人口政策面临两难抉择》，载《今日中国》2004 年第 12 期。
② 郭继严、王永锡主编：《2001—2020 年中国就业战略研究》，经济管理出版社 2001 年版。

农民不得不多生子女，甚至有生育儿子的强烈愿望。为了降低农民的生育率，一个很重要的经济措施是加快建立农村社会保障制度，让农民个人的人生保障从家庭走向社会。

其三，生育权利问题。当生育率降到一个低水平的时候，我们的使命就不仅仅要稳定住低生育水平，而且要将更多的精力和财力投向如何保障千家万户的生育权益、生育福利、生殖健康和生育质量。就是在继续有效控制人口增长的同时，如何实现计划生育领域的公平和公正，如何贯彻以人为本的原则。根据国际社会的经验，可持续发展的计划生育一定要以充分保障人权作为首要前提。我们要在尊重人权、维护人权方面多做些工作，使我们这个人口大国能够树立更好的形象。走人本主义的人口发展战略和计划生育道路是 21 世纪的中国唯一正确的抉择。计划生育的宗旨不仅是要遏制住人口过快增长的势头，也是为了使最大多数人的总体社会福利得以改进。

（三）合理控制人口数量，实现人口、资源、环境、社会的协调发展

任何一个国家在发展过程中，都毫不例外地要过人口关，既要解决人口数量对发展的制约，又要迎接人口对发展的挑战。西方发达国家的经济发展的质量是在人口数量得到有效控制，人口质量得到普遍提高的基础上实现的。由于我国的人口、资源、环境、经济形成了一个巨系统，要使这个巨系统由无序向有序演化、由低级有序向高级有序演化，其基本条件是各子系统之间要协调发展。可持续发展战略是协调这个巨系统各子系统发展的战略，因为这一战略从人类生产活动和消费活动的全过程中全面、系统、综合地考虑了人口、资源、环境和经济发展之间的辩证关系，实现这一战略，可以使人口、资源、环境、经济四者协调发展，获得最佳的社会、经济、生态效益。但由于人口过快增长，导致系统不同程度地呈现出无序状态。鉴于人口在持续发展问题上所处的特殊地位以及我国人口的现实态势，决定了现阶段实现我国的持续发展必须以控制人口数量、平抑人口的过快增长趋势为突破口。因而，生育控制政策对于控制人口过快增长，保持适度的人口规模，提高我国人口素质，进而从整体上为缓解对资源、环境的压力，增强整个社会经济系统的内涵发展能力奠定了基础。因此，控制人口应成为现阶段持续发展一系列举措中的关键举措。具体地应考虑以下几个方面：第一，加强计划生育工作，把控制人口数量的工作纳入国家和各级政府的经济建设与社会发展的中长期计划和年度计划，并置于与经济发展同等重要的地位。第二，提高人口素质。为此必须增加教育投资，改善教师和知识分子待遇，普及初等教育，努力提高高等教育的水平。只有提高了全民族的文化素质，社会、经

济得到较大的发展，人民才能自觉地降低生育率。这是解决我国人口问题、促进社会持续发展的根本途径。第三，向全体公民宣传全球环境与发展形势和中国持续发展的现状、存在的问题、前景和基本对策，增强忧患意识，树立人类与自然共生、环境与发展协调共进的整体观念，明确持续发展的目标，增强全社会对持续发展的信心和责任感。

第二章　辅助生殖技术

——选择生命的种子

人类自然生殖的历史，有着长达几百万年的时间跨度，长期以来，人类自身的再生产一般遵循着男女性交、输卵管内卵子受精、受精卵植入子宫、子宫内妊娠这些男女互补的自然步骤进行的。然而，今天这一禁区已被打破，上帝营造的天然堤坝正被人类的文明冲开一个缺口，而这一文明，就是人类辅助生殖技术的发展与应用，它是利用现代医学的最新成果，用人工的手段代替自然生殖过程的某一步骤或全部步骤。作为一项迅速发展并与新生命诞生密切相关的新技术，它的问世和应用不仅是生命医学领域的革命，改变了人类生育的自然过程，对各种生育疾病的治疗和由此引发的各种家庭和社会问题的解决带来了技术上的可能性，为无数家庭带来了欢乐，为计划生育和优生优育提供了医学保障，而且还极大地促进了医学基础研究和临床应用研究的发展，对整个人类社会的长远发展具有极其深远的意义。同时，它也是社会领域的革命，是对人类自然生殖方式和传统伦理、道德、法律观念的重大挑战，其中所涉及的伦理问题和法律问题是任何人都无法回避的现实问题。

一　辅助生殖技术（Assisted Reproductive Technologies，ART）概述

辅助生殖技术又称人工生殖技术或生殖技术，它是指不同于人类传统的基于两性性爱的自然生育过程，而是根据生物遗传工程理论，采用人工方法取出精子或卵子，然后用人工方法将精子或受精卵胚胎注入妇女子宫内，使其受孕的一种新生殖技术。我国《人类辅助生殖技术管理办法》第24条规定："本办法所称人类辅助生殖技术是指运用医学技术和方法对配子、合子、胚胎进行人工操作，以达到受孕目的的技术，分为人工授精和体外授精—胚胎移植技术及其各种衍生技术。"人类辅助生殖技术的运用在一定程

度上实现了人人享有生殖保健的目标，保障更多的人实现了生育权。在现阶段，合法的人工辅助生殖技术仅指人工体内授精、人工体外授精（试管婴儿）这两种形式。

（一）人工体内授精（Artificial Insemination，AI）

人工体内授精简称人工授精，是用非性交的方法，收集丈夫或自愿献精者的精液，将精子放入女性生殖道内，用精子和卵子自然结合以达到妊娠的目的的一种技术。20 世纪 60 年代以来，人工授精作为治疗男性不育症的手段而被广泛使用，它又分为同源人工授精和异源人工授精。

同源人工授精（Artificial Insemination by Husband，AIH）又叫夫精人工授精或同质人工授精，是指使用的是丈夫的精子。适用于做 AIH 的主要有如下几种情形：精子状况不良者即 1 毫升精液中精子数量低于 2000 万者，而正常的约为 2000 万—1 亿；每次精液排放量在 0.3 毫升以下，正常的约为 3—4 毫升；精子运动率在 60% 以下者；阴道颈部异常者；输卵管异常，如一侧输卵管闭锁者；子宫位置异常，子宫后倾后屈，或过分地前屈偏位的异常者；丈夫生殖器异常或心理因素导致不能进行正常性交者。

异源人工授精（Artificial Insemination by Donor，AID）又叫他精人工授精或异质人工授精，是指使用自愿献精者的精液。适用于做 AID 的主要有如下几种情形：有无精症，严重的少、弱精症，畸精症和精子死灰症等；输卵管绝育术后，期望生育而复通术失败者；男性患染色体显性遗传症，但又想当父亲者；男女双方均为同一染色体隐性杂合体或男性为 Rh 阳性血型，而妻子为 Rh 阴性血型，导致妻子习惯性流产或不孕；因外伤或其他原因不能排精者。

（二）体外受精—胚胎移植（IVF-ET in vitro fertilization and embryo transfer）

体外受精—胚胎移植是指用人工方法从女性体内取出卵子细胞，在器皿内培养后，加入经技术处理的精子，待卵子受精后，继续培养，到形成早期胚胎时，再转移到子宫内着床，孕育成胎儿直至分娩的技术。在自然生殖过程中，受精是在输卵管中实现的，但体外受精技术是使受精在体外进行，更多地替代了自然生育过程，因此这种技术也被称作制造婴儿的技术，用这种技术生育出来的婴儿，俗称"试管婴儿"。因精子和卵子的供体不同，体外授精具体可分为：采用夫妻的精子和卵子在体外授精；采用妻子的卵子和第三人提供的精子在体外授精；采用丈夫的精子和第三人提供的卵子在体外授精；采用第三人提供的精子和第三人提供的卵子在体外授精。体外受精—胚胎移植技术已经走过了三代，第一代试管婴儿技术主要解决了夫妻双方中女方因输卵管阻塞而产生的不孕难题，也可以解决妇女宫颈黏膜不利于精子通过以及其他不明原因的不育症，还可以解决妇女无卵或卵功能异常（供体卵）；第二代试管婴儿技术则主要解决了夫妻双方中因男方少精或弱精而产生的不孕难题；第三代试管婴儿技术解决优生优育问题。近年来，中国科学家又提出了培育第四代试管婴儿想法，它是适用于那些卵巢虽有排卵功能，但因为身体条件不好，或者年龄偏大，致使卵子质量不高、活力差的妇女。

（三）代理孕母（Surrogate Motherhood）

人工授精和体外受精技术在临床上的运用，出现了代孕母亲。代理孕母是指代人妊娠的妇女，用自己的卵子自然授精后妊娠，或用自己的卵人工授精后妊娠，或利用他人的受精卵植入自己子宫妊娠，而所生的孩子必须归还给委托者。

在学术文献中，代理孕母经常被称为"代理母亲"，但有学者认为，"代理母亲"的指称有歧义，人们可以认为提供卵和子宫的是代理母亲，但也可以认为委托者才是代理母亲，因为她做了另外一个人生的孩子的母亲。因此，有学者认为应该在"母亲"前加限定词"孕"，使用"代理孕母"来指称代人妊娠的妇女，意指只代替怀孕过程的母亲。本文在以下均采用"代理孕母"一词，特指仅提供子宫或提供子宫和卵子经人工授精而替人怀孕分娩的人。

根据胎儿与孕母之间有无遗传关系，可将代理孕母分为"遗传代理孕母"（genetic surrogacy motherhood）及"妊娠代理孕母"（gestational surrogacy motherhood）两种方式。遗传代孕者，不仅提供子宫也提供卵子，即代理孕母接受委托方丈夫精子的人工授精而受孕，称为"遗传代孕"（genetic surrogate）或"完全代孕"（total surrogate）；非遗传代孕者不提供卵子，只替代怀孕过程，即代理孕母接受委托方夫妇经体外受精形成的受精卵并进行胚胎植入，称为"妊娠代孕"（gestational surrogate）或"部分代孕"（partial surrogate）。

（四）实施辅助生殖技术的意义

不孕不育症虽不是致命性疾病，但造成个人痛苦、夫妇感情破裂、家庭不和，是全世界的一个主要的医学和社会问题。不孕症涉及全球各个地区的生育年龄夫妇，它不仅涉及每个婚姻、家庭，同时也涉及世界性的生殖健康。在过去的 50 年中，发达国家人口结构和模式经历了很大的变化，在一些发展中国家近 20 多年中也同样经历了这一变化。这些重要的变化显示计划生育逐渐成为人们生活的一种方式；与此同时，人类正在日益关注自身的生殖健康，每一对健康的育龄夫妇的生育权利和得到健康孩子的要求，使不孕症研究正在逐渐成为一个紧迫和日益引起人们关注的问题。据资料统计，世界上通过生殖技术出生的婴儿已超过 35 万名，有 10% 的夫妇有不育症，20% 的夫妇需要借助于生殖技术。随着人类生存环境的恶化，人的整体生育能力也在逐渐下降，以男性精液的精子含量为例，当今男性精液中精子平均含量只相当于 20 世纪初的 50% ，这意味着成功受孕的概率大大减少。因此生殖技术在很大范围内被应用也就成了顺理成章的事情，人工生殖成为社会较为普遍的现象也就无可厚非了。

1. 生殖技术可以治疗、弥补不育，有利于婚姻家庭

不育症是影响夫妻身心健康的世界性问题。据世界卫生组织统计表明，约有 10% 的育龄夫妇患有不育症，其中男性不育占 38% ，女性不孕占 40% ，双方共同因素占 22% 。据报道，我国育龄夫妇约有 255 万人患有不育症，其中有 1% 的人无法复通输卵管，恢复生育能力。调查也表明，每 100 对婚后不育的夫妇中，约 40% 是男方不育造成的。不育的夫妇承受着来自社会、家庭和自身心理、生活等各方面的压力，而通过生殖技术可以解决不孕夫妇的生儿育女问题，给这些家庭带来了希望和幸福，也有利于改善夫妻关系，稳定家庭关系。这一医学和社会的价值应得到充分肯定。

2. 生殖技术可以用于优生

优生优育成为人们的生育选择与生育责任，生殖技术可以避免可能出现的人类遗传素质恶化的危险和养育不当造成的不幸。如男方有严重的遗传缺陷或 Rh 因子不合，会引起流产、早产及新生儿畸形或严重的胎儿溶血症等情况，可以采用异源人工授精。为接触放射线人员或需要接受放射治疗的未育病人提供"优生保险"。对于有遗传风险的夫妇，可以采用胚胎植入前遗传学诊断（PGD）以避免遗传性疾病。挑选他人的优质精子和卵子进行人工授精和体外受精，既可以进行预防性优生，又可以进行演进性优生。对于有极大遗传病可能的夫妇，使用他人的生殖细胞进行辅助生殖，无疑可以进行预防性优生；挑选优质生殖细胞进行辅助生殖，无疑可以进行演进性优生。

3. 生殖技术可以有利于计划生育

人类有计划地控制自己的生育在今天已经成为现实。根据我国的人口形势，今天以及今后相当时期的计划生育，是控制生育数量，《人口和计划生

育法》规定："国家稳定现行生育政策，鼓励公民晚婚晚育，提倡一对夫妻生育一个子女。"但有一个不能回避的问题是，如果一对夫妻所生的一个子女在成长的过程中不幸夭折，而这对夫妇此时已经因年龄失去了生育能力，那么，他们将非常遗憾地在晚年失去天伦之乐。怎样解决这个问题？生殖技术可以解决这个问题，生殖技术可以提供生殖保险服务。把生殖细胞或受精卵、胚胎利用现代技术进行冷冻保存，随时可以取用。一旦他们的独生子女不幸夭折，便可取用冷冻的精子进行人工授精或胚胎移植，再生一个孩子。

二 生殖技术的历史发展

人工授精的历史十分久远。早在 1799 年，英国外科医生约翰·亨特（John Hunter）用海绵方法试验成功，为人类最早实施人工授精技术。美国纽约妇产科医院马里恩（Marien）于 1866 年用其丈夫的精液试验成功。1890 年杜莱姆逊（Dulemson）试用于临床，到 19 世纪 30 年代使用者与日俱增。1973 年全世界用冷冻精子库的精子诞生了 1000 名左右的婴儿，估计美国每年总计有 1 万人通过人工授精怀孕。1983 年我国湖南医学院生殖工程研究组用冷冻精液的人工授精取得成功，婴儿顺利生产。1984 年上海第二医学院用洗涤过的丈夫精子施行人工授精获得成功。1986 年青岛医学院建成了我国第一座人类精子库。

1978 年 7 月 25 日，在英国兰开夏奥德姆医院诞生了世界上第一个"试管婴儿"；1978 年 10 月 30 日，在印度加尔各答的一所医院里诞生了世界上第二个"试管婴儿"。我国大陆首例试管婴儿于 1988 年 3 月 10 日在北京医科大学第三医院平安诞生；1988 年 6 月 9 日，我国大陆第一例来自异体的试管婴儿在湖南医科大学第二临床医学院诞生。试管婴儿技术的运用给世界不同肤色、不同民族的百万家庭消除了不能生育的遗憾，使其享受到天伦之乐。同时，随着时间的推移，试管婴儿技术也得到进一步的肯定与完善。欧盟 2003 年公布的一项历时五年的跟踪调查结果表明，试管婴儿和正常出生的孩子一样健康，无论在生理上还是心理上都没有任何问题。欧盟在英国、比利时、瑞典、希腊和丹麦五国对 1500 名儿童进行了这项调查。调查人员选择了 440 名试管婴儿，535 名显微受精婴儿（即用卵细胞浆单精子显微注射方式诞生的婴儿），其余为正常出生的婴儿。调查显示，这 975 例试管婴儿和正常孩子在身体、智力、心理发育或家庭关系和社交能力方面均很正常。唯一不同的是，他们的畸形发生率稍微偏高，约占 6.2%，而正常婴儿的这个比例为 2.4%。专家分析认为，导致这种现象的原因可能与试管婴儿的母亲年龄普遍偏大有关，和试管婴儿技术没有直接关系。监督辅助生殖技术国际委员会 2006 年 6 月 21 日发表报告说，从 1978 年世界首例试管婴儿诞生起，全世界共有 300 多万名婴儿通过试管受精方式出生。委员会专家雅克·穆宗说，全世界每年实施大约 100 万例试管受精手术，年出生婴儿约为 20 万名。目前世界上的试管婴儿数量，已经超过百万。

在 20 世纪 70 年代的美国，有超过 3.5 万个婴儿是通过代孕生育的，面对巨大的潜在代孕需求，美国在 20 世纪 70 年代末诞生了商业代孕。当时，一个名叫诺尔·基恩的律师作为中介安排了第一次代孕交易，他的这种行为立即引起了社会的激烈讨论。1987 年，被广泛炒作的新泽西州 "Baby M" 婴儿案掀起了美国各界对商业代孕行为性质的大反思和大讨论。2000 年 10 月哈尔滨医科大学第二医院妇产科通过媒体宣称已经成功进行代孕技术，这位代孕母亲是替因病切除子宫的姐姐代孕的。2006 年 3 月 8 日，中央电视台新闻频道《社会记录》播出节目《非常妈妈》（代孕母亲），揭示了中国代孕市场的冰山一角，各地代孕广告和代孕网站的火暴也说明了代孕这一现象在中国正在逐渐普遍起来。在国外，代孕市场可以用火暴来形容。例如，在印度，由于法律没有明文规定代孕是否违法，所以印度许多生殖诊所的医生都宣称开展这样的业务 "既合理又合法"。由于价格低廉、医生素质高和法律宽松，世界各国的人都首选印度女性做代孕，以解决家庭无子女的困境。因此，印度的代孕队伍是世界上最大的。另外，欧美的代孕市场也是庞大的。

由于冷冻技术在生殖领域中的运用，人们可以把精液冷冻在 −196.5℃ 的液态氮中保存，尽管冷冻精子授精能力约为新鲜精子的 2/3，但对人工授精的成功率没有太大的影响。于是出现了储存精子的机构——精子库，或称其为精子银行。现在，商业性的精子库已在不少国家建立起来，法国就有 20 多个精子库。世界上最大的商业性精子库是美国纽约的伊丹特精子库，存有 3 万多个标本。美国加州的埃斯孔迪多开设了一个诺贝尔精子库，提供诺贝尔奖金获得者供给的精子。1984 年，《美国新闻周刊》报道了世界上第一位 "诺贝尔男婴" 健康成长的情况。1985 年，美国亚利桑那州的一位妇女用诺贝尔精子库的精子生了第一位诺氏女孩。人工精子库的建立，开辟了人工生殖的更大可能性，扩大了人工授精应用的范围，而且还提高了人工授精的成功率。这项技术的开展使人工授精不仅可以解决男子不育症，而且在一定范围内推动了优生学的研究。

三　辅助生殖技术的伦理视角

随着人类辅助生殖技术的发展，赠精、赠卵、赠胚、代孕将日益增多，精子或卵子的来源可能不是夫妇本人，而夫妇精卵形成的胚胎也可能在她人子宫里发育，这背离了传统的人类自然生殖轨道。人类辅助生殖技术作为"控制我们自己的生殖过程"① 的技术，它的出现及其在临床上的应用，人们很快就发现存在大量的社会伦理、道德问题，成为社会关注的焦点之一，对此提出了大量的医学伦理疑问已引起了社会的广泛关注。

（一）人工授精的伦理问题

1. 割裂了生儿育女与传统婚姻的纽带

自古以来，生儿育女是婚姻与受精结合的永恒体现，人们常把孩子比作爱情的结晶。恩格斯在《家庭私有制和国家的起源》中曾经指出："一夫一妻制是不以自然条件为基础，而以经济条件为基础……丈夫在家庭中居于统治地位，以及生育只是他自己的并且应该继承他的财产的子女。"美国学者亨利·蒲尔提出："婚姻是一男一女为了共同的利益而自愿终身结合、互为伴侣、彼此提供性的满足和经济上的帮助以及生男育女的契约。"婚姻对于性爱表达、感情维系、人口繁衍、儿童抚养以及道德维护具有极为重要的作用，是家庭结构保持稳定性的重要基础。当生育与婚姻的联系断裂后，婚姻的历史使命就完成了，它便成了一种多余的东西，逐渐地消失。同时，与婚姻相关的对家庭的责任感、义务感也将不复存在，从而影响到社会的稳定性。迄今为止，人类社会都是建立在男女两性的结合和生育这一基础之上的，家庭是社会的细胞。传统的婚姻家庭将生儿育女作为婚姻的纽带，子女与父母有血缘关系相维系，父母将自己的基因遗传给后代，人类得以生生不息，代代相传。而异源人工授精和异源体外授精切断了生儿育女与婚姻的联系，破坏了婚姻本来的排外性关系，造成一家多族化，使得家庭松散度增加，稳定性降低，便会使人类几千年的稳定的家庭模式发生变化，使传统的婚姻模式和家庭伦理都发生了很大变化，呈现了多元化趋势。因而拉姆西（Ramsey）等人认为：人工授精把生儿育女变成为配种，把夫妻之间性的结合分开，把家庭的神圣殿堂变成一个生物学的实验室，如此情形，将使妻子

---

① ［英］布伦达·阿尔蒙德：《探索伦理学：通向善恶王国的旅行》，中国社会科学出版社2002年版，第157页。

认为要满足生儿育女的期待，无须丈夫与家庭即能如愿，从而破坏婚姻关系，使传统的性爱和一夫一妻制的核心家庭濒临危化。而弗莱彻（Fletcher）认为婚姻是由情爱培养的人与人的关系，其中起决定作用的不是性的垄断，而是彼此间的爱情和对子女的照料。应该说弗莱彻的观点有其明显的合理性。牢固婚姻的真正基础是夫妻间的爱情、忠诚、理解，而不仅仅是性的结合，不仅仅是生儿育女。人工授精在伦理和法律上是否被接受的重要依据就是看它是否促进夫妻之间真挚爱情的巩固和发展，是否促进家庭的幸福。如果人工授精是在夫妇双方知情同意的情况下进行的，而且严格遵守规定的保密范围，那么，这种人工授精就是合伦理的，它不仅不会削弱家庭的纽带，反而会促进家庭和睦和社会稳定。

至于有人认为，异源人工授精违背传统道德，会破坏人类长期以来建立起来的家庭血缘秩序的观点在事实上是没有说服力的。在现实生活中，婚后无嗣的夫妇领养别人的孩子被认为是合乎道德的。尽管孩子与养父母无血缘关系，但很多家庭关系和睦、生活幸福美满。更何况异源人工授精的孩子与母亲有血缘关系。因此，这一家庭行为应被社会所接受而不该遭到指责。事实上，现代家庭关系并非仅仅建立在血缘关系之上，除了血缘关系为主的家庭关系外，还存在各种非血缘关系的家庭。如养父母子女关系，继父母子女关系。有人提出，采用供体人工授精，还是体外受精，都是妻子的卵子与第三者的精子结合，与通奸致孕实际上没有什么区别，使生育失去了爱情的基础，与传统的家庭伦理道德相违背。其实供体人工授精与性行为毫无关系，它同输血一样，都是通过医学科技手段，将他人细胞（血细胞或精细胞）输入体内。为解决不育症，人工输入他人精细胞在道德上也无可指责。它既严肃维护了夫妻彼此对爱情的忠贞，又满足了他们生一个"自己的"孩子的正当愿望，应该说这对于解除不孕症夫妇忧虑、促进家庭幸福具有重要的意义。

2. 精子库带来的生育伦理问题

随着现代辅助生殖技术的发展，人工授精的成功率越来越高，到目前为止，全世界通过人工授精所生的孩子已达百万以上。人工授精的成功与否取决于精液的质量和受精的时机。由于要使用供体精子，必然涉及如何储存供体精子以确保精子质量的问题。截至 2004 年 12 月底，我国已经批准了五家医疗机构设置人类精子库。精子库的设立以及开展工作在满足不孕不育患者需要的同时，也带来了一些新的生育伦理问题。目前对于人类精子库的争议主要是围绕以下几个方面进行：

争议之一：人类精子库是否侵犯了人权

有人认为，人类精子库的建立是"人类进化史上的创举"，可随时根据需要采用现成的供精者的精子，用于人工授精或体外授精，这是有益于人类的，合乎道德伦理的。而有些人认为，人类精子库的建立是对人权的侵犯，是对人性的亵渎，因而坚决反对建立精子库。

争议之二：名人精子库是否合乎伦理

争论的焦点在于基因决定论正确还是非基因决定论正确？基因决定论认为：一个人的健康、疾病、特性和行为，乃至以后的社会地位等等都是由基因线性决定的，人的基因有优劣之分，名人精子库可以建立，应该改良"品种"。非基因决定论认为：在特定的生理过程中存在着基因与基因、基因与环境的非线性相互作用。基因的表达可因环境的变化而发生变化，基因的同样序列可能在不同的条件下合成不同的蛋白质。目前在学术界，尽管基因决定论已逐步被非基因决定论所取代，但是理论和实践证明，基因决定论又不能完全被抛弃，围绕如何处理好两者的关系，是目前争论的焦点，亟待要进一步的讨论和研究并加以解决。

争议之三：精子的商品化倾向

在美国，提供精子的人获得报酬已经成为常规。我国有人也建议精子可以商品化。主要理由是精子商品化可以大大增加精子的供给量，而中国的精子库普遍存在捐献者过少、有可能使受精过于单一等的问题。但更多的人认为商品化带来的问题，会大大抵消"商品化可以增加精子的供给量"这一好处，原因有：其一，精子商品化可能造成供体不关心自己行为的后果，有意或无意地隐瞒自己身体上、行为上、心理上的缺陷。如提供精子者隐瞒自己或家族中有某种遗传病或自己的同性恋行为，结果把遗传病和艾滋病传给通过人工授精出生的孩子。其二，精子库可能由于竞争或追求利润最大化，而忽视精子的质量，精子库为了追求高质量，只提供一类它们认为"最佳的"精子，结果使人类基因可能变得单调而缺乏多样性。其三，精子商品化不仅给上述人工授精儿带来危害，而且会形成一个促使其他人体组织、人体器官商品化的滑坡。其四，精子商品化与供体本身的意愿也是相违背的，提供精子者的供体本来是为他人付出一份爱心，为了帮助解决他人的不育，为了他人家庭幸福而提供精子，是一种人道主义的高尚行为，不以谋求金钱为报答。

根据我国卫生部规定人类精子库不得开展以下工作，其中包括：不得向未取得卫生部人类辅助生殖技术批准证书的机构提供精液；不得提供未经检验或检验不合格的精液；人类精子库不得提供新鲜精液进行供精人工授精，精液必须冷冻保存经半年检疫期并经复检合格后才能提供临床使用；不得实施非医学指征，以性别选择为目的的精子分离技术；不得提供二人或二人以上的混合精液；人类精子库工作人员及其家属不得供精；设置人类精子库的科室不得开展人类辅助生殖技术。

3. 谁是孩子的父亲

传统伦理道德的亲子观念非常强调父母与子女之间的生物学联系，即血缘关系。而辅助生育技术的应用却使父母与子女间的生物学联系发生了分离。经夫妇双方自愿同意，使用夫精进行人工授精或体外授精产生的子女，就其血缘关系来说，与这对夫妇显然是有着自然的血亲关系，是毫无疑问的亲子关系。但是，在异源人工授精中会出现两个父亲，一个是养育他的社会学父亲，另一个是提供遗传物质的生物学父亲。例如，1947 年美国双胞胎兄弟 Terry 和 Tim 出生，后来发现 Tim 没有睾丸。Tim 29 岁时结婚，靠男性激素可以过正常性生活，但不能生孩子。而 Terry 已经有 3 个孩子。医生建议将 Terry 一个睾丸移植到 Tim 阴囊内，以治疗 Tim 的不育，哥俩都同意。1977 年 5 月 17 日手术很成功，Tim 射出的精子数量正常。1980 年 3 月 25 日 Tim 的妻子生出一个男孩。这一双胞胎互助治疗不育技术留下的问题同样是，谁是孩子的父亲？因此就产生谁是真正的父亲？哪个父亲对授精儿负抚养责任，以及授精儿可以继承谁的遗产，负有赡养谁的义务等问题。正因为这个"父亲"概念不明确，才产生了这些问题。对此我们应突破生物—遗传的传统亲子观念，可以按现行法律的抚养—赡养原则来判定亲子关系。一个生物学父亲或遗传学父亲对用异源人工授精所生的儿女在道德上和法律上没有权利和义务；反之，这些儿女对他也没有权利和义务。而一个社会学父亲或养育父亲则对这些子女有道德上和法律上的权利和义务。

4. 可否使用亲属的精子进行辅助生殖

在人工授精的操作实践中，有些家庭基于对血缘的重视，利用丈夫的兄弟提供的精液进行授精，甚至"媳妇可否使用公公的精子进行供精人工授精"的问题也被提了出来。这种做法从优生学角度看没有遗传学上的障碍，但是从家庭伦理角度看，就是对人伦关系的违背和破坏，其结果是置传统的家庭人伦关系于混乱状态。我国卫生部文件中，虽然没有直接对这一问题作出规定，但从相关条文中可以找到答案。文件规定夫精人工授精可使用新鲜精液，但供精人工授精必须采用冷冻精液。利用供精实施辅助生殖技术，捐赠者与受方夫妇、出生的后代须保持互盲。除精子库负责人外，其他任何人不得查阅有关供精者身份的资料和详细地址。捐赠精子者也不能追问受者与出生后代的信息等情况。涉及伦理问题的，应将问题提交由医学伦理、社会学、法学、医学等有关专家和群众代表组成的医学伦理委员会讨论。参与操作的医务人员与捐赠者也须保持互盲。实施供精人工授精和体外受精—胚胎移植技术及其各种衍生技术的医疗机构，应当与卫生部批准的人类精子库签订供精协议，严禁私自采精。实施人类辅助生殖技术的医疗机构应当为当事人保密，不得泄露有关信息。以上规定都非常清楚地表明，我国不允许把亲属的精子作为辅助生殖技术的精源。

5. 导致近亲繁殖的危险

人群中不少人携带着遗传病基因，其中一部分人属于隐性的携带者。携带者自己并不发病，但携带相同隐性遗传病基因的精子和卵子结合，出生的孩子就可能发病。而血缘相同或相近的人必然携带某些相同的基因，也就是说有可能携带某种相同的隐性致病基因。在辅助生殖技术的应用中，一个供精者的精子往往会被用于多名妇女，而捐赠者与受者、参与操作的医务人员与捐赠者之间又是互盲的，这些同父异母兄妹之间互不知情，到了适婚年龄，可能会互相婚配，生儿育女，就会增加近亲结合的概率，增加后代患遗传病的机会。另外，出自同一人精子培养的孩子，更会导致出现有悖道德和常理的亲兄妹或亲姐弟结合的尴尬情况。如果精子库管理不严，同一供精者的精样的使用次数过多，就大大增加了兄弟姐妹间进行"血亲婚配"的可能性，其后果既有悖伦理又易产生遗传缺陷后代，这在法律和道德伦理上都是不允许的。虽然我国开展辅助生殖技术的时间还不长，加之这种情况出现的概率非常小，血亲婚配还处于隐患阶段，但是随着辅助生殖技术的广泛开展，时间上的延长以及自愿供精者供精次数的增多，其产生的概率也会逐渐增高。[①] 例如，英国有一个"世界上产子最多的父亲"——人工授精专科医生弗雷德里克·朗多，开业 25 年，对要求人工授精服务夫妇，声称使用其丈夫的或到精子库购买精子，但实际上使用自己的精子进行人工授精，据估计，这样使他获得了约 6000 多个子女。1992 年美国弗吉尼亚州的医生雅各逊，使用自己的精液使 70 多名妇女怀孕。我国湖南医学院精子库创立 6 年，只有一位供精者，在 137 个接受人工授精的人当中，已怀孕的 66 位妇女生下的孩子均系同一男性的后代。[②] 我国卫生部已对供精者的年龄、健康条件、所提供的精子质量等作了严格的规定，并规定一名供精者的精子最多只能提供给 5 名妇女受孕。这样，无疑能大大减少隐性遗传病的发病率，降低人们所担心的近亲繁殖的概率。尽管如此，仍旧存在近亲繁殖的可能性与危险性。人类倘若不控制这种结合，痴呆、低能、各种癌症、血友病、高血

---

① 李玲芬：《人类辅助生殖技术的伦理学审视》，载《贵州社会科学》2004 年第 1 期。

② 吕国强：《生与死：法律探索》，上海社会科学出版社 1991 年版，第 30 页。

压、糖尿病等各种疾病的发病率都将大大上升。

6. 生殖技术可能被错用或滥用

虽然经过 20 多年的飞速发展，试管受精技术已经催生出一个年收入超过 1 亿美元的行业，但最近凸显的安全性问题，使它受到的批评越来越多。如医护人员以治病为名为妇女进行人工授精，在人工授精过程中将自己的精子取代患者丈夫的精子，利用生殖技术制造人兽杂合体等。"错用"使生殖技术本来的合道德动机，可能出现不合道德的结果。例如，美国犹他州就曾出现过采用供精的夫妇要求供体是黑发，指望生黑发子女，却生出三个红发三胞胎的案例。通过 DNA 鉴定，差错在精子库，由于精子库的过失使他们要求的标号为 183 号的精子错拿为 83 号精子，该夫妇要求精子库赔偿损失，但最终以该夫妇败诉结局。

"滥用"是有的操作人员没有按照社会认可的伦理原则，操作生殖技术。事实上，在发现试管婴儿出生后可能会承受更多的健康风险之前，试管受精技术的应用已经带来了很多问题。而试管受精技术只适用于 1%—2% 的不孕妇女。但大多数人并不知道试管受精的平均怀孕率仅为 25.1%，生育率 18.5%；也不知道这些过程很痛苦并常常有危险。英国学者罗伯特·温斯顿（Robert Winston）不久前在专业期刊《自然的细胞生态》上撰文认为，不分病因而为所有患者实施 IVF 并无必要，其实一些不孕症可以通过服用促排卵药、输卵管治疗来治愈，花费也少。他还警告说，某些特定的辅助生殖技术，例如使用冷冻胚胎有可能会产生有先天缺陷的试管婴儿，此外，有一些私营诊所借机滥用多胞胎技术，而多胎生育也危及母婴安全。尽管 1985 年 5 月卫生部为防止人为制造遗传缺陷婴儿曾发出"严禁滥用人工授精技术"的通知，但人工授精失控现象仍然十分严重。2005 年年初，卫生部对 23 个省、自治区、直辖市的 70 多家开展人类辅助生殖技术的医疗机构进行技术评审，发现一些未经批准的单位长期违规开展人类辅助生殖技术和人类精子库技术。已被批准的单位，有的未严格执行技术规范、技术标准和伦理原则的规定，有的超出批准范围开展业务。这种状况如果持续下去，不仅会影响人类辅助生殖技术的发展，而且会造成社会的混乱。在中国，每 10 对育龄夫妇中就有 1 对不育。庞大的市场需求，使很多医疗机构纷纷开展试管受精技术。遗传学家卢光认为，这一技术的滥用如得不到遏制，将影响中国的人口安全。她说：这比农民买假种子造成粮食绝收后果要严重得多，一旦试管婴儿应用、管理失控，缺陷儿、男女比例失调、近亲结婚等问题将接连出现，并严重影响中国的人口安全。

7. 不婚单亲家庭和同性双亲家庭

辅助生殖技术的使用能让单身者不通过婚姻而可实现当父母的愿望，西方国家有许多单身女性借助精子库提供的精液通过人工授精，获得了孩子做不婚妈妈，单身男士可通过找人代孕做不婚爸爸，组成不婚的单身家庭。男同性恋者可以雇用代孕母亲，女同性恋者可以用供精人工授精，从而获得有自己血缘的后裔，使同性恋者摆脱不能生育和没有家庭的遗憾。但是从社会伦理的角度而言，这样做会影响到孩子的正常抚育。生活在这种环境下的孩子会具有怎样的心理和行为倾向？因此，要把对孩子负责与对社会负责结合起来、把对孩子的关怀与尊重结合起来、要优养优教出符合现代社会发展要求的人类后代。

8. 对于性别选择的问题

性别选择是生育当事人对后代性别选择的一种自主自决的行为，这种行为既受个人生育意向的影响，又受社会因素的影响，既是一种受"看不见的手"调节的自然生殖行为，又是一种受人为因素调控的行为。借助辅助生殖技术，使人们能够轻而易举地鉴别胎儿的性别。在重男轻女观念的影响和支配下，生殖技术被某些人滥用，作为选择胎儿性别的工具，这样会造成性别比例的失调。性别比例的均衡或失调关系到未来社会婚姻、家庭、就业及社会经济发展与稳定等等一系列的问题；同时性别选择也违背了自然进化原则，不利于人类的生存和发展。"禁止无医学指征的性别选择"被明确写进新的规范中，有关人士认为，这是贯彻我国人口与计划生育政策、维护人的生命伦理尊严的最好体现。但是，一些人仍然不惜采取违法手段，对女孩采取人为的减少，出生婴儿性别比例失调问题还没有完全解决。专家指出，控制人为选择性别、遏制利用辅助生殖技术进行性别选择的做法，不仅是维护人的生命伦理尊严，也关系到社会长远利益和均衡发展，应当尽快从政策、法律上加以规范。但如果进行人工干预，则可能在"重男轻女"思想下造成性别失调。事实上近年来由于 B 超技术的运用，不少地方用其检测胎儿性别，让女性胎儿流产，造成女童大量减少。其后果便是 20 年后将有一大批男性青年找不到配偶，进而引发新的社会问题。因此，在现今条件下，似乎以不允许父母对胎儿性别作选择为宜。

9. 对子女的伤害

在传统社会里，生殖的生物学基础被视为理解个体身份的基础，而在此基础上形成的相互联结的亲戚网，是个体寻找自己原始身份的中介和纽带。但捐献精子要求供体和子女实行互盲原则，接受异源授精的夫妇一般也不愿意将真相告诉孩子，以免影响家庭和睦，因此，一般总是以保密为原则。然而从个体伦理角度看，生殖技术所出生的孩子将面对身份认同危机的后果，以供精人工授精出生的孩子可能非常痛苦，经常会表现出强烈的好奇心，想要知道自己根系何方。被抚养的孩子总是千方百计地去寻找自己的生身父母，这似乎是千百年来维系血统关系的一种传统习俗。东西方国家概不例外。所有这些问题，都反映出传统观念与新技术之间的严重冲突。另外当孩子获悉自己是人工授精出生的，在心理上将会发生怎样变化？能否忍受打击？同时异源授精子女所受伤害还可能来自于无血缘关系的社会学父母对他的虐待和遗弃，其可能性显然高于自然生育子女。

（二）体外受精—胚胎移植的伦理问题

1. 胚胎地位的问题

由于体外授精的成功率偏低，而且在植入、着床、怀孕等环节上还可能出现失败，因此，随着冷冻技术的发展，有些国家已将冷冻储存胚胎作为体外受精的常规程序。这样就带来了对多余胚胎如何处理的伦理问题。受精卵像其他有生命存在的形式一样有价值吗？传统伦理道德观认为：人的生命是从受精卵开始的，胚胎具有发展为人的潜力与可能，它应该有生命的基本权利，人们应该爱护他；废弃他、损害他的行为都是不人道的行为。杰罗米·勒琼（Jerome Lejeune）说：“人类的萌芽（受精卵）不是我们信手拈来的零件，不是可以任意丢弃的实验室的材料，不是可以随意冷冻和解冻的商品，也不是财产。”然而，现代生命伦理观则认为，胚胎并不是人，不具有人的理性与自我意识，不具有人的属性和法律地位，因此，把胚胎破坏或丢弃，就像人工流产一样不存在道德问题，如果为了医学与优生的目的则更是合乎道德的。当然，这并不是意味着人们可以对他们任意处置，因为他毕竟具有发展为人的潜力。比如：人工授精后剩余的胚胎具有科研价值，可以用他们做实验材料，但是由于人们对人的生命标准的认识、观点不同，出现了差异。例如，在德国和法国不允许用胚胎进行研究；在英国允许用 14 天前的受精卵进行研究，同时还要征得人工体外授精的夫妇的同意。许多人的观点是，受精卵和胚胎不是人，他们与人不是同一的范畴，将他们称之为“遗传物质”、“生物学物质”或“生物学生命”也许更为恰当。但是，由于受精卵本身携带了人类繁衍的全部生物遗传密码，而受精卵和胚胎又被视为“潜在的”或“可能的人”，所以他们不是一般的物，而是具有生命潜力的特殊物。[1]

2. 谁是孩子的父母

传统人伦关系是基于血亲和婚姻的基础上所产生，在长期的历史发展进

---

① 郭自力：《生物医学的伦理和法律问题》，北京大学出版社 2002 年版，第 231 页。

程中形成了一种固定的关系范畴（如强调上下有亲，长幼有序等人伦关系），人们不能轻易违背，否则就会导致家庭伦理关系的混乱。但是，在体外受精（IVF）情形下，精子或卵子的来源扩大到了夫妇以外的第三者，使得生物学的父母与社会学的父母发生了分离，遗传学的父母与法律的父母发生了分离，从而扰乱了血缘关系和社会人伦关系，使传统的亲子观念的伦理道德受到了冲击。[①] 在体外受精的情形下父母子女关系特别复杂，一个子女可能有五个父母，包括遗传学意义上的父母（供精者和供卵者）、生物学意义上的父母（代孕母亲）和社会学意义上的父母（契约父母）。谁是孩子真正的父母？对此有两种观点：一是血缘关系的亲子观念。即认为血缘与遗传物质关系决定亲子关系，"血浓于水"，血缘关系是任何其他物质无法比拟与替代的；二是社会的或赡养的亲子关系观念，即认为血缘与遗传物质关系从属于赡养关系。[②] 多数国家（包括我国）的立法都肯定"社会父母"的合法地位，但是，由于"社会父母"和孩子之间缺乏任何生物学上的联系，传统的基于血缘关系的重要道德基础——天伦之爱就被深深地动摇了，它给家庭稳定性和孩子的身心健康带来的危险也大大增加。因此，对于符合实施辅助技术生育的夫妇，在双方同意的前提下，最好以书面的形式明确其权利义务关系，特别是父母子女关系，才不至于影响子女的最佳利益。

3. 人工生殖技术的商业化问题

由于生殖技术需要有人提供精子、卵子，需要代理孕母，在利益的驱动下，势必有人会将自己的精子、卵子当做商品出售，而代理孕母的出现也会导致"出租子宫"等问题。胚胎库的建立为不育患者的治疗提供了方便，但是由于保存和运输上的方便，也为远程贩运、扩大市场提供了可能。假若胚胎买卖过滥，形成国际黑市，就可能给人类社会带来严重后果。目前，国外有人以"提供诺贝尔奖得主精子"作诱饵，国内有人以"提供名人精子"做广告招揽生意。这是利用人们望子成龙的心理和对遗传规律不甚了解所进行的误导或欺骗，目的在于获取暴利。这种无视法律和伦理道德的行为应该受到揭露和批判。世界上，在提供精子和卵子方面，英国、法国、瑞士、瑞典等国和澳大利亚的部分州，都规定了本人同意、无偿和匿名三原则。德国禁止提供卵子，美国则无限制。我国的《人类辅助生殖技术和人类精子库伦理原则》规定：机构和医务人员对要求实施人类辅助生殖技术的夫妇，要严格掌握适应症，不能受经济利益驱动而滥用人类辅助生殖技术。供精、

———————————

① 吕军、唐智柳、曲立兵：《人类辅助生殖技术的伦理评估》，载《医学与哲学》2002 年第 7 期。

② 邱仁宗：《生命伦理学》，上海人民出版社 1987 年版，第 36—40 页。

供卵只能是以捐赠助人为目的，禁止买卖，但是可以给予捐赠者必要的误工、交通和医疗补偿。我国同世界多数国家一样，规定这类提供必须是无偿的，规定这种行为是一种自愿的人道主义行为。这一做法，无疑是符合国际潮流的。但问题是，我国迄今为止在辅助生殖技术的实施中所使用的精子，除一部分来自受者的亲友外，其余的大多来自有偿提供，真正无偿提供的很少。卵子的来源更少，目前国内尚无卵子库，卵子的来源也多为亲友的捐赠或为了金钱利益的女子所提供。而今后随着互盲原则的落实，患者的亲友未必再愿意捐赠，加上从妇女体内取出卵子，或多或少会对妇女造成一些伤害，愿意捐出的人会更少。因此，卵子的来源不足或许会影响我国人类辅助生殖技术的开展。

4. 捐献卵子、精子的风险性

人类辅助生殖技术的开展还可能给供体（提供配子的人）造成伤害。首先是妇女捐献卵子的风险。除了注射激素会增加妇女患卵巢囊肿的危险以外，还会造成出血和感染，甚至会损伤捐献者的生殖器官，以至于将来影响生育。所有这些存在的风险，都是卵子捐献过程中不可避免的。其次是供精者匿名权被侵犯的风险。这将可能彻底改变捐献精子的人的正常生活。当美国旧金山的供精者罗斯得知，通过自己捐献精子生出的一对 14 岁双胞胎现在想同他取得联系时，罗斯震惊了，他说："这太令人难以置信了。捐献精子时我签署的文件使我在法律上具有匿名的权利。我对那些孩子没有任何义务。"[1]

（三）代孕母亲的伦理问题

代孕行为作为一项人工生育辅助技术，其初衷本来是为解决那些没有生育能力的家庭服务的。但由于代孕涉及多方当事人，利益冲突较大，矛盾错综复杂，它引发的道德与人伦问题更加发人深思。对此，公众讨论相当激烈和混乱：子宫可不可以出租？代孕是否构成了对妇女和儿童的异化？代孕所生的孩子是不是商品？妇女有没有代孕自由？商业代孕是否构成了剥削？抚养权的转移是否构成人口买卖？对于以上问题，不同道德立场的伦理学家给出的答案各异。

代孕的反对者多为传统价值观的拥护者，代表性论点有四种：其一，从女权的角度说，在代孕活动中代孕母亲被异化、工具化，女性价值被贬低。大卫·H. 史密斯（David H. Smith）考虑到代孕和奴隶制的类似，认为"代

---

[1] 郭自力：《生物医学的伦理和法律问题》，北京大学出版社 2002 年版，第 215 页。

孕就像缺乏互惠的奴隶制，事实上，一个人成了亚里士多德所说的另一个人的'动物化的工具'，纯粹充当了他人目的的手段"。所以有人认为，代孕合同把代孕母亲置于工具地位，婴儿沦为将被移交的产品，而母亲沦为产品的生产者。另外，代孕合同多有金钱报酬，某些女权主义学者认为，把生殖功能商业化是对妇女莫大的侮辱，而女性提供代孕服务同妓女提供性服务性质相同，把本应受尊重的生理能力贬低为异化劳动的形式，是不道德的。代孕技术把女性等同于繁殖工具，是男性霸权在繁殖领域的进一步延伸。其二，从家庭价值的角度说，妇女怀孕被商品化，构成了市场价值对家庭领域的侵犯。家庭是一个与市场不同的领域，强调礼仪和亲情，而非合同和利润。商业代孕试图用市场规范来代替父母之爱，在代孕合同中，父母的权利被理解为与所有权同类的东西——即对占有物使用和处置的权利，而女性怀孕生育的目的并非出于对未来孩子的爱，而是为了获得一些物质或精神好处，构成了对怀孕行为的异化。托马斯·默里（Tomas Murray）认为，"家庭中孩子与成人的健康成长需要某些价值观、习俗和惯例的支撑，而市场的价值观与之相左……人类的健康成长需要情感和信任，尤其需要亲密、持久的关系，一个买卖配子（精子和卵子）和后代的市场的形成对这种需求构成威胁"。其三，从婴儿权利的角度说，代孕构成对婴儿的伤害。代孕关系强行剥离了孕妇与胎儿建立在生理基础上的母子亲情，把婴儿处理为可移交的"产品"，此时婴儿已丧失作为人的内在价值，沦为父母的"所有财产"，像面包机一样可以被出让、买卖。其四，从制度稳定性的角度说，代孕关系导致亲子关系的复杂性，对当前的伦理和法律基础造成很大冲击，引起伦理上的混乱。这个问题不仅是代孕面临的问题，同时也是所有生物技术发展面临的问题。如20世纪80年代发生在新泽西州的M婴儿案件（这孩子因为"地位未定"，不好起名，只好称为"M女婴"），曾经轰动了整个世界。1985年，威廉·斯特恩夫妇同玛丽·怀特黑德签订合同，规定由斯特恩提供精子，借玛丽之腹生孩子，事成之后，斯特恩给付1万美元报酬，孩子则归斯特恩所有。孩子生下后，斯特恩按合同交付了酬金，带走了孩子。谁料玛丽思女心切，决心撕毁合同，要回孩子，一场官司就这样打了起来。1987年3月31日，一审法院作出了裁决，代理母亲合同有效，必须执行；终止玛丽做母亲的权利，并禁止她再去探望孩子；斯特恩夫妇即日起合法收养孩子。裁决书下达四天后，玛丽上诉于新泽西州最高法院，法院推翻了初审法院的裁决，认同代理母亲违反新泽西州的法规和公共政策，"借腹生子"的交易非法，原定合同无效。新泽西州最高法院恢复了玛丽做母亲的权利，允许生母有权每周看望孩子一次。但法院赞同初审法院的意见，即女婴由她父亲——威廉·斯特恩监护,她的利益将会得到最好的保证。虽然新泽西州最高法院已作出最后裁决,但是在法学界和伦理学界,关于孩子 M 的归属问题的争论从来没有停止。有人主张,应以遗传关系为基础来判定孩子的合法归属,代理母亲怀特黑德既是孩子的基因母亲又是孩子的生母,所以孩子应归怀特黑德抚养;有人强调代孕合同的契约合法性,契约是双方自由选择的结果和凭证,具有合理的道德基础和法律依据,不可随意变更,所以根据代孕双方签订的合约内容,M 应归斯特恩夫妇抚养;还有人认为应根据抚养能力、母亲的心理等作为判定依据。相关讨论热烈而混乱。在这个问题中,法理和伦理纠缠在一起,每个论者的观点都有深层的理论依据,而事实上法庭把孩子判给哪一方,无助于消除这些争议;相反,法庭作出的任何一种决断都不可避免地与某些支撑人类文明的基本价值发生抵触。另外,如果任由商业代孕交易在自由市场中发生,就等于默认了它所涉及的生物技术之商业应用的合法性;但是另一方面,像试管受精、体外胚胎培养这类新生物技术的应用在出现各种纠纷时往往找不到稳定而无异议的伦理根据,传统伦理未曾考虑过这类情况,难免出现实践和理论两方面的"解释混乱"。

支持者认为:首先,拥有自己的子女是个人应有的权利。当一个妇女因子宫有病而不能怀孕,唯有代理孕母才能使她有机会有一个自己的孩子时,禁止提供该项技术在伦理学上是得不到辩护的。从道义论观点看:人人有生殖及拥有自己孩子的权利。这种生殖权利与人人具有生存下去的权利一样是自然的权利,这个权利与人类的生存、繁衍有密切的关系;人人有对自己是否生殖,何时生殖的自主权,当社会有能力提供这种技术、而本人也有能力选择这种技术生殖、同时对他人和社会不会造成伤害时,没有理由禁止将这种技术提供给这些妇女。其次,代孕只是医学提供给不孕夫妇生育下一代的另一种选择而已。从后果论观点来看:如果能够提供这种技术给该类妇女,则这些妇女与她们的家庭将会感到幸福,否则她们会遭受痛苦。医学的目的应该是助人解除痛苦,社会不应该为其他抽象的价值而牺牲某些人的权利与幸福。虽然可以说服她们领养孩子,但在她们不愿意领养他人孩子而宁愿有与自己有遗传学上联系的孩子时,不提供代理孕母技术为她们服务,她们会无法实现她们的愿望。代理孕母技术的应用可能会引起一些社会问题,但这些问题并不是代理孕母本身带来的后果,而可能是社会环境不利因素所致,这不能提供禁止该项技术的充分理由。因此,支持代理孕母使用的观点认为,并不存在充分的伦理学理由全面禁止代理孕母。再次,在自由主义者看来,契约是协议双方自由选择的结果,如果一方需要钱,而另一方渴望拥有一个属于自己的孩子,那么代孕合同就成了双方愿望达成的合理手段。约翰·A. 罗伯逊（John A. Roberson）认为："法律规定的自由允许人们通过交易实现其生殖目的，交易行动依赖于双方的谈判能力和其他决定将要出生的儿女之命运的资源。这种交易确实会让人们感到荒诞：体外胚胎原本是人类生活的有力象征，但是在市场的驱动下，生殖因素和服务成为人们买卖的对象。尽管如此，交易的自由可以使人们更好地决定和满足自己的福利，胜于政府的指令。在自由社会里，生殖选择由看不见的手操纵，尽管有人担心这会贬低人类价值，我们必须允许这只看不见的手自由挥舞。"自由从来不是免费的，商业代孕确实带来诸多问题，但是我们为了自由必须容忍这些代价。在实际交易中可能出现具体问题，如代孕母亲违反合同保留孩子，或私自决定流产等情况，我们更不应该因为这些问题放弃自由。约翰·A. 罗伯逊在《选择孩子：自由和新生殖技术》中谈到他的基本原则："尽管那些生殖技术的反对者通过展示技术使用中的害处来证明限制生殖选择是合理的，我认为在理论原则发生冲突时，生殖自由才是需要优先考虑的因素。"

　　这两种针锋相对的观点体现的是两种不同的价值取向。支持者注重权利和自由，反对者强调人作为人的尊严和内在价值。应该说，两种观点都反映了某些全人类共同坚守的基本价值和终极关怀，放弃任何一方都是困难的。显然，在二者的对立之中，存在深刻而微妙的理论问题。

（四）实施辅助生殖技术的伦理原则

　　基于辅助生殖技术会引发许多社会、伦理及法律问题，我国卫生部已于2001年2月20日发布了《人类辅助生殖技术管理办法》和《人类精子库管理办法》。根据这两个办法的精神和有关伦理道德要求，医疗机构及医务人员在开展辅助生殖技术时应遵循以下原则。

　　1. 谨慎应用原则，严格掌握适应症

　　辅助生殖技术有严格的适应症，实施时不能来者不拒，应根据病人情况综合考虑，科学谨慎地应用。只有在传统的治疗不孕不育的技术和方法不能满足患者的生育要求时，才能采用辅助生殖技术。另外，开展辅助生殖技术必须有一套科学的程序，必须符合国家的法律规定，例如每对前来求助的夫妇首先要出示准生证，只有符合计划生育政策而又不能自然生育的夫妇才能接受该技术。应禁止买卖精子、卵子、受精卵和胚胎；不得实施任何形式的代孕技术；不得擅自进行性别选择。

　　2. 知情同意原则，签署文字契约

　　人工授精尤其是异源授精必须在夫妻双方同意下进行，医务人员应提供人工授精相关过程的各种关系、权利和义务以及技术方面可能出现的问题等信息，使夫妻双方对此有客观、全面和理性的认识，最终共同决定是否实施。如果决定实施必须签署书面契约，最好进行法律公证。供精及人工授精等医疗行为方面的医疗技术档案和法律文书应永久保存。

3. 优生优育原则，确保后代质量

人工授精的目的之一就是为了优生优育，以提高生殖质量和人口素质。因此人工授精过程必须严格遵守《人类辅助生殖技术规范》，所用的精液必须是合格的精子库冷冻精液以防止艾滋病、肝炎等传染性和遗传性疾病，严禁私自采精，一个供精者的精子最多只能提供给五名妇女受孕，确保生殖质量。

4. 保密互盲原则，减少医疗纠纷

为了减少不必要的医疗纠葛，维护供精者和受精者的正当权益。在临床实践中应坚持保密与互盲原则，即供精者与实施医生，供精者与受精者，供精者与人工授精儿相互之间应保持互盲。实施人工授精的医院和医生必须在特定的时间和范围内为要求保密的受精者保守秘密，不向他人和社会透露。要加强对实施辅助生殖技术人员的伦理学知识培训，并且设立医学伦理委员会，在实行辅助生殖技术中涉及的伦理问题，由该委员会讨论决定。

四　辅助生殖技术的法律视角

随着科技的发展，人类对不孕不育有了全新的治疗手段，人工授精、代孕、试管婴儿等先进的生殖技术很大程度上解决了人类生育的烦恼。然而与此同时，以自然生殖为基础的许多传统立法受到挑战，给人的生命、人身完整、个人隐私、人格尊严的保护和社会的优生优育带来了法律调整的新需要。人们不得不重新思考新生殖技术下出生的婴儿及其父母的法律地位以及相应产生的民事法律关系。各国都根据自己的国情，就某些开展辅助生育的立法问题，开展讨论，努力在各国间达成共识，以便保护涉及辅助生育技术的有关各方的利益。20世纪中叶以来，西方主要国家都根据本国法律的价值取向制定了一些成文的法律规范和先例判决，对于规范人工生殖法律关系，维护人类社会的秩序起到了积极的作用。如美国在1972年制定了《统一亲子法》，对人工授精技术和由此产生的家庭关系以及对生殖权的内涵作出了规范。英国在1985年制定了《代孕协议法案》、1987年制定了《家庭法改革条例》、1990年通过了《人工授精和胚胎学法案》，禁止商业行为的代孕，确立了人工授精婴儿的法律地位。而后，意大利、瑞典、丹麦、德国、法国等国家相继立法对人工生殖问题加以规范。2001年我国卫生部颁布实施了《人类辅助生殖技术管理办法》和《人类精子库管理办法》。

（一）胚胎地位的法律地位问题

随着冷冻技术的发展，有些国家已将冷冻储存胚胎作为体外受精的常规程序。这样就带来了胚胎地位的法律地位问题。受精卵是财产吗？这个胚胎是否有遗产权？另外配子与胚胎应保存多少年？受精卵及胚胎的所有权归谁？它们是否具有人的权利，如生存权、遗产继承权等。由于受精卵本身携带了人类繁衍的全部生物遗传密码，而受精卵和胚胎又被视为"潜在的"或"可能的人"，所以他们不是一般的物，而是具有生命潜力的特殊物。因而对他的控制权和民法上的物权是不同的。[①]美国生育学会的报告认为，受精卵和胚胎是捐赠者的财产，因而捐赠者对它有完全的物权。而英国委员会的报告却明确建议：应制定法律保证对于人的胚胎不具有所有权。[②]德国1990年制定了《胚胎保护法》，明确宣布胚胎自精卵结合之时已经具备了人的地位，因而禁止胚胎捐赠以及为了研究进行的胚胎操纵，包括胚胎基因试验；禁止为研究而从胚胎取出任何能发育成各种组织和器官的全能细胞。把人类胚胎用于非生育的目的将受到刑事制裁。

我国现行《继承法》中某些规定也可以直接发挥其对生殖技术的调整作用。如，生殖技术子女的法律地位同于自然生育的子女，在继承时应作为第一顺序继承人，等等。然而，几个重要的问题是现行《继承法》无法解决的，首先，冷冻胚胎有无继承权。传统继承法中，胎儿受特别保护，我国《继承法》第28条规定，遗产分割时，应当保留胎儿的继承份额。然而，冷冻胚胎是否能受到同样的待遇，如果说冷冻胚胎父亲一方死亡，经其父生前同意，将胚胎植入遗孀的子宫，婴儿出生尚可继承自己应得的一部分，但当冷冻胚胎双亲都死亡，对失去双亲的胚胎是否继续培养成人并继承遗产？理论上，一种观点认为，由一对成年夫妇产生的胚胎，与其亲代有密切的联系，应当将其培养成人继承遗产。相反的观点认为未植入体内的受精卵与胎儿明显不同，其一，绝大多数胎儿经分娩能成活，而"试管婴儿"成功率较低；其二，胎儿终究要离开母体，其时间基本能够确定，而受精卵植入体内的时间是不确定的，甚至可以不植入。笔者认为，冷冻胚胎不能享有继承权，首先，继承权的享有要以存在民事主体资格为前提，即要有民事权利能力，各国民法关于自然人权利能力的取得均规定始于出生。按照民法这一规

---

① 郭自力：《生物医学的法律和伦理问题》，北京大学出版社2002年版，第231页。

② ［加拿大］巴塔·M.诺帕斯：《生殖技术和国际上关于保护人的生命的途径》，载《法学译丛》1988年第3期。

定，未出生的胎儿也是没有权利能力的，那么冷冻胚胎更加没有权利能力。因此，冷冻胚胎不能享有继承权。这是我国《继承法》应当予以规定的。其次，用亡夫精子授精怀孕的寡妇，出生的孩子是否享有对已故父亲的财产继承权。即在丈夫死后，妻子用保留在"精子库"的丈夫的精子授精所生的孩子有无对死去父亲的继承权。一些国家传统法律规定，必须在丈夫死去后 300 天内出生的婴儿才享有继承权。据此，用亡夫精子所生的婴儿很难享有继承权。笔者认为，由于婚姻关系因夫妻一方死亡而中断，那么用亡夫精子所生的子女应视为非婚生子女，在亡夫没有特别遗嘱的情况下，此子女不享有继承权。

（二）人工授精所生子女的法律地位

法律规定的人工生育子女的法律地位是指与自然血亲关系下和法律拟制血亲关系下的父母子女关系相比，该种子女应处的地位。这个问题涉及抚养、赡养、继承等一系列法律事项，因而对人工授精所生子女的法律地位不能不加以慎重调整，为使其正当的权益得到保护，使婚姻家庭制度在伦理、法制轨道上健康运行，法律的规范、引导作用是必须的。以下根据类型的不同，将进行分别探讨。

1. 同源人工授精所生子女的法律地位

在婚姻关系存续期间夫妻双方明确同意进行同源人工授精所生子女的，为夫妻双方的婚生子女。因为同源人工授精是利用夫妇本身的精子和卵子，加上婴儿又在妻子体内发育成长，它与正常怀孕的区别，仅在于授精方式上的不同而已。这样出生的婴儿，与其父母有着自然血亲关系，他和婚生子女本质上是相同的，是他们合法的亲生子女，更是他们生育权的实现，均不会引起法律、道德、伦理的争议。此种生育方式与自然生育无异。唯一的不同在于同质人工体内授精子女是通过非性交的方式孕育生产。然而存在以下问题值得探讨。

其一，在婚姻关系存续期间，妻子未经丈夫同意而擅自进行人工授精所生的子女，他的法律地位又将如何认定呢？目前有两种观点：一种观点认为应该认为是婚生子女；另一种观点认为，未经丈夫同意出生的人工授精子女推定为夫妻的合法婚生子女，但丈夫在一定期限内有否定权。尽管这里的确存在漠视丈夫同意权的事实，在道德上，有损丈夫的尊严；在法律上，侵犯了丈夫的生育权。但考虑到同质人工授精所生的子女与丈夫之间存在血缘关系，就很难否认丈夫和其子女之间的亲子关系。最高人民法院 1991 年 7 月 8 日《关于夫妻离婚后人工授精所生子女的法律地位如何确定问题的批复》指出："精子与卵子来源于夫妻双方，只是采用科学技术辅助使之结合怀孕所生的，该子女与父母双方均有血缘上的联系，是夫妻双方的亲生子女，属于婚生子女。其法律地位适用《婚姻法》关于父母子女关系的规定。"因此，从保障子女利益的角度，对妻子所生育的子女当然推定为夫妻婚生子女。这样做符合 AIH 子女的最佳利益，有利于他们的健康成长。

其二，夫妻离婚之后，妻子未经授权，女方可否使用前夫的冷冻精子人工受孕？一般来说，未经授权使用前夫的精子进行的人工授精，是一种民事上的侵权行为。这种行为不仅盗用了他人的精子，对他人的民事权利造成了侵害，而且间接干扰了前夫正常的社会生活和精神生活。在双方已经离婚和一方毫不知情的情况下，迫使其承担作为血缘关系上的父亲，无论如何都会对他的心理造成长远的伤害。因为在这种情况下出生的子女，既不能为他带来精神上的安慰，也不能给他带来什么补偿，相反，他会感到自己的精子被滥用了。尽管这些精子本身没有多大的价值，但这些精子一旦导致子女的出生，在生物遗传学和人的感情上，就会产生重要意义。如果父亲知道了自己的精子生出来子女，他就会自然而然对子女产生别人无法感受的强烈的感情，因为这些孩子毕竟是他的骨肉。也正因为如此，会使他在精神上受到极大的伤害。同样，在未经授权使用前夫的精子进行人工授精的情况下，对所生子女也会造成很大的伤害。因为这样做使他们事实上成为没有亲生父亲的人。他们的法律地位也得不到很好的保障，财产继承权可能被剥夺。在社会舆论的压力下，他们不可能像正常人一样生活，会感到自卑，这显然会对他们的心理产生长远的负面影响。事情已经发生，孩子已经出世，即使母亲有错，也不应该由孩子承担，更不能剥夺他们和生父之间的亲子关系和继承权，他们理应受到公平和合理的对待。然而丈夫的知情同意权是我国法律确认抚养义务的关键，在丈夫不知情的情况下所生的供精人工授精儿，离婚时丈夫无抚养义务。尽管如此，由于妻子的前夫和这些子女之间具有自然的血缘关系，也很难在法律上否认他们的亲子关系。

其三，丈夫死亡，女方可否使用丈夫冷冻保存的精液进行人工 AIH？由于人工授精术非一次即可保证成功，故保存冷冻精液以备后用是实施人工生殖的医疗机构常用的做法。但在精液保存期间，丈夫意外死亡后妻子还能否使用保存精液实施手术？此类纠纷在世界各国时有发生。法国最为突出，而且各地法院判决结果也不一致。如法国科里黛叶地区法院曾判决一位妇女有权用她死去丈夫的冷冻精子进行人工授精手术。但在三年后，法国土鲁兹法院却拒绝了另一名寡妇的同样要求。① 在美国，有判例表明，妻子可以使用亡夫的冷冻精子通过生殖技术生育子女。如果可以实施，所生子女的法律地位如何？对此，我国现行法律规范未作明确规定，但卫生部2003年修正了《生殖技术规范》中实施技术人员准则第13条，明确规定："禁止给不符合国家人口和计划生育法规和条例规定的夫妇和单身妇女实施生殖技术。"这一规定符合中国国情和中华民族的传统伦理规则。由于该法规未对单身妇女作出定义，我国又没有法律规定单身女性不得实施人工生殖，所以对于丈夫死后的妻子算不算单身女性，可否进行人工生殖，一直以来都有不同的意见。依照一般的婚生推定制度的规定，丈夫死后妻子通过实施同质体内授精手术所生子女不是婚姻关系存续期间受胎的子女，不能推定为婚生子女。同时丈夫死亡时妻子尚未受胎，故《继承法》为胎儿预留继承份额的规定也不能适用于该子女，即该子女没有对父亲的继承权。由于子女受胎时父亲已经死亡，不可能通过任意认领或强制认领的方式使子女与其形成父子关系，但丈夫在生前曾以遗嘱表示同意或希望妻子从事此种生育方式生育子女的，可以解释为丈夫有认领该子女的意思表示，此时，子女与丈夫发生法律上的父子关系。

对丈夫死后遗留的精液可否对妻子实施人工生殖的问题，应借鉴他国立法经验，采取禁止态度较为妥当。一方面，从保护未成年子女权益和促进其健康成长出发，即便立法承认丈夫死后所生子女为婚生子女，但子女仍难摆脱单亲子女的身份，缺少来自父亲的关爱。另一方面，现行《婚姻法》、《继承法》的相关规定对此类子女的保护未有涉及，有保护不周之嫌，如果立法允许丈夫死后留存精液实施人工生殖，则这些相关法律必须修正以达到平等保护此类子女利益的需要。而如若丈夫生前没有作出同意妻子在其死后进行AIH，妻子在丈夫去世后自行用亡夫精子产生了AIH子女，此时，由于婚姻关系已经终止，又缺乏丈夫同意，不能认定孩子是丈夫的婚生子女，只能确认子女是其生母的子女，由生母尽抚养义务。

2. 异源人工授精所生子女的法律地位

通过AID这种方式生育的子女，事实上有两个父亲，一位是社会学父亲（养育父亲），一位是遗传学父亲（捐精者）。按照传统的血统主义原则，此时应确定捐精者和分娩者为子女的父亲、母亲。而根据婚生推定制度，子女因在婚姻存续期间出生而成为丈夫的婚生子女，丈夫则被推定为子女的父亲。

---

① 冯建妹：《现代医学与法律研究》，南京大学出版社1994年版，第142页。

血统主义原则和现行的亲子制度，在异质人工授精下父亲的确定上发生了结果不一致的矛盾。究竟应当确定谁为子女的父亲，从国外已有的立法看，各国规定不一。主要有两种办法：一是视为非婚生子女。20 世纪 50 年代初，异源人工授精被视为异端，其出生的婴儿被认为是非婚生子女。二是视为婚生子女。1967 年，美国俄克拉荷马州作出一项特别规定，凡由指定的开业医师进行的异源人工授精并附有夫妻两人同意书的，因人工授精而怀孕出生的婴儿，对其生母的丈夫具有婚生子女的身份。[①] 1972 年《美国统一亲子法》规定："在 AID 情形下，丈夫必须书面承诺并要求经夫妻双方签字，法律将丈夫和胎儿的自然父亲同样对待，AID 的供精者不视为胎儿的自然父亲。"从发展趋势看，越来越多的国家将仿效这样的立法。在丹麦，根据人工授精法案，在丈夫同意下出生的 AID 子女，具有婚生子女身份。在英国，1987 年的《家庭法改革条例》规定："如果妻子因捐精人工授精而产下婴儿，丈夫应被视为孩子的父亲，除非丈夫不同意妻子接受人工授精。"在澳大利亚，有关法律规定："凡是人工授精生育的婴儿，生育婴儿的母亲及其丈夫是婴儿的父母。"在我国已发生多起异源人工授精所生子女法律地位的诉讼。最高人民法 1991 年 7 月 8 日《关于夫妻离婚后人工授精所生子女的法律地位如何确定问题的批复》指出："在夫妻关系存续期间，双方一致同意进行人工授精，所生子女应视为双方的婚生子女，父母子女间的权利义务关系适用《婚姻法》的有关规定。"从这一解释的内容看，我国倾向于大多数国家的立法，因此，在婚姻关系存续期间，夫妻双方一致同意进行 AID 所生子女（包括丈夫生前妻子怀孕，丈夫去世妻子才分娩）应视为夫妻双方的婚生子女，丈夫一般不得对该子女提出否认之诉。将该子女认定为夫妻双方的婚生子女，割裂其与供体者的任何法律联系，有利于保护子女、夫妻双方及供体者三方的利益。

在婚姻关系存续期间，妻子在丈夫不同意或不知道的情况下进行 AID 所生的子女，法律应在保护丈夫的生育权和子女的合法权利之间平衡。在一定的期限（自丈夫知道婴儿出生之日起一年内），丈夫应有提出婚生子女否认之诉的权利，因为子女的出生应当是夫妻双方自愿的产物，在未经丈夫同意的情况下，如若妻子借助人工授精手段，这严重侵犯了丈夫的知情权和配偶权，对于丈夫无疑是一种精神损害，如果把配偶权理解为精神权益的话，这种行为与通奸有相似之处，可称之为"无性交通奸"。丈夫对这种子女应

---

① 冯建妹：《生殖技术的法律问题研究》，法律出版社 1998 年版，第 78 页。

当有否认权。而且，基于妻子的这种行为，丈夫有权提出离婚，并且要求在财产分割时体现一定的对妻子的制裁。如果妻子觉得自己的生育权受到损害，完全可以提出离婚以获得生育机会，而不应该损害丈夫的权利来完成自己的生育权。如果这期间丈夫置之不问，应推定为父母子女的关系已为丈夫事实上承认，以维护子女的合法权益。最高人民法院《关于夫妻离婚后人工授精所生子女的法律地位如何确定问题的批复》指出："在婚姻关系存续期间，如果妻子未经丈夫同意，采用他人精子人工授精生育子女，所生子女与生育妇女丈夫无法律上的父子关系。"日本曾发生过这样一例供精人工授精纠纷案：丈夫向法院提出不知道妻子使用了他人的精子，孩子不是自己的，要求法院对此作出判决。这对夫妻 1992 年结婚，1996 年，其妻接受供精人工授精，而妻子说使用他人的精子是告诉过丈夫的。1998 年 1 月，大阪地方法院作出判决，以没有夫妻双方签名的同意书为由，认可了丈夫的主张。这对夫妻在判决书下达之前离婚，孩子没有了父亲。

3. 异质授精与通奸

在英美法早期的判例中，异质授精是构成通奸的，所谓通奸，各国法律规定基本一致，指夫妻一方在婚姻关系存续期间与合法配偶以外的异性自愿发生性关系的行为。在夫妻双方均同意进行 AID 的情况下，AID 不构成通奸罪，其理由是在 AID 中，妻子与供精者互不相识，而通奸的双方当事人是相识的；在 AID 中，妻子与供精者没有肉体的接触，没有性交行为，而通奸的构成需要双方有性交行为；在 AID 中，妻子接受供精者的精子一般都事先得到丈夫的同意，通奸行为中丈夫一般不知情。由此可见，在双方都同意进行 AID 的情况下，并不构成通奸。在仅有妻子一方同意的情况下实施的 AID 是否构成通奸罪则较为复杂。国外司法实践中有认为是"无性交的通奸"。如美国法院在审理"奥福特诉奥福特"一案时，法院将奥福特之妻自愿为第三者提供生育能力生育婚外子女的行为视为通奸。英国的"麦克里曼诉其妻"案判决则持相反观点，认为妻子未经丈夫许可使用人工授精并不构成通奸，因为妻子与供精者之间没有发生性行为。[①] 在现实生活中有这样的例子：夫妻双方结婚多年，但一直未生育子女，双方经过诊断，男方无生殖能力，女方因盼子心切，瞒着丈夫擅自取其堂兄的精子，而生育一男孩。丈夫很不满，大骂妻子生的是野种。此后围绕着孩子的矛盾日益尖锐。那么孩子的亲生父亲应当如何确定呢？根据

──────────────

① ［美］威廉·杰·欧·唐奈著，顾培东、杨遂全译：《美国婚姻与婚姻法》，世界图书出版社 1991 年版，第 236 页。

我国的亲子认定，就不能确认其丈夫为孩子的亲生父亲。亲生父亲只能是其堂兄。

（三）体外授精所生子女的法律地位

体外授精所生子女的法律地位冲突主要是来自于授精的配子、合子或胚胎来源。在体外授精的情况下，除精子和卵子均来自夫妇本身的以外，如精子和卵子有一方或双方不是本夫妇的，此时，事实上就存在着多个父母的可能，从而产生的法律问题也更多、更复杂。按照卵子是否来源于不孕夫妇，可分为使用妻卵之体外授精和使用第三人卵之体外授精，根据精子是来源于丈夫还是第三人，体外授精可分为同质体外授精和异质体外授精。他们中到底由谁来行使父母的权利、履行父母对子女的义务？

1. 使用妻卵之体外授精

其一，妻卵之同质体外授精。夫妻无法正常体内授精，利用医学科技，将夫之精子与妻子之卵子在体外完成授精后再植入妻子子宫使之孕育、分娩。前提是妻子具有孕育胎儿的能力。此种方式的生育在细胞来源上没有第三人的介入，和同质体内授精情形相同，不同的仅是一个是体内授精一个是试管授精。所生子女与同质体内授精子女一样，子女的遗传父母就是双方的法律父母，子女为受术夫妻的婚生子女。自然生殖子女的父母认定规则同样适用于此种类型。

其二，妻卵之异质体外授精。妻卵之异质体外授精是指以第三人捐赠之精子与妻子卵子在体外授精后再将胚胎植入妻子子宫内孕育、分娩。这种生殖方式除授精地点有别于异质体内授精外，其他情形基本雷同，所生子女的法律地位可适用异质体内授精之确定原理。具体而言，仍分两种情况：丈夫同意妻子接受手术的，所生子女的法律父母就是不孕夫妇，子女为他们的婚生子女。妻子因分娩事实自然成为子女的母亲，依照婚生推定制度，丈夫应为婴儿的父亲，婴儿当然是夫妇的婚生子女。由于双方术前的同意，丈夫不可提起婚生否认之诉，其与子女的父子关系确定不变。未经丈夫同意妻子实施该种手术的，从维护无辜子女权益的角度出发，宜规定子女仍适用婚生推定制度为不孕夫妇的婚生子女，但为尊重丈夫的生育权，应许可丈夫对所生子女有婚生否认权，丈夫可在法律规定的期限内提起婚生否认之诉，逾期未提起的，丈夫丧失否认权。

其三，使用捐卵之体外授精。首先，子女母亲的确认。供卵之体外授精与前面几种生殖方式的最大不同在于供卵者的介入使得卵子与子宫分开，进而传统的分娩者为母的法律原则受到挑战。英国普通法上基于"分娩者为母"的原则，认为凡女性怀孕且分娩子女即被视为所生子女的母亲。① 医学科技将母体内的卵子与子女之一体性推翻，使分娩母体与生殖细胞卵子的来源各异，造成一个是血统基因的联系者，一个是生理上联系者。如何确定所生子女法律上的母亲已有观点主要可分为三种：第一种观点是妻子为子女的法律母亲。持该观点者认为，尽管卵子来自第三人之捐赠，但胚胎是从试管植入妻子体内，后由妻子分娩子女，妻子应为子女的法律母亲，即生理上的联系因素重于血统基因的联系。第二种观点是捐卵人为子女的法律母亲。持该观点者认为，确定子女的父母亲应贯彻血统真实主义，主张生殖细胞来源为谁，谁就是所生子女的母亲，即捐卵者为所生子女的法律母亲。第三种观点是依当事人意思确定谁为子女法律上的母亲。持该观点者认为，应充分尊重当事人的意愿，贯彻民法上的意思自治原则，以当事人是否有成为子女母亲的意思作为认定标准。在其看来，如果捐卵人捐献卵子，但并无成为子女法律母亲的意思，则其不应被认定为子女之母。反之，如有成为子女母亲的愿望时，其就为子女的法律母亲。笔者认为，捐卵者为子女母亲的观点，尽管体现了确定父母子女关系对血统真实性的维护，但对于如下疑虑却不能给予恰当解释，这与人工生殖治疗不孕的宗旨相背离，无法实现不孕夫妇拥有自己子女的梦想。照此原则，不孕夫妇想要和子女建立父母子女关系，还需通过办理收养手续才可达成。虽然养父母子女的权利义务等同于父母子女间的权利义务，但受传统观念的影响，养子女的地位和待遇在实践中仍大大有别于亲生子女，对子女的权益保护有欠周全。如果捐卵者是未婚女性，则子女成为没有父亲的非婚生子女，子女将要面对的是残缺的父爱和不完整的家庭，这对于子女的成长极为不利。如果捐卵者为已婚女性，则捐卵者之夫依婚生推定制度应当为子女的父亲，这必然与供精者的血统来源身份发生矛盾。如此一来，该种确认规则既没有将血统真实主义贯彻到底，确认供精者的父亲身份，又没能帮助不孕夫妇直接拥有自己的孩子，实无采纳的必要。依当事人意思确定子女父母的观点虽然尊重当事人个人意愿，有民主之形，实质却将对子女权益的妥当保护置于不顾。试想，如果捐卵人与分娩人均有意成为子女的母亲，如何确定谁为子女的母亲。如果二者均无意成为子女的母亲，难道任子女成为无母之子吗？这不仅在事实上不可能，而且在法理上也难以自圆其说。笔者认为，第一种观点即主张怀孕之妻为子女法律上的母亲的观点更为可取。一方面，它与人工生殖的医疗目的相符，人工生殖的根本目的在于帮助不孕夫妇生儿育女、为人父母，捐卵者热情助人的精神固然

---

① 陈美伶：《人工生殖子女婚生地位的认定》，载《台北政法大学评论》1999 年第 57 期。

值得歌颂，但其并没有成为母亲的想法。受术之妻不仅孕育和分娩了子女，而且有承担做子女母亲的心理准备。另一方面，这合乎我们传统的"分娩者为母亲"的伦理规则，不会引发太多的争议。

其四，子女父亲的确定。捐卵之体外授精根据精子来源于妻子的丈夫还是第三人，可分为捐卵同质体外授精和捐卵异质体外授精。在同质体外授精的情形，不孕之妻虽未提供卵子但充当了分娩者的角色，按传统观念"分娩者为母"的推理，妻子应是该子女的母亲。体外授精采用了丈夫的精子，按照传统的依血缘确定父亲的规则，丈夫应是所生子女的父亲。同时基于婚生推定的原理，妻子的丈夫可推定为子女的父亲，子女为他们的婚生子女。由此可知，血缘关系的父亲和依婚生推定原则确定的父亲一致，所以在亲子关系中不会产生什么争议。妻子虽与子女没有血缘联系，但如果事先同意使用捐卵孕育子女，并有为子女母亲的意思，自己又身为分娩之母，基于诚实信用原则及权利禁止滥用原则，妻子不可对子女提起否认之诉。如果妻子在施术过程中受到欺诈或胁迫，致使表达意思违反内心真意，为尊重血统的真实性，允许妻子在符合条件的情况下撤销其同意，并可提起否认之诉以推翻子女的婚生性。如果丈夫未经妻子之同意而借用他人之卵实施体外授精，为维护所生子女的最大利益，笔者认为立法应明确不孕夫妇仍为子女的法律父母，子女具有婚生性，但妻子享有婚生否认权，可以在一定期限内提起婚生否认之诉，否认自己和子女的母子关系。对于捐卵异质体外授精情形，由于精子和卵子皆来于捐赠的第三人，使得参加到这种生殖方式的当事人有四个，即不孕夫妻和卵子、精子的捐献者。由于所生子女与不孕夫妻没有任何血缘关系，不孕之妻仅仅充当分娩者的角色。有学者建议，子女的父亲和母亲应当确定为他的遗传父母，不孕夫妻可以通过收养方式使其成为自己的婚生子女。笔者对此持否定意见，主张子女的母亲由分娩者即受术妻子担任更为合理，子女父亲的确定依照一般的婚生推定制度应当为受术妻子的丈夫。夫妻一致同意采用此种方式生育子女的，子女即为他们的婚生子女，夫妻不得反悔。

综上，无论人工体内授精或人工体外授精，如果夫妻双方均同意接受来自第三人参与配子而形成的合子或胚胎时，虽然一方并未行使孕育行为也没有遗传物质参与，结合身份和本人意愿，夫妻对孩子具有"拟制血亲关系"。而夫妻以外的供精者、供卵者与子女不发生父母子女关系。因为，捐献精子或卵子配子的行为和捐献器官的行为一样，捐献人一开始就不知道其所捐献的配子用于何人，捐献者的意愿是帮助他人生孩子，并不扩展到随之而来的为人父母的法律义务和责任；而接受人工生殖夫妇的意愿是承担对该婴儿的法律责任，因此，法律确认的合法父母应该是养育父母，丈夫应优先于供精者成为父亲，妻子即分娩者优先于供卵者成为母亲。我国《人类精子库管理办法》中有关对捐精者和授精者双向保密的规定可以看出，捐献配子并未视为实现生育权的预备行为，且从捐精者在和精子库签订的《知情同意书》上捐精者也必须承诺"永远放弃使用其精子所产生的后代的一切权利和法律责任"。① 这也清楚的表明其捐献目的绝对不是为了实现自己的生育权。

（四）代孕所生子女的法律地位

代孕行为所生的孩子从法律的角度到底属于谁？谁是代孕孩子法律意义上的父母亲，其亲属关系如何确定？实施代孕技术可能会带来亲属关系的混乱，随之而来的是一系列不可回避的现实法律问题。对代孕所生子女，如何确定亲子关系，各国规定不一：一是生者为母，即不问精子与卵子来自何方，生育婴儿的母亲及其丈夫为婴儿的父母，如瑞典和澳大利亚等。由于瑞典认为代孕行为违反了法律的基本原则，委托代孕协议是无效的，因此生下子女的妇女就是其母亲。在澳大利亚，法律规定，不问卵子和精子来自何方，生育婴儿的母亲及其丈夫为婴儿的父母。在法国，根据1994年通过的《生命伦理法》，也禁止代孕行为。那些根据代孕协议替他人生育子女的妇女只能把生下的子女归为己有，否则要被追究法律责任。二是以遗传学为根据确定亲子关系，婴儿归提供精子、卵子的男女所有，如英国。三是按照契约确定亲子关系，即订立合同的委托一方为代孕婴儿的父母，这以美国为代表。2000年6月22日，我国香港特区立法会通过《人类生殖科技条例草案》，该《草案》建议生殖科技的应用，仅限于已婚夫妇，并禁止一切胚胎和配子在商业上的交易和应用。而在我国内地，卫生部出台的《人类辅助生殖技术管理办法》第二条明确规定"禁止以任何形式买卖配子、合子、胚胎。医疗机构和义务人员不得实施任何形式的代孕技术"。因为利用其他妇女子宫进行生育的行为在客观上容易导致生育行为成为商业行为，甚至在一定程度上有买卖婴儿的嫌疑，最终导致妇女的生殖器官被置于商业用途，造成对妇女人格尊严的侵犯和践踏。②

代孕行为虽然在我国已明令禁止，但是否已真正从实际生活中消失，我们不能妄加推测，但有一点是肯定的，就是在我国大约100万个不能生育的家

---

① 冯建妹：《生殖技术的法律问题研究》，《民商法论丛》第8卷。
② 张晓玲：《妇女人权，一个来自历史和现实的崭新概念》，载《中共中央党校学报》1997年第1期。

庭需要运用这一技术给他们带去欢乐。科学技术的发展使得人类"借腹生子"的梦想变成了现实，我们盲目的禁止代孕技术是不妥当的。因为对于不孕夫妻来说，如果妻子的子宫不能使胚胎着床、发育，则代孕是唯一使他们获得自己孩子的方式，法律应在一定的条件、一定程度上尊重他们的生育权。至于其父母的认定，应根据子女最佳利益原则，以及父母应对自己的行为负责的原则。代孕母亲在意愿自由的条件下与不孕夫妻签订契约，其目的就是为不孕夫妻提供服务，使他们获得子女，这也是人工生育技术的本旨。所以从原则上看，代孕子女应为不孕夫妻的婚生子女。但是，如果不孕夫妻的经济条件、身体状况、道德行为等明显不利于代孕子女健康成长的，应对子女负责，所以代孕母亲可以被确定为代孕子女法律上的母亲。只有这样，对待科学才是一种真正的实事求是的态度，才能让科学技术更好地为人类服务。

（五）单身妇女的生育权问题

AID 是用来解决男性不育的，但在实践中已经扩大到非不育领域，已经有一些未婚女子接受 AID 而怀孕生育。对于那些患有男性不育症的夫妇来说，接受 AID 是法律许可的，但是单身妇女（非婚妇女、同性恋者、寡妇、离婚的妇女）是否有权接受 AID？这些妇女是否享有异质授精生育权是 AID 中争议最多的问题之一。在瑞典，只有结了婚的妇女或处于同居状态的妇女才可以接受人工授精；在德国，根据"胚胎保护法"，人工授精只允许在婚姻关系内进行；在英国，根据"人工生育和胚胎管理局"颁布的法规，允许任何人包括单身妇女接受人工授精；在美国，最高法院的一些判例表明，未婚妇女有接受人工授精生育子女的权利；在法国，人工授精手术的实施仅限于不能生育的夫妇，有生育能力的夫妇和单身妇女是禁止使用人工授精的。我国《宪法》规定："夫妻有实行计划生育的义务。"《人口与计划生育法》第 18 条规定："国家稳定现行生育政策，鼓励公民晚婚晚育，提倡一对夫妻生育一个子女。"从此规定可得出结论：生育是以婚姻为前提的。尽管《婚姻法》第 25 条规定"非婚生子女享有与婚生子女同等的权利，任何人不得加以危害和歧视"，但这种生育行为本身就不合法，不能为社会所接受。法律作此规定是出于保护孩子的考虑，而不是承认非婚者的生育权主体地位。我国的《人类辅助生殖技术管理办法》第 3 条规定："人类辅助生殖技术的应用应当在医疗机构中进行，以医疗为目的，并符合国家计划生育政策、伦理原则和有关法律规定。"《人类辅助生殖技术规范》规定："禁止给不符合国家人口和计划生育法规和条例规定的夫妇和单身妇女实施人类辅助生育技术。"这些规定明确了人类辅助生殖技术的生育权主体限定为缔结了婚姻关系并符合计划生育法规的夫妇双方。

从理论上说，每个妇女都应享有生育权，剥夺单身妇女的生育权是不道德的，但如果法律允许单身妇女有异质授精的权利，又将产生两个不良后果。生育固然是个人的权利，但生育涉及一系列的社会、伦理问题，生育上的绝对自由只会给人类带来自身的灾难，相应的社会干涉是必要的。如果允许单身妇女和单身男子利用生殖技术生育子女，这将不利于孩子的利益，导致大量单亲家庭出现，彻底打破传统家庭模式和在此家庭模式上建立起来的伦理道德观念和法律观念。因此，以"儿童最佳利益原则"为出发点，我国应通过法律把现阶段的生殖技术局限于已婚且不能生育的夫妇范围内。而有生育能力的夫妇和单身妇女、单身男子则不能通过生殖技术的方法生育子女。我国卫生部规定，医务人员不得对单身妇女实施辅助生殖技术。单身女性无权作为要求实施辅助生殖技术的主体。否则，将和我国的计划生育这一基本国策背道而驰，不利于控制人口数量，也不符合社会公共利益的要求；同时在 AID 中，孩子根本不可能知道父亲是谁，这会给他们今后的成长蒙上阴影，这种家庭对子女成长显然是不利的，我们不能因为顾及单身妇女的生育权就要剥夺孩子应当拥有父亲的权利。生殖技术并不单纯只是一种技术，它还承载着对社会的价值判断，而且时间越长，这种价值判断而非技术工具的特性就会体现得越深刻。因此，在将生殖技术运用于某些敏感领域和人群时，应当考虑它的长远影响，不能单纯把它当做一种工具。当然具有合法婚姻关系的夫妇必须是不能通过自然生殖方式生育的，不允许通过人类辅助生殖方式用以优化孩子的基因，非治疗性的积极优生是不允许的。

（六）孩子的知情权问题

依靠辅助生殖技术所生孩子的父母是不育夫妇，孩子与精子、卵子的提供者没有亲子关系。为了避免不必要的矛盾和纠纷，贯彻、落实互盲和保密的原则就非常重要。但是，互盲和保密也带来了令人头痛的、通过这一技术所生孩子的出身知情权问题，这是一个两难问题。孩子是否有权知道谁是自己的遗传学父母？孩子长大后结婚，如果对象也是通过辅助生殖技术所生的孩子，可否要求为避免近亲结婚而查询遗传学父母？按照互盲和保密原则，孩子是无法做到的。显然，无论从道德上还是法律上孩子似乎都有权了解自己的遗传学意义上的父母的真实情况。但孩子要求了解自己的出生的心理与供精者、供卵者的匿名形式尖锐对立，也和其契约父母的利益相冲突，法律面临着两难选择。如果考虑孩子的利益，那 AID 的供精匿名制度就变得毫无意义，而且会造成亲子关系紊乱，如果考虑父母的利益，则对孩子来说是不公平的。这种矛盾似乎尚无最佳解决方案，因为涉及多个当事人的利益选择，而且这一选择又受各国不同的文化观念、道德观念和法律观念的影响。在国外，法律曾严格禁止泄露辅助生殖技术生育子女的遗传学父母，但近年来却有修改立法的倾向。德国规定经医师会批准可以了解自己的遗传学父母信息。瑞典法律规定，异质人工授精生育的子女在长大成人后，有权查阅供精者的特别记录。我国香港地区的做法是把应提供的信息仅限于证实其母曾接受过人工授精，其他资料概不泄露。英国1989年的议案赋予了成年人工生育子女可以获得不提供姓名的供精者某些情况的权利。在1999年12月，英国又出台了一项人工授精的议案，其中一条，凡年满18周岁以上的人对他提出了适当的忠告后，可以获得不提供姓名的关于供精者的某些情况，这种情况也可以提供给要结婚的不满18周岁的人，这一情况是考虑到遗传学详细情况对医疗有重要作用而规定的。此外，当孩子患有遗传性疾病时，孩子及其父母都有权利知道供精者的情况，以便对孩子进行治疗，这时应该提供供精者的情况，当然也以不暴露姓名为限。我们认为这些做法值得借鉴。基于人权的角度，从长远来看，法律应赋予辅助生殖技术生育的成年子女知悉其遗传学父母的权利。但其遗传学意义上的父母却无权查询其生物学意义上的子女，以防其不正当的动机，给子女和现在家庭造成不利影响。

（七）瑕疵责任的承担问题

虽然禁止牟利性的生殖技术，但实际上，生殖技术都是有偿的，并且其实施是基于双方的合同，这就产生了瑕疵责任的承担问题。正规的人工授精技术，精液必须经过严格的分析、筛选等程序，必须先将精液在精子库中存放6个月，经过再次检验，确认健康合格后，才能用于需要做人工授精的妇女。然而，在现今我国，一些人把人工授精当做牟利手段，国家医院、个人诊所几乎都能做人工授精，局面混乱，难以控制，在此种情况下，根本无法保证精液的质量，这就使得诞生畸形或先天缺陷的婴儿的概率升高。在此种情况下，立法应当规定，接受人工授精者有获得健康子女的期待权，如果由于非接受者的原因使妇女生下畸形婴儿或其他基因缺陷的婴儿，医院和供精单位应当承担民事赔偿责任，情节严重的，应当追究刑事责任。

（八）人格权问题

就人格权而言，具体到生殖技术方面公民在接受辅助生殖服务时享有生命健康权，医疗单位及医生在为患者实施手术时应当采取一切有利于维护和保证手术安全的措施，以保障患者的生命和健康，对于因措施不当而给患者造成生命健康损害的，医疗单位及医生应当依法承担损害赔偿责任。接受辅助生殖服务的患者及其家属以及其通过辅助生殖所生育的子女的肖像权不受非法侵害，未经其本人同意，医疗单位不得以营利为目的使用其肖像权。接受辅助生殖服务的患者及其家属的人格尊严受法律保护，任何人均不得借患者曾接受辅助生殖而对患者及其家属加以侮辱或诽谤。例如，辱骂患者或其配偶性无能、其子女为野种等。患有不孕不育的公民的婚姻与家庭受法律保护，不孕不育的妇女及通过辅助生殖而生育的儿童受法律保护。残疾人也有权接受辅助生殖而生育子女。在是否进行生殖及决定胚胎的命运方面，妇女享有同男子平等的权利。

五　辅助生殖技术的前瞻性思考

辅助生殖技术作为一种新技术在人类繁衍后代领域里的应用，无疑是对人类几百年以来自然生殖方式的一种挑战。用人工生殖技术造就自己的同类不再是昨天科学家和幻想家的浪漫幻想，它已经占据了人类自然繁衍这块神圣的领域，并始终以服务于人类、造福于社会为目的。

（一）加强立法，改变我国行政立法落后局面

一定意义上，生殖技术是人类通过科学技术有意识地达到自己的正常愿望和理想，并使人类的生殖和繁衍更加科学和有规律，无疑是生殖优生领域的一场革命。然而，现代人类辅助生殖技术的发展，改变了人们的生育观念，也带来了一系列法律和社会难题。对于人工授精、试管婴儿、代孕等人类辅助生殖技术的开展，人工生育子女的法律地位，父母子女关系的确定以及实施人类辅助生殖技术引起的男女性别比例失调、多胞胎生育、遗产和继承、监护问题，还有可能由此产生的乱伦、近亲通婚等严重后果都亟待加以严格管理和法律规范。当今世界各国针对不断出现的人工生育子女的新情况，新问题，加大立法力度，以更加充分发挥法律对人工生育子女的保护规范作用。与国外法律相比，我国立法比较滞后。目前，我国生殖技术行政法共有六部。它们分别是卫生部2001年2月颁布的《生殖技术管理办法》和《人类精子库管理办法》、卫生部2003年8月颁布的《生殖技术规范》、《人类精子库基本标准和技术规范》、《生殖技术和人类精子库伦理准则》以及科技部和卫生部2003年12月共同发布的《人胚胎干细胞研究伦理指导准则》。但是，我国生殖技术行政法有其不足之处。一方面上面六部法规都是由卫生部或联合科技部颁布的，属于行政规章，其效力从法理上说要比真正

的行政法律低，这是不利于应对突飞猛进的现代生殖技术发展的；另一方面，我国对生殖技术产生的法律问题认识较晚，因而立法的起步也较晚，并未能仔细考察生殖技术带来的全面的社会效应，在立法中有许多问题都没有涉及，这都需要进一步完善我国生殖技术的行政法规。笔者认为，有必要建立我国生殖技术行政许可制度。这种许可证制度对于我国的生殖技术发展而言是极其必要和迫切的。首先，我国实施生殖手术的医疗主体的资质参差不齐，有些医疗单位设备落后、医疗水平低下，不适于开展生殖手术。有些医师根本不具有从事生殖技术的经验，也没有这种资历，也就不具备实施这种手术的能力。对于这样的主体，就不能通过审查获得许可证。其次，生殖手术的风险很大，倘若出现手术意外，患者要求赔偿，一般的医疗机构，如卫生院、卫生所等显然不具备这种赔偿能力。所以，许可证措施可以将一些没有资质的医疗主体淘汰，从而使整个生殖技术更加规范化和健康化，更好地保护患者的利益。再次，建立许可证制度能够保证生殖技术不被滥用。

（二）加强伦理研究，使辅助生殖技术更好地服务于人民

科学技术是一把"双刃剑"，生命科学技术作为直接关涉人们生命健康的现代科学技术更是如此。现代生命科学技术的诞生及其应用极大地增强了人类的福祉，然而，生命科学技术在安全与利益方面又具有极大的不确定性。以生殖技术为例，该技术有着正、负两个方面的效应，前者主要是指其可以对整个技术的进步和人类社会的发展起到刺激和加促的作用；而后者则是指其滥用又会给技术的进步和社会的发展带来某种阻力，甚至会给整个人类带来灭顶之灾。人工复制生殖技术带来的人工授精的伦理问题、对传统观念的极大挑战、精子库带来的生育伦理问题、近亲繁殖的危险性、人工辅助生殖技术的商品化问题等等无不需要马克思主义伦理学为指导，在科学研究的基础上，以审慎的态度在实践中加以解决，使之更好地服务于人民。

此外，设计生命科技运用方面的法律时，应当努力把握好保障生命科学技术合理应用原则和不妨碍该类技术进步原则之间的关系，根据保障生命科学技术合理应用原则，法律需要对生命科学技术的运用进行一定的规范和制约，以防止该技术被滥用或者不道德运用，保障其向着有利于整个人类社会公益的方向健康发展。①

---

① 孙翠华：《生殖技术发展对生命伦理的挑战及对策》，载《中国卫生事业管理》2001 年第 8 期。

第三章　基因技术

——破译生命的密码

21 世纪是人类基因技术引领生命科学发展的世纪，随着人类基因功能的揭示，生命的密码将逐渐被一一破译。基因诊断、基因治疗、基因工程及产品开发展现的广阔应用前景，引发了临床诊断和治疗以及医药工业的革命。基因技术在带给人类对未来生活无限畅想的同时也打开了一个"潘多拉魔盒"，带来了严重的社会问题和伦理困境。正如美国学者哈代所说："由于我们生活在一种技术化的环境中，因此不免要遇到这样一些问题：人类是新技术的主人还是奴隶？技术使人类的选择和自由得到了发展，还是受到了限制？到目前为止，从表面看来，人类有能力驾驭和引导技术向需要的方向发展。然而人类现在掌握的知识，已经赋予人类几乎能摆布自然的本领，因此必须谨慎小心地衡量各种技术抉择是否合乎需要。这种强大的力量必须用于高尚的目的。"[1] 对于基因技术带来的双刃剑效应，我们应在科学把握其规律性的基础上，扬其利，避其弊，让人类基因技术沿着健康轨道发展，造福于人类。

一　基因技术概述

（一）基因与基因技术

现代遗传学家认为，基因是 DNA（脱氧核糖核酸）分子上具有遗传效应的特定核苷酸序列的总称，是具有遗传效应的 DNA 分子片段。由于 DNA 分子是由腺嘌呤（A）、鸟嘌呤（G），胞嘧啶（C）、胸腺嘧啶（T）四种碱基的核苷酸通过不同排列组合而成，因此可以说遗传密码是由 A、G、C、T 这四种字母构成的，通过这四种字母的排列组合，便可形成天文数字的不同序列。不同人种之间头发、肤色、眼睛、鼻子等不同，是基因差异所致。基

---

① ［美］J. T. 哈代：《科学、技术和环境》，科学普及出版社 1984 年版，第 158 页。

因组（genome）则是指一个物种的全部遗传信息的总和。一个物种的基因组有四个含义：代表了所有遗传信息的总和；23 个（单倍体）染色体的总和；23 个 DNA 分子的总和；基因的总和。而人类基因组首先有两层意义：一是代表我们全人类整体上生生不息，又各有差异的所有遗传信息；二是存在于我们每个人体的所有细胞中的 DNA 分子，它们都近乎相同。具体是指人的 23 条染色体（22 条常染色体和 1 条性染色体）的全部 DNA，由大约 30 亿个核苷酸对组成。

基因技术是将单个基因复制并植入另一生物的技术，通过植入或删除特定性状来改变其遗传构成。其实质是在生物体之间转移遗传信息。作为现代生物工程技术新兴的代表，基因技术兴起于 20 世纪 70 年代，其主要标志是重组 DNA 技术（也被称之为基因工程）。一般来说，基因工程是指在体外将核酸分子插入病毒、质粒或其他载体分子，构成遗传物质的新组合，并使之进入到原先没有这类分子的寄主细胞内，并能持续稳定地繁殖。因此，基因工程又叫做基因重组，同时基因工程又称遗传工程，它是分子遗传和工程技术相结合的产物，是生物技术中的核心技术。它采用类似工程设计方法按照人类的需要将具有遗传信息的基因，在离开生物体的情况下进行剪切、组合、拼装，然后把这种人工重组的基因转入宿主细胞内进行大量复制，使遗传信息在新的宿主细胞或个体中快速繁殖并表达，以创造新的生物。这种生物分子水平的操作技术，也有人称之为生物的人工组装技术。从理论上来说，基因工程可以跨越生物边缘不能杂交的一切鸿沟，甚至能在动物、植物、微生物之间互通有无，取长补短，渗透联系，为生物的未来创造新的蓝图，这是人类认识从未有过的能动飞跃。从技术上说，是对常规技术的巨大变革，它对人类生存及发展产生极为深远的影响。基因技术的发展无疑将大大改变人类未来的生产、生活方式与思维模式，它的应用主要体现在三个方面：一是人类历史上揭开人类自身奥秘的伟大科研计划——人类基因组计划；二是各种转基因生物的应用，包括转基因微生物，转基因动物，转基因植物；三是基因诊断与基因治疗。

（二）人类基因组计划（Human Genome Project，HGP）

人类基因组计划是由美国政府于 1990 年 10 月正式启动的，随后有德、日、英、法、中等 5 个国家的科学家先后正式加入，先后有 16 个实验室及 1100 名生物科学家、计算机专家和技术人员参与。有科学家认为：人类基因组计划是与曼哈顿原子计划、阿波罗登月计划并称的人类科学史上的重大工程，是一项改变世界、影响每一个人的科学计划。

1. 人类基因组计划的内容

人类基因组计划的目的是测出人类基因组的全部 DNA 序列并读懂这些序列，理解全部基因在染色体上的位置和各 DNA 片段的功能。其内容有四项：第一，建立遗传图谱。通过遗传图谱，我们可以大致了解各个基因或DNA 片段之间的相对距离与方向，遗传图谱不仅是现阶段定位基因的重要手段，即使在人类基因组全物理图谱建立起来之后，它依然是研究人类基因组遗传与变异的重要手段。第二，建立物理图谱。物理图谱（physical map）是指 DNA 序列上两点的实际距离，通常由 DNA 的限制酶片段或克隆的 DNA片段有序排列而成。物理图谱反应的是 DNA 序列上两点之间的实际距离，而遗传图谱则反应这两点之间的连锁关系。物理图谱是进行 DNA 分析和基因组织结构研究的基础。第三，DNA 序列测定。人类基因组计划最终将测定出人类基因组的全部序列。这种序列测定不同于以往那种只对某一个特定的感兴趣的区域进行 DNA 序列分析的工作。它要求一种更高效的规模测序，并将测出的每一个 DNA 片段按其染色体位置进行准确的排列，从而得到人类基因组 DNA 序列碱基排列的全貌。这是一个很艰巨的任务，目前的 DNA序列分析技术还不能完全满足这一任务的需要。第四，基因的确定和分析。确定每一个基因，研究它的结构、特性和功能是人类基因组计划的又一个重要内容。通过对人类基因组全部 DNA 序列的测定，可以利用计算机找出分布在 DNA 两条互补链上所有可能编码蛋白质的基因。其中有一部分是人类已了解的基因，但更多的是我们尚不完全了解的"基因框架"，我们称这些结构为可译框架（ORF）。应该指出的是，人类要真正破译所有的 ORF 的功能及其生物学意义还需要相当长的时间。目前的人类基因组研究只是为实现这一最终目标提供最基本的素材——DNA 序列以及基因的结构特征。

2. 人类基因组序列测定的价值

人类基因组序列的测定具有重大的科学价值，人类基因组的破译和解读也将导致新的医学革命和生物学革命，为人类社会带来的巨大影响是不可估量的。这体现在以下几个方面。

第一，推动基础生物学理论的研究。生命是一个奇妙的世界，人类至今对组成生命的正常基因与疾病基因知之不多，人类基因组计划的实施将极大地促进生命科学领域一系列基础研究的发展。首先，确定人类基因组中基因的序列、组织和物理位置，有利于研究基因的功能以及它们相互之间在表达和调控机制方面的联系。其次，研究正常基因与突变基因的差别，帮助阐明与正常的生理学和疾病发生都有关的新的生化和细胞学机制。尽快地确定出疾病基因，能使研究者对该基因的蛋白产物及其细胞生物学效应进行深入的研究。再次，有利于确立有重要功能意义的基因组结构的特征。人类染色体含有许多不是基因的片段，这些片段的性质及行使功能的机制鲜为人知，人类基因组物理图谱将为探讨这些特定片段性质及作用的实验打下基础。最后，发现新的基因和蛋白质。迄今为止，仅有少数参与正常和疾病的人类基因被确定，而对人类基因组作图和测序将会确定出大量新的人类基因及其编码的蛋白质，从而进一步理解生命的程序与奥秘。另外，物理图谱将有助于对那些已大体定位在染色体上，但尚未分离出的基因进行精确定位。

第二，人类基因组的研究将促进生命科学与信息科学相结合，刺激相关学科的发展。生物信息学和计算生物学是在 HGP 带动下产生的新兴学科。HGP 产生的巨大序列数据必须借助计算机技术来存储和分析，尽管基于计算机的信息学已经取得了长足进展，但要把人类基因组信息组织起来供全人类分享使用，一般的信息技术还不具备这样的能力。生物信息学就是在 HGP 的带动下产生的。"生物信息学是以核酸、蛋白质等生物大分子数据为主要对象，以数学、信息学、计算机科学为主要手段，以计算机硬件、软件和计算机网络为主要工具，对浩如烟海的原始数据进行收集、存储、管理、加工、分析，使之成为具有明确生物意义的生物信息，从中获取基因编码、基因调控、核酸和蛋白质结构功能及其相互关系等理性知识。在此基础上，探索生命起源、生物进化以及细胞、器官和个体的发生、发育、衰亡等生命科学中重大问题，搞清它们的基本规律和内在联系。"[①] 计算生物学则是利用计算机和新的数学分析方法，分析生物基因组的序列数据，寻找生物生长和发育规律的新兴学科。由于人类基因组研究在理论和实践上有重要意义，因而受到生物学、医学和农学界的普遍关注，同时，也促进了计算机技术和材料科学的发展。

第三，引起一次新的医学革命。著名的诺贝尔生理学与医学奖获得者杜伯克曾说："人类的 DNA 序列是人类的真谛，这个世界上发生的一切事情都与这一序列息息相关，包括癌症在内的人类疾病的发生都与基因直接或间接相关……"[②] 获得人类全部基因序列将有助于人类认识许多遗传疾病以及癌症等疾病的致病机理，为分子诊断、基因治疗等新方法提供理论依据。现已发现，由致病基因导致的遗传病有 6000 余种，许多平常的疾病都同基因有关。首先，人类基因图谱的完成，可以揭示导致各种疾病的基因变异机理，使人类对疾病机理的认识深入到分子水平，医学将成为"治本"的医

---

① 方伟武：《生命科学中的前沿学科——生物信息学》，载《中国运筹学会第六届学术交流会论文集》，2000 年版，第 10 页。

② 方福德：《基因图将揭开人体奥秘》，载《环球时报》2000 年 6 月 30 日。

学。其次，随着越来越多的基因被定位、分离和鉴别，以及对基因表达物——蛋白质的研究，许多疾病可以在没有表现症状前，就可以通过遗传咨询和检测，找到致病基因，从而可以确诊疾病或提前数年发出"预报"。在不久的将来，人类的保健模式，有可能从"生了病后再治疗"的消极模式，转变为"预防"和"预测"的积极的保健模式。再次，人类基因组研究将促进制药业的发展。利用遗传工程生产药物的一大优点是能够大量生产那些用传统方法难以提取或成本高或无法获得的化学物质。另一个重要的优点是用遗传工程生产的药物纯度高；如果是利用人类基因制得的，则能够与人体完全相容，对人没有副作用。利用遗传工程已生产出许多新的药物，如生长激素、胰岛素、干扰素、单克隆抗体等。①

第四，促进经济的发展。人类基因组计划的实施带来了生物技术产业的兴起，使之成为继信息技术产业之后的又一高新技术产业，直接带动了世界"新经济"的发展，其中制药、保健、农业和食品制造等产业将率先发生革命性变革。随着人类基因组计划的快速推进以及越来越多信息的揭示，使越来越多的企业认识到及时获取遗传信息的重要性。它们看到了潜伏在 HGP 后面的巨大商机和丰厚利润回报。一组有重要功能的基因，价值常常在数百万美元至数千万美元，有的甚至达上亿美元。为此，许多新上市的公司把投资方向选在基因工程类药物方面，世界上各大制药、化工和农业公司也都在积极地进行改组、合并和建立新的联盟，试图通过基因相关的研究和开发加强自己的竞争实力。从制药行业来看，如今兴起的药物基因组学在生物技术和医药工业界掀起了前所未有的高潮。因为通过对基因作用或基因组相互作用的信息来确定药物作用的分子靶，可以获得新药设计的途径。如果人们可以根据个体的遗传差异，尤其是有特定功能的遗传差异来对人下药，药物的效率就可重新估价。目前，欧美的一些制药公司以基因组为基础的药物已占据开发的主体，有的公司已有 50% 以上的试验性新药是通过基因起作用的。此外，基因诊断、基因治疗、克隆技术等都具有极大的市场。毫无疑问，生物工业将是 21 世纪最为兴旺的产业，将促进世界的经济繁荣。② 基于现代生物技术产业的革命性发展，人们认为这是继工业革命和信息业革命之后的又一次革命——基因组学革命（Genomics Revolution）我们或称之为"生物技术产业革命"。

---

① 霍春涛：《人类基因组研究和基因工程对社会、伦理的影响》，载《中国海洋大学学报》（社会科学版）2003 年第 4 期。

② 翟晓梅、邱仁宗主编：《生命伦理学导论》，清华大学出版社 2005 年版，第 167—168 页。

（三）转基因技术

1. 转基因技术的含义

转基因技术（Transgene Technology）是在分子水平上利用现代生物技术将某一生物体上一个或几个具有特定功能的基因转移到另一生物体的技术，使其出现原物种不具有的性状，以获得人们所期望的生物体。例如，科学家认为北极鱼体内某个基因有防冻作用，于是将它抽出，再植入番茄之内，制造新品种的耐寒番茄。还可以培育出杀死害虫的植物，抗除草剂的植物和可以产生人体疫苗的植物等。转基因技术所创造的生物新品种即转基因生物，它是指在生物自身基因组中带有用转基因技术插入的外源基因，生物个体能将它传递给后代，并表现出该基因的生物活性。转基因生物与自然杂交或通过人工杂交产生的杂交品种有本质的区别。杂交品种是在近缘物种之间，通过染色体重组而发生基因交流，这种基因交流基本上仍然是按生物自身许可的规律进行的。而转基因生物则是用实验的方法将某种生物的基因直接导入另一种生物的细胞中，使之与后者本身的基因整合在一起，从而使外源基因不仅能在其体内表达，而且还能随细胞的分裂而增殖。转基因生物因此能在相对短得多的时间内获得新的性状，并能将其遗传给后代，这是不能通过利用生物自然规律的杂交技术来实现的；同时，转基因技术还意味着通过DNA重组，人类将可以打破生物的遗传屏障，突破物种的天然界限，自由地重新组装生物的遗传物质，从而创造出自然界中原本没有的、符合人类特殊需要的崭新的生物新品种。[①] 因而，曾有人惊呼："人类有了一双创造新生物的'上帝之手'。"如今，生物学的飞速发展，在事实上也证明了不同物种的遗传物质，经过人工剪切、拼接和重组，完全可以实现在远缘物种中获得稳定的遗传表达。

转基因生物包括转基因动物和转基因植物两大类。转基因动物是指用实验导入的方法将外源基因在染色体基因内稳定整合并能稳定表达的一类动物。转基因植物是指利用重组 DNA 技术将克隆的优良目的基因整合到植物的基因组中，并使其得以表达，从而获得的具有新的遗传性状的植物。而利用分子生物学技术，将某些生物的基因转移到其他物种中去，可以改造生物的遗传物质，使其在性状、营养品质、消费品质方面向人类所需要的目标转变，以转基因生物为直接食品或为原料加工生产的食品就是

───────────────

① 韩跃红、李哲昆：《生物高科技中热点问题的伦理思考》，载《未来与发展》2002 年第 5 期。

转基因食品。

2. 转基因技术应用的价值

近十几年来，随着分子生物学的飞速发展和生物技术的逐步成熟，转基因技术不仅使整个生命科学的研究发生了前所未有的深刻变化，而且各种转基因产品迅速渗透到工业、农业、医疗等诸多领域，也给工农业生产和国民经济的发展带来了巨大的冲击和深远的影响。因此，完全可以说，转基因技术的形成和发展，是人类科技史上伟大的变革，对人类的生产、生命、生活与发展造成了极为深远的影响。主要表现在以下几个方面。

第一，动植物改良。随着地球上人口的日益增多，人类面临着巨大的资源危机：如何在有限的土地上，养活如此众多的人口？科学家们正从以往的品种改良技术转向基因技术。转基因技术的成功运作，使科学家们能够按照人类的意愿，对生命的最基本特性——遗传物质直接操作，把某些生物的基因转移到其他物种中去，使生物体获得新的性状和物质，以此改变生物的遗传特性。转基因技术应用于植物育种，产生转基因作物，改变植物的遗传特性，不仅可获得抵御各种害虫和病毒以及除草能力的作物，而且可以大大提高作物的产量和质量培育各种奇花异草等园艺品种养殖业。例如，虫害对粮食的破坏十分严重，仅欧洲玉米钻孔虫每年就要毁掉4000万吨玉米，占全球玉米总产量的7%，将抗害虫基因移植入玉米种子，能帮助减少玉米的损失。在亚洲地区进行抗虫棉花大田试验中，棉花产量大幅度增长。迄今为止，还未发现转基因抗害虫作物杀死益虫的现象。由于用基因工程技术培育出的抗病虫害转基因作物自身就可以杀死或抑制病虫害，因而不再依赖农药，这样，不仅提高了产量，降低了生产成本，而且保护了环境。再比如，延长成熟期的转基因番茄，可以解决普通番茄不耐储藏的问题，使番茄在运输、储藏时的损失大大降低。

转基因技术应用于动物育种，产生转基因动物，即人工改变基因，使之具有优质、速生、高抗性等人类需要的优良特性的家畜家禽新品种。例如，将长瘦肉的基因导入猪细胞中，猪就成为瘦肉型猪；将促乳汁分泌的基因导入牛、羊细胞中，这些转基因牛、羊乳汁猛增。在饲养动物中导入抗病毒、抗细菌、抗真菌、抗寄生虫的外源基因，使之对传染病的抵抗力大大增强，减少瘟疫爆发的危险，从而使畜牧业"旱涝保收"。

第二，转基因动植物具有较大的医学价值。转基因动植物可作为药物、疫苗等的生物反应器，具有成本低、产出高、周期短、效益高等特点。利用转基因植物生产疫苗是近年来生物技术领域发展的热点，并且取得了突飞猛进的进展。科研人员通过培植转基因植物番茄、马铃薯、拟南芥、大豆、花生、莴苣、胡萝卜、白三叶草、紫花苜蓿、玉米、海带、香蕉、羽扇豆等，研制出一些新型口服疫苗。这些疫苗将来有望用来预防胃病、乙肝、肺结核、霍乱、麻疹和疟疾等疾病，并可能对预防癌症也有一定的效果。第一个用于临床试验的可食用植物疫苗是抗细菌性腹泻的转基因土豆，这一里程碑式的研究结果证明，食用转基因植物可有效地激起人类的免疫反应。

转基因动物可说是天然的、无公害的"动物药厂"。例如向羊的受精卵里导入能产生人类凝血因子的基因，就可从转基因羊的乳汁中得到大量人类凝血因子，经提取后用于治疗血友病。这种技术与普通制药技术相比具有成本低、周期短、效益高等特点。利用转基因动物生产蛋白质、造药，是全新的生产模式，与细菌、细胞等生物工程制药相比，它有明显优势：转基因动物的乳汁，收集方便，且不损伤动物；而生产出来的蛋白质，已经过动物体内加工，不必再进行后加工，而且成本低。以往，美国每年要有 600 万人献血，才够本国血友病人所需的凝血因子，而以后只要两头转基因牛就可代替。如果有 300 万头转基因猪，就完全可以让全人类用血再无后顾之忧——再也不用人输出血液，也不用担心输了血后感染上艾滋病等传染病。另外，转基因动物还是人类最好的"器官库"，提供从皮肤、角膜，到心、肝、肾等几乎所有的"零件"。让器官移植专家有充分施展才华的机会，让体内部分"零部件"出了故障的病人重获生的希望。

第三，转基因技术产生了巨大的经济、社会和环境效益。转基因技术已广泛用于治理三废、修复污染土壤、监控环境污染状况、合成生物农药等环境友好材料，对于强化环境的自净功能、改善环境现状、降低污染处理成本、简化污染监测手段、预防环境污染等方面发挥了极其重要的作用。例如，澳大利亚布里斯班一家生物技术公司前不久运用遗传工程技术，培育出既耐盐碱又可提供优质木材的转基因技术，可望用于保护农村和农场免受盐碱化的侵袭。据估计，1996—2004 年间，由于转基因作物大面积推广而大大减少了杀虫剂的用量，使全球农药对环境的破坏性影响降低了 15%。更为重要的是，目前种植转基因作物 90% 的受益者是发展中国家上千万的贫困农民，10 年间，他们的收入增加了 130 亿美元。2006 年全球转基因作物种子市场价值已达 61.5 亿美元，占全球作物种子市场（300 亿美元）的 21%，预计 2010 年全球转基因作物市场价值将超过 1500 亿美元。转基因生物产品的研发和产业化已成为未来全球生物经济增长的原动力之一。

　　为解决能源危机，各国政府正加紧开发可再生能源。而生物质①能作为一种可再生、不污染环境、易实现工业化生产的新型能源，受到广泛重视。转基因技术应用于工业中，可以生产出新的能源作物，如速生树种（杨树和桉树）可作为供电站的原料，也可直接做燃料。农业生物技术应用国际服务组织（ISAAA）最近一项报告指出，2007 年，在全世界种植的 1.143 亿公顷转基因作物中，大约有 9% 即 1120 万公顷转基因作物用于生产生物燃料，其中 90% 以上的种植面积都在美国。估计美国有 700 万公顷的转基因油菜，美国转基因生物燃料总面积达 1040 万公顷。巴西 2008 年有 75 万公顷的转基因大豆用于生产生物燃料。在加拿大大约有 4.5 万公顷的转基因油菜用于生产生物燃料。② 人们还发现，通过转基因技术修饰的木质素在造纸过程中易于溶解和断裂，将大大降低能耗，从而极大地提高经济效益。此外，转基因农业及其食品制造业也蕴涵着巨大的经济价值。许多科学家对转基因作物及其食品寄予厚望，认为它将带动一场以"分子耕种"为基础的新型农业革命，最终为解决全世界的温饱问题带来希望。我国有 12 亿多人，占世界总人口的 22%。城市的高速扩展和严重的荒漠化使耕地逐年减少，而经济正在高速地发展，人口依然在增加，环境压力也日趋增大。我国比其他国家更加需要发展转基因技术，合理适当地开发转基因作物及食品，将给中国人带来更多的实惠和机遇。

（四）基因诊断与治疗

1. 基因诊断

　　基因诊断也叫脱氧核糖核酸（Deoxyribonucleic Acid，DNA）诊断、分子诊断。是从患者体内提取 DNA 或核糖核酸（RiboNucleic Acid，RNA），应用分子生物学技术，通过检查基因的结构及其表达功能，来判断患者是否有基因异常或携带病原微生物。人类疾病都直接或间接与基因有关，用基因诊断和治疗，既可以达到病因诊断的准确性和原始性，又可使诊断和治疗工作达到针对性强、准确性高、简便快捷的目的。在感染性疾病的基因诊断中，不仅可检出正在生长的病原体，还能检出潜伏的病原体，不仅能够确定以往的感染，还能确定现行的感染。对那些不容易作体外培养或不能在实验室安全培养的病原体，也可使用基因诊断的方法进行检测。因此，基因诊断技术的发展对某些内科疾病的诊断达到前所未有的快捷、简便、敏感性高而

---

　　① 生物质是植物通过光合作用生成的有机物，它包括植物、动物及其排泄物、垃圾及有机废水等。

　　② 杨海霞：《转基因技术投资价值凸显》，载《中国投资》2008 年第 5 期。

特异性强的水平。与传统诊断手段相比，基因诊断能更早发现疾病的隐患，也更可靠。目前，基因诊断检测的疾病主要有三大类：感染性疾病的病原诊断、各种肿瘤的生物学特性的判断、遗传病的基因异常分析。在感染性疾病方面主要有结核病、柯萨奇 B3 病毒感染的心肌炎、乙型肝炎病毒（HBV）、丙型肝炎病毒（HCV）、艾滋病毒（HIV）等。在癌症方面主要有胃癌、乳腺癌、大肠癌、骨肿瘤、视网膜母细胞瘤等。在遗传病方面主要有苯丙酮尿症、地中海贫血、糖尿病、血友病、亨廷顿氏舞蹈病、进行性肌营养不良等。

2. 基因治疗

基因治疗指的是 DNA 水平上对异常基因进行修饰以达到纠正基因缺陷所导致的一系列病理生理的治疗。基因治疗包括基因修正、基因替换和基因增补。基因修正指的是对有缺陷的基因进行原位修复；基因替换指的是用正常的外源基因来替换有缺陷的基因；而基因增补则不需要去除异常基因，而是另外转入与缺陷基因同源的有功能的基因来弥补功能缺陷。目前基因疗法有两种，一种是给病人补充正常的基因以产生因遗传缺陷而缺少的东西，例如引起贫血的血红蛋白病，有的是肽链上的谷氨酸被结页氨酸代替，有的被赖氨酸代替，我们可以用正常的氨基酸代替，就可从根本上治愈病人；另一种则是"反义疗法"，通过阻断疾病基因的表达来达到同样的目的。即增加一个与靶基因相反的基因，它能与病变基因结合在一起并阻断它的活动。例如，若疾病基因产生一个人体不需要的蛋白质，反义疗法就能阻止这种蛋白质的生产，若该病变基因抑制某种人体必需蛋白质的形成，反义疗法则能使正常蛋白质得以产生。这样，医学就成为"治本"的医学。

基因治疗是在 20 世纪 60 年代病毒学、细胞生物学、分子生物学的基础上建立起来的。1975 年，一批前联邦德国科学家试图使用病毒感染法对缺乏某种稀有酶而患痴呆症的两姐妹进行基因补充治疗以来，基因治疗已从实验室进入临床。随着 80 年代克隆技术病毒载体细胞培养技术以及体外转染技术的发展，基因治疗得到了迅速的发展。近几年来，反义核苷酸技术、核酶技术、基因敲除技术、基因置换技术以及基因转导技术（如基因枪技术）的发展，极大地促进了基因功能的研究以及基因治疗的研究。目前已发现，人类与疾病相关的基因约有 5000 多个，迄今已有 1/3 被分离和确认。科学家利用基因工程技术，消除、修饰"坏"的致病基因，如导致结肠癌的基因；注入或增强"好"的基因，如防止动脉阻塞的基因，达到治疗疾病的目的。特别是基因疗法治疗遗传性疾病和心血管疾病有非常好的疗效。

二　基因技术的历史发展

（一）基因的认识发展过程

19 世纪初，奥地利著名生物学家和遗传学奠基人孟德尔（Gregor Johann Mendel）通过豌豆的杂交试验，在 1865 年提出了"遗传因子"这一概念，后来被丹麦遗传学家约翰逊（W. L. Johannsen）在 1909 年提出的"基因"一词所代替。1910 年，美国遗传学家兼胚胎学家摩尔根（Thomas Hunt Morgan）在果蝇中发现白色复眼突变型，首先说明基因可以发生突变，而且由此可以知道野生型基因 W + 具有使果蝇的复眼发育成为红色这一生理功能。1911 年，摩尔根又在果蝇的 X 连锁基因白眼和短翅两品系的杂交子二代中，发现了白眼、短翅果蝇和正常的红眼长翅果蝇，其首先指出位于同一染色体上的两个基因可以通过染色体交换而分处在两个同源染色体上。交换是一个普遍存在的遗传现象，不过直到 20 世纪 40 年代中期为止，还从来没有发现过交换发生在一个基因内部的现象。因此当时认为一个基因是一个功能单位，也是一个突变单位和一个交换单位。40 年代以前，对于基因的化学本质并不了解。直到 1944 年纽约洛克菲勒研究所细菌学家奥斯瓦尔多·艾瑞（Oswald Avery）发现要把无害细菌转变成为导致肺炎的基因只需向无害细菌中导入导致肺炎的菌株即可。这些试验表明，基因是由脱氧核糖核酸（DNA）构成，它使得许多研究者从此踏上寻求脱氧核糖核酸结构的漫长征途，以揭开基因对所有生物的影响之谜。50 年代，伦敦国王大学的罗萨林·福兰克林（Rosalind Franklin）和迈斯·维金（Maurice Wilkins）两位研究者研究了经 X 光拍照而呈现出的脱氧核糖核酸纤维的结构。照片清楚地显示脱氧核糖核酸是规则的螺旋形结构。随着人们对脱氧核糖核酸化学结构的知识和了解的增加，英国剑桥的医学研究协会试验室的詹姆斯·沃森（James Watson）和弗朗西斯·克瑞克（Francis Crick）开始建立脱氧核糖核酸分子模型以解释照片中出现的脱氧核糖核酸的分子结构。他们在 1953 年提出脱氧核糖核酸分子模型是两股相互缠绕的双螺旋结构，两股之间由一系列横档连接。他们指出，每个横档都是由一对或两对碱基对构成，这些年轻科学家还正确地推测说，脱氧核糖核酸双螺旋结构中的碱基对的排列顺序决定了每个生物的遗传特征。他们同时意识到，脱氧核糖核酸的双链结构可以分离进行复制——这是一种将遗传信息从一代传递到另一代的简单机制。

到了 20 世纪 70 年代科学家们开始利用遗传过程中的一系列规律，迅速掌握了操纵生命遗传进化的一系列关键技术。1972 年，杰克逊（Jackson）

和伯尔伊（Berg）利用限制性内切酶和连接酶，得到了第一个体外重组的
DNA 分子，并因此获得 1980 年诺贝尔化学奖。1973 年，美国科学家科恩
（S. N. Cohen）第一次成功地完成了基因体外重组实验，揭开了基因工程的
序幕，标志着人类历史上第一次用基因技术改变生物遗传特征，并获得新的
生物类型的时代已经到来，彻底改变了传统生物学的被动状态，这将对人类
社会产生深远的影响。1977 年，美国科学家在世界上首次用基因工程（又
称遗传工程）生产人类生长激素以来，基因工程的研究不断结出令人欣喜
的丰硕之果。人生长激素、胰岛素、干扰素、乙肝疫苗、抗疟疫苗、白细胞
介素、促红细胞生长素等十几种基因工程药品的问世，为人类治疗各种疑难
病症展示了美好的前景。

（二）人类基因组计划的开展

1985 年 6 月，在美国加州举行了一次会议，美国能源部提出了"人类
基因组计划"的初步草案。1986 年 6 月，在新墨西哥州讨论了这一计划的
可行性。随后美国能源部宣布实施这一草案。同月，在冷泉港讨论会上，诺
贝尔奖金奖获得者吉尔伯特（Walter Gilbert）及伯格（Paul Berg）主持了有
关"人类基因组计划"的专家会议。1987 年年初，美国能源部与国家医学
研究院为"人类基因组计划"下拨了启动经费约 550 万美元，1987 年总额
近 1.66 亿美元。同时，美国开始筹建人类基因组计划实验室。

1988 年 4 月，在麦库西克（V. MaKusick）等有远见的西方科学家倡导
下，HUGO（国际人类基因组组织）宣告成立。HUGO 代表了全世界从事人
类基因组研究的科学家，以协调全球范围的人类基因组研究为宗旨，被誉为
"人类基因组的联合国"。我国已有 40 多位科学家加入这一组织。出于同样
的考虑，联合国教科文组织（UNESCO）也于 1988 年 10 月在西班牙召集会
议，成立了"UNESCO 人类基因组委员会"。

1989 年，美国成立"国家人类基因组研究中心"。诺贝尔奖金获得者、
DNA 分子双螺旋模型提出者华森（J. Waston）出任第一任主任。1990 年，
历经五年辩论之后，美国国会批准美国的"人类基因组计划"于 10 月 1 日
正式启动。美国的人类基因组计划总体规划是：拟在 15 年内至少投入 30 亿
美元，进行对人类全基因组的分析。此后，德国、日本、英国、法国、中国
等国家的科学家也正式加入了这一计划，其中美国承担了全部测序任务的
54%，其余测序任务英国 33%，日本 7%，法国 2.8%，德国 2.2%，中国
1%。经过多国科学家的共同努力，2000 年 6 月 26 日，人类基因组的工作
草图已经绘制完毕并向全世界公布，昭示着人类对自身的了解迈入了一个新

的阶段。2003 年 4 月 14 日，六国科学家共同参与的人类基因组计划，顺利完成了人类基因组序列图的绘制，更是意味着基因科技发展到一个新的历史阶段，预示着医学革命的来临，它向我们展示了一个光明的前景。

我国的"人类基因组计划"于 1993 年开始，由国家自然科学基金委员会、国家高技术计划（863）和国家重点基础研究计划（973）共同资助，在上海和北京相继成立了国家人类基因组南、北两个中心。1999 年 7 月，我国在国际人类基因组注册，由中科院遗传所人类基因组中心与国家人类基因组南方中心（上海）和北方中心（北京）共同承担了国际人类基因组大规模测序任务的1%，即 3 号染色体短臂从 D3S3610 至端粒的 30Mb 区域上 3000 万个碱基对的测序任务，该区域约占人类整个基因组的 1%，因此简称"1%项目"。2000 年 4 月，中国科学家宣布：在各方共同努力下，1% 的测序任务宣告基本完成，其中 50% 达到了完成图的标准，中国科学家在世界上率先拿到了"工作框架图"。我国目前是参与此项计划的唯一发展中国家。作为唯一的发展中国家，中国的参与使人类基因组计划真正成为一项国际合作计划；通过参与这一国际合作，中国分享了已经历时 10 年的人类基因组计划积累的技术与资料，并建立了中国自己的基因组大规模测序的全套技术及科学技术队伍，为中国今后生物资源基因组研究奠定了基础。

（三）转基因技术的历史发展

随着 DNA 重组技术的建立，人类开始步入了基因工程时代，应用这种技术，科学家可以根据特定设计在试管内操作基因、修饰基因、改造基因或合成基因，这就为动植物品种的改良、高效安全药物的制备、临床医学诊断治疗及新型生物制品的生产等提供了全新的技术手段。

世界上第一只转基因动物是帕尔米特（Palmiter）等人于 1982 年采用转基因技术成功地将大白鼠的生长激素基因导入到小白鼠的受精卵里，再将这一受精卵导入到一借腹怀孕的母鼠体内，结果生下来一个比正常小鼠体格大一倍的"硕鼠"。此后，按照培养"硕鼠"的思路和技术路线，转基因兔、转基因绵羊、转基因猪（1985）、转基因鱼（1986）、转基因山羊（1991）、转基因鸡（1994）等也相继问世。1999 年 1 月，英国剑桥大学将一颗转基因猪的心脏移植到一只狒狒体内，使狒狒存活了 99 天，成为世界上迄今转基因技术移植后存活时间最长的动物。2000 年 12 月 24 日，我国首例转基因羊培育成功。这将为我国数千万名肺气肿、先天性肺纤维化囊肿患者带来了福音，因为利用转基因山羊含有的抗胰蛋白酶（AAT）奶制药，可有效地抑制上述疾病。美国科学家于 2001 年 1 月 11 日宣布培育出了世界上首只转基因猴。这是世界上首次培育成功转基因灵长类动物，此项成果将为人类最终战胜糖尿病、乳腺癌、帕金森氏症和艾滋病等顽症提供帮助。2006年12月22日，我国东北农业大学培育的三头发绿色荧光的转基因猪降生，这是继美国、韩国、日本之后，世界上第四例成功通过体细胞核移植方式克隆出的绿色荧光蛋白转基因猪。2007年3月25日，美国科学家经过7年时间，终于培育出了世界上第一只人兽混种绵羊，它的体内含有15%的人类细胞。这项研究的最终目的是在绵羊体内"种"出病人需要的各种可移植器官。现在，转基因动物研究正在全球形成一个前所未有的高潮。

1983年，世界上第一例含有抗生素药类抗体的烟草在美国成功培植。1985年，人类首次试种能够抵御害虫、病毒和细菌侵害的转基因作物。此后，植物转基因技术获得了迅速发展，世界各国纷纷把以基因工程为核心的遗传转化研究确定为本国科技发展的战略重点。1993年，世界上第一种转基因食品——转基因晚熟番茄正式投放美国市场，标志着转基因植物产品实现了市场化。此后，抗虫棉花和玉米、抗除草剂大豆和油菜等十余种转基因植物获准商品化生产并上市销售，主要用于生产动物饲料、炼制植物油、制药等。其中大豆已被广泛用于食品生产。目前美国的零售食品中有60%含有转基因成分。转基因作物在其他国家也进入商品化，如加拿大、澳大利亚和日本等。

20多年来，转基因作物种植面积迅速扩大，转基因作物种类急剧增加。1996年，世界转基因作物种植总面积仅为170万公顷，1998年达到3000万公顷，已涉及60多种植物。到2007年，转基因作物在全球23个国家都有种植，包括欧洲、美洲和亚洲的发达国家和发展中国家，面积达到1.143亿公顷，比1996年增长了67倍。其中全球77%的转基因作物种植集中在美国（50%）、阿根廷、巴西和加拿大。印度和中国也有大面积的转基因作物，主要是棉花。95%的转基因农作物集中在大豆、玉米、棉花和油菜子。从性能上区别，转基因作物也分为四类：一是可抵御害虫侵害、减少杀虫剂使用的作物；二是抗除草剂作物；三是抗疾病作物；四是营养增强性作物。

我国转基因作物的研究始于20世纪80年代，是农业生物技术应用最早的国家之一。在国家的大力支持下，经过了20多年的努力，现已初步形成了从基础研究、应用研究到产品开发的较为完整的技术体系，先后发掘了数十种拥有自主知识产权并具有重要应用前景的新基因，培育出一批转基因作物的新品系和新品种。转基因技术和作物育种的整体水平在发展中国家已处于领先地位，某些项目进入了国际先进行列。目前，我国正在研究的转基因生物有130多种，设计的转基因种类超过100种。其中，拥有自主知识产权的转基因抗虫棉的研究开发是我国发展现代农业科技，抢占国际生物技术制高点的成功实例。截至 2007 年年底，我国通过国家审定的抗虫棉品种 60个，推广应用面积已达 380 万公顷，当年占国内抗虫棉市场份额的 92%，创造了巨大的经济、社会和环境生态效益。此外，我国科学家还在抗虫（玉米螟）玉米、抗虫（甲虫）马铃薯、抗病（黄萎病）、抗除草剂棉花、抗虫（地下害虫）草坪草等转基因植物的研究开发方面也取得了可喜的进展，现已分别进入田间小区或大面积环境释放试验。

三　基因技术的伦理视角

（一）人类基因组计划的伦理问题与原则

人类基因组计划的实施增强了人类战胜病魔的信心和勇气，在不远的将来，我们的生活也将会因这项伟大的生命科学计划而发生巨大变化，可以说，人类基因组计划是一项恩泽后世的伟大工程。但由它引发的一系列社会伦理问题又迫使我们对这项计划作出深刻的理性反思。人类基因组计划并不像有些人所说的"价值中立"，而是与许多社会伦理问题纠缠在一起，也不可能只"为科学而科学"，而要以人类的健康和福利为目标——这是人类基因组计划永恒的价值目标。为了实现这一价值目标，我们必须对人类基因组计划实行必要的伦理引导，使其遵循正确的伦理原则，才能确保人类基因组计划不偏离正确轨道，朝着有利于人类社会进步的方向发展。

1. 人类基因组计划的伦理问题

第一，基因的隐私问题。人类基因组计划中的一个主要目标是绘制遗传连锁图，而遗传连锁图对某些家族来说，可能包含预警信号——该家族对某一种疾病具有易感性，以及患某种疾病的概率是多少。这时，几个细胞就足以使个人或家族的遗传信息暴露无遗。传统的伦理学认为，人们有自己的隐私权，那么，每个人的遗传信息同样具有隐私权。每个人的基因组由于某些基因的微小差异而各具特色，每个人的基因组中或多或少含有脆弱的或不正常的基因，如果每个人的基因组信息公之于众，将会影响他的个人生活空间和自身利益。例如基因检测出病人患有某种遗传性疾病，那么医生将如何处置？告诉病人正打算怀孕或已经怀孕的妻子或姐妹她们的后代将同样有这样的遗传病？把这种不祥信息通告给病人所有的家庭成员，使他们的心灵乌云密布、生活上手足无措？公司可能以某人具有某种缺陷基因为由而不雇用某人，使他们失去工作的机会；保险公司也可能根据投保者携带的致病基因的多少，收缴保险费。美国已经发生若干事例，雇主或保险公司千方百计地调查和分析雇员或投保人的"健康档案"，从而作出解雇、聘用或拒绝投保、增加保险金等决定。这样，就使这些人感到自卑，即使此人并不生病，也可能使其一生都在无形的精神心理压力下度过。在生育问题上，父母是否有权决定子女应有何种遗传性状？由于基因检测能很容易地推定一个胎儿是否含有某种缺陷基因，且这种基因将有可能使胎儿在某个年龄段比如少年时代夭折，那么，胎儿的父母和其他家属将作何选择？顾念骨肉深情坚持生产，是人类的本能和传统的选择。但基因检测的"死亡之约"又使人能想见未来的"丧子之痛"。是生产还是毁灭，这显然是一个问题。

第二，基因歧视问题。人类基因组研究可以让我们清楚地了解人体的一切，这为疾病的预测、预防、诊断、治疗及个体医学研究提供了参照。人类基因组研究表明，所有的疾病都是人类基因组与病原基因组中的有关基因相互作用的结果，即使是中毒和外伤等非生物的病因、人类机体的最初反应、病情的发展以及组织再生，都与相应的基因有关。各种遗传病以及与遗传密切相关的心血管疾病、高血压、糖尿病、精神病等未来也都可以得到早期基因诊断和基因治疗。"从这一意义上说，所有的疾病都是基因病。"[1] 因此，有人就把那些对人类健康有益的基因称为"好基因"，而把那些会给人类带来不良或不利影响的基因称作"坏基因"。正是基于这种对基因的优劣价值判断，人们往往会对那些生而有基因缺陷或携带对某种疾病有易感性基因的人及其家属产生歧视——基因歧视。事实上，基因歧视在我们的现实生活中已经在以不可忽视的速度发展着。近年来美国和英国一些保险公司已提议对人寿保险投保者实行基因检查，如果投保者携带的疾病基因越多，则需多交保险费。美国马里兰州一个银行家1993年取得其房屋、贷款客户的医疗记录，发现有些房贷客户被诊断出患有癌症，随即取消了给这些人的贷款。若是有基因资料，银行可能取消更多人的贷款。[2] 另据报道，曾有一位男士在接受基因检测之后被告知，他携带一个标志着血色素沉着病（一种血液系统疾病）的基因，尽管他正在接受卓有成效的治疗，但是他的保险公司却拒绝继续为他提供服务，理由是他也许会停止治疗并患上这种疾病。另一个人则因为在应聘体检时被检查出携带了一个可能会导致肾脏疾病的基因而被雇主取消了其应聘资格，虽然这个人的健康状况良好。[3] 基因治疗指导思想上的这些重大缺陷，已经对操作对象产生了严重的误导和伤害，其潜在的不

---

①　王玉峰：《关于基因平等问题的哲学思考》，《社会科学》2001年第8期。

②　［美］约翰·奈斯比特著，尹萍译：《高科技高思维——科技与人性意义的追寻》，新华出版社2000年版，第304页。

③　宋与来：《基因图谱引发大议论》，载《中国经济时报》2000年6月30日，第4版。

良后果可能是我们无法想象的。现实告诉我们基因歧视在现实生活中以不可忽视的速度发展着,因而在人类基因技术的应用中,防止基因歧视是一个不容忽视的伦理问题。

第三,基因的专利权问题。人类基因组研究表明:人与人之间有99.9%以上的基因是相同的,只有不到0.1%的不同,也正是这0.1%的不同以及环境的差异形成了世界上各个国家、民族以及人与人之间的差异。但这种差异恰恰有助于了解和破译各种遗传疾病的奥秘,最终有可能获得巨大的商业利润。有资料表明一个肥胖病基因的转让费高达1.4亿美元,参与免疫调节的生长激素的基因价值为10亿美元。[①] 一旦争夺到"有用"的基因,就等于获得了知识产权,就具有不可估量的开发潜力,就意味着巨大的经济效益和社会效益。这不能不让唯利是图的私营企业眼红,假如基因序列本身被允许专利,后果是信息垄断,所有基因的发现都只会归于几家捷足先登的大公司。目前,该领域出现激烈的"基因争夺战",一些发达国家和跨国公司争相开发基因药物并申请专利以获取高额利润。例如为了争夺基因资源,早在1989年,美国的一些科学家从巴布新几内亚的某部落选取了24人,提取他们的血样、细胞以寻找用于诊断、治疗白血病和慢性神经病的细胞培养物。目前这种细胞已申请专利。在这样的研究中,研究者就认为对被提取基因样本的土著人来说就不存在"知情同意"的原则,而当地人则称那些到本地区廉价采取基因样本的科学家为"戴着胶皮手套的海盗"。[②] 基因资源的争夺加剧了富国与穷国的不平等。发达国家通过各种不公平手段获取了大量的基因资源,并注册了专利,它们不但掌握了生物经济的核心技术,而且处于主导地位,从而使发达国家与发展中国家的经济总量差距进一步拉大。所以,基因资源的保护问题自然提上了许多发展中国家的日程。但对基因是否可以成为专利的问题,人们也存在着争论。在西方,一般来说,"发现"的东西应该属于科学发现,不得申请专利,"发明"的东西则可以。但具体到人体基因,区分"发现"和"发明"却成了难题。基因本来是天然遗传物质,并非人工产物,有关基因序列和功能的知识是科学发现,而不是技术发明;按惯例不能申请专利。然而由于经济的原因,今天已经有很多研究人员不敢在科学会议上介绍自己的基因研究成果,因为他们担心会被窃取。这主要由于以下两方面原因:一方面,基因技术的开发需要大量的资金,如果没有专利权,投资者的利益又该如何保护呢?另一方面,由于基因成果带来

---

① 李卫文:《改变世界的科学计划——人类基因组计划》,载《生物学杂志》2001年第2期。
② 王文科:《走进生命伦理》,人民出版社2008年版,第85页。

的潜在的巨大的经济财富，迫使人们不得不改变原来的伦理观念，参加"基因争夺战"，瓜分人类有限的基因资源。对此，有良知的医学工作者也为之发出无奈的感叹。《费加罗报》援引加拿大一位著名教授的话说："一哄而上申请专利，使我们忘记了我们为什么当医生。"然而"洪水"终于冲破了各国政治家和社会伦理家的防线，"基因专利"，这匹被谴责但又"合法化"了的野马终于挣脱了约束，无拘无束地奔驰在"大草原上"。①

第四，基因优生问题。20世纪20—40年代在德国兴起的"优生运动"，其惨痛教训人们至今记忆犹新，以至于1998年在我国召开的第18届国际遗传学大会达成这样的共识：不再在科学文献中使用"优生学"（Eugenics）一词。人类基因组计划使人们对自身的遗传机制有了了解，认识到基因作为机体内的遗传单位，不仅可以决定我们的相貌、高矮，而且它的异常会导致各种疾病。遗传病就是由于某种先天性遗传基因缺陷所致，从基因论的角度出发，遗传病的治疗只能通过纠正有缺陷的基因才能真正奏效，于是，人们产生了基因治疗的设想。而人类一旦可以通过基因治疗或根治遗传性疾病，就不可避免地产生出改良后代的愿望，也就是"基因优生"。每个人都希望后代比自己更聪明和强健，一旦条件具备，似乎任何人都没有理由阻止他人利用基因重组技术生育聪明、健康孩子的愿望。"如果我们知道怎么添加基因，制造出好的人类，何乐而不为？"美国1986年和1992年的调查显示：40％—50％的人赞成用遗传工程改善身体与智力。但是，提高遗传性能不仅浪费大量的人力和财力，而且会导致对"正常基因"这一概念的重新界定，是智力？体力？外表漂亮？坚韧性格？医学不能给出答案。因此我们同意根除缺陷容易，但我们确定增强某人遗传构成在希望之上的道德标准却很困难。总之，应该增强哪些性状，人们没有统一的答案。即使我们有统一的意见，那些具有不被增强的相反的不合意的性状的人，很可能会受到羞辱或歧视。而且不能保证增强人类性状的这种做法不会导致纳粹德国那样的优生学。②

第五，基因犯罪问题。基因犯罪，就其本质而言，是一种反社会伦理的行为，且侵犯的客体是人的生命健康权、人格尊严、人体和人种的完整性以及遗传物质的不可改变性。③有些行为的犯罪化倾向已相当明显。例如在人

---

① 邹寿长：《人类基因组计划及基因革命对伦理的挑战》，载《伦理学研究》2003年第4期。

② 霍春涛：《人类基因组研究和基因工程对社会、伦理的影响》，载《中国海洋大学学报》（社会科学版）2003年第4期。

③ 王延光：《人类基因组计划——〈中国医学伦理学辞典〉条目选载之一》，载《医学与哲学》2001年第5期。

体细胞基因治疗过程中，行为人利用手术为病人植入异常基因导致严重后果的行为；将基因技术用于战争、种族灭绝的"生物恐怖主义"等行为。尽管人类只有一个基因组，而且人与人之间的变异不到1‰。但是已发现的基因中，确实存在人种间的差异，而且这种差异与人对疾病的易感性或免疫性有关。例如，许多白种人有对艾滋病的天然免疫力，而亚洲黄种人的这种免疫力却极为少见；中国迄今未发现囊泡纤维化，而这种病在白种人中的发病率却高达1/400。所以，如果获得了有关不同人群间种族基因差异的足够数据，就有可能根据某一民族的基因特征研制出损害该种族的致病基因，或专门对付他们的转基因细菌或病毒。将它撒入敌方境内，就会使他们不战而亡。联合国武器检查专家大卫·克里曾在巴黎宣称，秘密研究的"骆驼痘"病毒将致某些人种残废或死亡，因为这些人无免疫力。目前，有些国家已在利用基因信息来"改进"生物武器，如在武器上配带基因制剂，以增进杀伤力。随着人们对其用途的了解和认识日益加深，这种趋向还会愈演愈烈。

2. 人类基因组计划的伦理原则

为及早防止基因技术的负面影响，许多国家政府和国际机构采取了相应的措施。联合国大会于1998年12月批准《关于人类基因组与人类权利的全球宣言》，宣言的基本任务是保护人类基因组。宣言有四个基石：人类的尊严、研究的自由、人类团结和睦和国际合作。

第一，知情同意原则。在进行人类基因组研究及成果运用过程中要尊重和维护人的尊严、知情同意或知情选择，无论在基因研究，还是在基因技术的应用时都必须坚持知情同意或知情选择原则。对人类基因组计划来说，知情同意或选择权主要指在参与基因研究时，要让参与者理解研究的性质、目的、目标及成果的用途等后才能让其决定是否参与；尊重参与者作出的有关遗传材料或信息储存或用作他用的任何选择；遗传咨询应遵循尊重个人和家庭的选择等。

第二，自由原则。包括研究自由和尊重遗传信息拥有者作出一切选择的自由。对于人类基因组的研究同样如此，科学自由的原则必须坚持。但这种自由必须建立在"要为人类服务，不能危害人类自身"。要保证在人类基因组研究及其成果应用过程中遗传信息拥有者本人作出各项选择的自由。即选择接受测试与不接受测试的自由；遗传信息保密的自由；获知信息应用渠道与用途的自由；在得知信息不利后选择作与不作的自由；保障利益分享的自由等等。对没有知情选择能力的人要尊重其监护人的自由选择。只有维护人的自由权，才能得到公众的理解和支持，从而也才能保证人类基因组计划研究的自由。

　　第三，平等原则。世界所有国家、民族和个人在基因技术与成果的使用上及利益分配方面都享有平等的权利。平等不仅指地位的平等，而且指权利的平等。在基因技术的成果运用及利益分配方面都应坚持人与人、民族与民族、国与国之间的平等。发达国家不应以任何名义对第三世界国家搞基因资源掠夺，尊重知情同意权，保护样品提供者的利益，把国际合作与交流的平台建立在平等互利、互相尊重的基础上。要恪守人类基因组计划的精神，反对任何研究机构把从众多样品提供者身上获取的遗传信息为自己所用。对于人类基因组应该坚持"共有、共为、共享"，反对基因歧视，坚持人人平等。

　　第四，不伤害原则。人类遗传信息的揭示使人类在分子水平上认识了自己，但也可能会造成基因歧视，剥夺一些不利基因携带者的权利。《人类基因组宣言》第一章第一条开宗明义地指出：人类基因组意味着人类家庭所有成员在根本上是统一的。它说明人类只有一个基因组——正常基因组，无论人们的遗传特点如何，都不应当成为"基因歧视"的根据，人们应把基因缺陷和各种遗传疾病视为人类遗传学上多样性的表现。没有一个人会拥有一套完美无缺的基因组，每个人都有可能携带若干潜在的疾病相关基因，更何况病残人不仅为全人类承担了不可豁免的痛苦，而且也只有有了他们的支持，才能分析出这一基因，使更多的人免于疾病和远离痛苦。因此人与人是平等的，每个人都有自己的权利和尊严。对于可能携带不利基因的任何人，都应公正对待，不得歧视。人类基因组计划以及基因技术的应用不应该给病人、当事人、受试者以及利益相关者造成伤害，应该有利于他们，在利害均存时应权衡利弊得失，对造成的损害给予赔偿。

　　第五，"关民共享利益"原则。关民共享利益指与基因研究以及成果运用有关联的人应该在一定程度上分享基因研究所带来的利益或者益处。关民理论是美国威廉·M. 伊文（William M. Evan）教授和 R. 爱德华·佛里曼（R. Edward Freeman）教授提出的著名经济伦理理论。关民理论中的一个内容就是保障关民利益问题。我们认为，基因科学研究以及成果运用可以引入关民理论中的关民共享利益规则。亨廷顿舞蹈症是一种家族性遗传病，其疾病的基因序列片段已被美国一家研究机构发现，并且获得专利。但是这一发现获得专利之后，首先被限制的治疗对象也是该病基因的携带者，今后他们想要获得检测诊断，必须支付一笔诊断费用。这样显然很不公平，根本没有考虑相关人免费共享权问题。所以，我们提出，在基因研究成果用于商业目的时，应该遵循关民共享利益伦理准则，这样，才能保证人类基因组研究成果在商业运用中具有一定的公平性，并体现伦理关怀。

（二）转基因技术的伦理问题

1. 转基因作物及产品的安全性问题

1998 年 8 月 10 日，英国一个电视节目播出了英国罗伊特（Rowett）研究所的普斯陶伊（Pusztai）教授的专访，他声称自己用转雪花莲激素（GNA）基因的土豆喂老鼠，年幼老鼠在食用十天后，其肾脏、脾和消化道都出现损伤，免疫系统也遭到破坏，因而他在电视中警告人们，转基因技术以及食品具有不可预测性、不安全性。由此引起了转基因技术安全性的广泛争论。1999 年 5 月 20 日，康奈尔大学的约翰·罗西（John E. Losey）在《自然》上发表论文，指出他饲养的大斑蝶幼虫在吃了洒有抗虫害转基因玉米花粉的菜叶四天后，幼虫的成活率只有 56%，没死亡的幼虫发育不良。此事又引起了轩然大波，一些人借口转基因生物会破坏生态而掀起了新的反对高潮。随后两年，美国组织众多大学和研究部门进行了大量试验，最后得出了"田间种植的转基因玉米不会对君主斑蝶生存构成实际的威胁"①的科学结论。以上事件引起了人们对转基因技术是否会危害人类健康和造成环境破坏的广泛争论。

反对者认为：转基因技术可能后患无穷。其理由是：第一，不利基因可能造成的生态污染。环境和生态效应也是关注的一大重点，人们关心转基因作物会不会对自然生态系统造成危害。地球上的物种和生态平衡是经历千百万年演化形成的，现在人为的在很短时间内改变它的遗传特性，会不会打破生物界的平衡。一方面，有学者提出转基因技术破坏了物种的多样性。转基因生物体引入自然环境后，可通过基因遗传、变异影响后代的繁殖与发育，通过改变物种间的竞争关系形成优势种，并通过食物链间接影响群落结构，这将可能严重扰乱自然环境的稳定性和有序性，破坏原有的生态平衡，对生物多样性构成潜在风险。例如，转基因作物的大面积种植将导致全球农作物品种单一，它还可借花粉将新基因传给地方种或野生种，改变自然生长规律，严重影响全球遗传资源的多样性，导致生态系统结构简单，自我调节能力减弱。另一方面，转基因技术带来了环境的污染。一是基因漂移。导入到转基因农作物中的基因可能由于植物花粉飞扬转移到杂草和其他作物中，如果抗除草剂基因转移到杂草中，就可能产生"超级杂草"，基因漂移将使正常、非目标植物发生基因改变，这个过程很难人为控制，其后果也很难预测。如加拿大发现转基因油菜与野生近缘种间发生过交叉杂交，从而形成所

① 黄大昉：《关于植物生物技术的发展与思考》，载《中国农业科技导报》2002 年第 4 期。

谓"超级杂草",导致野生等位基因的丢失和遗传多样性的丧失,影响生态平衡。二是对非目标生物产生危害。苏云金杆菌晶体蛋白可不加区分地杀死许多种昆虫的幼虫,不仅对害虫有致死作用,对其他昆虫,包括有益昆虫也会致死。1999 年发表在《自然》杂志的一项研究表明转苏云金杆菌晶体蛋白基因的玉米花粉被蝴蝶幼虫采食后,会产生幼虫致死,而这种幼虫并不是玉米的害虫。三是产生有害生物。危害生物群群落,对细菌、病毒进行基因改造,可能使无害或弱致病性的细菌、病毒变成有害或强致病性的细菌、病毒,对其他动、植物的生存造成危害。转基因动植物可能形成"怪物"或优势生物,基因改造的生物体释放到环境,可能通过竞争消除群落中原有的野生种,并通过食物链间接影响群落结构。①

　　第二,转基因食品对人体健康可能产生的影响。转基因食品安全性问题,即转基因食品对人和环境有无危害的问题。包括两方面内容:一是食品对人体健康的影响;二是食品在生产、销售、消费、回收、利用、循环等过程中对环境的影响。食品对人体健康的影响是第一位的,因为人是价值的主体,消费者的各项基本权利皆以确保消费者的生命健康和安全为中心,而食品对环境的影响也不容忽视,因为环境是一个动态的生态系统,人本身也是环境的组成部分,食品对环境的影响最终也会波及人类自身。虽然目前上市的转基因食品尚未报道有食品安全事件,但并不代表转基因食品一点都不会有不可预见的负效应。首先是这些转入的新基因作为食品被人体摄入后是否会进入宿主细胞并与宿主染色体发生整合等问题,有待于进一步跟踪调查。其次,许多转基因食品的基因来源于一些过敏原,包括常见的和不常见的过敏原,且其编码的蛋白成分在遗传工程体的食用部分表达,被人体摄入后有可能引起过敏反应。此外,转基因食品中抗生素抗性标记的安全性也越来越受到人们的关注。目前,关心的主要问题就是人们食用转基因食品后,其中的抗生素抗性标记基因是否会转移到肠道微生物或上皮细胞,使机体产生对抗生素的抗性,影响抗生素在临床治疗中的有效性,这些问题都是我们必须加以探讨和解决的。

　　赞成者认为:转基因技术好处显而易见。② 其理由是:第一,利用这项技术定向改造生物,可以大大加速优良生物的筛选和培育过程,并跨越了物种间过去无法克服的屏障进行任意的基因转移。与杂交技术相比,转基因技术具有更大的精确性和导向性,因为转基因技术通常只转了一两个结构和功

———————————

①　黄志良:《基因工程的应用及其安全性管理》,载《生物学杂志》2001 年第 6 期。

②　林伟新:《转基因技术:对人类是祸还是福?》,载《生态经济》2007 年第 9 期。

能非常明确的基因，而传统的杂交技术需要成百甚至上千次地对功能未知的基因进行杂交、分离和重组。同时，供移植的基因可以来自任何生物，完全打破了物种原有的屏障，可以把北极鱼类体内的防冻基因移植到番茄里制造出耐寒番茄新品种，将萤火虫的基因移植到玉米中使玉米细胞发出很微弱的光，而无论是大自然还是只能在相近的种群之间进行的杂交都根本不可能创造这样的奇迹。科学家们强调，转基因技术在提高经济收益及改善人类健康方面具有不可低估的潜力。例如，转基因技术能够培养出对地力消耗较少又抗倒伏的矮秆作物和抗干旱、耐盐碱、抗重金属且产量高的品种，从而在有限的耕地上以较少的投入获得较高的作物产量。通过转基因技术还可以增加食品营养和种类，提高食品品质，并延长食品保存时间。瑞士科学家通过将水仙的部分基因移植到稻壳中培育出富含 β 胡萝卜素的大米，有助于人体合成维生素 A，世界上每年有数十万儿童因维生素 A 缺乏而失明的问题可望因此而得到彻底解决；再如，日本研究人员利用转基因技术抑制咖啡树中产生咖啡因的基因，有望培育出咖啡因含量比普通咖啡豆低 70% 的转基因咖啡树，既保持咖啡原有的香味，又能消除过量摄取可能导致的失眠或神经过敏等。

第二，通过转基因技术给作物加入防虫防菌基因，还可使作物本身产生抵抗病虫害侵袭的能力，减少农药的使用量甚至不使用农药，不仅有利于环境保护，同时大大减少农药的残留，从而使一些食品更加绿色。比如转基因玉米，由于减少了因害虫造成的创口而降低了有害物质如致癌的黄曲霉素等在玉米中的存在；再如，转基因抗虫棉花不仅减少农药用量 60%，减少劳动力投入 7%，同时产量还比一般棉花平均提高 10%。不仅如此，转基因技术及转基因食物还可用于医疗方面。例如，阿根廷成功繁育的转基因牛能够生产人体胰岛素，南非科学家用转基因烟草生产可预防宫颈癌的疫苗等。

科学家们对转基因食品的安全性也予以了肯定。他们强调，经过检测的转基因食品是安全可靠的。转基因食品与传统食品一样安全，转基因食品的外表和天然食品没多大区别，味道也类似，也许还更好一点。有些转基因食品添加了提高蛋白质、维生素含量的基因，还能给人体补充适量的营养。自从 1996 年美国允许第一例转基因食品在超市出售以来，2 亿多美国人已吃了 10 多年，至今还没有一个得到科学界公认的证据证明已被批准上市的转基因食品出现安全问题。包括世界卫生组织、联合国粮农组织和经济合作与发展组织等国际组织的研究报告都认为目前上市的转基因食品在安全上没有问题。

围绕转基因技术利弊的争论无疑还将继续下去，并在今后相当一段时间不会得出最终的结论。不过，人们相信，只要科学家充分意识到转基因技术和转基因食品对人体、动物、植物及生态环境可能产生的负面影响，更加谨慎和巧妙地运用基因技术，那么转基因技术在造福人类方面将具有广阔的前景。

2. 转基因食品研究和商业化的伦理原则①

由于转基因食品可能具有潜在的危险，转基因食品商业化会涉及各方的利益，因此，转基因食品研究和商业化应遵循一定的伦理原则。

第一，安全性原则。对转基因食品的管理应当把确保健康和生态安全放在第一位。目前虽然没有足够的科学证据表明个别的转基因作物或转基因食品对人类健康和环境有不利影响，但也没有证据表明长期食用转基因食品对健康没有任何积累和间接的负面影响，尤其是大量种植转基因作物对野生生物产生不良影响的可能性更不能排除。因此，对转基因食品的研究和经营活动，首先要进行安全性审查，并对研究和经营过程进行监测，随时根据监测结果调整对研究和经营活动的管理。

第二，风险—收益原则。转基因食品商业化有一定的风险性。我们在获得收益的同时，尽量将风险降到最低，实现效益最大化，危害最小化。

第三，公正原则。政府在增进转基因食品给国家、社会和个人带来利益的过程中，还应当努力促进利益分配的公正。也就是说，在增进全社会总利益的同时，要兼顾社会各方面的利益。比如：对和转基因有关的专利，既要保护知识产权，又要有利于先进技术的推广与应用；要注意平衡各阶段研究者之间的相对利益，避免造成严重的利益冲突；尤其要慎重考虑农民、农业、农村的利益；在涉及转基因技术的国际关系上，还应在发达国家与发展中国家之间建立平等、公平和公正的关系。

第四，尊重原则。政府对转基因食品的管理活动应当尊重民众对转基因技术的不同态度，尊重他们的知情选择权。为了贯彻尊重原则，政府在对转基因食品的管理活动中应当要求转基因食品的销售者、提供者公开有关转基因食品的真实和全面的信息，为此，转基因食品的销售者、提供者必须明确告知消费者食品是否含有转基因成分，这种成分来源于微生物、植物还是动物，使公众和消费者可以根据自己的信念和偏好自主选择。

（三）基因治疗中的伦理问题与原则

1. 基因治疗中的伦理争议

通过对人类基因组图谱的研究，人类可了解自身体质的弱点和对某种疾

---

① 翟晓梅、邱仁宗主编：《生命伦理学导论》，清华大学出版社 2005 年版，第 485 页。

病的易感性和抵抗性，这样就有可能有针对性地预防和治疗基因疾病、修正基因缺陷。但基因治疗技术的应用会带来一系列道德问题。

第一，疗效上的不确定性问题。基因治疗是通过基因水平的操作而达到治疗或预防疾病的目的，对生物系统的操作不同于物理、化学实验，谁也无法保证其绝对安全和达到理想的纠正效果，因此对患者及其后代可能会带来难以预计的后果。同时，在基因治疗的实践中，还存在着许多不确定性，对最终的治疗效果还没有足够权威的医学统计和临床证据，医生不可能预先明确地说出基因治疗的效果。在治疗效果不明确又有治愈的希望时（或者是在经济利益的驱使下），医生会抱着试一试的心态在病人身上实施试验性的基因治疗。这种试验性治疗是否得到了患者理智的同意，是否避免了所有形式的欺骗和强迫。

第二，卫生资源分配公平性问题。基因治疗的费用颇高，例如，对一个单基因性家族性高胆固醇血症患者进行基因治疗，其费用高达7.5万多美元，虽然治疗具有一定的效果，却并不能彻底治愈疾病，这种高昂的投入和孱弱的效益会带来两个问题：其一，基因治疗的代价问题。当许多人的基本医疗需求都还得不到保障时，有没有必要花这么多的钱去发展和应用这项高精尖技术。其二，基因治疗的公平性问题。由于应用该项技术的费用很高，那么穷人、没有医疗保障的人就可能因为缺钱而失去接受基因治疗的机会，这对于他们来说显然是不公平的。

第三，基因设计问题。随着基因组学研究的深入，一旦完全破译了人体遗传密码，揭示了人类生命的奥秘，就意味着人类同时获得了重新设计自己的能力。所谓基因设计就是人用基因来编制理想的自我及后代。如植入人体以控制肥胖基因使之保持好身材，植入人体以生长激素基因使之长成大个子，植入人体以高智能基因使之成为智力超群的科学家，等等。这涉及一个更深层次的问题：对医学的价值和终极目标的理解，即医学的目的仅仅是对付疾病、缺陷，还是按照人们的理想制造"超人"？如果我们容许人类生殖细胞基因治疗技术之使用，它必然会发展应用在基因的功能增进上，造成"定做婴儿"现象，或"基因超市"现象，人类基因之多样性也将因而减少。

2. 基因治疗中的伦理原则

第一，坚持人类尊严与平等原则。通过基因诊断可以发现人的基因缺陷，出于人格尊严与平等的考虑，医务人员应对患者的基因隐私予以保密，以防患者因其基因被泄露可能致其遭到歧视，得不到公平对待。医务人员应该像对待带有正常基因的健康人一样，平等地对待有基因缺陷的患者，尊重其人格和权利，坚决反对基因歧视行为。而且不能把患者仅仅作为治疗或实验的对象，更不能为某种利益或压力而损害患者利益。基因技术的应用，不应该给病人、当事人、受试者以及利益相关者造成伤害，那种打着改良人种的幌子，滥用基因技术，危害人类的行为是极不道德的行为。

第二，坚持知情同意原则。实施基因诊断、治疗，医务人员出于对患者个人自主权的尊重一定要向患者或其家属就有关情况进行说明，让其充分了解有关信息，然后再作出是否接受基因诊断、治疗的决定，这就是知情同意或知情选择原则。医务人员绝不可用蒙蔽、欺骗、压制等办法剥夺患者的知情选择权去实施基因诊断和治疗。发达国家的某些机构为了搞基因研究，曾经到发展中国家去采集基因样本，但是对基因提供者隐瞒自己的研究目的，这种行为显然违背了知情同意原则，是不道德的。

第三，坚持科学性原则。开展基因诊断、治疗必须有严谨的科学态度，绝不可急功近利，更不能为了经济利益而给患者带来痛苦、伤害，只有讲科学，才能切实保障并维护患者利益。在临床上，必须具备下列条件才能进行基因治疗：具有合适的靶基因，即作为替代、恢复或调控的目标基因；具有合适的靶细胞，即接受靶基因的细胞；具有高效专一的基因转移方法，以使外源靶基因导入靶细胞内；基因转移后对组织细胞无害；在动物模型实验中具有安全、有效的治疗效果；过渡到临床试验或应用前需向国家有关审批部门报批。总之，整个基因治疗实施过程必须符合医疗规范和伦理规范。

第四，坚持优后原则。由于基因治疗的独特优势和技术上的难度和复杂性，目前在是否采用基因治疗时，通常遵循"优后原则"。所谓优后原则就是指不到其他方法不能治疗疾病的最后阶段不采用基因疗法。根据"优后原则"，基因治疗的主要病种为恶性肿瘤、神经系统疾病、遗传病、感染性疾病（如艾滋病）和心脑血管疾病等。绕过优后原则对本不该用基因治疗的病人使用基因疗法而违背病人健康利益的基因治疗行为显然是不道德的。

第五，坚持治病救人原则。以治疗为目的原则是指基因治疗的研究和应用只能是为了更有效地预防和治疗疾病、挽救人类生命，维护和增进人类健康。期望通过植入其他正常基因使人的某些特征得到所需要的改变，是不被允许的。贯彻该原则，应注意解决好两个方面的问题：首先，对基因治疗方案要有严格的审批程序并进行道德评价。基因治疗应限于没有其他方法可以治愈而通过基因治疗有治愈希望的疾病，不能用于人种的改良；必须对患者有益和有利于医学的发展；接受基因改造的只能是体细胞而非生殖细胞；必须经过相关部门的批准。其次，大力加强基因治疗的宣传普及工作，使公众对基因治疗的方法、原理、适应症、治疗效果与副作用等有一个全面的认识，使其克服对基因治疗目的的不当理解。如期望改变人类的某些特征，加进某些"聪明基因""保嫩基因"等，这种做法会给人类的发展造成巨大威胁。

四　基因技术的法律视角

（一）生物安全的国际立法

1. 《国际植物新品种保护联盟公约》（简称 UPOV）

《国际植物新品种保护联盟公约》由 1961 年成立的国际植物新品种保护联盟（简称 UPOV）管理。该公约是保护育种者权益的重要国际协定，它通过协调各成员国之间在植物新品种保护方面的法律政策，保障育种者的品种权，是国际间开展优良品种的研究开发、技术转让、合作交流和进行农林产品国际贸易的基本准则。现行的《国际植物新品种保护公约》有两个文本，即 1978 年文本和 1991 年文本。我国加入的是 1978 年文本。1978 年文本对植物新品种保护范围、权利内容和保护期限的要求较低，易于实施。而1991 年文本，保护植物新品种的范围更宽，保护水平更高，参加公约的条件也比较严格。各国对植物新品种的法律保护主要有三种[①]：一是通过专门立法来保护植物新品种。如 1941 年荷兰通过一项法律，以育种者权利的形式对植物新品种进行保护；1990 年加拿大制定了植物育种者权利法。二是以知识产权对植物新品种进行保护，如法国、德国、日本、意大利、匈牙利、新西兰等。三是结合知识产权与专门立法共同保护植物新品种。美国首创植物新品种在知识产权方面的实际保护，1930 年出台了植物专利法，将无性繁殖的植物品种（块茎植物除外）纳入专利保护范围，1970 年又颁布了植物新品种保护法。自此，美国同时用专利法保护无性繁殖作物（块茎、块根植物除外）及遗传工程方面的品种和用植物新品种保护法保护有性繁殖作物。

2. 《生物多样性公约》（简称 CBD）和《卡塔赫纳生物安全议定书》

《生物多样性公约》是联合国环境规划署在联合国大会授权下主持制定的一项旨在保护地球生物多样性的法律文件。1992 年 6 月 5 日，在里约热内卢签署，1993 年 12 月 29 日生效。《生物多样性公约》是国际环境保护领域里的一项重要条约。该公约是一项有法律约束力的公约，旨在保护濒临灭

---

① 蒋如平、孙炜琳：《国外实施植物新品种保护的管理规则及对我国的借鉴》，载《知识产权》2003 年第 3 期。

绝的植物和动物，最大限度地保护地球上的多种多样的生物资源，以造福于当代和子孙后代。公约规定，发达国家将以赠送或转让的方式向发展中国家提供新的补充资金以补偿它们为保护生物资源而日益增加的费用，应以更实惠的方式向发展中国家转让技术，从而为保护世界上的生物资源提供便利；签约国应为本国境内的植物和野生动物编目造册，制定计划保护濒危的动植物；建立金融机构以帮助发展中国家实施清点和保护动植物的计划；使用另一个国家自然资源的国家要与那个国家分享研究成果、盈利和技术。它为生物资源和生物多样性的全面保护和持续利用建立了一个法律框架，确定了生物资源和生物多样性的保护和持续利用的重点领域。

《卡塔赫纳生物安全议定书》是在《生物多样性公约》确立的法律框架内，关于国际生物安全法律控制的专门性的国际法律文件，该议定书阐述了可能对生物多样性产生负面效应的改性活生物体的安全转移、处理及利用，确定了预先通知协议、进口改性活生物体的程序，并将风险防范原则直接规定在其执行条款中。同时，该议定书还明确规定，必须对转基因产品进行安全评价，在转基因产品越境转移时，应征得进口国的同意，并进行标志。2000 年 8 月 8 日，我国在联合国总部正式签署了该议定书。《生物安全议定书》于 2003 年 9 月 11 日正式生效，除此之外，联合国还于 2000 年 12 月在法国南部城市蒙彼利埃召开了转基因生物国际大会，世界上 130 多个国家和地区的 500 多名代表出席了会议。通过讨论，此次会议决定建立一个国际生物安全信息中心，以加强世界范围内的转基因产品管理和信息交流。该中心将收集世界各国关于转基因生物的政策法规、管理办法、科研进展，以及各国所有允许和禁止的转基因产品的目录清单。此外，为便于人们查阅各国有关转基因产品的具体资料，这一中心将与互联网连接。同时，会议决定今后将加强《生物安全议定书》签署成员管理转基因产品的能力，主要措施包括帮助各国和地区建立关于转基因产品流通的法律，分享有关转基因产品的科学数据等。

3.《与贸易有关的知识产权协议》（简称 TRIPS 协议）

世界贸易组织的 TRIPS 协议第五章是有关专利的特别规定，要求对转基因动植物进行专利或特殊制度保护，为其他转基因技术提供专利保护。TRIPS 协议第 27 条第 1 款规定，任何技术领域的发明，只要符合新颖性、创造性和实用性，都应被授予专利。在此款的基础上又在第 27 条第 3 款（b）项规定了例外情况，对于植物和动物，以及用于生产植物或者动物的主要是生物学的方法，成员国可以不提供专利保护。但是，应通过有效的特殊制度对植物品种提供保护。同时明确要求成员国对微生物发明提供专利保护。

从上述 TRIPS 协议的规定可看出，由于利用转基因技术生产动植物的方法并非主要是生物学的方法因此成员国应当提供专利保护。而对转基因动植物本身，TRIPS 协议允许成员国进行选择，既可提供专利保护，又可不提供专利保护。但是特别要求成员国对植物品种提供保护，不论是专利保护还是有效的特殊制度保护。而所谓特殊制度主要是指《国际植物新品种保护联盟公约》规定的植物新品种保护制度。对于转基因微生物发明则明确要求各成员国提供专利保护。TRIPS 协议代表了强化知识产权保护的国际潮流，这固然在相当程度上体现了发达国家强化保护的意愿，标志着国际知识产权制度的发展进入一个新阶段。另外一方面，客观上也在一定程度上推动了发展中国家知识产权制度的更新与发展。在某种意义上，这也是社会发展进步的体现。对于不少发展中国家，这种趋势和国际环境对其知识产权制度的发展的确起了一个催化和促进作用。不少发展中国家都已经或正在按TRIPS 协议的要求更新和发展它们的知识产权制度。

（二）各国关于转基因技术的立法

1. 美国转基因技术的立法状况

美国在生物技术研究领域处于世界先进水平，也是最早研究生物安全并率先对此进行立法的国家，经过长期的实践，确立了以产品为切入点的转基因生物安全管理模式，其法规体系和管理体系比较完善，并为世界上很多国家开展本国转基因生物安全立法活动提供了宝贵的经验。

1976 年，制定了世界上第一部生物安全管理的法规《重组 DNA 分子研究准则》，该准则将重组 DNA 实验按照潜在危险性程度分为四个生物安全等级，并设立了重组 DNA 咨询委员会、DNA 活动办公室和生物安全委员会等各类机构，为重组 DNA 活动提供咨询服务、监督安全措施的实施等。

1986 年，美国又颁布《生物技术管理协调大纲》，该《大纲》是美国生物安全管理的法律框架，占有基础性指导地位，是美国开展生物安全各项立法的参照和依据，即所有转基因作物及其下游产品的商业化都要符合联邦法规所确定的标准。

1997 年，动植物检疫局公布了《基因工程生物及其产品》管理条例，该条例简化了申报要求和程序，进一步放宽了对转基因生物安全的管理，十分有利于美国转基因生物技术产业的发展。

在 2002 年 5 月，美国有三项涉及转基因农作物安全的重要法案：《转基因农作物和动物农民保护法案》、《转基因食品知情权法案》、《转基因生物责任法案》。这些政策和法规构成了美国转基因生物安全管理的整个法律体系，部门分工协作的管理体制是有条不紊开展转基因生物安全管理的有力保障，各部门充分利用——已有的法律、法规，并随着实践的发展制定新的法律、法规，这大大节约了立法成本，并使美国转基因生物安全的法律体系日益丰富完善，为转基因生物技术的发展奠定了坚实的法律基础。

2. 欧盟关于转基因技术的立法状况

欧盟国家强调对转基因技术应奉行"小心谨慎"的原则。欧盟持这一态度的原因是：一方面，欧盟在转基因技术水平上与美国存在差距，为了防止美国的转基因食品与种子出口到欧盟各国从而垄断了欧盟的市场，禁止美国将转基因食品与种子出口到欧盟，保护欧盟各国的利益，同时利用有限时间来发展自己的转基因技术与食品，缩小与美国的差距。另一方面，近年来欧洲的"疯牛病"、"二噁英事件"使得欧洲公众人心惶惶，对待转基因技术与食品的安全性表示忧虑，欧洲各国政府迫于各方面的压力，因此对其态度也比较谨慎。欧盟有关转基因生物安全的有关法规主要包括两大类：一是水平系列法规，主要包含转基因生物体的隔离使用、转基因生物体的目的释放、从事基因工程工作人员的劳动保护。本类法规管理的机构是环境、核安全和公民保护总司。二是与产品相关的法规，主要包含欧盟关于转基因生物及其产品进入市场的决定、转基因生物体的运输、饲料添加剂、医药用品和新食品方面的法规，如：1997 年，欧盟发布《新种食物指令》，要求各成员国监管食物销售（特别针对各类转基因或含转基因成分食物）及实行标志制度；1998 年 4 月，暂停批准在 15 个成员国经营新的转基因农产品；1999 年，欧盟又进一步决定暂停转基因农作物的种植和销售；2001 年 11 月 28 日，欧盟 15 国制定出了新的转基因食品法规；2003 年 7 月，欧洲议会通过的法规取消了对转基因农产品贸易实行了 5 年的禁令，但在允许这类产品进入欧盟市场的同时，要求必须对转基因成分超过 0.9% 的产品予以标明。法规还要求转基因农产品的生产者详细提供各个生产环节的情况，并规定任何一个成员国都可以对转基因作物的生产方式进行限制，以避免"感染"传统的农作物。而且，欧盟规定任何餐馆出售的转基因食品都必须在菜单上标明；2004 年 7 月，欧盟同意把进口的美国转基因玉米作为动物的饲料，这是 6 年来转基因玉米延期偿付的一次突破。

3. 日本转基因技术的立法状况

日本也是转基因生物安全立法较早的国家之一，1979 年，制定了《重组 DNA 实验指导条例》，从此开始生物技术的安全管理。1986 年，厚生省颁布了《重组 DNA 准则》，成立了有关生物技术委员会，负责重组 DNA 技术生产的药品和食品管理。

通产省颁布了《转基因生物工业化准则》，负责重组 DNA 技术成果应用于工业化的活动。1987 年，由科学技术厅颁布了《重组 DNA 实验准则》，负责审批试验阶段的重组 DNA 研究。该准则详细规定了在控制条件下的重组 DNA 研究以及获得批准后负责人的责任。1992 年，农林水产省颁布了《农林渔业及食品工业应用重组 DNA 准则》，负责管理转基因在农业、林业、渔业和食品工业中的应用。此后，日本又相继颁布了《转基因食品管理准则》、《规制转基因生物保护生物多样性法》以及相关《实施细则》、《有关规制转基因生物保护生物多样性法》、《转基因食品标识内容及实施办法》等法律、法规，与 20 世纪 80 年代颁布，历经多次修改完善的法律法规共同构成十分完善的日本转基因生物安全法律体系。

（三）我国关于生物安全的立法

转基因生物安全立法是国家文明和进步的标志。随着社会对转基因生物安全认识的逐步提高，国家各部门都在各自的职权范围内制定转基因生物安全的法律、法规。从 20 世纪 90 年代开始，我国陆续出台了一些有关基因技术的法律规范。1993 年 12 月 24 日，经国务院批准、以国家科委第 17 号令发布的《基因工程安全管理办法》是针对基因工程安全、规范基因技术滥用的最重要的法规，在我国现有基因立法框架中具有代表意义。随后，农业部于 1996 年 7 月颁布《农业生物基因工程安全管理实施办法》、国务院于 1997 年 10 月 1 日施行的《植物新品种保护条例》。1998 年 9 月，国务院正式批准实施《人类遗传资源管理暂行办法》规定：国家对重要遗传家系和特定地区遗传资源实行申报登记制度，发现和持有重要遗传家系和特定地区遗传资源的单位和个人，应当及时向有关部门报告，未经许可，任何单位和个人不得擅自采集、收集、买卖、出口、出境或以其他形式对外提供。旨在运用法律手段对基因实行资源管制。2001 年 6 月，国务院发布了《农业转基因生物安全管理条例》，农业部又发布了与之相配套的《农业转基因生物安全评价管理办法》、《农业转基因生物进口安全管理办法》和《农业转基因生物标识管理办法》，并于 2002 年 3 月 20 日起正式实施。大豆、玉米、油菜及其制品成为首批必须贴标签的农产品。2004 年 5 月 24 日，国家质检总局发布实施《进出境转基因产品检验检疫管理办法》。这些法规和部门规章是在转基因生物技术发展过程中逐步建立健全的，形成了一些针对转基因生物安全的具体原则和制度，并在长期的实践中不断丰富完善起来，如保障人体健康和动植物、微生物安全，保护生态环境，促进可持续发展的立法指导思想；在各个规章中体现的全程控制和适度控制原则；《农业转基因生物安全评价管理办法》中建立的安全评价制度和技术标准。上述立法工作，初步构建了农业转基因生物安全管理的法规体系，使农业转基因生物的研发、产业发展及转基因农产品的进出口进入法制化、规范化管理的轨道。

对基因技术的保护，我国主要是通过专利法的形式。我国于 1985 年 4 月颁布的《专利法》第 25 条规定："药品和用化学物质获得的物质"以及"动物和植物品种"均不授予专利权。1992 年 9 月，我国专利法进行了第一次修改，删除了原《专利法》第 25 条中对"药品和用化学物质获得的物质"不授予专利权的规定。从此，与生物技术相关的发明创造在中国获得专利保护的范围大大拓宽了。根据现行《专利法》的规定，我国将基因视作一种化学物质专利来加以保护。DNA 片段、基因以及蛋白质在中国也被认为是化学物质，既然中国开放了对化学物质的专利保护，那么 DNA 片段、基因以及蛋白质等可以在中国获得专利保护。1993 年，中国专利局发布的《审查指南》的第二部分第十章分别规定了专利申请中对 DNA 序列与蛋白质的记载要求。由此可以推出，我国《专利法》1992 年的修改已经将 DNA 片段、基因以及蛋白质等作为化学物质纳入了《专利法》可专利性的主题范围，给予专利保护。2000 年我国的《专利法》进行了第二次修改，修改后的《专利法》进一步加强了专利权的保护力度，并大大简化和优化了专利审批程序，这些无疑也将对生物技术以及基因的专利保护产生一定的积极影响。在随后出台的 2001 年的《审查指南》中第一次明确确认了作为专利保护客体的基因。基因是具有特定生理功能的 DNA 序列。无论是基因还是 DNA 片段，从本质上讲，它们都是一种化学物质，而从生物体中分离和提取得到的基因属于天然物质。人们从自然界找到以天然状态存在的基因或是 DNA 片段，那仅仅是一种发现，不能授予专利权。但是，如果是首次从自然界分离或是提取出来的基因或是 DNA 片段，其碱基的排列顺序是现有技术不曾记载的，并且能够被确切的表征，具有工业上的实用性，则该基因或是 DNA 片段以及其实用的方法都可以得到专利的保护。1994 年 1 月 1 日，我国又加入了《专利合作条约》（PCT），并在 1995 年 7 月 1 日成为《国际承认用于专利程序的微生物保存布达佩斯条约》的成员国，这些都有利于基因技术领域的发明人在我国申请和获得专利保护。

五　基因技术的前瞻性思考

人类基因技术揭示了人类生命的秘密，也打开了人类控制生命的阀门。

人们在为揭示生命奥秘、控制生命阀门欣喜之余，也陷入了对人类基因技术给人类社会、生命带来的诸多问题和严重挑战的深深忧虑之中。它要求人类在基因技术的研究和应用中必须实现由事后反思到注重技术使用后果的预见性和控制性的思维方式的根本转变。

（一）当前应从以下几个方面着手，规范和指导基因技术的研究与应用

1. 加强对人类基因技术研究和应用的伦理指导

众所周知，技术是中性的，却因由谁用、怎样用而异。人类既往的历史无不告诉我们，一些重大的科学发明创造必须依靠道德伦理的指导。如果技术是出于服务人类，造福于民众，推进社会的发展与进步的目的，那么人们在运用技术时就会尽量避免负面效应。人类基因组计划包含着一个子计划，称为人类基因组计划的伦理、法律和社会影响（ELST），其目标是预测和考虑人类基因组计划对个人和社会的意义，考虑将人类基因组绘图和排序后所产生的社会后果，为人类基因组计划提供指导和制定运行程序，以确保人类基因组计划与人类基因多样性研究符合伦理标准。1997年11月，联合国教科文组织以鼓掌的方式一致通过了《世界人类基因组与人权宣言》。这是生物学领域的第一份国际性文件，它为人类基因组计划的顺利进行及尊重人类的各项权利和基本自由提供了确切的保证。除了这些国际性的专门委员会和文件以外，各国对人类基因技术的研究和运用尽管在是否同意克隆人这样的重大问题上仍存在分歧，但是对技术应以人为本，通过加强对技术的伦理指导约束技术无节制的发展达成了较为一致的共识。

2. 制定规章制度，健全法律、法规，以法律的强制性防止技术的失范

道德规范作为人们判断善恶美丑的依据，在具体的实践中往往表现为个体性和自律性。单纯的依靠道德、伦理的引导和反省是不可能有效地防止技术的失范的。如被称为克隆狂人的意大利医生塞维里诺·安蒂诺里（Severino Antinori）就多次不顾世界舆论的反对，宣布进行克隆人试验，要把克隆人进行到底。曾经还传出过"雷安利"教派的科学家已经接近成功克隆人的消息。人类基因的神秘性以及它在科学史上的重要地位会让一些科研人员不顾舆论的反对而违规开展试验。此外，人类基因技术的巨大利益和潜在的经济价值也会让一些利益集团急功近利的开发和滥用技术。要弥补道德伦理约束的不足，必须通过制度安排，通过健全的法律、法规，以法的强制惩罚构筑一道防止技术失范的道德防线。毕竟单纯的道德良知，以及由道德良知生成的责任和义务是不足以抵御巨大的功名利禄对人们的诱惑的。目前对基

因技术的研究和应用已有一些明确的指导性意见，但是要对人类基因技术涉及的伦理道德乃至法律问题有一个明晰的、准确的界定还有待于进一步完善。

3. 加强国际合作，完善技术，减少技术的负面影响

人类基因技术具有技术上的复杂性和涉及利益广泛性、全球性的特点。要减少其负面影响给人类带来的道德伦理的冲突，在技术的层面上，就要加强国际合作，集中世界各国的人力物力共同攻关，完善技术。如基因图谱测试的国际合作，使基因图谱绘制提前完成。此外，"人类基因组计划"最核心内容就是 DNA 序列图的构建，加强国际合作，共同进行技术的研究和开发也为全人类共同平等的享有基因技术创设了一个国际平台。这种国际合作，在技术和人才上的取长补短，优势互补，对技术可能产生的问题预见更全面、更有利于减少技术的负面影响。

4. 提高从业人员的道德意识，自觉地把道德意识融入科学的研究

在现代社会中，某一领域的道德维护，首先要从这一领域的从业人员的道德自觉开始。从业人员对自己从事的工作的道德情感、道德判断直接影响其个人的行为选择。同时，通过个体职业行为选择的综合效应又影响到整个领域的道德风气。人类基因技术的研究和试验也不例外。揭示自然现象奥秘的欲望，使一些科学家不计得失，不考虑对人类社会造成的危害而倾其身心进行研究和试验，这就是我们通常所说的"唯科学主义"或"科学至上主义"，如轰动一时的韩国克隆之父黄禹锡案，就暴露了这样的问题。因而，要加强从业人员科学或技术研究的道德意识教育，让他们在科学试验中遵循科学道德规范，并使科学道德内化为他们自觉的道德意识，在具体工作中自觉把科学精神的求真与人文精神的求善有机的结合起来。

5. 加大宣传，普及科学技术教育，提高公众对人类基因技术的了解，增强维权意识

人类基因技术是一项新兴的高科技，人们对基因技术的了解相对较少。特别是由于缺乏相应的知识背景，人们对于技术的一些深层次问题也不可能有很好的理解和把握，这就出现了认知上的盲区。一般来说，对于自己尚未认识的东西，人们是无法作出预见的，也就谈不上在自己的利益受损时，能据理力争，合情合理的维护自己的权益了。有效避免和解决人类基因技术中涉及的公平、公正、不伤害、知情同意等伦理问题，关键在于加大宣传，普及教育，让公众了解认识基因技术。只有这样，人们才可能对利弊相存的人类基因技术权衡利益得失，作出合理的行为选择。当然，也只有在公众对人类基因技术可能给人类总体带来的负面影响充分了解和认识的情况下，才能

形成有利于人类基因技术公正、合理、规范发展的社会舆论。①

（二）展望未来，只有走出资本统治的世界，才能实现基因技术和社会发展的良性互动

1. 重视基因技术与反对基因决定论的辩证统一

基因技术的迅猛发展，深刻改变着人类生产生活的同时，也深刻改变着人们对科技的认知。与一次次重大科技突破催生的一次次唯科学主义的科技崇拜无异，"基因决定论"也是这样的一种思想时尚，它把技术对人类的作用抬高到不适宜的程度。"基因决定论"认为，基因的好坏决定人的健康或疾病，基因与疾病之间存在着对应关系，基因治疗能从根本上解决疾病的病因，这便是"基因决定论"的"疾病观"。"基因决定论"还认为，人的性格也是由基因决定的，随着生命科技的发展，人们将精密地绘制出决定人的性格的基因图，人们能运用生物医学手段来医治人格障碍，重塑人的性情。这可视为"基因决定论"的"性格观"。在人的行为上，"基因决定论"主张，人的行为也是由基因决定的，譬如我们是早睡，还是晚起，这不是我们自己在做主，而是我们的基因在做主。这可看成是"基因决定论"的"行为观"。在"基因决定论"看来，基因决定人的一切。通过"基因决定论"的"基因决定人的一切"的观点，可以发现，"基因决定论"对人的基本理解是："人就是基因。"或者说，人的基因决定了什么是人，包括决定了人的疾病、性格、行为等。这种观点无疑是片面的。它既看不到心理因素对人的作用，也看不到社会因素对人的极大影响，它不可能把生物、心理、社会因素视为一个多维的构架整体，并从这一多维构架整体中来认识和处理人的健康和疾病问题。"基因决定论"宣扬了一种新的宿命论——"基因宿命论"。由于当代人类众多疾病直接与人的心理性和社会性因素直接相关，所以当代人类医学大力提倡一种积极、乐观、科学的生活观，即倡导人们应有积极的生活态度，乐观的心理情绪，科学的生活方式。但"基因决定论"却宣扬一种"基因宿命论"，认为人的一切都已在受精的一刹那间决定了，人们终生只能被动地接受父母给予我们的遗传禀赋，这是不以人的意志为转移的，我们只能服从基因的支配，听任基因的摆布，我们的性格、行为乃至智力等都是"天使之然也"。这样，"基因决定论"所宣扬的"基因宿命论"也就彻底地否认了人的意识能动性，它不但丝毫看不到人所主动创造的环境和所选择的生活以及后天的努力对人自身所具有的价值和意义，而且

---

① 陈文庆：《人类基因技术伦理研究综述》，载《贺州学院学报》2006 年第 4 期。

把人也降到了连许多动物都不如的境地。人的成长及其人格的形成都是基因和自然、社会环境长期复杂相互作用的结果，不单单是由基因决定的，基因并非人的主宰，人类也不应该成为基因的奴隶。因此，我们既要重视基因技术及其研究，又要反对基因决定论。①

2. 走出资本统治的世界，实现基因技术的科学发展和合理利用

20 世纪物理科学的发展使人类具有了成千上万次摧毁地球的极大核能力；进入 21 世纪，生命科学的迅猛发展，使得人类在不远的将来可具有改变自身基因甚至复制自己的能力，科技第一次发展到如果不加限制人类便可从外部和自身两个方面摧毁自己的地步。人类的命运不但受大自然的影响，更重要的是直接掌握在人类自己手里。人类历史上从来没有像今天这样，环境污染，战争杀戮，贫穷饥饿，疾病控制，精神失落这些人类的痛楚随着经济加速全球化，世界联系愈益紧密化而扩散到世界的角角落落。所有这些问题，离开了各国乃至全人类的共同合作与一致共识是不可能得到根本解决的。如何利用科技造福人类第一次提到了全人类的高度，如果不从全人类的高度去认识和把握，如果不改变目前科技的资本主义应用，就不可能真正解决科技异化的问题。

对于科技异化，马克思、恩格斯是有着清醒认识的。马克思在 1856 年 4 月 14 日于伦敦发表的《在〈人民报〉创刊纪念会上的演说》中说："在我们这个时代，每一种事物好像都包含有自己的反面。我们看到，机器具有减少人类劳动和使劳动更有成效的神奇力量，然而却引起了饥饿和过度的疲劳。新发现的财富的源泉，由于某种奇怪的、不可思议的魔力而变成贫困的根源。技术的胜利，似乎是以道德的败坏为代价换来的。随着人类愈益控制自然，个人却似乎愈益成为别人的奴隶或自身的卑劣行为的奴隶。甚至科学的纯洁光辉仿佛也只能在愚昧无知的黑暗背景上闪耀。我们的一切发现和进步，似乎结果是使物质力量具有理智生命，而人的生命则化为愚钝的物质力量。现代工业、科学与现代贫困、颓废之间的这种对抗，我们时代的生产力与社会关系之间的这种对抗，是显而易见的、不可避免的和毋庸争辩的事实。"②

马克思、恩格斯认为科技异化的根源来自于人类认识的局限性，更主要的来自于科学技术的资本主义应用，科技对人的奴役其实质是人对人的奴役。他指出："一个毫无疑问的事实是：机器本身对于把工人从生活资料中

_____

① 胡蓉、张敏：《简评"基因决定论"》，载《荆州师范学院学报》（社会科学版）2000 年第 4 期。

② 《马克思恩格斯选集》第 2 卷，人民出版社 1972 年版，第 78—79 页。

'游离'出来是没有责任的。同机器的资本主义应用不可分离的矛盾和对抗是不存在的，因为这些矛盾和对抗不是从机器本身产生的，而是从机器的资本主义应用产生的……因为机器本身减轻劳动，而它的资本主义应用提高劳动强度；因为机器本身是人对自然力的胜利，而它的资本主义应用使人受自然力奴役。"① 因此，科学技术实际上已经是资本的一部分，属于资本而同劳动对立的力量。鉴于此，资本主义就其本质而言，不可能从根本上消除科技异化现象。资本主义的生产目的是不断地追求高额利润，而不是满足人民的实际需要，为了实现利润最大化、追求剩余劳动的极大化，其结果既使生命力雇佣劳动者遭到摧残，也使自然力土地、资源、环境遭到破坏。可见，不合理的经济制度和社会制度，是产生包括科技异化在内的种种社会异化现象的本质原因。

马克思进一步指出科技异化的实质是劳动异化："一切科学技术都是生活的科学技术。"由于劳动是人的最根本、最现实的实践活动，是人及人类社会存在的根本基础，劳动的异化必然带来人的其他社会活动和社会关系的全面异化。科学技术也不例外，因为"宗教、家庭、国家、法、道德、科学、艺术等等，都不过是生产的一些特殊的方式，并且受生产的普遍规律的支配"②。所以科学技术作为劳动亦即人处理自身与自然界关系的社会活动的产物，也必然随着劳动的异化而表现出异化的性质。因此，科学技术的异化并非根源于科学技术自身，而是来自于构成人的本质和存在方式的劳动即实践活动的异化。③

对于如何消除科技异化，马克思指出："但是要实行这种调节，单是依靠认识是不够的。这还需要对我们现有的生产方式，以及和这种生产方式连在一起的我们今天的整个社会制度实行完全的变革。"④ 也就是通过无产阶级革命来最终解决资本主义的科技异化问题。当然，异化的完全克服只有在共产主义社会制度中才能最终实现，因为它意味着人类在更高层次、更合理的社会形态中成为一个整体，人成为人自身。马克思预言："社会化的人，联合起来的生产者，将合理地调节他们和自然之间的物质变换，把它置于他们的共同控制之下，而不让它作为盲目的力量来统治自己；靠消耗最小的力量，在最无愧于和最适合于他们的人类本性的条件下进行这种物质变换。"⑤

────────────────

① 《马克思恩格斯全集》第26卷，人民出版社1972年版，第483—484页。

② 马克思：《1844年经济学哲学手稿》，人民出版社1985年版，第78页。

③ 李桂花：《论马克思恩格斯的科技异化思想》，载《科学技术与辩证法》2005年第6期。

④ 《马克思恩格斯选集》第3卷，人民出版社1972年版，第519页。

⑤ 《马克思恩格斯全集》第25卷，人民出版社1972年版，第926—927页。

　　基因技术作为现代生命高科技的代表，它的异化将带来不可预知的严重后果，甚至导致人类自身的毁灭。在这里，资本主导的世界恰恰潜藏着这样的危险。有消息称，全面破解人体密码的设想为什么会在美国能源部开头，原因在于该部两家从事核武器的科学家们在对人类基因突变现象进行分析方法选择的背后隐藏着一个涉及自身利益的动机，那就是他们担心世界进入和平时期后核武器实验室可能没有事可做，而要免除下岗的危险，就必须选择一个课题使他们有事可做并有利可图，而揭示人体基因密码这一重大生物课题正好符合他们的设想。人类基因组计划为何一再提前，同样是受利益驱使，开发基因具有极大的经济效益。例如申请基因专利从而垄断相关产品开发权，就会有巨额利润。因此，以美国塞莱斯公司为首的私营企业力争抢占基因领域制高点，同时也逼迫人类基因组国际组织将测试基因完成时间一再提前。我国参与人类基因组计划研究，也是出于捍卫国家安全、维护国家民族利益的考虑。由基因科学研究一开始就受商业利益驱动的事实，可见世界上本没有离开利益的道德伦理。只不过在利益冲突面前，需要的是局部的眼前利益服从整体的长远利益罢了。① 如果不改变目前受资本利益驱动的基因技术研究和应用现状，人类基因技术的异化和灾难就不可避免，从这个意义上说，基因技术呼唤共产主义生产方式，因为正如马克思所言："只有工人阶级把科学从阶级统治的工具变为人民的力量，把科学家从阶级偏见的兜售者、追逐名利的国家寄生虫、资本的同盟者，变成自由的思想者！只有在劳动共和国里，科学才能起到它的真正的作用。"②

---

① 王文科：《基因理论前瞻》，载《哈尔滨市经济管理干部学院学报》2000 年第 4 期。

② 《马克思恩格斯全集》第 17 卷，人民出版社 1963 年版，第 600 页。

第四章 人类干细胞研究

——再生的医学

1998 年 11 月，美国威斯康星大学的科学家在美国《科学》杂志上报道，成功地使人类胚胎干细胞在体外生长和增殖，这一突破性进展在世界范围内掀起了人类胚胎干细胞研究的热潮。1999 年 12 月，美国《科学》杂志公布了当年世界科学进展的评定结果，"干细胞研究的新发现"被评选为该年度世界十大科学进展之首，而风头正劲的人类基因组研究则屈居第二。干细胞研究何以受到如此青睐？这是因为干细胞的研究，对于有效地治疗人类多种疾病，维护和促进人类健康具有巨大的潜在价值，其快速发展使人们看到了对付疾病的新希望。但欣喜之余又令人担忧，在迎接生命科学不断取得新突破的同时，如何防止以人类胚胎干细胞为代表的生命科学新成就被误用和滥用，如何让它们最大限度地造福人类，已成为 21 世纪之初摆在我们面前的一项迫切课题。

一 人类干细胞研究概述

（一）干细胞概述

在人类个体生命史的早期阶段，从受精卵发育为完整的人类婴儿，是由细胞分裂和分化完成的。在细胞的分裂增生和功能分化过程中，绝大部分体细胞特化后完全失去了继续分裂/分化的能力，它们执行特殊的功能，并逐渐步入衰老，走向死亡。为补充机体部分细胞的衰老和死亡造成的空缺，人类身体各部位在发育成长过程中保留了一部分仍然具有分裂增生能力的未（完全）分化细胞。胚胎早期细胞以及这种成熟组织器官中保留的未分化细胞共同的特性就是能够继续不断分裂增生、并分化，形成新的细胞。这些细胞就是干细胞（stem cell）。干细胞存在于早期胚胎、骨髓、脐带、胎盘和部分成人细胞中，它能够被培育成肌肉、骨骼和神经等人体组织和器官。干细胞一个很重要的特点是自我更新，指的是干细胞在长期的细胞增殖过程中，每次细胞分裂后产生的子代细胞中至少有一个（或同时两个）还保持着干细胞的原始状态，即干细胞能够长期的进行自我复制。干细胞另一个重要的特点是分化能力，尽管干细胞停留在原始状态，但是在特定条件下能够分化产生一种或多种终末细胞。分化后的终末细胞具有特殊的结构，能够执行特定的功能，例如，胰腺 β 细胞能够合成并分泌胰岛素以维持血糖的稳定。在体内还存在有另一种未完全特化的原始细胞，称为祖细胞（pro-geni-tor cell），也具有向终末细胞分化的能力，但却不能自我更新，部分可以短期的自我复制，但经过几次细胞分裂后，产生的子代细胞最终都会分化。祖细胞是干细胞向终末细胞分化的中间阶段细胞。[1]

干细胞按照分化潜能的大小可分为三种类型：第一类是全能干细胞（totipotent stem cell），它具有形成完整个体的分化潜能。受精卵及其头三次分裂产生的八个细胞均具有分化为完整个体的能力，这种细胞被称为全能干细胞。可无限增殖并分化为全身 216 种不同的细胞类型，进一步形成机体的所有组织和器官。第二类是多能干细胞（pluipotent stem cell），即人们通常说的胚胎干细胞（embryonic stem cell），主要来自早期（4—5 天）胚胎，称为胚泡中的内细胞群。内细胞群的细胞可培养成多种胚胎干细胞，但不能制造完全发育所需要的所有组织。骨髓多能造血干细胞是典型的例子，它可分化出至少 12 种血细胞，但不能分化出造血系统以外的其他细胞。第三类是专能干细胞（multipotent stem cell），即成体干细胞（adultedstem cell），是指有能力形成数量有限的专门细胞的干细胞，其功能是取代那些损耗和受损的完全分化的细胞。这类干细胞只能向一种类型或密切相关的两种类型的细胞分化，如上皮组织基底层的干细胞、肌肉中的成肌细胞等。

（二）人类胚胎干细胞研究

人类胚胎干细胞（Human Embryonic Stem cell，简称 HES 细胞）是指在人胚胎发育早期——囊胚（受精后约 5—7 天）中未分化的细胞。囊胚含有约 140 个细胞，外表是一层扁平细胞，称滋养层，可发育成胚胎的支持组织如胎盘等。中心的腔称囊胚腔，腔内一侧的细胞群，称内细胞群，这些未分化的细胞可进一步分裂、分化，发育成个体。内细胞群在形成内、中、外三个胚层时开始分化，每个胚层将分别分化形成人体的各种组织和器官。如外胚层将分化为皮肤、眼睛和神经系统等，中胚层将形成骨骼、血液和肌肉等组织，内胚层将分化为肝、肺和肠等。由于内细胞群可以发育成完整的个

---

① 林戈、卢光琇：《干细胞概述》，载《生命科学》2006 年第 4 期。

体，因而这些细胞被认为具有全能性。当内细胞群在培养皿中培养时，我们称之为胚胎干细胞。其最大特点就是具有发育的全能性和通用性，可分化成为全身200多种细胞类型，构建机体的任何组织器官，最终可发育成完整的个体。体外培养的 HES 细胞也能长期存活，并保持其高度的分化潜能，它能在体外发育、分化为人类成体的所有细胞、组织。当把体外培养的 HES 细胞重新注入胚泡腔，它们还能参与宿主细胞的发育而分化为包括生殖细胞在内的各种组织。正是这些特征，使 HES 细胞研究在医学、生物工程技术以及基础研究领域潜藏着巨大的应用价值。[①]

人类胚胎干细胞研究的分界限一般认为以 14 天为界限。英国早在 2000 年年底就通过立法，允许克隆早期胚胎进行干细胞研究，一个重要原因在于采纳了沃诺克委员会的建议，胚胎研究以 14 天为界限。我国科技部和卫生部联合发布的《人胚胎干细胞研究的伦理指导原则》也规定干细胞研究不能超过 14 天。许多国家基本接受这一立场，一些科学家、伦理学家和法学家，甚至天主教哲学家如麦克柯米克也表示赞同和支持。为什么 14 天前的胚胎（前胚胎）可作为研究对象呢？根据胚胎学的大量研究，与 14 天是形成双胞胎的最后界限，14 天前主要形成胚胎外部组织（外胚层）。特别重要的是，"原胚条"尚未出现。原胚条的出现意味着胚胎细胞开始向各个组织和器官发育分化，表现出各自的特殊性。比如，可以发育为脊椎骨和神经系统等。由此看来，14 天前后的胚胎有明显的不同。一般认为，14 天前的胚胎还是既无感觉又无知觉的细胞团，尚不构成道德主体，对其进行研究并不侵犯人的尊严。即便如此，也必须遵循严格的伦理规范，经过严格的伦理程序。

（三）胚胎干细胞研究的科学价值

如果说人类基因组计划正全力构筑生命科学基石的话，干细胞的研究与应用将打开疾病治疗的突破口。至今，人类胚胎干细胞的研究表明科学家能够控制体外培养的胚胎干细胞正常的分化，显示出在医学基础研究和临床应用的巨大影响和潜在巨大效益。

第一，在人体生物学基础研究方面的价值。生命最大的奥妙就是如何从一个细胞发展为复杂得不可思议的生物体。胚胎干细胞的建立及研究，为探索人体发育规律提供了一个独特的研究系统，在发育生物学的基础研究上具

---

① 韩跃红、巫春：《人类胚胎干细胞研究的潜在价值和伦理规范初探》，载《上海师范大学学报》（哲学社会科学版）2002 年第 1 期。

有重大的意义。它可以帮助我们弄清和理解人类发育过程及其中的复杂事件的机理，促进对人类胚胎发育细节的基础研究，揭示个体生命生长发育的奥秘。如对一些人类最严重的疾病如癌症和遗传性疾病等，可以描绘出导致这些疾病的基本原因，并对它们治疗的方法途径奠定理论基础；利用基因芯片等技术，比较胚胎干细胞以及不同发育阶段的干细胞和分化细胞的基因转录和表达，可以确定胚胎发育及细胞分化的分子机制，发现新的人类基因；结合基因打靶技术，可发现不同基因在生命活动中的功能；通过对胚胎发育过程中不同时期细胞的基因表达的观察有望认识畸形胎儿发生的机制。[①] 可以说，胚胎干细胞的体外可操作性，为科学家们提供了在细胞和分子水平上研究人体发育过程中早期事件的手段及方法，是当前任何一种技术和方法都无法替代的研究平台。同时，胚胎干细胞研究有可能成为人类胚胎学、人类遗传学以及人类基组学发展的新的生长点。

第二，在临床应用方面的价值。胚胎干细胞最诱人的前景和用途，在于其广阔的临床应用前景。首先是利用胚胎干细胞生产组织和细胞，用于"细胞疗法"，为细胞移植提供无免疫原性的材料。从理论上看，任何涉及丧失正常细胞结构和功能的疾病，都可以通过移植由胚胎干细胞分化而来的特异组织细胞来治疗。如用神经细胞治疗神经退行性疾病，用胰岛细胞治疗糖尿病，用心肌细胞修复坏死的心肌等。其次，胚胎干细胞还是基因治疗最理想的靶细胞。[②] 目前，一般意义上的基因治疗技术，由于导入基因的整合和表达难以精确控制，特别是导入基因插入后对其他细胞基因产生的效应尚无法预知，许多被用作基因操作的细胞在体外不易稳定地被转染和增殖传代。胚胎干细胞因为可以自我复制更新，治疗基因通过它带入体内，能够持久地发挥作用，为克服目前基因治疗中的主要障碍开辟了新途径。再次，胚胎干细胞技术最理想的临床价值是在体外进行"器官克隆"[③]，以供病人器官移植。如果能够最终实现这一临床价值，将是人类医学中一项划时代的成就。目前，"器官克隆"只是一个"美好的愿望"，但也是胚胎干细胞研究最诱人的前景。

第三，在药学研究方面的价值。胚胎干细胞是既可分化为多种细胞类型，又能在培养基中不断自我更新的细胞。它发展为胚体后的生物系统，可模拟体内细胞与组织间复杂的相互作用，这在药物研究领域具有广泛的用途。首先，胚胎干细胞在短期内就能体现出在药物筛选中的优势，使药物研

---

① 裴雪涛：《干细胞技术》，化学工业出版社 2002 年版，第 15 页。

② 冯斌：《基因工程技术》，化学工业出版社 2002 年版，第 8 页。

③ 李建凡：《克隆技术》，化学工业出版社 2002 年版，第 13 页。

制的过程更有效。例如，研究饲养细胞和某些生化因子在体外抑制胚胎干细胞细胞分化的作用机制就很有意义。已有动物实验表明，某些抑制因子对白血病肿瘤细胞也存在相同的抑制作用，这就开辟了研制抗癌药物的一个新的方向。① 其次，胚胎干细胞提供了在细胞水平上对新药的药理、药效、毒理及药代进行研究的手段，大大降低了药物检测成本。如新药或新方法可以首先用人类干细胞系进行实验，这虽然不会取代在整个动物和人体上进行的实验，但会使药品研制的进程成流线型。因为只有当细胞系实验表明药品是安全并具有益的效果时，才可以有资格进行动物和人体的进一步实验。再次，胚胎干细胞有可能用来揭示哪些药物会干扰、危害胎儿发育、引起胎儿发育缺陷或畸形。

（四）胚胎干细胞研究面临的主要技术难题

尽管胚胎干细胞具有美好的应用前景，但要真正用到临床，还需要对胚胎干细胞作深入研究，解决很多技术难题，这些问题包括②：

第一，胚胎干细胞极易分化为其他细胞，如何维持体外扩增时不分化？虽然在防止体外培养时干细胞分化方面已取得了很大成绩，如在培养基中加入白血病抑制因子等可抑制干细胞分化，但仍需进一步研究干细胞的培养条件。

第二，如何定向诱导干细胞分化？细胞分化是多种细胞因子相互作用引起细胞一系列复杂的生理生化反应的过程，因而要诱导产生某种特异类型的组织，需要了解各种因子在何时何地开始作用，以及何时何地停止作用。令人高兴的是，科学家相信只要将胚胎干细胞诱导分化为所需组织细胞的前体（祖细胞），将祖细胞移植到适当的环境中就能够产生所需的组织，因为机体能够分泌所有指导细胞正确分化的因子。并且不必在体外形成结构精确得多细胞组织后再移植，只需要将已诱导的分散的胚胎细胞或细胞悬液注射到发病部位就可发挥作用，这些移植的细胞与周围细胞及胞外基质相互作用便可有机地整合至受体组织中。

第三，由胚胎干细胞在体外发育成一完整的器官，尤其是像心、肝、肾、肺等大型精细复杂的器官这一目标还需要技术上的突破。因为器官的形成是一个非常复杂的三维过程。很多器官是两个不同胚层的组织相互作用而

---

① 韩跃红、巫春：《人类胚胎干细胞研究的潜在价值和伦理规范初探》，载《上海师范大学学报》（哲学社会科学版）2002 年第 1 期。

② 胡显文、陆军：《人胚胎干细胞的研究：科学与伦理》，载《国外科技动态》2000 年第 2 期。

形成的。例如，肺中的肌组织、血管和结缔组织来源于中胚层，而上皮组织源自内胚层。每个细胞要获得营养和排泄代谢废物，分化的组织中需要产生血管，组织血管化目前还处于起步研究阶段。退一步讲，即便是一发育完整的来自自然机体的器官，要离体培养并维持其正常的生理功能目前还无法做到，器官的体外保存和维持仍是器官移植中的难题。一种可能的方法是将干细胞注射到重度免疫缺陷动物的脏器中，让移植的人干细胞逐步替代动物细胞，使其脏器人源化，成为可供移植的器官。

第四，如何克服移植排斥反应？创建一种"万能供者细胞"，需要破坏或改变细胞中的许多基因，其可行性还不清楚；而核移植后的卵细胞能否激活沉默基因，启动 DNA 的合成，会不会改变染色体的结构等等问题，还有待进一步研究。而且，胚胎干细胞本身具有形成畸胎瘤的特性。虽然在移植实验中尚未发现成熟分化所得到的细胞发展成肿瘤现象，但对于胚胎干细胞在体外正常维持和扩增中，是否存在着类似肿瘤的表观遗传学的改变，是一个值得重视的课题。

二　人类干细胞研究的历史发展

干细胞的研究始于 20 世纪 60 年代。1981 年，英国剑桥大学的伊凡斯（Martin Evans）和考夫曼（Matt Kaufmann）以及美国加州大学旧金山分校的盖尔·马丁（Gail Martin）博士的实验室，分别自小鼠胚囊中分离出胚胎干细胞。1967 年，美国华盛顿大学的多纳尔·托马斯（Donnall Thomas）发表报告称，如果将正常人的骨髓移植到病人体内，可以治疗造血功能障碍。

1998 年 11 月，权威的美国《科学》杂志发表了胚胎干细胞研究的两大突破性成果：一项是，美国威斯康星大学的汤姆森（James Thomson）教授从不孕症夫妇捐赠的辅助生殖的多余胚胎中提取胚胎干细胞，建立了人的胚胎干细胞系。另一项是，霍普金斯大学的吉尔哈特（John Gearhart）教授从流产胎儿尸体中分离出胚胎生殖细胞，建立了多能干细胞系。此项进展使科学家们看到了干细胞研究的曙光：可在体外人工诱导干细胞分化而获得所需的不同细胞、组织和器官，取代病人体内的坏损组织、器官，因而在多种疾病治疗上有巨大应用前景，这个消息引起人们强烈关注，带动了全世界的干细胞工程研究热潮。

1999 年，美国科学家玛格丽特·吉德尔（Margarel Goodell）发现小鼠肌肉组织干细胞可以"横向分化"（transdifferentiation，转分化）成血液细胞，这一发现很快被世界各地的科学家证实，并且发现其他组织来源的人成

体干细胞同样具有"横向分化"的功能。① 现在已证明人的骨髓干细胞可以
分化为肝脏细胞、肌肉细胞、神经细胞等。这种横向分化具有相当的普遍
性，也就是说，"横向分化"可以利用病人自身的健康组织干细胞，诱导分
化成为病损组织的功能细胞，从而达到治疗各种组织坏损性疾病的目的。这
种方法的优点是，既可克服由于异体细胞移植的免疫排斥，又可以克服胚胎
细胞来源的不足以及其他社会伦理和法律问题。同年，美国奥西里斯治疗公
司的研究人员成功地从成年人的骨髓中分离出了单个的间质干细胞，并用它
找到了培育人体骨骼组织的方法。

2001 年，美国马萨诸塞州先进细胞技术公司把干细胞用于治疗性克隆，
并通过克隆技术培育出人类早期胚胎。这样就使科学家利用人类 ES 细胞治
疗各种疾病成为可能。从此对胚胎干细胞的研究进入了一个新的时代。最新
研究发现，成体干细胞也可以横向分化为其他类型的细胞和组织，为干细胞
的广泛应用提供了基础。同年，美国科学家发现，从病人臀部和大腿处抽取
的脂肪中，含有大量类似干细胞的细胞，这些细胞可以发育成健康的软骨和
肌肉等。这一发现有可能使脂肪成为干细胞的主要来源，科学家今后可能将
不必从胚胎组织或骨髓中提取干细胞，从而既降低成本，又避免伦理上的
争论。

2002 年 3 月，美国麻省理工学院的科学家宣布，他们首次利用人体胚
胎干细胞培育出毛细血管，证明了胚胎干细胞技术在治疗心血管疾病等领域
的应用潜力。同年，美国加州大学洛杉矶分校（UCLA）和匹兹堡大学的研
究人员最新研究发现，人体脂肪中可以分离出干细胞，可能为治疗一些顽症
提供方法。以前，科学家们一直认为只有取自胚胎的干细胞才具有生长为不
同组织的潜力。新的科研进展使得取自成年人的干细胞易于获取而且不存在
伦理问题，给干细胞研究带来了新的希望。

2004 年 3 月，哈佛大学的科学家向全世界宣布要和全球科学家共享他
们所建立的人类胚胎干细胞系，任何国家的科学家都可以免费获得他们所建
立的胚胎干细胞系。5 月，世界上首个国家胚胎干细胞库在英国伦敦建立，
它可为糖尿病、癌症、帕金森氏症和阿尔茨海默氏症等疾病的研究和治疗储
存、提供干细胞。另外，英国爱丁堡大学的科学家通过对小白鼠的研究发现
了一个新的基因，在它的控制下一些成年细胞可以逆转为胚胎状态的细胞，
这意味着从理论上人们不必破坏胚胎而获得胚胎干细胞。这样可能会平息对

---

① Thomas G. *Differentiation plasticity of hematopoie-tic cells*. *Blood*，2002，99（9）：3089—3101.

于破坏胚胎所引起的道德方面的争议。①

2004 年被誉为韩国"克隆之父"的著名科学家黄禹锡在《科学》发表论文，声称在全世界率先从 242 个卵子中培育成功人类胚胎干细胞系。2005 年 5 月，他又一次吸引全球科学界的目光，宣布用 11 个患者的体细胞克隆出 11 个胚胎干细胞系。8 月，他在《自然》发表论文，再一次让科学界震惊：他克隆出了被公认为最难克隆的动物——狗。11 月 24 日，黄禹锡公开向韩国人民和科学界道歉承认他领导的团队在胚胎干细胞研究中确有违背伦理的地方：采集了两位研究生的卵子，并用金钱收购了部分卵子。时隔一个多月，也就是 2006 年 1 月 10 日，首尔大学"黄禹锡科研组干细胞成果"调查委员会发布最终报告，宣布黄禹锡伪造了所有克隆体细胞的证据。《科学》杂志随后宣布收回他的论文，这件事情的影响是非常深远的，因为这直接动摇了科学所赖以存在的基础诚信。

2006 年，美国路易斯维尔大学 James Graham Brown 癌症中心干细胞研究所主任 Mariusz Ratajczak 博士在世界上首次证明骨髓中存在着一类非常稀少的多能干细胞，这类干细胞可以在应激或者受伤的情况下游移到外周血中帮助修复受损组织。这一重要发现意味着每个人都拥有一群非常原始的类胚胎干细胞，这些细胞可以用来进行潜在治疗。

2007 年 1 月 7 日，美国科学家宣布，他们在不损害胚胎的情况下从女性子宫的羊水中提取出干细胞，并用这些干细胞培育出多种人体组织。该成果不仅避免了关于胚胎干细胞的伦理争论，而且为今后的医学治疗开辟了新途径。② 研究发现，从羊水中提取的干细胞含有大量与胚胎干细胞相同的成分，可以培育成各种人体组织，如大脑、肝脏和骨骼等。目前，科学家们仍不能确定羊水干细胞到底能培育出多少种类型的细胞。而且研究还在初步阶段，具体投入到临床试验中可能还需要数年时间。

2007 年 11 月 20 日，日本京都大学的山中伸弥（Shinya Yamanaka）和美国威斯康星大学的詹姆斯·汤姆森（James Thomson）分别在《细胞》和《科学》杂志网络版上撰文，宣布他们各自领导的研究小组成功地把人体皮肤细胞，改造成类似胚胎干细胞的"万能细胞"。两个研究小组利用相同的基因重组技术，向皮肤细胞插入四个基因，将它们改造成了所谓的"iPS 细胞"，也被称为"皮肤干细胞"。这些细胞的功能与胚胎干细胞十分相似，能够培育成各类人体组织器官。这种技术不仅能避免因利用人类胚胎进行干

---

① Odorico J., Zhang SC, Pedersen R. Garland：Science/BIOS Scientific Publishers, 2005.

② http：//it. sohu. com/20070108/n247488030. shtml.

细胞研究引发的伦理争议，它的高效、便利也为进一步的医学应用打开了大门，也由此荣登《科学》2007 年十大科技突破榜眼之位。科学界评价这一突破为生物科学的里程碑，同时意味着风靡一时的胚胎干细胞克隆技术可能退出舞台。① 但是 iPS 干细胞诱导技术还有很多问题，比如将基因注入皮肤细胞时需用到的病毒可能引发癌症，因此研究工作目前远没有进展到临床阶段。

2008 年 8 月，芝加哥伊利诺州大学和马萨诸塞州先进细胞技术公司的研究者报道，他们已经成功地以胚胎干细胞为原材料培养出具有功能的红细胞。这是干细胞研究的一项重大的突破，将来可以利用这项技术制造大量的血液，解决血液长期以来短缺的问题，也使通过输血感染致命病毒的风险不复存在。②

我国人类干细胞研究也取得了丰硕成果。1997 年，西北农林科技大学首次分离出人类干细胞，克隆传至 13 代，为国内最高代数；并经过体外分化得到上皮样细胞、神经元样细胞、神经胶质样细胞、脂肪样细胞。特别是2000 年 8 月 31 日，他们在国际上首次得到了人类心脏跳动样细胞团，并建立了人体细胞克隆胚胎技术。这一技术为用克隆胚胎分离克隆人类干细胞的研究奠定了基础，探索出牛和人类干细胞分离克隆较为适宜的条件。

2002 年 10 月，中国中山大学第二附属医院用人工受精卵发育成的囊胚内细胞团建立了首个中国人胚胎干细胞系，并在国内首次采用分阶段方法成功诱导小鼠胚胎干细胞发育成为造血干细胞。这一成果对临床开展胚胎干细胞来源的造血干细胞移植具有极大的应用价值。同时也使中国成为少数几个拥有人胚胎干细胞系的国家。

2003 年 8 月 13 日，中科院上海生命科学研究院生化与细胞研究所主办的国际性学术期刊《细胞研究》（Cell Research），在网上首发了由上海第二医科大学发育生物学研究室盛慧珍教授指导的人兔间核转移胚胎干细胞研究论文，标志着我国人类胚胎干细胞研究取得了突破性进展，为今后再生医学的治疗性克隆提供了基础理论，引起了国际生物医学界和生命伦理学界的高度重视。

2008 年，中国科学院上海生命科学研究院生化与细胞所肖磊研究组利用人类胚胎干细胞为研究模型，研究了人类胚胎干细胞定向分化和人类早期胚胎发育的机理，该项研究工作为人类胚胎干细胞的定向分化和人类发育生

① http：//news. xinhuanet. com/zgjx/2008 - 01/02/content_ 7351593_ 1. htm.
② http：//www. ebiotrade. com/newsf/2008 - 8/2008828170123. htm.

物学的研究提供了新的信息。

三 人类干细胞研究中的伦理视角

（一）人类干细胞研究中的伦理争议

由于干细胞研究同胚胎伦理地位、克隆人等一系列敏感问题有着密切联系，科学研究始终处于造福与不测的交叉路口，由此引起的伦理之争被称为"世纪伦理之争"，争论的焦点集中在胚胎干细胞伦理地位、来源和人类胚胎干细胞研究是否会滑向生殖性克隆问题上。

1. 人类胚胎干细胞研究中胚胎的伦理地位问题

关于人类胚胎的伦理地位问题其实质就是胚胎是不是生命、是不是人，应不应该得到尊重的问题。坚持胚胎就是生命的传统人士，特别是一些基督教徒和神职人员以及反对堕胎的人员极力反对克隆人类早期胚胎，其理由主要有：其一是即使仅仅发育了几天的人类早期胚胎也是神圣不可侵犯的生命，只为了获取一些有用的细胞而创造一个生命再毁灭它，是不合伦理道德的。如罗马天主教格拉斯哥大主教托马斯·温宁（Thomas Winging）说："从人类胚胎中提取干细胞在道德上是错误的，因为这种做法毁灭了一个生命。" 2002 年梵蒂冈教皇保罗二世与在意大利访问的美国总统布什会面时特别告诫他："一定不要给那些进行胚胎干细胞研究的科学家拨款，因为他们毁灭生命，破坏伦理。"[①] 其二是克隆人类早期胚胎成为合法行为，意味着对克隆人的管制放松，将可能导致克隆人的出现。其三是一些人甚至认为，在涉及人的生物医学研究中有一个"知情同意"的原则，"知情同意"是尊重人的最基本的要求。胚胎是人，却无法知情同意，这是对胚胎极大的不尊重，所以他们强烈反对人类胚胎干细胞研究。另外，女权运动者也从妇女，特别是贫穷妇女的健康保健出发，对此提出异议。

但支持这项研究的科学家和政府人士则认为，一个仅由百来个细胞组成的早期胚胎不能算是一个"人"，其神经组织还远未发育出来，没有知觉更没有意识，并不存在根本性的伦理问题。而且，克隆早期胚胎与克隆完整的人类个体并无直接联系，如果进行严格管制，完全可以避免克隆人的出现。如克隆羊之父，即英国科学家威尔穆特（Lan Wilmut）认为，克隆人类十分重要，可以为治疗糖尿病、心肌梗死、肝硬化、帕金森病等疾病开辟新路。他还说："伦理问题是存在的，胚胎有发育成一个人的可能，但它还不是一

---

① 高崇明、张爱琴：《生物伦理学十五讲》，北京大学出版社 2004 年版，第 103 页。

个人，还没有分裂出神经系统（注：指受精后 14 天前的胚胎），而神经系统是作为一个人的基本标志。因此，我认为可利用胚胎细胞进行治疗性研究。"英国自由民主党科学发言人海瑞斯（Harris）也说"……一个 14 天的胚胎谈不上我们的尊重，而解除千万个癌症患者、帕金森病患者和需要器官移植患者的病痛，挽救他们宝贵的生命，才是对人类生命的最高尊重。"有的科学家还认为，受精卵如果未在母体子宫内生长，就不会发育成为完整的个体，因而不能称其为生命。2000 年 4 月，美国 73 名世界著名的科学家，其中包括 61 名诺贝尔获得者，联合要求国会解除对人类胚胎干细胞研究的禁令，并对干细胞的研究给予全面支持。自此几个月后，英国 100 名科学家和诺贝尔奖获得者也联合在《星期日泰晤士报》上发表文章，呼吁英国政府尽快在生命科学研究方面给予科学家更大的自由。[①]

2. 人类干细胞研究中胚胎干细胞的来源问题

胎胚干细胞的获得，目前已有五种渠道：用选择性流产的人类胚胎组织产生胚胎干细胞；用体外受精产生胚胎干细胞；用以研究为目的的捐献配子创造的胚胎产生胚胎干细胞；应用体细胞核移植技术产生胚胎干细胞；应用嵌合体胚胎产生胚胎干细胞。但是每一种都遭到伦理学问题的挑战。

第一，用选择性流产的人类胚胎组织产生胚胎干细胞的伦理问题。应用选择性流产的人类胚胎组织中将发育成胎儿的原始生殖细胞产生 EG 细胞并研究干细胞一般在伦理上是可接受的，因为不存在摧毁活体胚胎的问题，胎儿不是有意的产生，避开了损害胚胎的生命。但以此来源获取 EG 细胞的伦理接受性与对流产的伦理接受性密切相关。某些对选择性流产有疑义的人对以此来源产生 EG 细胞持反对意见，有些人担心，为获得更多的细胞系，公司会资助体外受精获得囊胚及人工流产获得胎儿组织，可能导致人工流产的泛滥。因此伦理问题的焦点是要防止研究者有意地为获得研究干细胞的材料去伤害妇女和胎儿。可接受的解决办法是，妇女决定捐献流产胎儿组织与结束妊娠应该是分开的过程，妇女流产的决定先于捐献，不要先于妇女作出流产的决定讨论捐献问题，流产是已经发生的与干细胞研究无关。研究者不可以提供经济补偿给妇女。研究者确保不去引诱妇女为别人治疗、为金钱、为他人设计的干细胞研究的目的而流产。禁止任何为使用胎儿的目的对流产时间和过程进行人为限制，捐献者不直接与接受者接触，供者和受者不要发生关系。禁止任何形式的买卖胚胎，确保使用人类干细胞治疗人类疾病的目的

---

① 李本富：《人类胚胎干细胞研究应遵循伦理原则》，载《中华医学信息导报》2003 年第 20 期。

和胚胎应被尊敬的宗旨不受到伤害。[①]

第二，体外受精产生的胚胎干细胞的伦理问题。体外受精产生的胚胎干细胞源于不孕夫妇，由于体外受精成功率低，需要从不孕妻子体内一次取出较多的卵（用激素刺激排出更多的卵），与丈夫的精子在体外受精后形成多个胚胎，除植入子宫的胚胎外，其余冷冻起来以备需要再次植入时使用。但如果体外受精成功，则这些冷冻胚胎成为多余，面临抛弃、破坏的命运。这里所涉及的伦理学问题之一与胚胎本身的伦理地位有关，即对胚胎应该具有何种程度尊重的问题。这是一个很有争议的问题。有些人认为，胚胎在一般意义上是人或者是潜在意义上的人，值得我们给予对人的完全同样的尊重和保护；也有人认为，即使胚胎可能在一定意义上是人，它也不具备现实生活中人的特征，特别是胚胎的早期阶段不具有意识和自我意识，它只是没有独立伦理学地位的一团细胞；还有人持中间立场，认为虽然早期胚胎还不是现实生活中的人，因此它们还不具有孩子或成人那样的伦理学地位，但是它们毕竟是人生命周期的一个环节、一个阶段，因此对它们应该给予某种程度上的尊重，就像我们对人类的尸体也要给予某种程度的尊重一样。[②] 这似乎是一种合理的折中观点。至于胚胎应当受到何种程度的尊重，何种研究可能符合这种尊重，尚在争论之中。另外，对于那些来自体外受精成功后剩余的胚胎，显然只能在得到拥有该胚胎的夫妇的知情同意之后作出捐献才能用于干细胞的研究。但是，捐献者能否知情或者捐献者是否能够充分知情？例如使用捐献者的胚胎产生永久存活的干细胞株的可能性，来自捐献胚胎的科学发现的商业化可能性，捐献的基因物质可能与捐献者隐私有关的信息是否均应让捐献者获悉？

第三，用以研究为目的捐献配子创造的胚胎干细胞问题。与死亡流产胎儿及即将废弃胚胎这两种被动的干细胞来源比较，如果为研究的目的用主动创造的胚胎来获取干细胞与为了生殖的目的主动产生一个胚胎是两种完全不同的事情。因为为生一个孩子以配子人工授精产生一个胚胎和为研究目的捐献配子产生一个胚胎性质完全不同。尽管人类胚胎可能不被认为有与一般意义的人一样的道德地位，但为研究的目的把人类胚胎作为工具来使用没有给予胚胎适当的尊重和关心，是视胚胎为工具而不是目的。而且主动捐献配子将面临许多社会问题。选择流产的胚胎在我国是最适宜的，因为前提是流产已经发生，与干细胞无关，只要确保不是引诱妇女为金钱或为他人设计的干

---

① 王延光：《人类胚胎干细胞的来源与伦理思考》，载《医学与哲学》2002 年第 2 期。

② 翟晓梅、邱仁宗主编：《生命伦理学导论》，清华大学出版社 2005 年版，第 233—234 页。

细胞研究的目的而流产，并确保使用人类干细胞治疗人类疾病的目的和胚胎应被尊敬的宗旨不受伤害，就不涉及伦理问题。在中国当前流产胎儿及即将废弃胚胎这两种干细胞来源比较丰富的情况下，在尚无干细胞研究必须在这样的特定来源下才能进行的情况下，目前没有理由必须有意为研究捐献配子产生胚胎。仅当将来有足够的科学证据和社会赞同力及足够的伦理理由可为研究或治疗的目的产生胚胎辩护时，这种直接的捐献和主动创造可以重新讨论。比如，可能将来干细胞某些重要的研究除非必须以为研究的目的创造的胚胎才能进行，或干细胞研究必须要求在严格条件下产生的胚胎。①

第四，应用体细胞核移植技术产生干细胞的伦理问题。应用体细胞核移植技术产生人类干细胞的基础性和治疗性克隆的将大大促进干细胞基础理论研究，临床医疗及干细胞在生物学、药物学及各个分支领域中的广泛应用。然而用人体细胞核移植技术产生干细胞与有意通过体外受精产生干细胞一样，科学的、伦理的、法律的问题都存在。这里除了人们对无性生殖和基因工程的疑义，除了人们对胚胎的道德地位的伤害和工具性产生胚胎的反对以外，到目前为止，体细胞核移植入人的卵母细胞中可能产生一个人的胚胎作为产生干细胞的来源在科学领域知道的较少，用这种技术产生的胚胎及干细胞的安全性未定。同时人们最为担忧的是会有人进行生殖性克隆既将人体细胞核移植技术产生的胚胎放入子宫中发育出克隆人。目前对克隆人很多国家都是坚决反对的。因此用人体细胞核移植技术产生干细胞必须仔细地权衡潜在的利益和害处。在潜在的利益大于害处的情况下，人体细胞核移植技术产生干细胞必须在严格限制和按照某些规定进行。②

第五，应用嵌合体胚胎产生干细胞的伦理问题。把人的体细胞核移植入动物的卵泡中产生嵌合体（即所谓的"人畜混合体"）的基因研究，更是引起了人们极大的伦理担忧甚至强烈的反对。1998 年 11 月 12 日，在 Adranad Cell Technolagy of Worcester 私人资助下的麻省科学家在《纽约时报》上宣布，他们使人体细胞融合到牛卵中产生了嵌合体，从嵌合体中分离出了类似人类干细胞的细胞团。中山医科大学陈系古教授报道了 2001 年 1 月以来使用"核移植"技术将人类皮肤细胞核移植到家鼠卵母细胞中获取具有全能分化潜能的人类胚胎干细胞。因此，一些学者认为用人和动物杂交克隆出来的"人类胚胎"而得到的胚胎干细胞，绕过了人精卵结合的生命初始阶段，避开了目前科学界关于"用有生命的受精卵进行研究是否等于扼杀个体生

---

① 王延光：《人类胚胎干细胞的来源与伦理思考》，载《医学与哲学》2002 年第 2 期。
② 同上。

命"的争论，而且用其培育出的各种组织器官，最终将移植到人体，修复损坏的组织器官，为人类造福，故可以进行研究。但就此问题，一些专家却认为，将人的细胞核移植到动物的去核卵母细胞中，克隆出"人类胚胎"，这项研究实际上仍存在伦理问题。联合国教科文组织在《世界人类基因组与人权宣言》中明确规定，禁止任何关于人和动物的嵌合体研究。一是这种人兽嵌合体既不是完完全全的人的胚胎，也不是纯粹的动物胚胎，正式的称法应该是混种胚胎，它亵渎人类的尊严。一旦将其置入子宫发育，由于两套 DNA 分别都有部分表达而形成一个生物体，"人面狮身"的怪物将不再是童话中的存在。毫无疑问，人类社会不能容许这种怪物的出现。二是这种技术的可行性和安全性没有解决。事实上，虽然动物的卵细胞去掉了细胞核，但还有细胞质，细胞质中还有线立体 DNA，这些 DNA 对嵌合体胚胎的形成也起一定的作用，一旦以此种嵌合体进行研究会把动物的某些疾病和遗传性状带入人体，对长远的群体遗传和进化产生影响，带来灾难性的后果。美国的最新实验发现，无法将人类 DNA 和雌兔或母牛的卵细胞完美地结合在一起。虽然人兽胚胎在显微镜下看起来貌似正常，但它们存在基因缺陷，这意味着这些胚胎可能对医学和科学毫无用途。

3. 人类胚胎干细胞研究是否会滑向生殖性克隆

科学家可以从成人体细胞内取出遗传物质（DNA）并将遗传物质融合在去核的空卵细胞内，经适当机制诱导，这样的新细胞可以发育成为胚胎，这也就是克隆"多利"羊的基本技术。如果将这种技术用于克隆特定细胞、组织和器官，并将其用于医学目的，治疗疾病，则称之为治疗性克隆技术。如果使用该技术在实验室制造人类胚胎，然后将胚胎置入人类子宫发育成胎儿和婴儿，则称之为生殖性克隆技术。二者的相似之处在于人类胚胎干细胞研究和生殖性克隆研究的第一步都要利用细胞核移植技术（CSCNT），将其他细胞的遗传物质注入卵细胞，让其生长并分裂，直至形成所谓的胚囊，这些共同的原理是不能忽视的。目前开展的胚胎干细胞研究，事实上与生殖性克隆的原理相同，胚胎干细胞的研究与生殖性克隆仅是一步之遥。从技术上看"克隆人"的诞生只是一个时间早晚的问题，再加之科学动机的怂恿，偶然、意外和机遇等因素，更增加了"克隆人"出现的可能性。正因为 HES 细胞研究难以避免地与克隆人问题纠缠在一起，导致人们对 HES 细胞技术的更多疑虑和担心。当 2001 年美国先进细胞技术公司首次报道克隆出含有六个细胞的人类早期胚胎时，立即遭到各国生物学家和伦理学家的纷纷谴责。美国总统布什代表政府申明这项技术违反人类道德，要求签发禁止克隆人的法案，法、德、意等国都表示应当禁止生殖性克隆。我国卫生部也明确表示不赞成、不支持、不接受任何克隆人实验，只赞成以治疗和预防为目的的 HES 细胞研究。由此看来，目前绝大多数科学家、伦理学家和大多数国家坚持反对生殖性克隆，对治疗性克隆给予有条件的赞同和支持，但危险始终都存在着。

（二）人类干细胞研究的伦理原则

鉴于人类胚胎干细胞研究伦理问题的特点：其一是对社会或人类的影响深远；其二在利用胚胎干细胞过程中涉及的未知的、不确定的因素太多，使得已有的评估手段不能应用。所以，为了促进此项研究对人类益处最大化，风险最小化，必须寻找一定的伦理原则来规范人类胚胎干细胞研究的发展和应用。目前，人类胚胎干细胞研究在生命伦理学的基本原则指导之下进行。如生命伦理学的不伤害原则、尊重原则、知情同意原则、安全有效原则等原则。这些原则构成评价人类胚胎干细胞研究伦理问题是非曲直的伦理框架。

第一，尊重原则。首先，HES 细胞研究必须体现对人的尊重，特别是对人的生命权、健康权等基本权利以及人的独特性的尊重。具体而言，一是要体现对研究参与者的尊重。二是要体现对克隆体和人的尊严的尊重，禁止将 HES 细胞研究延伸为生殖性克隆人的研究。在目前生殖性克隆人技术还不成熟，动物克隆体出现残障的概率还很大的情况下，贸然从 HES 细胞研究延伸到生殖性克隆人，是对克隆体的生命健康权和人的尊严的严重侵害。[1] 其次，HES 细胞研究必须体现对人类胚胎的尊重。人类胚胎是人类的生物学生命，具有一定的价值，应该得到人的尊重，没有充分理由不能随意操纵和毁掉胚胎。HES 细胞研究和治疗性克隆是为了实现治疗和挽救病人宝贵的生命，才不得不毁掉人的早期胚胎。这是利害相权之下的一种明智之举，在更高层次上体现了对人生命的尊重，因此有理由允许和支持利用胚胎进行干细胞研究。但同时，也完全有必要对干细胞的来源和所使用胚胎的期限进行控制，来体现对人类胚胎的尊重。

第二，知情同意原则。在研究和医疗领域，知情、同意和保密是当事人的一项基本权利，应确实得到保证。"知情"原则要求向供给者告知：目前干细胞研究的一般情况及该项课题的研究意义；课题研究的资金来源和商业利益；提供胚胎、胎儿尸体、配子等均属于捐赠，不能获利，但同意与否并不影响治疗和护理；提供配子、体细胞时本人所要承受的损失；胚胎经研究后要被销毁，并保证不会被植入子宫，等等。"同意"原则要求让当事人在

---

[1]　韩跃红主编：《护卫生命的尊严》，人民卫生出版社 2005 年版，第 277—278 页。

充分知情的前提下自愿作出同意捐赠与否的决定，并不能以利益来引诱其作出决定。"保密"原则涉及当事人的名誉及其他后顾之忧，甚至要在供给者和研究者之间保持互盲。为保证供给者不被利诱、强迫或操纵，一般应当在供给者作出人流或放弃多余胚胎的决定后，再实施关于捐赠的知情告知和征得同意。

第三，安全和有效原则。不伤害原则是生命伦理最基本的底线伦理。HES 细胞研究尽管是以挽救病人的生命为目的，但仍然有必要强调在进入临床试验之前，确保此技术对人体是安全的、对病人的治疗是有益的。因此，在使用人类胚胎干细胞治疗疾病时，必须经动物实验有效，并设法避免给病人带来伤害，临床试验应遵照国家药品监督管理局有关新药临床试验和基因治疗的规范。

第四，公正原则。在 HES 细胞研究及其应用中，有可能出现将配子、胚胎和胎儿组织商品化的现象。这种现象不仅有损于人类尊严，而且有悖于生命伦理的公正原则。因此，一是应提倡捐赠进行人类胚胎干细胞研究所需的组织和细胞，禁止一切形式的生产、制造、销售、买卖配子、胚胎和胎儿组织的行为。二是应当履行国际公认的"关民利益共享"原则。即当技术开始进入临床应用并产生经济效益后，应当给予临床试验中的"关民（stakeholder）"，如受试者、研究所需的组织和细胞的提供者以适当的利益分配或照顾。①

四　人类干细胞研究的法律视角

人类胚胎干细胞研究具有广阔的医疗前景，但迫于伦理等压力，这项研究工作在全球存在很大争议，但另一方面世界各国唯恐丧失在干细胞研究领域的先机，因此，在干细胞研究立法方面态度非常谨慎，规定各有不同。除禁止复制人具有共识外，其余开放之研究范围大致可归纳如下：禁止所有胚胎及胚胎干细胞之研究，例如奥地利、爱尔兰及波兰等；允许使用现存之胚胎干细胞株进行研究，但禁止胚胎之研究，例如德国、意大利；允许使用生殖用之剩余胚胎进行研究，例如欧盟、法国、荷兰、巴西、日本及加拿大等；允许使用生殖用之剩余胚胎，以及以体细胞核转植制造研究用胚胎进行研究，例如韩国、瑞典、印度、以色列、澳大利亚及中国等；允许使用生殖用之剩余胚胎、体细胞核转植制造研究用胚胎，以及以体外受精制造研究用

---

① 韩跃红主编：《护卫生命的尊严》，人民卫生出版社 2005 年版，第 278 页。

胚胎进行研究，例如英国及新加坡。以下对各国不同的管制条例作一简介，其中不少条例仍在变革之中。

（一）欧洲的立法状况

英国是世界上人工生殖与胚胎干细胞研究最为先进的国家之一，也是目前在这一问题上极少数采取开放态度的国家。除了拥有优秀的研究人员外，英国政府也在积极的通过立法手段支持其研究工作。1990 年，英国通过的《人类授精和胚胎学法案》，认为克隆人类胚胎的研究是非法的。2001 年 11 月 22 日，经过异常激烈的争论，英国议会上院通过了允许克隆人类早期胚胎的法案，准予出于疾病治疗目的进行人体胚胎克隆研究，成为世界上第一个立法批准克隆人体胚胎的国家。2007 年 11 月 6 日，颇具争议的《人工授精与胚胎法案》通过女王讲话正式对外公布，该法案被认为是本届英国政府最为重要的几项立法之一，其中最受瞩目、争议性最大的内容莫过于允许培育用于研究的人兽混合胚胎（是指将人类遗传物质植入动物卵子中，形成混合胚胎，可为医学研究提供胚胎干细胞）。2008 年 10 月 22 日，英国议会下院以 355 票对 129 票批准《人工授精与胚胎学法案》，允许以医学研究为目的的混合胚胎研究，法案接下来将交由上议院投票表决，这意味英国 20 年来备受争议的混合胚胎研究有望首次获得明确法律支持。英国政府认为，允许培育用于研究的人兽混合胚胎所带来的医学成果（如帕金森氏症、脊髓性肌萎缩症、老年痴呆症等疑难疾病的治疗研究），可以缓解数以百万计病患的痛苦。然而，在获得巨大支持的同时，法案也受到了伦理学界和宗教人士的坚决反对。他们认为人兽混合胚胎研究有违道德伦理，一些人甚至担心，人兽混合胚胎可能会给人类带来风险，如可能把对动物无害但对人体有害的病毒引入人体。来自宗教人士的反对之声尤为强烈，法案受到了天主教方面的强烈抵制。

1991 年，德国颁布的《胚胎保护法》中严格禁止人类胚胎干细胞研究以及克隆已有的胚胎干细胞等规定，禁止以科研为目的而专门培育胚胎干细胞，并规定必须获得精子及卵子细胞提供者的同意等，此外，所有研究都将在严格监督下进行。但是，这项法案并没禁止利用进口的人类胚胎进行实验。2000 年 11 月，德国卫生部提出一项新的《生殖医学法》草案，再次强调在德国不允许进行胚胎干细胞的培育研究。2002 年 1 月 30 日，德国联邦议院最终通过了《胚胎干细胞进口法案》，准许德国科学家在严格的限制下利用进口胚胎干细胞进行研究。当天 618 名与会议员被各党准许"不以党派意志，完全凭个人道德意愿"的方式，在四个小时辩论后分别对附有严格条件限制的、不加限制的以及完全禁止进口胚胎干细胞这三项提案进行了投票表决。结果第一项提案获 340 票，第三项提案获得 265 票，第二项提案则同意者寥寥。最终，附有严格条件限制的、准许进口胚胎干细胞用于科研的法案得以通过。尽管宗教界人士对此表示极大失望，但该项法案受到德国科学家的热烈欢迎。

2004 年 7 月，法国议会通过了生物伦理法案，除禁止生殖克隆外，通过克隆获取人体干细胞，用于治疗受损器官和组织的治疗性克隆人胚胎研究也在禁止之列。新法律还设立了一个生物医学机构，负责就此问题提交报告。同时，关于禁止使用为人工受孕而制造的"多余"胚胎的禁令将被延长五年，以便对这种做法的医学和伦理意义进行充分评估。

荷兰 2002 年 9 月生效的一项新法规允许在别无其他合理选择时进行人类胚胎研究。该法规严禁所谓的生殖性克隆研究。2005 年 2 月 2 日，瑞典议会通过了关于干细胞研究的一部新法。瑞典由此成为继英国之后又一个明确立法许可人类胚胎研究和治疗性克隆的国家。

2005 年 7 月 20 日，捷克政府通过法案，同意捷克科学家利用人类胚胎干细胞进行研究，但是禁止用于克隆人研究。根据这项法案，科学家可以从多余或受损的人类受精卵中提取胚胎干细胞，进行以科研和医疗为目的的研究工作，但事先必须得到有关部门的许可。法案还规定，科研人员在进行胚胎干细胞研究时，必须严格遵守道德规范，不准进行未经允许的或克隆人的研究，否则，将被罚款 200 万克朗（约 24 克朗合 1 美元），禁止工作或判处八年监禁。

2006 年 9 月 15 日，西班牙政府通过了《生物医学研究法》草案并提交议会审批。根据该法，西班牙将允许对以治疗为目的的克隆技术进行研究利用；西班牙人可以研究和使用以治疗为目的的克隆技术，但必须最大限度地保护当事人的合法权利和隐私。该项法案禁止克隆人类胚胎，但允许对未受精卵进行以医疗和研究为目的的细胞核移植。法案还规定，将成立一个生物技术委员会，专门负责对治疗性克隆技术进行监管。此外，有关部门还将着手建立"生物库"，以规范生物资料的保存和保密工作。

（二）北美洲的立法状况

2001 年 8 月，美国总统布什签署命令，联邦科研资金只限于资助现有人类胚胎干细胞系的研究，不得用于支持新的克隆胚胎干细胞系。2005 年 4 月 26 日，美国国家科学院出台了《人类胚胎干细胞研究指导原则》，意在规范在美国引起广泛争议的治疗性克隆和提取胚胎干细胞研究工作。《指导原则》要求，所有从事胚胎干细胞研究的机构应该设立"干细胞研究监督委员会"，这个委员会不仅应包括生物学家和干细胞研究专家，也应该包括法律、伦理专家和公众代表。《指导原则》不仅要求规范人类胚胎干细胞研究，还要求用于研究的胚胎干细胞来源合法。《指导原则》说，当研究机构计划提取人工授精胚胎的干细胞、通过细胞核转移技术克隆新的胚胎（即治疗性克隆）、通过动物模型检验胚胎干细胞效能时，都应首先将科研计划交给监督委员会审议通过，与此同时其他官方管理机构的职权依旧有效。这一《指导原则》除了重申禁止生殖性克隆、禁止通过细胞核转移技术培育人兽之间的"怪物"之外，也对胚胎干细胞研究中其他几个争议热点设立了严格的规定。比如，不能让用于提取干细胞的胚胎在培养基中生长 14 天以上；在通过细胞核转移技术克隆胚胎时，必须获得体细胞捐献者的同意；研究机构应该将其保存的干细胞系进行安全编码管理，以保证细胞捐献者个人信息不泄露；不得将动物胚胎干细胞植入人类胚胎中；只有在别无选择的前提下，才允许将人类胚胎干细胞植入动物体内以检验干细胞效能等。

2006 年 7 月 18 日，美国参议院以 63 票赞成、37 票反对的票数通过了众议院业已通过的《加强干细胞研究法案》，该法案规定，联邦政府的研究经费可用于人体胚胎干细胞的研究。但美国总统布什行使否决权，否决了《加强干细胞研究法案》，布什在白宫行使否决权时指出："这一法案支持剥夺无辜的生命。这超越了一个和谐社会需要尊重的道德界限，所以我将其否决。"而民意调查显示，大约有 2/3 美国人支持干细胞研究。在布什总统否决该法案后，一大批议员都确信美国迟早会有这样一部法律。

尽管美国联邦政府禁止动用联邦财政资助人类胚胎干细胞研究这一充满希望但又饱受争议的领域，但是许多州政府还是纷纷出台自己的干细胞研究计划。加利福尼亚州 2004 年率先通过法案支持胚胎干细胞研究，还计划在 10 年内从州预算中拨款 30 亿美元资助这项研究。2005 年 5 月 31 日，美国马萨诸塞州参、众两院 31 日以压倒性优势通过了支持胚胎干细胞研究的法案，同时让保守派州长对这一法案的否决变成无效。这是美国第二个州通过地方立法支持干细胞研究。这项立法明确禁止生殖性克隆研究，但允许科学家在州卫生部门批准后从事治疗性克隆研究，也就是克隆人类早期胚胎并从中提取出胚胎干细胞。

2007 年，马里兰州的州长罗伯特·埃利克（Robert Ehrlich）就签署了一项法案，将拨款 1500 万美元用于干细胞研究，从而使马里兰州成为 2004 年以来美国第五个拨款进行干细胞研究的州。前四个州分别为加利福尼亚、康涅狄格、伊利诺斯和新泽西。另据美国立法委员会的艾利斯·约翰逊

（Alissa Johnson）表示，佛罗里达、密歇根、纽约、密苏里等州正在就是否资助干细胞研究进行讨论。与此相对，至少有十个州正在考虑立法禁止通过克隆人类细胞建立干细胞系，原因是有人担心这一技术会最终发展为生殖性克隆。但是科学家表示，如果现在不加紧进行干细胞研究，就会失去重要的历史机遇。2007 年 3 月，在纽约州 2008 财政年度即将开始的时刻，该州议员通过了一项包括提供 1 亿美元用于干细胞研究的预算法案。

2003 年 10 月 28 日，加拿大众议院以 149 票赞成 109 票反对通过一项法案，禁止克隆人类并规范干细胞研究。这项法案规定，禁止克隆人类、禁止培育人与动物的混血儿、禁止科研机构出售其研究剩余的人类胚胎，除了医疗需要外，禁止鉴别胚胎性别。同时，法案禁止买卖人类精子和卵细胞，也不允许妇女代人怀孕。

（三）亚洲的立法状况

2005 年 1 月 1 日，韩国开始实施《生命伦理法》，全面禁止以商业为目的的精子和卵子交易，同时立法支持以治疗为目的的人体胚胎研究。该法规定，禁止精子、卵子等生殖细胞的商业交易，设立生殖细胞检测机构须经保健福利部批准，每年要接受一次以上的审核，风险企业等其他机构组织不得参与生殖细胞的检测，同时禁止播放与生殖细胞检测有关的电视广告。违者将处以两年以下有期徒刑或 3 万美元以下罚款。生殖细胞检测机构事先要征得被检测者的同意，并向其详细说明检测目的、精子或卵子的保存和管理方式等。进行体外受精手术时，医院事先要向不孕夫妇说明胚胎生成的过程、保存机构和保管方式等，并签订同意书。韩国保健福利部有关负责人表示："对胚胎研究提供法律支持的同时，还将建立透明的胚胎研究管理机制，这将极大地推动胚胎干细胞的研究。"经韩国生命伦理委员会的审议后，福利部还计划进一步扩大目前只限于脊髓损伤、白血病、脑溢血、老年性痴呆、视神经损伤和糖尿病等 18 种疑难病症的胚胎研究允许范围。

2007 年 10 月 30 日，韩国政府拟定的《生命伦理法》修正案严格禁止在人和动物之间进行体细胞核移植试验。这项修正案获得国会通过后于 2008 年开始执行。修正案禁止将动物细胞核植入人类卵子以及将人类细胞核植入动物卵子的研究，也禁止来自于不同提供者的细胞间的遗传物质的融合试验。但是禁止令并未包括已经开始的人和动物间干细胞核移植实验。按照新的修正案，目前进行中的以治疗和预防人类疾病为目的的人类干细胞研究项目仍然可以按照现行的批准程序进行，只需通过所属研究机构的生命伦理审议委员会审查。但是新立项的人类干细胞研究项目则需得到韩国保健福利部的批准。

在日本，干细胞研究是"千年世纪工程"中的核心内容之一。为了能科学安全地进行干细胞研究，日本政府在 2001 年 6 月初通过了干细胞研究指南。指南规定，用于研究的胚胎细胞只能从那些本该被废弃、用于生育治疗目的的胚胎中获取。关于克隆人和制造精子和卵子的研究在日本则被严格禁止。日本文部科学省在 2001 年 6 月 22 日按照本月起实施的克隆技术限制法，公布了禁止克隆人的胚胎等准则草案。日本克隆技术限制法规定，为了防止克隆人诞生，禁止将克隆胚胎置入人的子宫。但是，由于克隆技术本身对生命科学和再生医疗的研究具有重要意义，因此日本政府又通过制定行政方针规定了克隆技术的使用范围。准则草案承认当前仅限于脏器再生等特定研究目的的克隆器官、将人的受精卵核移植到卵子中等与克隆人无关的三种形式。草案还规定，研究用的受精卵仅限于为治疗不孕症而通过体外受精制作的、并废弃的受精卵，并且须得到提供者的书面同意和无偿出让。① 2002年 2 月，日本科学技术会议生命伦理委员会人类胚胎分会提出报告，允许在一定条件下进行"万能细胞"的研制。日本成为世界上第一个以政府名义作出这一决定的国家。

2002 年 7 月，新加坡政府采纳了生物伦理顾问委员会提出的建议，在国家监管机构认可的情况下允许人类胚胎干细胞研究以及从事治疗性克隆研究。2003 年新加坡国会通过了《生物医药研究管制法令》，法令规定，任何研究机构和个人开展人类干细胞和组织研究，必须得到卫生部的批准。研究机构必须具有相应执照，具备完善的研究和安全设施，还要成立道德委员会。违反法令的，最高可处以 10 年刑期和/或罚款 10 万新元。法令允许旨在有益于人类健康的干细胞研究活动。科技主管部门认为，法令的生效，将有助于吸引国际顶尖科研人员来此开展研究活动。

2003 年，我国卫生部下发的《人类辅助生殖技术管理办法》中明确规定：我国将禁止实施代孕技术、禁止实施胚胎赠送，还首次明确禁止人类与异种配子杂交、禁止以生殖为目的对人类胚胎进行基因操作、禁止克隆人。从而对我国人类干细胞研究作出了指导性的规定。2004 年 1 月，科技部和卫生部联合发布了 12 条《人胚胎干细胞研究伦理指导原则》，明确禁止人的生殖性克隆，禁止人胚胎的研究超过 14 天，禁止将研究用胚胎植入人和其他动物生殖系统，禁止人的生殖细胞与其他物种生殖细胞的结合，禁止买卖人类配子、受精卵、胚胎和胎儿组织，强调贯彻知情同意和知情选择原

---

① 翟晓梅：《人类干细胞研究的伦理学争论》，载《医学与哲学》2002 年第 2 期。

则，保护隐私以及要求成立伦理委员会，这些都是非常重要的，应该加以肯定。

（四）澳大利亚的立法状况

2002 年，澳大利亚议会曾通过第一部关于干细胞研究的法律，当时规定科学家只能从人工授精剩下的胚胎中提取干细胞，但禁止进行细胞克隆。2006 年 12 月 6 日，澳大利亚众议院以 82 票赞成 62 票反对通过了一项新法案。与旧法案相比，新法案允许科学家们克隆人体胚胎干细胞，用来培育出所需要的一切人体组织，但前提是克隆出来的胚胎不可以植入子宫，并且必须在 14 天内销毁。负责起草这项新法案的议员、前卫生部长帕特森（Key Patterson）称，这项禁令的解除将为科学家们取下"紧箍咒"，使他们能够和其他国家的医学专家一道共同研究医疗克隆技术。如此一来，生物学专家就可以通过研究找到治疗癌症、心脏病、糖尿病和阿尔茨海默氏症（早老性痴呆症）等病症的良方。不过，这项法案同样也遭到了包括澳大利亚总理、两名副总理和在野党领导人在内的很多政要的强烈反对。在他们看来，人类生命的纯洁性要比治疗性克隆研究更重要。

五　人类干细胞研究的前瞻性思考

马克思指出："人本身是自然界的产物，是在他们的环境中并且和这个环境一起发展起来的。"[1] 伴随人的发展，人所创造的科学技术也为现代社会带来了突飞猛进的变化。以人类胚胎干细胞研究为重点内容的生命科学研究在 21 世纪进一步走向纵深，在迎接生命科学不断取得新突破的同时，我们既不能盲目地夸大它所带来的积极作用，更不能因为它所带来的危害而因噎废食。目前，如何防止以胚胎干细胞为代表的生命科学新成就被误用和滥用，让它们最大限度地造福人类，已成为 21 世纪之初摆在我们面前的一项迫切课题。

（一）正确看待人类胚胎的道德地位

14 天以内的人类胚胎仅只是一个有大头针头大小的球状胚泡，里面含有一些相同的细胞。它还没有分化出神经系统、大脑和其他结构，是一个既无心跳也无感知觉的细胞囊胚，在定性上尚属于人类细胞，而不是完整生物

———————————

① 《马克思恩格斯选集》第 3 卷，人民出版社 1972 年版，第 74 页。

学意义上的人的生命，更不是心理学和社会学意义上的生命。因此，为开发有效治疗技术而操纵和毁坏这样的早期胚胎不能等同于扼杀生命，也不对人类尊严和人权构成侵害。但是，人类胚胎包含有发展成一个完整的人的全部潜能，从生物学意义上讲他属于人类大家庭中的成员，因而他也就享有人类所特有的尊严，这是一种以人类整体为作用对象的绝对意义上的人种尊严，与相对意义的个体尊严如荣耀等等无关；与人类之间的时代、地域、文化背景上的差异无关；与当事人自己是否意识到或者是否有能力意识到这种尊严无关。如婴幼儿、痴呆者等等尽管没有意识能力，但他们仍具有人的尊严。这还与作为当事人的胚胎后来是否被流产，或者是否被用于医学研究的活动无关。[①] 这种人人分享的人的尊严，正如康德曾说是不容置疑的、无价的，拥有一种绝对的内在价值。因此，理应得到人类一定程度的尊重。这种一定程度的尊重应当体现在：第一，没有充分理由不能随意制造和摧毁它，以经济和其他非医学目的而从事胚胎实验研究是不道德的，必须禁止。但有效治疗疾病，挽救无数病人宝贵的生命就是一个充足的理由，这是以牺牲胚胎的尊严来服从另一个更高的道德目的，恰是体现了人类道德对人类生命的尊重和关怀。第二，如果利用人工受精治疗不育症后剩余的胚胎就能满足研究需要时，就无须也不应该再创造和毁掉新的胚胎。第三，研究所用的全部胚胎都必须在一定时限内销毁。基于英国限定为 14 天是有其科学上的考虑的，国内研究也不应突破这一时限。第四，严禁买卖胚胎。胚胎买卖不仅会使之沦为商业获利的工具，有悖于对胚胎的尊重，而且还会引诱妇女为金钱而取卵、怀孕和按研究设计来流产，对她们的身心和胚胎造成伤害。[②]

（二）把握人类胚胎干细胞研究的伦理核心问题

分析人类胚胎干细胞研究中引发伦理争议的焦点问题，可以看出大多数焦点所关注的是人类胚胎的道德地位问题，而非其伦理核心问题。我们不能把人类胚胎干细胞研究的伦理核心问题与人类胚胎的道德地位问题混为一谈。要始终抓住研究的伦理核心问题，即人类胚胎与病人利益的冲突问题。[③] 为了目前活着的病人的利益而牺牲人类胚胎的利益，这种行为是否道德？战胜癌症等疾病在伦理上是否比保护仅几天大的人类胚胎更有价值？业已分享着我们生活形式的那些人的道德需求是否高于那些尚不属于我们生活

---

① 甘绍平：《应用伦理学前沿问题研究》，江西人民出版社 2002 年版，第 65—66 页。

② 韩跃红、巫春：《人类胚胎干细胞研究的潜在价值和伦理规范初探》，载《上海师范大学学报》（哲学社会科学版）2002 年第 1 期。

③ 白雪涛：《人类胚胎干细胞研究的伦理思考》，载《甘肃社会科学》2005 年第 1 期。

形式的生物的被保护权？等等，都是值得我们反复思考和认真对待的伦理问题。如何解决人类胚胎干细胞研究的伦理核心问题，正如甘绍平先生所言："当人类胚胎与病人的权益发生冲突时，我们往往赞同选择牺牲前者而保障后者，这与堕胎的理由是相类似的。在对不同的人类生命形态的抉择上，不可能有什么理性的理由，起决定作用的是人类的感受性——这包括感知者主体的感受性与被感知者自身的感受性，前者往往取决于后者。设想当实验室失火，人们必须在救助一位婴儿与救助 10 个被存放在试管中的人类胚胎之间进行选择时，我们自然会去救助那个婴儿。我们对所有的人，人类胚胎也好，婴儿也好，病患者也好，均拥有一种'人类团结'的感受性。然而就一个早期的人类胚胎而言，他只是一个不会大于外文句号的由 50—100 个细胞组成的血肉组织，从外观看没有人的相似性，从自身内部看，没有神经、没有大脑、没有意识、没有感知能力。当我们在人类胚胎或其他形态的人类生命之间必须作出抉择时，人类胚胎本身的状态给我们造成的感受决不会与婴儿、孕妇或病患者给我们造成的感受是完全一样的。一句话，我们对前者的道德感受性在这种特定情况下比对后者的感受性要弱得多。假如一个五天大的胚胎与一位出生了的人给我们造成的感受性是一样的，那么人们根本用不着对人类胚胎干细胞研究的道德性质问题进行争论了。"[1] 所以说，人类的感受性是我们重视、解决人类胚胎干细胞研究的伦理核心问题的哲学依据。

（三）掌握人类干细胞研究的伦理限度

鉴于人类干细胞在揭示生命的奥秘、攻克各种疑难杂症等方面具有极为诱人的前景，其根本目标符合造福人类这一根本宗旨，我们应该支持人类干细胞研究。但同时它又涉及人类胚胎以及"克隆人"等重大伦理问题。因此，为了确保人类干细胞研究的健康发展，我们更应以一种理性的、探索性的眼光来看待。既要通过法律这一手段对它进行法律规范，又要通过科学共同体在遵循行善和救人、尊重和自主、无伤和有利、知情同意等原则上制定伦理准则对干细胞研究进行限制，从而在更广范围、更多层面引导研究在合乎伦理的框架下发展，把道德风险和生存危机降到最低点。但是，对人类干细胞研究进行伦理限制，必须掌握一定的度。只有掌握了度，掌握了决定事物的量的界限，我们才能准确地把握事物。"过"和"不及"都会影响到人类胚胎干细胞研究的正常而健康的发展。如果伦理限制"不及"，则不能从

---

[1]　甘绍平：《应用伦理学前沿问题研究》，江西人民出版社 2002 年版，第 68—69 页。

根本上解决问题。人类胚胎干细胞研究中某些被视为禁区的技术研究仍将大行其道，因而最终会冲破伦理观念的束缚，使人类胚胎干细胞研究处于失范的危险状态，这是我们不想的。而如果伦理限制太"过"，将会在一定程度上阻碍干细胞研究的发展，也是不可取的。[①]

人类胚胎是一个复杂的问题，它牵涉人类胚胎的价值、地位与生命权利。这个问题与一个国家、民族、群体的文化传统与宗教信仰都有着千丝万缕的关系，在不同的国家，以及在一个多种族、多元文化的国家内（如中国、美国、加拿大等）的不同群体，对采用胚胎干细胞都会有不同的立场。[②] 因此，要承认世界的文化多元性，尊重国家民族的传统文化和包容不同宗教的信念与价值取向，并共同合力减低由文化差异可能产生的冲突。在制定干细胞政策上，每一个国家都有权力制定一个符合国家本身的文化传统与人民信仰理念的人类干细胞政策。联合国教科文组织（UNESCO）的国际生命伦理委员会在这方面的立场是相当清楚的："每一个国家都有权利与义务对人类胚胎干细胞进行辩论，并对它的种种道德问题作出决定……人类胚胎干细胞的研究是每一个国家自行决定的……"但这不是说任何一个国家可以罔视国际上其他国家的意识形态、价值取向与采用的政策。干细胞研究应以人类的最大福利为基本标准。只要科技应用的正效应远远大于负效应及有利于人类绝大多数人的生存发展，并且其负效应能通过伦理和法律规范的调控而减弱或消除，则符合这一基本标准；反之则违背了这一基本标准，则应予以禁止。如禁止克隆人；反对利用人的配子与动物配子产生嵌合体提取人类胚胎干细胞；胚胎干细胞研究以 14 天为限等。

---

① 李丽峰：《基因问题的理论探讨》，毕业论文，2003 年 5 月，第 37—38 页。
② 许志伟：《人类干细胞之伦理原则与监管政策》（下），载《医学与哲学》2006 年第 20—23 期。

第五章 克隆技术

——我是谁？

2007 年 11 月 12 日，英国《独立报》报道了又一项震惊世界的研究成果：美国俄勒冈州比弗顿的国家灵长类动物研究中心科学家沙乌科莱特·米塔利波夫（Shukret Mutellip）率领的研究小组利用一只 10 岁雄性恒河短尾猴成功克隆出胚胎，并从 20 个克隆胚胎中培育出两批胚胎干细胞。研究人员还在实验室从克隆胚胎中培育出成熟的猴子心脏细胞和大脑神经。此前，克隆界一直认为，克隆灵长类动物胚胎干细胞在技术上存在着不可逾越的障碍，但现在的事实表明，米塔利波夫成功打破这项障碍。由于成功克隆灵长类胚胎干细胞对于能否克隆出人类具有敏感的前提条件，这一突破将使人体克隆的可能性增大。因而再次引发了全球的关注，一些科学家认为，米塔利波夫率领的研究小组成功克隆出猴子胚胎干细胞，是克隆技术的一项突破，使克隆人类胚胎成为可能。那么，人类距离克隆同胞是否仅"一步之遥"？克隆人一旦付诸实施，将会对家庭、社会、人类的未来产生什么样的后果？这些问题，在世界范围内引起了激烈的争论，整个科学界、伦理学界、法学界、社会公众都高度重视，因为这些问题已经涉及人类社会生存和发展的根本利益。

一 克隆技术概况

（一）克隆的含义及分类

克隆是英文"clone"的音译，这一词来源于希腊文"Klon"，原意是指幼苗或嫩枝，以无性繁殖或营养繁殖的方式培育植物。后来，随着科学技术的发展进步和时间的推移，特别是动物、植物无性繁殖研究的成功之后，其含义更加丰富，克隆是指生物体通过体细胞进行的无性繁殖，以及由无性繁殖形成的基因型完全相同的后代个体组成的种群，简称为"无性繁殖"。时至今日，"克隆"的含义已不仅仅是"无性繁殖"，凡是来自同一个祖先，无性繁殖出的一群个体，也叫"克隆"。这种来自同一个祖先的无性繁殖的后代群体也叫"无性繁殖系"，简称无性系。简单讲克隆就是一种人工诱导的无性繁殖方式，是以单个细胞为材料进行无性繁殖的方式。克隆是指以无性生殖的方式产生后代，其特征主要有：一是亲子代遗传物质完全相同，即具有相同的基因型；二是克隆可产生大量具有相同基因型的个体，即可形成个体群或细胞群。

但克隆与无性繁殖有所不同。无性繁殖是指在自然条件下不经过雌雄两性生殖细胞的结合、只由一个生物体产生后代的生殖方式，常见的有孢子生殖、出芽生殖和分裂生殖等。由植物的根、茎、叶等经过压条或嫁接等方式产生新个体，也是无性繁殖，但却是人工操作下的无性繁殖。而在自然条件下，除了极少数低等动物以外，几乎所有的动物都不能进行无性繁殖。克隆的基本过程是先将含有遗传物质的供体细胞的核移植到去除了细胞核的卵细胞中，利用微电流刺激等使两者融合为一体，然后促使这一新细胞分裂繁殖发育成胚胎，当胚胎发育到一定程度后，再被植入动物子宫中使动物怀孕，便可产下与提供细胞者基因相同的动物。这一过程中如果对供体细胞进行基因改造，那么繁殖出的动物后代基因就会发生相同的变化。

克隆可以分为："生殖性克隆"和"治疗性克隆"。前者指的是用无性繁殖的手段制造出与体细胞的供体遗传上完全相同的动物或人。而"治疗性克隆"指的是用人的体细胞克隆出胚胎，目的是获取具有分化能力的胚胎干细胞——即胚胎或原始生殖细胞经体外分化抑制培养筛选出的具有发育全能性的细胞，人们可以用这些胚胎干细胞来克隆出人类所需要的组织或器官，如皮肤、肌肉或肾脏等。从技术方面来看，治疗性克隆和生殖性克隆几乎是完全一样的，两者之间仅隔一线之差。将体细胞的细胞核注入卵细胞以代替卵细胞核就可以得到一个新细胞，这一新细胞不断分裂就得到干细胞，可以用来治疗大量疾病。

（二）克隆人的含义

"克隆人"最初是一种科学幻想。1932 年，英国作家 A. 赫胥黎（Aldous Huxley）发表的科幻小说《奇妙的新世界》（*The Brave New World*），以深刻的洞察力，不仅预见到人类生殖技术的发展——无性生殖的可能性，而且预见到了其应用可能引起的社会和伦理问题。而最早提出克隆人的想法是在 1971 年。当年詹姆斯·沃森（James Watson）——因发现 DNA 的双螺旋结构而与他人共同获得 1962 年诺贝尔生理与医学奖——在《亚特兰大月刊》上发表了一篇名为《向克隆人进军》的文章。在文章中，他预言克隆人将产生，并警告人们社会将因克隆人的出现而发生恐慌。1997 年 2 月克隆羊"多莉"诞生的消息引发了世界范围内围绕克隆技术与人类伦理道德之间冲突的社会争论，焦点就是"克隆人"问题。

那么，究竟什么是"克隆人"？从广义上来讲，"克隆人"是指将克隆技术应用于人自身的过程以及经由这种途径产生人胚胎或完整的人类新个体。它涉及人类的生殖过程，本质上属于人工生殖或辅助生殖的范畴。经过长期的实践，现当代人工生殖技术已经形成人工受精、体外授精和无性生殖的三大领域。其中，无性生殖（parthenogenesis or cloning）就是广义上的"克隆人"。当克隆技术从胚胎细胞克隆发展到体细胞克隆以后，从技术上讲，无性生殖或广义上的"克隆人"已经完全不同于人工受精和体外授精。人工受精、体外授精技术离不开男性精子和女性卵子的相互结合，而体细胞克隆人则不需要男性精子参与人的生殖过程。从狭义上来讲，"克隆人"是指生殖性克隆。由于经由生殖性克隆，人可以不通过两性结合、特别是男性精子和女性卵子的相互结合就能够被"制造"出来，将会引发一系列的伦理道德问题、法律问题以及社会认同、安全等问题，因此，生殖性克隆研究和实验遭到了科学界、伦理学界、宗教界以及多国政府、许多国际组织的普遍的、强烈的反对。

（三）克隆技术的含义及社会意义

克隆技术是指把一个体细胞的核移植到一个去除核的卵细胞中，以便由此获得一个完整的生物个体，这一生物个体的遗传性状同体细胞的供体应当是一致的。它包括胚胎分割、隔合、细胞核移植等多项现代生物技术或转基因技术。目前，生产高等动物克隆的技术主要有胚胎分割和细胞核移植两种。胚胎分割是指借助显微操作技术或徒手操作方法切割早期胚胎成三、四等多等份再移植给受体母畜，从而获得同卵双胎或多胎的生物学新技术。来自同一胚胎的后代有相同的遗传物质，因此胚胎分割可看成动物无性繁殖或克隆的方法之一。细胞核移植是指将不同发育时期的胚胎或成体动物的细胞核，经显微手术和细胞融合方法移植到去核卵细胞中，重新组成胚胎并使之发育成熟的过程。克隆羊"多莉"，以及其后各国科学家培育出的各种克隆动物，如克隆蛙、克隆鼠、克隆兔、克隆猴、克隆猪、克隆牛等，采用的都是细胞核移植技术。与胚胎分割技术不同，细胞核移植技术，特别是细胞核连续移植技术可以产生无限个遗传相同的个体。所以，细胞核移植技术是产生克隆动物的有效方法，人们往往把它称之为动物克隆技术。

克隆技术作为一种划时代的无性繁殖新技术，成为 20 世纪重大的科技成果之一，被誉为"一座挖掘不尽的金矿"，在生产实践上具有重要意义，潜在的经济价值十分巨大。如今，克隆技术被广泛应用于植物、动物、微生物的生产实践和科学研究之中，为生物遗传疾病的治疗、优良品种的培育和扩群等提供了重要途径。具体来讲，主要表现在以下几个方面：

第一，有利于生命科学的基础研究。探索生命的奥秘是科学家孜孜不倦的追求。克隆技术的新发展，可以建立基因型完全一致的动物模型，为深入研究发育生物学及人类疾病发生的机理等提供重要手段。哺乳类动物和人类的机体内，都存在着两类细胞，即生殖细胞和体细胞，前者专管生育繁殖，而后者专管机体的生长发育。按发育生物学的观点看，成年体细胞发育已经属于定向高度终末分化而失去细胞的全能性，这是科学界早已定论的问题。但是多莉羊问世突破了有性生殖的自然发展规律，实现了高等哺乳动物的无性繁殖。科学家们感兴趣的问题是：在什么条件下，能使成年体细胞去高度分化而恢复全能性；在什么样条件下，能使"核质融合"发育成早期胚胎；以及成年体细胞如何实现解读其基因信息的遗传性状向"子代"传递等，进一步研究以揭示基因调控功能，基础研究的深入包括去分化、重新编程和疾病机理的研究，将大大推动生命科学的进一步发展。

第二，有利于农业生产的发展。利用遗传学理论和技术进行植物杂交，创造了植物的新品种，这是 20 世纪上半叶的一项重大科学成就，打破"龙生龙，凤生凤"物种不变的陈规，但这还只是一种传统的育种方法，因为杂交植物还是受到很多限制，范围也很小。70 年代后，人们利用克隆技术的发展，用基因工程育种促使农作物在品种改良、提高单位面积产量等方面有了长足的进步，现在在农业上已利用基因重组的技术分离出了一大批目标基因，同时也利用转基因技术按照人类的需要培育和改良新品种，并可在任何动植物之间，将有价值的外源目标基因（即寡核苷酸片段）导入农作物的细胞组织中，使其产生完整的转基因植株。我国政府通过"863 计划"资助了这方面的研究，已获得抗虫害棉花、良种玉米、抗花叶病黄瓜、高产水稻、抗腐烂番茄和高产马铃薯等。近年来，一批与植物多种生理过程有关的相关基因相继被克隆，农业上高产、抗虫、抗病毒及抗盐碱等方面已获成功，使"基因工程"在农业生产上显示无限生命力。

第三，有利于畜牧业发展。畜牧业生产的发展，对满足人类的营养需求非常重要，而畜牧业的生产效率取决于个体生产性能和群体繁殖性能两大因素。在繁殖性能方面，过去偏重在有性繁殖中良种选育，所以周期长、效率低，要经过一代代筛选，还要剔除遗传变异，培育良种往往需要几十年时间。克隆技术发展对畜牧业带来新的生机，现在科学家可以用"胚胎分割技术"及"体细胞核移植术"等新的方法，改良种系品质及增加产量，保持其优良性状不再退化，还可以大大提高家禽家畜的生产能力、抗病能力，使畜牧业生产产生质的飞跃。

第四，有利于人类的医疗卫生保健事业。克隆技术在医药卫生领域的应用，为人类健康保障开辟了一条新路。首先是通过克隆等生物高新技术，在研究人类疾病发生和发展的机理方面起了非常重要的作用，国际上已确认的人类孟德尔遗传病 1628 种，其中 948 种遗传疾病基因已被克隆，包括心血管、内分泌、呼吸、消化、免疫、血液等 20 多个临床学科。基因克隆大大推动了临床疾病的诊断和机理研究。其次，通过无性繁殖的方式，将有利于人类健康和需要的基因导入哺乳动物细胞，克隆出转基因动物，可以成为生物制药工厂，产生会起治疗作用的蛋白质，比从血液提取更为安全，避免各种肝类病毒、艾滋病病毒等的侵扰。现在已经可以通过克隆转基因技术创造生物医药材料代替品，如治疗糖尿病的胰岛素、治疗侏儒症的生长素及抗肿瘤的干扰素等。

第五，有利于拯救濒危动物。全球气候变暖、沙漠化在扩大，而植被在缩小、生态环境恶化，加速了动物种群的灭绝，有些珍稀动物如我国的大熊猫和白鱀豚数量在减少，挽救地球上的珍稀动物是人类共同的任务。

中国科学院动物研究所著名动物学家陈大元教授认为，克隆多莉羊成功证明了高度分化体细胞核可在同种卵细胞质的作用下去分化而恢复全能性。同时提示，异种体细胞核在异种去核卵细胞作用下是否也可以恢复全能性，异种卵细胞质中是否具有非物种特异的去分化因子，这一问题是现在国际上许多动物克隆专家共同感兴趣的研究方向。科学家认为，用异种克隆动物是挽救濒临灭绝珍稀动物好办法。当前异种体细胞克隆已经有了很大的进展，重构卵可在体外发育到囊胚，这是非常可喜的进步。在全球生态环境日益恶劣的特定条件下。也许这是拯救濒临灭绝动物的有效途径，我们期盼着用异种体细胞克隆技术成功，使更多珍稀动物与人类一起生活在地球村。

二　克隆技术的历史发展

克隆技术在现代生物学中被称为"生物放大技术"，它的产生源于对生物遗传性质的研究和利用。同整个生物界的进程一样，克隆技术也是由低级到高级、由简单到复杂不断发展和进步的。它已经经历了三个发展时期。第一个时期是微生物克隆，即由一个细菌迅速复制出成千上万个和它一模一样的细菌而变成一个细菌群；第二个时期是生物技术克隆，比如 DNA 的克隆；

第三个时期就是动物克隆，即由一个细胞克隆成一个动物。所以，克隆技术从细胞到分子、从植物到动物不断向前发展，特别是高等哺乳动物的克隆成功，标志着生命高科技水平已经进入一个崭新的阶段。

科学家有关动物克隆，始于 20 世纪的初叶，其实验从比较简单的低等动物如蛙、鱼等开始，逐步向高等动物延伸。1934 年，人们对单细胞有机体克隆已取得成功。1938 年，动物克隆的创始人系德国胚胎学家汉斯·施佩曼（H. Spemann）提出从发育到后期的胚胎中提取细胞核，并移植到除去核的卵子中使其发育的设想。虽然限于当时的技术条件未能成功，但这种设想，成为后来动物克隆的蓝图。1952 年，美国科学家罗伯特·布里格斯（R. Briggs）等人采用上述方法对青蛙进行了实验，但该卵没有发育。1963 年，我国童第周教授领导的科研组，首先以金鱼等为材料，研究了鱼类胚胎细胞核移植技术，获得成功。1964 年，英国科学家约翰·格登（J. Gurdon）将非洲爪蟾未受精的卵用紫外线照射，破坏其细胞核，然后从蝌蚪的体细胞——场上皮细胞中吸取细胞核，并将该核注入核被破坏的卵中，结果发现有 1.5% 这种移核卵分化发育成为正常的成蛙。格登的试验第一次证明了动物的体细胞核具有全面性。

哺乳动物胚胎细胞核移植研究最初是在 1981 年，日内瓦大学卡尔·伊尔门泽（C. Illmenses）等人用鼠胚细胞核移植方法培育出发育正常的鼠。1984 年，施特恩·维拉德森（S. Willadsen）用取自羊的未成熟胚胎细胞克隆出一只活产羊，我国科学家于 20 世纪 80 年代末成功地克隆出一只兔子。此后，许多国家的科学家你追我赶，不断扩大研究范围，利用猪、牛、羊、兔和猕猴等各种动物对胚胎细胞核移植技术进行了重复实验，并取得重大进展。1989 年，维拉德森获得连续移核二代的克隆牛。

从 20 世纪 90 年代初开始，世界上已有数十个国家和地区先后报道了利用差不多相同的方法培育出各种不同的动物。如日本的克隆牛，已繁殖 150 头。我国台湾地区克隆 5 头猪，并已子孙成群。新西兰采用冷冻胚胎培养成功两只孪生羊。美国采用人工受精方法使受精卵分裂为 8 个细胞的早期胚胎，而后将其逐个分离，再将细胞核移入卵子中，待该卵子发育为胚胎后移入母猴子宫内，终于成功克隆两只猴子。我国的克隆技术也颇有成就，1991 年，西北农业大学发育研究所与江苏农学院克隆羊成功；1993 年，中科院发育生物研究所与扬州大学农学院共同克隆出一批山羊；1995 年，华南师大和广西农大合作克隆出牛。到 1995 年为止，在主要的哺乳动物中，都是用胚胎细胞作为供体细胞进行细胞核移植而获得成功的，包括冷冻和体外生产的胚胎；对胚胎干细胞或成体干细胞的核移植实验，也都作了尝试。但是成体动物已分化细胞核移植一直未能取得成功。

1997年2月，英国罗斯林研究所宣布克隆成功小羊多莉，这是世界上第一只用已经分化的成熟的体细胞（乳腺细胞）克隆出的羊，这意味着人类已经超越了生物进化的自然规律门槛，人类可以用体细胞核移植技术，以无性繁殖方式，克隆哺乳类高级动物，这是科学史上又一大奇迹。整个克隆过程如下：科学家选取了三只母羊，先将一只母羊的卵细胞中所有遗传物质吸出，然后将另一只六岁母羊的乳腺细胞与之融合，形成一个含有新遗传物质的卵细胞，并促使它分裂发育成胚胎，当这一胚胎生长到一定程度时再将它植入第三只母羊的子宫中，由它孕育并产下克隆羊多莉。多莉酷像提供乳腺细胞的六岁母羊。小羊多莉是世界上第一个利用体细胞克隆成功的动物。克隆多莉的成功，从理论上说明了高度分化细胞，经过一定手段处理之后，也可回复到受精卵时期的合子功能；说明了在发育过程中，细胞质对异源的细胞核的发育有调控作用。它对生物遗传疾病的治疗、优良品种的培育和扩群等提供了重要途径，对物种的优化、濒危动物的种质保存，对转基因动物的扩群均有一定作用。

此后，美国、法国、荷兰、韩国和日本等国的科学家也相继报道了体细胞克隆牛成功的消息。2000年6月，我国生物胚胎专家张涌在西北农林科技大学种羊场接生了一只雌性体细胞克隆山羊"阳阳"。据介绍，以体细胞克隆山羊并足月分娩在世界上尚属首次，所使用的技术路线，与英国科学家前些年体细胞克隆绵羊"多莉"的技术路线完全不同，是具有自主知识产权的一整套动物体细胞克隆技术。2002年3月，我国自主完成的首批成年体细胞克隆牛群体在山东降生，标志着我国科研人员已完全掌握了世界一流的体细胞克隆牛技术，并为我国实现家畜克隆胚胎生产产业化奠定了基础。

2007年，克隆技术有了新突破，美国俄勒冈州比弗顿的国家灵长类动物研究中心科学家沙乌科莱特·米塔利波夫（Shukret Mutellip）对外宣称，他率领的研究小组利用一只10岁雄性恒河短尾猴成功克隆出胚胎，并从20个克隆胚胎中培育出两批胚胎干细胞。研究人员还在实验室从克隆胚胎中培育出成熟的猴子心脏细胞和大脑神经。2008年，日本科学家又将克隆术推进一大步，他们利用从冷冻了16年的实验室小棕鼠尸体上提取出的大脑细胞，成功地进行了克隆，使它"死而复生"，这一突破为一些灭绝已久的古老物种带来重生的希望。2009年2月，西班牙科学家克隆了距现在2000年已完全灭绝的布卡多野山羊，虽然初生羔羊仅存活了7分钟，但这是成功克隆已灭绝的动物的首次试验，意义重大，或许科学家终有一天会成功克隆出已灭绝的动物。

三　克隆技术的伦理视角

哺乳动物的无性繁殖成功像一个巨大的冲击波，全球为之震撼。在肯定克隆技术的积极作用的同时，人们更大程度上表示了对克隆技术应用的担忧。因为如果克隆技术应用不当，很可能会破坏生态平衡，会导致一些疾病的大规模传播，特别是克隆人将带来严重的社会问题。

（一）保护生物的多样性问题

地球上最初的生命是在约 34 亿年前，由非生命物质逐步演化而来的。此后地球上生命就从非细胞到细胞，从原核细胞到真核细胞，从植物到动物以及从低等动植物到高等动植物，直到 300 万—400 万年前诞生了人类。现在地球上生物达 200 余万种，其中微生物约 20 万种、植物约 40 万种、动物高达 150 多万种。如此繁荣昌盛、多姿多彩的生物种群是自然进化的结果，也是为应对复杂多变的自然环境而长期适应的结果，在"适者生存"中不断壮大和发展了自身。

从无性繁殖到有性繁殖是生物种群多样性的重要基础，通过有性繁殖使基因重组和积累，形成健壮的子代和昌盛的种群。现在用体细胞克隆高等哺乳类动物成功，并且很快在农牧业得到应用。如果对体细胞克隆技术不加以必要的管制，人们有理由怀疑其对生物的多样性是否将构成威胁。因为生物种群保存越多，其物种多样性的发展的能量就越大，生物种群保存越少，其生存的概率就越低，只保存少数几个基因相同的生物品系，很难经得起基因突变的袭击，适应自然环境的生存能力就会降低。

我们并不反对克隆技术在农牧业中的应用，只是建议严格管制克隆技术。在农牧业采用克隆技术时，一定保护原来种系，对人类基因的诊断及治疗应加强管理。为了使地球成为人类、动物、植物和微生物共同生息繁衍、和谐相处的美好家园，联合国向人类发出呼吁："保护地球上的生命刻不容缓"，并决定每年 6 月 5 日为"世界环境日"。加强克隆技术的管理，保护地球上生物物种的多样性，不正是人类与自然协调和谐的一个重要内容吗？

（二）如何对待胚胎克隆问题

胚胎实验在许多国家是被立法禁止的，但也有一些国家包括我们国家，对胚胎实验采取严格管理下的审慎支持态度，它的重要前提就是：这个胚胎必须是治疗不育症夫妇多余的和自愿捐献的；胚胎实验只能在胚胎发育 14

天内进行；胚胎实验只能是以治疗人类疾病为目的的治疗性克隆研究。

为什么要进行胚胎实验？那是因为全能干细胞只能在早期胚胎中获取，全能干细胞有无限分化和增殖的潜能，可以分化成全身 200 余种细胞类型，因此利用全能或多能干细胞来培育人体细胞和组织，将为人类疾病治疗提供广阔前景。

为什么又不能如有些科学家设想的那样，让克隆胚胎继续生长发育，以成为母体的"备用零部件"？有的科学家更直率地提出用控制某些特定基因的方法，以培养一个可供器官移植的无头克隆人，使之成为"人类器官的供应工厂"。虽然这种设想近似于科学幻想，但必需指出的是，这是等于把克隆人作为另一个人的工具的不道德设想和行为，一开始就应坚决谴责并制止，并对治疗性克隆的研究加以严格限制，以免克隆技术被引入歧途，造成难于收拾的局面。

（三）关于克隆人的伦理问题

总体来看，不管是国际上还是国内，针对"克隆人"问题的伦理争论主要有两种声音、两种观点，从而形成了对立的两个派别：一派是"只要克隆技术，但反对克隆人"的反对派；另一派是"既要克隆技术，又支持克隆人"的支持派。

1. 支持克隆人

在"克隆人"问题上，有不少科学家、伦理学家或团体持赞成态度。如美国科学家 E. 卡尔松认为克隆人能够改善健康、发展智力和提高人类的社会责任感。英国著名的试管受精研究专家罗伯特·温斯顿（Robert Winston）勋爵指出克隆技术这一成果对人类医学具有潜在意义，他在一篇评论中说："克隆羊的产生不应被看做是一种道德上的威胁，而应被看做是一种令人振奋的挑战。"美国纽约哈斯汀研究中心伦理学家丹尼尔·卡拉汉（Daniel Callahan）主张："在我们社会上有两种价值观允许人们在人类复制这件事上随心所欲，一个是绝对的个人权利，另一个是对完善生命的追求。"对克隆持赞成态度的著名团体是美国国际人文主义学院（The International Academy of Humanists）。在 1997 年夏季版的期刊《自由探索》（Free Inquiry）上，它们发表公开信反对禁止克隆。它们主要关注的是：反对克隆的狂热会导致排除激动人心的科学进步的严厉法律。它们说，克隆的潜在效益是如此之大，假如古老的神学疑念导致对克隆产生卢德派的排斥，那将是个悲剧。对那些辩称克隆人破坏了人类尊严的人，美国爱因斯坦医学院的伦理学家鲁思·麦克林（Ruth Macklin）认为：持有这种观点的人，"没有向我们确切说明究竟什么构成了对人的尊严的破坏，倘若没有人受到损害，也没有权利受到破坏。尊严是一个模糊的概念，诉诸尊严往往是用来代替缺少的经验证据或不能搜集到有力的论据"。国内也有谨慎支持克隆人的观点。自 2001 年起，以中科院院士何祚庥为代表的一部分人首先在网络上发出支持克隆人或不应该彻底封杀克隆人的观点，与此前已经延续数年的反对克隆人的主流观点展开了辩论、争论、论战。这场争论至今没有结束。

综合来看，支持者的主要观点是：克隆技术具有积极意义，阻挡科学研究是没有意义的；要处理好技术上的"能够"与伦理上的"应该"之间的关系，化解克隆技术与传统伦理观念的冲突，崇尚科学而又不违背理性，建立严格的监控机制和法律、法规，以有利于科技发展。不能在所有场合下均认为克隆人是不道德的、不合法的而予以排斥。而之所以支持克隆人，伦理上的主要理由是：

第一，解决不育夫妇想要自己的孩子的问题。如果夫妇双方丧失生育能力及无法通过人工辅助生殖技术生殖后代，那么克隆是唯一可以使他们拥有子女的手段。在这种情况下，克隆就是一种生育行为，而生育权是许多国家的法律所明确规定的基本权利。因此，不育夫妇有克隆自己以生育后代的权利。

第二，适用于避免产生患有严重遗传疾病的后代。因为任何人都有希望成为后代生物学父母的权利，即使他们不可能通过两性繁殖来获得后代；而当一对夫妇有可能将严重遗传疾病传给下一代时，他们有权选择克隆来避免后代的遗传病。因此，克隆仅适用于不孕或有严重遗传性疾病不能要孩子的夫妇。

第三，克隆人有利于疾病治疗或器官移植。治疗性克隆的潜在利益和发展前景巨大，会给许多病人或患者带来福音；另外，如果克隆每个人出生时的胚胎，并且冷冻起来，需要时产生备用器官利用，可有效解决器官移植过程中的排斥反应难题和供移植的器官严重缺乏的难题。

第四，其他理由。例如为了进行单纯的科学研究、为了利用克隆人的器官、为了复制天才、为了思念已故的孩子、为了进行星际航行等等目的而克隆人。

2. 反对克隆人

由于经由生殖性克隆，人可以不通过两性结合、特别是男性精子和女性卵子的相互结合就能够被"制造"出来，将会引发一系列的伦理道德问题、法律问题以及社会认同、安全等问题，因此，生殖性克隆研究和实验遭到了科学界、伦理学界、宗教界以及多国政府、许多国际组织的普遍的、强烈的反对。到目前为止，英国、美国、法国、德国、意大利、俄罗斯、澳大利亚、日本、以色列、中国等国政府以及联合国、欧洲议会、世界卫生组织等国际组织都正式表态反对克隆人。

2001年10月，法国巴黎召开题为"生物伦理：国际挑战"的联合国教科文组织科技部长圆桌会议，会上提出了生物伦理原则，即生物技术研究一定要建立在尊重人的尊严的基础上，一定要公正、平等，任何以生殖性为目的的克隆人实验都是对人类尊严的践踏，所有生物技术研究的结果都只能用于和平目的。会议公报指出，各国应该采取必要措施，其中包括采取法律手段，切实有效地禁止以生殖为目的的克隆人实验。

2001年11月，欧盟委员会发表声明指出，将克隆技术用于克隆人类与欧洲公民的伦理道德观背道而驰，因此欧盟反对克隆人，并且现在和将来都不会对克隆人研究提供任何资助。欧盟委员会主管科技的发言人强调说，《欧盟基本权利宪章》以及欧盟国家政府都坚决反对克隆人。

世界卫生组织（WHO）发表声明：禁止利用"克隆选择"进行人类无性繁殖实验。任何利用克隆技术制造完全相同的人的做法都是不能接受的，是违背人的尊严和道德的。但同时强调，禁止克隆人并不意味着禁止利用克隆技术，因为该项技术还有很大的发展前景与价值。

联合国禁止生殖性克隆人国际公约委员会2002年2月25日在纽约总部召开第一次会议，讨论起草《禁止生殖性克隆人国际公约》，以禁止为生育目的而克隆人。2001年2月意大利科学家塞韦里诺·安蒂诺里公开宣布要进行克隆人实验后，联合国禁止生殖性克隆人国际公约委员会根据联合国大会2001年年底通过的一项决议成立，负责讨论起草《禁止生殖性克隆人国际公约》。当时的决议说，生命科学的发展为改善人类健康提供了无限前景，但有关克隆人的研究不应当冒犯人的尊严。该委员会主席彼得·汤姆克表示，为生育目的而克隆人将会给人类带来灾难性后果，现在是考虑用国际公约来协调克隆医学技术发展的时候了。他说，由于国际社会对克隆人技术管理缺乏共识，制定国际公约并不是一件容易的事，需要时间以及国际社会的共同努力。

世界医学协会2001年8月发表声明指出，把克隆技术用于人类自己"有悖于人类价值、伦理原则"，反对生殖性克隆人。世界上规模最大的综合性科学组织美国科学促进协会2002年2月发表声明：该协会主张禁止生殖性克隆，但支持治疗性克隆研究。这是自2001年11月美国先进细胞技术公司宣布首次克隆出人类早期胚胎后，该协会第一次就"克隆人"问题正式表态，因此受到舆论的关注。

1999 年 3 月，HUGO 伦理委员会在关于克隆的声明中支持治疗性克隆研究，主张禁止生殖性克隆。该声明中明确指出："即使有可能，鉴于：对在一个现存的人的核内从遗传信息成长出一个人的可能性表示深刻的不安；'生活在'一个已经存在的人的'阴影中'对克隆出的孩子的潜在影响；对亲子和兄弟姐妹关系的可能影响；需要关注从一个体细胞产生出一个孩子的可能后果，不应该试图通过体细胞核移植产生出一个现存的人的遗传'拷贝'。"

2005 年 3 月 8 日，第 59 届联合国大会批准通过了《联合国关于人类克隆宣言》，敦促各国政府禁止一切形式的人类克隆，包括用于干细胞研究的人类胚胎克隆。宣言要求各国考虑禁止任何形式的克隆人，"只要这种做法违反人类尊严和保护人的生命原则"。宣言还要求各国考虑采取措施，禁止应用可能违背人类尊严的遗传工程技术，在应用科学方面充分保护人的生命，并防止在应用科学方面剥削妇女。宣言敦促各国尽快立法以落实这些要求。

社会公众也普遍反对克隆人。早在 1977 年，数百名美国人就曾在美国国家科学院举行了一次示威活动，口号是"我们不要克隆"、"不要碰我们的基因！"这是人类第一次对生物技术公开提出抗议。而人们对克隆技术的一切担忧恐惧，都源于克隆人类自身将会引发的对人类传统伦理观念的冲击和颠倒。克隆羊"多莉"诞生的消息公开后，1997 年年初，美国广播公司就"克隆人"问题所作的民意调查结果显示：被调查的美国人中 87% 的人认为应该禁止克隆人研究或实验，82% 的人认为克隆人研究是不符合传统伦理观念的、是不道德的，93% 的人表示不愿意自己被克隆。2003 年 1 月，加拿大莱彻公司公布的一项调查结果显示：在被调查的 1500 名加拿大人中，绝大部分加拿大民众都反对生殖性克隆人，但多数人对进行治疗性克隆研究持宽容的态度。就"克隆人"问题所作的调查结果表明：84% 的加拿大人反对生殖性克隆，只有 5% 的人表示赞成这项做法；但有 53% 的民众赞成克隆人胚胎干细胞用于器官移植等方面的治疗性克隆研究，有 32% 的人对此持否定态度。此项调查还表明，青年人对人类克隆的态度最开放。15% 的 18—24 岁的青年人赞成生殖性克隆人；而在 65 岁以上的人中，只有 2% 的人赞成克隆人，93% 的人对此持否定态度。这些相关调查说明，社会公众也普遍反对克隆人。

反对者的主要理由是：第一，克隆人是对人权和人的尊严的挑战。人不仅在系统发育谱上是脊椎动物门、哺乳纲、灵长目、人科的自然人。在生物进化中，人自从脱离了动物界，还成为有价值观念的社会的人，因此人是具有双重属性的，是生物、心理和社会的集合体。而克隆人即人工无性生殖的人，只能在遗传性状与原型人一致，而人的心理、行为、社会特征和特定人格是不能克隆和复制的，因此克隆人是不完整的人，是一个丧失自我的人。根据所有支持克隆人的动机和目的，都只是把克隆人作为"物化"和"工具化"，所以全世界都异口同声谴责这种反人权、损害人的尊严的行为。

联合国教科文组织第 29 届会议于 1997 年 11 月通过了《世界人类基因组与人权宣言》，明确规定："基于相互尊重人的尊严、平等这一民主原则，不允许进行与人类尊严相违背的做法，比如生殖性克隆。"欧盟理事会于1998 年 1 月 12 日在《禁止克隆人类的补充规定》中进一步指出："注意到哺乳类克隆，尤其是胚胎分裂与细胞核转移领域的科学发展，考虑到克隆人的技术可能性"，"将会把人类工具化，通过创造遗传相同的人，会与人类尊严相抵触"，"禁止任何寻求创造遗传相同的人"。国际人类基因组组织（HUGO）1996 年 3 月 21 日《关于遗传研究正当行为的声明》和 HUGO 伦理委员会 1999 年 3 月《关于克隆的声明》明确指出："认识到人类基因组是人类共同遗产的一部分"，"坚持人权的国际规范"，"尊重参与者的价值、传统、文化和道德原则"、"承认和坚持人类的尊严和自由" 为遗传研究正当行为的四项原则，表达了克隆人是对人类尊严的触犯。

第二，克隆人违反生物进化的自然发展规律。人类凭借胜过一切生物的、智慧的大脑离开了动物界，是自然界进化发展的一个伟大的飞跃。根据分子人类学研究的结果，人与猿开始分化距今已有 400 多万年。人类在这漫长的生长繁衍过程中，能够适应复杂多变的环境是自然选择的结果，是两性生殖长期进化的结果，也是人类靠自己智慧发展社会文化的结果。因此，人类所以发展到如此高的进化文明程度，千万要珍惜自然发展的规律。克隆人要把有性生殖倒退到无性生殖，这种逆自然发展的规律而动的行为如不加阻止，必将给人类种下无穷的灾难。

中国医学科学院遗传学家方福德指出：在人类遗传学和生殖生物学中，迄今为止一直遵守着一条铁的法则，即由父母通过性细胞中遗传物质的结合而产生后代。男女通过两性结合生育子女的自然生理规律，这是孟德尔遗传规律为基石的牢不可破的规律。而克隆人一旦出现，意味着遗传法则的歧化、异化或杂化。

从遗传、进化的角度而论，通过父母的精卵结合使父母双方的遗传基因相混合，能使子女在质量上超过父母，而单靠体细胞克隆人，后代的质量根本无法超过前代。克隆人会导致人类基因库的单一性，可能会诱发人类无法控制的新型疾病的传播。在自然界，生命繁殖开始时都是无性的，后来才发展成为有性。无性繁殖导致群体的每个个体都一样，从而增大了这个物种被消灭的风险。从有性繁殖回到无性繁殖，这是违反自然进化的，克隆人违背了生物进化规律。生物需要多样性，人类同样需要多样性。因此，多样性的丧失对人类的前途不利。其次，克隆人将使每一个生命个体的独特性丧失，从伦理上讲有损人的尊严。

克隆人技术对单身族、同性恋和不育症治疗失败又渴望要个孩子的人们来说可能是个好事，生育的生理禁区将被克隆技术突破，无性生殖将成为可能的现实，上述人们渴望子女的愿望虽然得到满足，但是，这样一来，人的人工无性生殖闸门一开，目的迥异的克隆人将无法阻挡。人类的局部与整体利益之间、眼前利益与长远利益之间矛盾不能正确疏解，导致人口与资源严重的不平衡状态，必然给人类社会带来新的动荡和纷争，最终将危及全人类的生存和发展的根本利益。

第三，克隆人的身份难以认定，克隆人有悖于人类现行的伦理法则；克隆人将使人伦关系发生模糊，混乱乃至颠倒，进而冲击传统的家庭观以及权利与义务观。首先，克隆人将打破传统的生育观念和生育模式，使生育与男女性爱婚姻紧密联系的传统模式发生改变，影响自然生殖在夫妇关系中的重要性，使人伦关系发生模糊、混乱乃至颠倒，冲击传统的家庭观念。在克隆人的过程中，会涉及三种对象：体细胞核的供者、去核卵细胞的供者和提供子宫的孕育者，三者可同为一人，也可为二人或三人。他们和克隆人之间的生物学关系和社会关系如何定位？克隆人与体细胞核的供者既不是传统伦理意义上的亲子关系，也不是兄弟姐妹的同胞关系。他们类似于"一卵多胎同胞"，但又存在代间年龄差，关系如何定位？如果一位妇女生出她丈夫的克隆人，那么这个克隆人到底是她丈夫的儿子还是晚出生的双胞胎弟弟呢？她自己又是什么？以传统的父母亲子、兄弟姐妹的定位标准来看，克隆人在传统的伦理道德范围内无法定位，相应的法律关系也无法定位。从自然有性生殖到无性生殖，一旦扩及人类及每个人，影响极为深远，而且夫妻、父子等基本的社会人伦关系也会相应消失。从哲学上讲，这是对人性的否定。其次，假设克隆人解决了"生物学父母亲"的界定问题，试问克隆人有无在"生物学父母"、"代理母亲"和"社会学父母"中选择父母和更换父母的自由？抚养克隆人的义务和权利归属于谁？克隆人对谁的遗产具有继承权？从伦理角度审视，可以发现这些父母都是不完全的父亲和母亲，可以说是父将不父，母将不母，子将不子。在这种家庭中，伦理的模糊、混乱和颠倒很容易导致心理上和感情上的扭曲，播下家庭悲剧的种子。还有一种情况是，如果使用匿名或无名体细胞核，则无名或匿名体细胞核的使用加上卵子库的开放，有可能孕育出一批同父同母群、同父异母群或同母异父群，甚至近亲配偶群，并随着时间的推移形成恶性循环，影响人类生命质量。

第四，克隆人将使人类繁衍可以不再需要两性参与，婚姻家庭关系将解体，社会结构会受到巨大的冲击而发生动荡。首先，克隆人将冲击人类传统的生育模式。克隆人完全改变了人类自然的基于性爱的生育方式，破坏了男女之间基于性爱而获得后代的情感，也由此改变了人类的性爱伦理关系。克隆人的生育模式是通过将体细胞核移植到去核卵细胞就可以产生出与单一亲代遗传性状完全相同的子代，这意味着社会上只要有女性的存在就可以繁衍生存下去，从而会冲击甚至改变男性的社会地位。在以往的生命科技成果带来的伦理争论中，不管是人工受精、胚胎移植还是试管婴儿，始终未脱离开传统的生育模式的根基——精卵结合。在传统的生育模式占主要地位的基础上，针对某些特殊情况如对于患有遗传性疾病、先天性疾病和癌瘤易感家族以及在含有高剂量致突变物、致癌物和致畸物环境中工作和生活的人群，采用人工授精、胚胎移植或试管婴儿等辅助生殖技术作为补充模式正受到人们的关注，它们为那些不孕不育患者解除了痛苦，是一种能带来人文关怀的技术。尽管这些补充模式存在许多伦理道德问题，但从根本上说，由于没有脱离精卵结合进行生育的规则，在特殊情况下被应用还是可以得到伦理支持的。而克隆人是无性生殖，这一技术彻底打破了后代可继承父母亲的遗传因子却又有别于父母亲的传统生育模式，婚姻家庭关系将解体，从起点上就违背了人类生育伦理。其次，克隆人将冲击人类以传统的生育模式为基础的家庭结构和社会秩序。克隆人可以事先明确地知道性别，而传统的生育模式中男女性别比例基本上是1：1，在性别有偏见的地区和家庭将会导致性别比例失调，从而引发相应的家庭、社会问题。从社会的角度看，人毕竟不是东西，不能随意制造，否则生命将不会受到尊重，克隆人将会使人不再珍惜生命，而且可能随意毁坏。对人的不尊重，其实就是人性道德的滑坡，迈出了这一步，就将一直倒退下去。而且，克隆人会对社会秩序造成巨大冲击。西方不少人担忧，克隆人技术将会使同性恋这种社会病态泛滥成灾，有人会借此建立男权或女权社会，从而危及现有家庭和社会结构的稳定。

第五，克隆技术的不完善性和低成功率，将直接威胁克隆人的生命质量和安全。从技术上看，克隆技术远未成熟，将目前远未成熟的克隆技术直接应用于人类自身，其结果是可想而知的。克隆羊"多莉"的成功率是1/227，如果将克隆技术应用于人自身，成功率可能会更低，最乐观的估计，克隆人的成功率也不足5%，会产生许多畸形、具有严重缺陷的克隆人，这对克隆人本身是不人道的。此外，还有关于克隆动物早衰等现象的争议。许多科学家担心，技术上如今还没有解决的这些问号，将直接威胁克隆人的生命。科学试验可以有失败，克隆人能经受得起这种失败吗？如果克隆出来的人缺胳膊少腿，内脏不全，谁来对他们负责？从伦理上讲，这对克隆人的身心健康发展是不利的、不道德的；也违背生命伦理学中的不伤害原则和有利原则。

第六，克隆人本身将承受巨大的痛苦。首先，克隆人会出现原型的所有先天生理缺陷，因为一切由基因决定的东西都会原样复制出来，克隆人会得原型身上与基因有关的所有疾病。其次，对于克隆人来说，他（她）的生活会遇到非常大的心理压力。克隆人由于生理性状预先完全受到人为控制，他或她在社会生活中的悲观心理和宿命感可能比自然生育的人更强烈。"我是谁？我是人吗？"等问题会困扰其一生。特别是当他（她）生活的环境、社会把他（她）看做非正常人或怪物时，克隆人很难在社会上自在地生活下去。当然，社会也可以接受和容纳克隆人，但这种心理挑战对于必须由孩子长大为成人的克隆人来说是十分严峻的。再次，克隆人在社会学意义上不健全。克隆人没有传统意义上的父亲、母亲，在社会上与人相处的时候会有很大的心理障碍。克隆人会面对一系列目前的法律和伦理无法正视和解决的问题或麻烦，比如遗产继承、社会归属、家庭组成等。这些情况对克隆人造成的伤害都是非常大的，违背了伦理上"善"的目标，也违背生命伦理学中的不伤害原则和有利原则。

总体来看，不管是国际上还是国内，针对"克隆人"问题的伦理争论的焦点是：在科学技术上能够做的，是否就是我们可以做或应该做的？分歧在于：在科技发展与应用和固有的伦理道德观念之间产生冲突的现实之下，人们作出什么样的选择。反对派从克隆人会造成的后果和伦理困境出发，提出"技术上能够做的，并不就是我们可以做或应该做的"的论断，反对克隆人；支持派不完全否认克隆人可能带来的伦理麻烦或负面影响，但认为随着科技自身的发展以及旧的伦理道德观念的更新或发展，拥有理性的人类可以克服或解决这些麻烦或负面影响，绝不能以此为借口而阻挠或放弃重大科技的发展与应用，提出"慎重支持克隆人技术"的主张，支持克隆人。明显可以看到，在争论中，双方也存在一致的地方。两方的大多数人都支持、肯定克隆技术，包括支持针对人类早期胚胎的治疗性克隆。反对派对一些支持派提出的应该克隆人的理由至少原则上是同意的，比如利用克隆人技术解决不育夫妇想要自己的孩子的问题以及适用于避免产生患有严重遗传疾病的后代；而支持派也没有完全否认反对派提出的克隆人会造成的伦理麻烦或负面影响。这些一致的地方，也是人们进一步讨论、解决"克隆人"问题的一个很好的平台。

（四）我国在"克隆人"问题上的立场和态度

我国政府在"克隆人"问题上的立场和态度是"四不政策"。我国政府认为：第一，生物技术的快速发展已带来了许多医学伦理、人类生命伦理乃至法律方面的问题，此时有必要对一切涉及人体的实验作出明确的规定和限制。第二，国家应成立生命科学伦理委员会作为决策咨询机构，为国家制定并颁布有关的法令、法规提供科学和政策依据。同时，凡重大的、突破性的科学技术应用到人类医学之中，都要有严格的评审机制，严格把关，以便有效地防止难以预料的负面影响。第三，克隆技术具有突破性的意义，应当支持和保护科学家运用克隆技术探讨医学领域中的重大问题。与此同时，禁止在中国境内开展克隆人的实验，因为目前克隆哺乳动物实验还很不成熟，盲目开展克隆人实验会造成不可估量的后果；而且即使技术成熟后，也还要考虑相关的法律和伦理问题。第四，我国提出"四不政策"反对生殖性克隆人。2002 年 2 月 26 日，在联合国大会禁止生殖性克隆人国际公约特设委员会举行的会议上，我国作为共同提案国，积极支持联合国尽早制定《禁止生殖性克隆人国际公约》。在各国代表就禁止生殖性克隆人国际公约草案的辩论中发言时，我国代表态度鲜明地提出"四不政策"，即"在任何情况、任何场合、任何条件下，都不赞成、不允许、不支持、不接受任何人以任何形式开展生殖性克隆人的实验"。但我国主张对治疗性克隆和生殖性克隆加以区别，反对不加区分地全面禁止任何形式的克隆人，认为以治疗和预防疾病为目的的人类胚胎干细胞研究是有益的，应予鼓励和支持；各种关于克隆技术的研究和应用在遵循国际上公认的生命伦理原则基础上，在严格审查和有效监控的条件下可以有序发展。

四 克隆技术的法律视角

（一）克隆人引发的法律问题

新技术成果以前所未有的形式呈现在世人面前，并渗入到社会生活的各个领域，形成了新的社会关系和法律关系，这就急需法律适当地调整、规范和保护。克隆争议的实质既是高科技成果与传统文化之间的冲突，也是新型的社会关系与滞后的法律规范之间的冲突。它不仅冲击了现有道德观念、伦理观念，而且还冲击了现行法律制度。

第一，克隆人对人类普遍人权的挑战。每个人都有自己的尊严和价值，每个人的个体生命权是平等的不可复制的，个体生命只能通过两性结合生育子女才能延续下去。而克隆人则表明，个体生命可以通过无性繁殖技术使生命权不断复制和重现。不难想象，克隆人技术一旦成熟，一些有克隆自身愿望并有相应经济能力的人就取得了不断复制自身生命的权利，对他们而言，生命不仅仅是一次，而是多次，甚至是无限次。如果克隆人的成本降低，将会刺激更多的人复制自身，整个社会就会呈现由克隆人和非克隆人两个群体构成的奇特社会景观。克隆人与非克隆人之间是一种什么性质的法律关系、伦理道德关系和社会关系？克隆人是人吗？克隆人能成为公民吗？克隆人能享受非克隆人的一切公民权吗？如果允许用克隆的办法在实验室里去复制人或者大批复制同一个人，人的尊严、价值和权利又从何体现？所有这一切都将成为一个扑朔迷离、难以解开的谜。

第二，克隆人是对现行的家庭关系的挑战。从家庭法律关系而言，任何人的出生或诞生都在其家庭关系乃至社会关系中具有明确的法律身份或地位，例如由此形成父母子女关系。作为克隆人同样毫不例外，我们应当确认其法律身份，而且确认的标准应是同一的。但是，克隆人完全违背了人类生育和人类亲属关系的基本准则，引起家庭关系的混乱。克隆人后代的母亲可以有三位：一是提供遗传物质细胞的母亲，二是提供卵子又不遗留提供者任何遗传物质的母亲，三是生育母亲（代理母亲）。甚至可以有第四位，即用A的遗传物质细胞植入被抽去遗传物质的B的卵子中，让C来怀胎生育，产出后由B来养育。此时，婴儿的母亲是谁呢？再则，提供遗传源的也可以是男性，如果一个男子通过克隆自己获得一个孩子，被克隆出来的婴儿似乎是这个男子的孩子，可问题是二者的全部基因是完全一样的。从生物学的角度来看，克隆出的孩子只是这个男子的孪生弟弟或妹妹，他在生物学上的父母应是这个男子的父母，但如果在法律上将这个男子规定成孩子的哥哥而不是他的父亲，显然违背克隆的目的。那么，孩子的父亲是谁呢？现行法律不能回答这个问题。另外，就克隆技术而言，提供遗传物质细胞的遗传源体不以成年为限，任何年龄段的生命体都可被取出遗传物质细胞用于复制新的生命。这样，"母"与"子"之间的年龄距离将会被缩小到怀胎期。具体地说，新生儿一产出就可以其为母体复制一个、数个后代。年龄是区分世代与辈分的外观形态。年龄差异近乎消除，使得世代、辈分的概念被"遗传源体和遗传体"的概念所替代。在一个家庭中，无父母概念、无夫妻概念、无辈分和世代概念，有的只是复制与被复制概念，那么现今家庭的观念将荡然无存。这又必将演绎出亲属间的扶养和对无民事行为能力人或限制民事行为能力人的监护问题。① 总之，以婚姻为纽带、以血缘为联系的家庭关系和家庭制度经历了数千年，而克隆人类将使现有的亲属关系发生翻天覆地的变化，家庭这一社会的细胞将发生根本性裂变，现时的亲属制度、亲权制度、监护制度、继承制度、家庭成员间的权利义务关系将不能适应届时的需要。

第三，克隆人是对现行的财产所有权的挑战。继承制度确立的依据是个人财产的自由处分原则和家庭成员间的彼此扶养之责。克隆人类造成家庭的变迁将使继承制度连带地受到冲击。现行法律规定，个体生命结束以后，财产所有者有权通过法律途径将财产留给子女、亲朋或捐赠他人和社会，而克隆人的出现将使这种状态发生巨大变化。克隆人是被克隆人生命的复制和再现，从生物学意义上说，克隆人与被克隆人是等同的。根据这一理由，是否可以说，被克隆人的财产所有权可以转归克隆人本身。如果这一根据成立，就等于肯定个人的财产所有权也可以复制，个体财产所有权将通过克隆技术不断延续，从而使关于个体生命结束后财产继承的现行法律成为一纸空文。毫无疑问，被克隆人家庭成员与克隆人将会在财产继承问题上出现空前尖锐激烈的争执和纠纷。②

第四，克隆人是对现行法律关于死亡规定的挑战。人的死亡是一个法律事实，一旦死亡，生命便不复存在。人的复制却产生这样一个法律问题：死人是否可以复制？有人提出，一些父母是否可以把他们在意外事故中即将死亡的子女在死亡之前"再造"出来。那么，复制的人是否是死去的人的延续？如果可以的话，死人的复制会使正常的或法律上的生与死的概念发生动摇与混乱。同时，现行法律规定，个体由于其主要器官如心脏停止跳动、呼吸终止或大脑细胞死亡则可判定个体生命结束。但克隆人的出现却产生了一种逻辑两难的问题，即被克隆人个体虽然死亡，但因为其全部遗传基因转移到克隆人身上而获得再生，而对克隆人而言，被克隆人并没有死亡。因此，如果我们认可克隆人的法律依据，就必须否定现行法律关于死亡的规定，并将其修改成：死亡，即个体全部遗传基因的消失。

克隆技术可使人像翻录磁带或印刷文件一样产出大量的完全相同的生命体，它对我们现今运用遗传物质、运用指纹、毛发、基因、肖像等技术进行侦破、取证、认证及与此相关的司法活动提出了严峻的挑战。克隆人类对现行法律制度的冲击难以枚举，其冲击程度不能用语言来表达。但是，克隆人类所造成的危害并非法律本身，而是人类自己。不容置疑，克隆技术的产生

---

① 裘石：《"克隆人"对现时法律的冲击》，载《法学》1997年第5期。
② 王芳明：《关于克隆人的法律伦理思考》，载《黑龙江教育学院学报》2002年第1期。

是科学发展和人类进步的标志。然而，科学运用不当会使运用者受到惩罚。人类是有理智的动物，人类应凭借足够的理性来利用科学而不为科学所害。

（二） 各国关于克隆技术的立法

1998 年 1 月 12 日，欧洲 19 个国家（法国、丹麦、立陶宛、芬兰、希腊、爱尔兰、意大利、拉脱维亚、卢森堡、摩尔多瓦、挪威、葡萄牙、罗马尼亚、斯洛文尼亚、西班牙、瑞典、马其顿、土耳其和圣马力诺）在法国巴黎签署了一项严格禁止克隆人的协议。这是国际上第一个禁止克隆人的法律文件，是对《欧洲生物医学条约》的补充。这项禁止克隆人协议规定，禁止各签约国的研究机构或个人使用任何技术创造与一活人或死人基因相似的人，否则予以重罚。违反协议的研究人员和医生将被禁止从事研究和行医，有关研究所或医院的执照将被吊销。如果签约国研究机构或个人在欧洲以外地区进行这类活动，也将追究法律责任。

1990 年，英国通过的《人类授精和胚胎学法案》，认为克隆人类胚胎的研究是非法的。2001 年 11 月 22 日，经过异常激烈的争论，英国议会上院通过了允许克隆人类早期胚胎的法案，准予出于疾病治疗目的的人体胚胎克隆研究，进而成为世界上第一个立法批准克隆人体胚胎的国家。该法案于 11 月 29 日获得下院批准，英国高级法院已认定克隆人是违法行为。这项举措是为了给现行的《人类授精和胚胎学法案》补漏，因为该法案规定人类胚胎的合法定义是卵子与精子的结合体，然而现在的克隆技术并不需要精子。

2000 年 4 月，日本内阁会议通过的关于《限制对人的克隆技术的法律草案》规定，禁止把三种胚胎移植到人或动物的子宫中去，违者最高可被判处五年徒刑。这些胚胎是人的体细胞核植入未受精卵中发育起来的"克隆胚胎"、人的受精卵与动物的受精卵组成的"混合胚胎"以及把人和动物的细胞混合在一起培育出来的"嵌合胚胎"。该草案还规定，从事关于分割和培育人的受精卵的研究，必须事先向政府提出报告，并且要符合政府制定的方针，违犯者将被处以一年以下徒刑或 100 万日圆以下的罚款。

1991 年，德国实行《胚胎保护法》，严格禁止人类胚胎干细胞研究以及克隆胚胎干细胞。2000 年 11 月，德国卫生部提出一项新的《生殖医学法》草案，再次强调在德国不允许进行胚胎干细胞的培育研究。

2001 年 5 月，加拿大政府向议会提交了一项禁止克隆人的法律草案，这项草案还对生殖技术等进行了规范。加拿大卫生部长艾伦·罗克（Allan rock）指出，这项法律将禁止所有克隆人的企图。根据这项法律，买卖胎儿、利用基因物质制造人与动物杂交物种、无医疗理由的胎儿性别选择、为研究制造胎儿等也都在禁止之列。违反这一法律者，将有可能被判最高十年的监禁和处以最高 50 万加元的罚款。

2001 年 6 月，澳大利亚有关方面表示，澳大利亚决定在全国范围内就禁止克隆人等相关问题制定统一的法律。据悉，澳大利亚各州卫生部门已经就立法问题起草报告，并在公众中广泛征求意见。目前，澳大利亚已有包括维多利亚、西澳大利亚和南澳大利亚等三个州通过了禁止克隆人的法案。

2001 年 7 月 31 日，在经过一整天对科学、伦理和生命定义的激烈辩论之后，美国众议院通过了全面禁止克隆人研究的韦尔登法案，法案规定对进行克隆人尝试或者利用克隆胚胎进行研究者，将被处以至少 100 万美元罚款和多达十年的监禁。该法案还禁止运输、接受或进口克隆胚胎及胚胎干细胞等克隆胚胎衍生产品的行为。

2001 年 7 月，俄罗斯政府批准了《暂时禁止克隆人法案》。该项法案规定，禁止在法案公布后的五年内在俄境内进行克隆人实验，但允许俄科研机构进行克隆动物实验。

2007 年的联合国报告明确提出：禁止"生殖性克隆"。可让联合国担心的是，真正为禁止克隆人立法的只有 50 个国家。联合国大学高级研究院的专家称，只要政府不禁止，科学家掌握克隆人的方法只是时间问题。更何况一些研究人员往往会不顾自己国家的禁令，通过搬迁至其他国家规避法律的限制。为此，联合国这次提出了两套建议方案：阻止对人类的克隆，或者如果某些国家不颁布禁令，就需要制定相关法律、法规保护克隆人的人权——当他们一旦出现的时候，让他们免受歧视虐待。对于"阻止人类的克隆"这一方案，报告认为其最合理的执行办法是"在全球范围内通过法律强制禁止克隆人类，但允许各国在严格控制下进行治疗性克隆研究"。但令人遗憾的是，虽然联大审议禁止克隆人国际公约议题已历时多年，但没有取得任何进展。有关各方的立场已经十分清楚，争议焦点就在于拟议中公约的范围，即如何对待人的治疗性克隆问题。

五　克隆技术的前瞻性思考

克隆技术对于人类的疾病治疗是一个福音，停止研究是不可能的，全面禁止也是不理智的。但如果不能在全球范围内用立法加以限制，用道德力量加以约束，克隆技术将可能是一个打开的"潘多拉"魔盒，它带来的也许将是人类社会秩序的混乱。

（一）马克思主义人的本质论与克隆人及其伦理忧思

克隆人并非只是技术问题，更重要的是经济、法律和社会问题。因此，技术问题解决了，克隆人的安全性基本有保障了，并不意味着就可以克隆人了。在《关于费尔巴哈的提纲》一文中，马克思把人的本质定义为："人的本质不是单个人所固有的抽象物，在其现实性上，它是一切社会关系的总和。"① 根据这一定义，人不仅是生物学意义上的人，更是社会学意义上的人。从社会学的角度看，每个人类个体都是一个特殊的人格，特殊人格的"本质不是人的胡子、血液、抽象的肉体的本性，而是人的社会特质"。正是在社会学意义上，中科院院士何祚庥认为："克隆一个'何祚庥'，新克隆的'何祚庥'基因跟我一样，但这个人不是我。"显然，从"一切社会关系的总和"这一人的本质出发，"克隆人"是绝不可能的。

第二军医大学遗传学教授、国家人类基因组南方研究中心伦理学部顾问傅继梁在克隆人的科学、技术和伦理思考讲演中说："一旦我们可以为所有痛失爱子或爱女的双亲复制他们失去的孩子时，谁还会把这个孩子看成是他们情感生活中不可替代、在家庭生活中不可或缺的最爱呢？那么现在还活着的男孩或女孩还会是每个家庭各自的最爱或唯一？再进一步说，我们现在活着的男孩、女孩不也会陷于类似的境地吗？对于这样一种会把我们带入一种怪异的'睛感黑洞'的情景，相信大家一定会不寒而栗的。""一旦真的得到了一个、甚至'一群'符合'订单'要求的孩子时，我们永远失去的将是作为人的尊严，父亲的、母亲的、孩子的，乃至整个人类的尊严。"确实，我们不能创造一个科学技术高度发达、物质生活丰富，而生命的价值、人的尊严和权利却贬损的世界。人们对克隆人可能出现的"滑坡效应"的担心并非空穴来风、杞人忧天。真的出现这种情况的话，那将是人类的悲哀和灾难。

（二）治疗性克隆是可以得到伦理辩护的

科学技术的力量无疑是异常强大的，但科学技术本身并没有选择的天然本能，它需要人类的理性引导，才能发挥出更好的服务于人类的巨大威力。但"技术恐惧"的实质，是对错误运用技术的人的恐惧，而不是对技术本身的恐惧。的确，克隆技术也是一把双刃剑，也具有两面性，既可以用于生

① 《关于费尔巴哈的提纲》，载《马克思恩格斯选集》第1卷，人民出版社1995年版，第56页。

殖性克隆，也可以用于治疗性克隆。治疗性克隆是现代医学发展的一个重要方向，它打开了再生医疗的大门，具有无限的潜力。我们知道，再生医疗作为一种修复人体组织或器官的技术，是人类的一个伟大而美丽的梦想。如今，治疗性克隆技术的兴起和发展，使再生医疗不再是一个遥远的梦，这一天正一步一步地向我们走来。关于治疗性克隆技术的革命性意义，科学家们是有共识的。华裔科学家、美国康涅狄格大学再生生物学研究中心主任杨怀中教授认为，尽管生殖性克隆与治疗性克隆在技术上是相通的，但后者却在人类的生活实践特别是医疗实践中起着重大作用，它解决了医疗实践中许多难以解决的问题，因而成为"医疗历史上革命性的技术"。他指出："治疗性克隆在利用克隆技术为基因功能定位、遗传疾病诊断与防治、组织和器官修补以及衰老和长寿研究等方面都开拓了新的途径"，其应用市场前景是无限的。

诚然，治疗性克隆技术刚刚兴起，还有许多需要完善的地方，但我们不能因此而否认它的革命性意义。正如美国先进细胞公司的科学家在谈到他们的治疗性克隆研究成果时所说的，治疗性克隆研究的突破，是走向医学新时代的"蹒跚第一步"，我们应该相信它的巨大威力。[①]

（三）正确看待通过生殖性克隆实现生育平等的要求

人的生殖性克隆即使在技术上可以做到，但目前在伦理上总体来说尚无充足的辩护理由。有人以"没有生育能力的人们是否拥有与其他人相同的生育后代的权利"为由，认为，"虽然人们在自然天赋（在这里就是生育能力）方面是不平等的，但人们作为人是平等的，人们在道德上是平等的，在生育后代的权利方面也是平等的"；他们的这种权利是"不容侵犯的"、"不可剥夺的"；如果克隆技术能够弥补这种自然天赋上的不平等，如果没有生育能力的人们"以道义论为道德武器来捍卫自己的权利，即平等的生育后代的权利，那么其他的伦理学是无法加以反驳的"。

对于这种辩护，似乎应该给予支持。然而，权利的平等是相对的，就是说，平等是受历史条件的限制的，生育权也不例外。马克思在谈到未来共产主义第一阶段的按劳分配原则是否平等的问题时指出："权利，就它的本性来讲，只在于使用同一尺度；但是不同等的个人（而如果他们不是不同等的，他们就不成其为不同的个人）要用同一尺度去计量，就只有从同一个角度去看待他们，从一个特定的方面去对待他们"，"……平等的权利，对

---

①　杨怀中：《人类需要治疗性克隆》，载《自然辩证法研究》2004 年第 10 期。

不同等的劳动来说是不平等的权利。……它默认，劳动者的不同等的个人天赋，从而不同等的工作能力，是天然特权"；并指出："一个劳动者已经结婚，另一个则没有；一个劳动者的子女较多，另一个的子女较少，如此等等。① 因此，在提供的劳动相同、从而由社会消费基金中分得的份额相同的条件下，某一个人事实上所得到的比另一个人多些，也就比另一个人富些，如此等等。要避免所有这些弊病，权利就不应当是平等的，而应当是不平等的。"这就是说，在这个历史阶段，平等的权利是限制在由社会经济条件和文化发展水平所决定的一定范围之内的。同样的道理，在当前的社会发展阶段上，生育问题上的平等权利也不能不受社会经济和科学技术的发展水平以及相应的文化道德的限制。在这种条件下生育权利的平等，也只能用同一尺度，即以是否有利于保持和提高人类共同体的生命质量为尺度。这是一个价值标准，这个标准默认人们的不同等的个人天赋，从而默认不同等的生育能力是天然特权。这种默认，并不意味着剥夺和侵犯任何人的生育权利。而反其道行之，为了寻求一种绝对的生育平等而对人本身施行生殖性克隆，将导致更严重的不平等，侵犯人权的事情就会发生。②

（四）加强对克隆人的伦理和法律规约

反对克隆人的立场要落实到伦理规范和法律条文上，特别要有国际立法。在2002年12月举行的中法关于《克隆人：法律和社会比较研究》第二次学术研讨会上，著名法学家、巴黎第一大学教授玛尔蒂女士指出：由于禁令与保证遵守禁令的惩罚相分离，当前的形势又提出了新的问题。对于法学家来说，禁止而不惩罚违禁行为，依照各经典理论的说法似乎是一种荒谬。她还进一步指出："禁止人类生殖克隆的必要性，只是禁止酷刑、不人道或有损人格待遇和奴隶制的延伸。实施对人类生殖性克隆技术的禁止，必须在国家和国际两个层面双管齐下：在国家层面，要有专门的条文，采取适当的处罚；在国际层面，要能以不人道待遇为由，对违反保护人权的国际公约等行为进行起诉，并予以受理。"在全球化的大背景下，没有国际上行之有效的统一立法克隆人是禁止不住的。

立法上的困难又往往与伦理上的分歧关系密切。例如，德国和法国联合提出的禁止克隆人国际公约，在联合国的专门委员会讨论时，美国和西班牙等国提出不仅要禁止生殖性克隆，同时也要禁止治疗性克隆，因意见无法统

---

① 《马克思恩格斯选集》第3卷，人民出版社1995年版，第305页。
② 陆树程：《克隆技术的发展与现代生命伦理——兼与姚大志先生商榷》，载《哲学研究》2004年第4期。

一而搁浅。因此，伦理绝不是可有可无的，也不是无关紧要的。在目前立法难以实施的情况下，更要健全伦理规范、加强伦理监督。

科学是现代文明的一个杰出成就，正是借助于科学的神奇力量，人类成为万物的主宰。但是对科学的错误使用却给人类带来了许多恶果。而科学又不是万能的，靠自身的力量是无法消除这些消极影响的。一项技术能否有可能得到发展，是科学家的事情；而一项技术应该发展还是禁止，涉及的则是伦理学分析，是根据一定的信念和价值系统进行判断的。因此，对于基因克隆技术，人们在欢呼其取得重大性进展时也必须预先审视它的道德价值和道德代价，权衡利弊，有计划有目的地予以引导，这样才能保证它在给人类带来福利的同时，不会导致得不偿失的道德困境和社会灾难。

第六章　器官移植

——完美的部分、部分的完美

中国古书《列子·汤问》中记载了一则故事，说在春秋战国时期，郑国的名医扁鹊医术高明，人称"神医"。有一次有两名患者来找扁鹊看病，两人都说自己的心患了病，痛苦不堪。扁鹊诊断这两人得了"心病"，便决定给他们"换心"，先让他们喝下"毒酒"，使之迷醉，然后打开他们的胸腔，将两人心脏互换，结果两人的"心病"都治好了，满意而归。扁鹊换心的故事只是一个幻想，但反映了人们渴求移植器官以治病的愿望。然而人类并没有满足幻想，而是在实践中不停地探索，经历了一次又一次的失败，经历了一次又一次的困惑之后，器官移植从幻想阶段、试验阶段到临床发展阶段，这是人类在医疗方面发现、发明、创作和创意的过程，是技术革命与愚昧落后的思维进行斗争的过程。器官移植术的先驱、匹兹堡大学的托马斯·E. 斯塔泽尔（Thomas E. Starzel）医生说："没有人想到，器官移植能发展到今天这个程度，没有人料到，器官移植如此深刻地影响着社会的发展。"但这一技术在恩泽人类，给人类带来莫大福祉的同时，也引发了空前的伦理冲撞，因它而产生的伦理学争论和法律问题，直接影响了器官移植技术的应用和发展。

一　器官移植概述

器官移植是指摘除身体上的一个器官或其部分，并把它移置于同一个体（自体移植），或同种另一个体（同种异体移植）或不同种个体（异种移植）的相同或不同部位，以达到医疗目的的手术。其中，被移植的部分称为移植物（Transplant），献出移植物的个体叫供者或供体（Donor），接受移植物的个体为受体（Recipient）。

随着医学技术的不断发展，器官移植的种类也在不断增多。根据不同的标准可以对器官移植作出不同的分类。根据供体和受体间是否为同种的不同，可将器官移植分为同种器官移植和异种器官移植。同种器官移植，即人与人之间的移植，因其移植物取自同种个体而得名。异种器官移植，即人与动物间的移植（如将黑猩猩的心或狒狒的肝移植给人），因其移植物取自异种的个体而得名。

在同种器官移植中，根据供移植的器官是否来自于自身的不同，可将器官移植分为同种自体器官移植和同种异体器官移植。同种自体器官移植，即将身体的某些器官或组织移植到同一个人的另一部位，常见的是皮肤的自体移植；同种异体器官移植，即将供体的器官或组织移植到同种类的另一受体身上，即我们通常意义上所说的器官移植。与其他几种类型的移植相比，自体移植属于"就地取材"，潜在风险小，伦理争议最少。

在同种移植中，以供者是活体还是尸体，又可分为活体器官移植和尸体器官移植。所谓活体器官移植，是指在不影响供体生命安全和不造成其健康损害的前提下，由健康的成人个体自愿提供生理及技术上可以切取的部分器官移植给他人；尸体器官移植，是指供移植的器官来源于死者的遗体，包括有心跳的供体和没有心跳的供体，其中有心跳的供体即我们通常所说的脑死亡供体。

二 器官移植的历史与现状

（一）同种器官移植的历史与现状

最早有文献记载的器官移植发生在我国古代战国时期。《列子·汤问篇》记载了神医扁鹊就为两名成年男子互换心脏以治病的故事。在外科医学历史上最早的正式器官移植记载见于公元 2 世纪希腊医学教科书对公元 1 世纪印度外科医生 Sushruta 用自体皮肤移植作鼻再成型手术的描述。其方法是医师先将植物叶子修剪成与鼻子缺损一样大小，放在病人颊部，依照叶片形状在颊部割开同样大小的皮片。然后用刀修整鼻子的残端，形成新鲜创面，在将自颊部切下的皮肤仔细地贴在鼻子残部上，并留出鼻孔以供呼吸，最后撒上一些草药，如苏方末、甘草末及刺粉末，垫上棉花，一旦移植的皮片成活，再将与颊部相连的蒂切断。这实际上就是自体皮肤带蒂移植。①

真正有血管吻合的移植则始于 20 世纪。1902 年维也纳的外科医师埃默利希·乌尔曼（Ulman）将狗身上的一颗肾脏移植至它自己的脖子上，进行了狗肾脏的自体移植试验。此时期外科医师还缺乏科学基础，因而对器官移

———————————

① 刘学礼：《生命科学的伦理困惑》，上海科学技术出版社 2001 年版，第 192 页。

植术并未产生明显的影响。现代血管吻合法则始自法国生理学家、外科医师和组织学家卡雷尔（Alexis Carre），他在 1900 年用死尸及动物为试验品，将截断的血管缝合。1902—1912 年之间，卡雷尔和古斯里（Douglas Guthrie）首次用血管吻合法施行了整个器官移植的动物试验，包括心、肾、脾、卵巢、肢体以及各种内分泌器官。他们施行了一只同种猫的肾移植，存活 21日，因排斥反应死亡。卡雷尔利用血管吻合技术不仅作了自体移植，而且进行了同种和异种异体移植的试验，在研究中发现一个重要的现象：自体移植和异体移植的结果有很大的不同，比如说，把病人自己的皮肤移植到自己身上的另一个部位，并不是件太难的事情，但是把别人的皮肤移植过来就不是太妙的事情，移植的前几天一切似乎还算顺利，但过不了几天，这些外来的皮肤就遭到排斥而死亡，异体移植其他器官更是如此。①

　　1940 年以后，英国生物化学家梅达华（Peter Brain Medawar），澳大利亚免疫学家伯内特（Frank Macfarlane Burnet）和美国的斯内尔（G. Spell）等专家逐渐揭开导致排斥危险的免疫过程的谜底，解释免疫系统是如何发现和排斥外来组织的，促进免疫学特别是移植免疫学的诞生和发展。从此以后，科学家们成功地研制出免疫性检验方法，在这种检验方法的帮助下，医师们很容易地选择那些尽可能兼容的捐献者器官，这使沉睡已久的移植外科焕发出新的生机，开创器官移植的新时代。

　　1954 年 12 月，约瑟夫·默里（Joseph Murry）和他的研究小组在波士顿的不里格姆医院完成首次成功的肾脏移植手术。此次手术的捐献者和接受者是一对同卵双胞胎，姊妹俩差不多拥有一致的免疫系统，因此不会出现排斥反应。肾脏接受者活了 8 个年头之后死于心脏病。这是一个激动人心的成就，千百年来人类的幻想自此成真。1959 年，他又和法国医师汉波格等人分别完成异卵双生子间的肾移植。1962 年，默里第一次使用尸肾作同种移植，排斥移植药改用硫唑嘌呤，患者获得长期存活。这三次不同类型的肾移植相继成功，正式掀开了现代医学器官移植的篇章，人类长期向往的器官移植疗法终于实现。至 1963 年秋，全球共有 30 例同系（孪生子间）肾移植。从此，肾脏移植成为定型的外科手术使用于临床治疗慢性肾功能衰竭。默里医师也因其开创性的工作而获得 1990 年诺贝尔医学和生理学奖。在 20 世纪50 年代后期，随着肾移植的临床应用，外科医师对其他脏器移植手术也相继展开探索研究。在一系列动物试验的基础上，1959 年年底，美国的 Lillehei 施行了首例人同种异体胰腺移植；1963 年，几乎是在第一例肾脏移植手

───────────────────────

　　①　黄丁全：《医疗法律与生命伦理》，法律出版社 2004 年版，第 161—162 页。

术成功实施 10 年后，美国科罗拉多州丹佛市退伍军人管理局医院（the Veteran's Administration Hospital）的威廉·沃德尔（William Waddell）和托马斯·斯塔泽尔（Thomas E. Starzel）施行了世界首例同种异体原位肝移植，接受手术者的是 47 岁的威廉·格里斯比（William Grigsby），他仅仅活了三个星期，但这次移植手术成为领导肝移植的先锋。① 今天，全世界已累积实施肝移植手术超过 10 万余例，目前肝移植术后最长存活时间已达 31 年，其 7 年生存率者达 78%。更可观的是每年以 8000—10000 例次的速度前进，可见肝移植已在全世界步入成熟时期。

相对而言，肺脏的器官移植进展缓慢。历史上第一例肺移植在 1963 年展开，是美国密西西比医疗中心的詹姆斯·哈迪（James Hardy）施行的，这次手术引起很大争议，因为接受移植的对象约翰·拉塞尔（John R. Russell）是一个因谋杀罪而被判处终身监禁的囚犯，人们担心拉塞尔被当做试验工具，他在这次手术后 18 天死去。

在人体器官移植中最为困难也最引人注目的要算心脏移植，1967 年，美国的沙姆伟（Shmuway）医师在美国医学会杂志上首先介绍心脏移植吻合技术的试验研究。之后不到一个月的时间，南非开普敦大学年仅 45 岁的巴纳德（C. N. Barnard）在斯湖尔医院（Groote Schuur Hospital）就成功地施行了同种异体原位心脏移植，将一个年轻女士的心脏移植给一位 55 岁的商人，虽只存活了 18 天，但这一成功震惊了世界医学界，也是人类器官移植史上最大规模引起新闻媒体关注的一次，由此促发了医学史上心脏移植的高潮。20 世纪 80 年代，环抱素（Cy-closporine）的诞生，为心脏移植术开辟了一个新时代，同时由于心肌保护技术的改进，外科技术的提高，使心脏移植术日趋完善，在发达国家已成为常规手术。目前，全球已有 5 万余例患者接受了该手术，手术成功率在 95% 以上，5 年生存率在 76% 以上，最长存活者达 30 余年。我国到目前仅有不到 200 例患者接受了该手术，最长存活者超过 10 年。

人体器官移植还有脑组织移植和骨髓移植。1987 年，墨西哥马德拉索（Madrazo）医生采用显微外科技术，开颅直视下将自体肾上腺髓质、胎儿中脑黑质及胎儿肾上腺髓质植入脑内以治疗帕金森氏综合征，先后治疗 32 例，并取得了明显效果。

由于移植免疫学和防治感染措施的进展，骨髓移植已成为治疗重症再生性贫血，急、慢性白血病，重症联合免疫缺陷及急性放射病的有效方法，使

① 黄丁全：《医疗法律与生命伦理》，法律出版社 2004 年版，第 163 页。

约 70% 的重症再生性贫血及 30%—60% 的急性白血病患者能长期无病生存。

除上述主要器官和组织移植外，对其他几乎包括所有的器官和组织的移植研究正在探索或开始临床应用，并取得了不同程度的进展。例如，同种尸体或亲属脾脏移植治疗甲型血友病；同种胎儿或尸体甲状旁腺移植治疗甲旁功能低下症；同种肾上腺移植治疗阿狄森氏病；睾丸移植治疗去睾症、双侧睾丸萎缩及发育不良；胎儿胸腺组织移植治疗晚期恶性肿瘤；胰岛移植治疗胰岛素依赖型糖尿病。还有，胰肾联合移植是治疗糖尿病合并终末期肾病的唯一有效方法。皮肤、骨、角膜移植，甚至包括皮肤、肌肉、骨骼等的复合组织如肢体、颌面部复合组织的移植已进入动物实验阶段。至此，除了中枢神经系统涉及的器官不能移植，其他的器官都可以移植。目前截至 2005 年 3 月全世界已有 50 余万例肾移植患者，1 万余例肝移植，几千例心肺移植，1000 余例胰肾联合移植，小肠移植目前也有开展。数十万名身患不治之症的患者通过接受器官移植手术获得了第二次生命，他们过着与正常人一样的生活，生儿育女，心理健康。

中国器官移植始于 20 世纪 60 年代。1960 年，吴阶平教授开展了国内首例肾移植。1974 年成功移植了第一例肾脏，1978 年成功移植了第一例肝脏和第一例心脏。1979 年卫生部与同济医科大学联合成立了中国第一个器官移植研究所，建立了器官移植登记处，拥有了一大批优秀的器官移植专家。80 年代来中国相继开展了胰岛、脾、肾上腺、骨髓、胸腺、睾丸和双器官的联合移植。近年来中国器官移植在各种临床器官组织和细胞移植、同种和异种移植的实验研究、保存灌注液的创制与应用、现代移植免疫与检测，以及新的免疫抑制药物的临床验证等方面又取得了许多可喜的成绩。目前中国内地已有 164 家医院经卫生部审定批准开展器官移植，每年肝移植数在 3000—3500 例之间，居全球第 2 位，截至 2007 年 6 月底已累计完成 14613 例。每年肾移植数目超过 100 例的医院就有 30 多家，每年进行肾移植手术的有 5000 例左右，肾移植数实际累计已超过 2 万例次，仅次于美国，居世界第 2 位，存活率已达到世界先进水平。

（二）异种器官移植的历史与现状

有记载的最早异源移植发生于 1667 年，法国国王路易十四的内科医生 Jean Baptiste 和 Paul 把羊的血液输送到一严重高烧的 15 岁男孩体内，拯救了男孩的生命。1668 年，一位俄罗斯医生用狗的头盖骨成功地修复了一头颅破损的患者，这被认为是首例骨骼移植。与此同时，其他异源组织如牙齿、卵巢以及睾丸等也在此期间进行了广泛的试验。1816 年，苏格兰医生

John 在长期的实验基础之上得出了不同物种的不相容性，这对后来的移植都有很大的启发。1905 年，法国的 Princeteau 进行了世界第一例异种移植手术。将兔肾植入肾功能衰竭儿童体内，手术很成功，但 16 天后由于排异反应，儿童死于肺部感染。由于频繁的失败，此后四五十年里异源器官移植基本处于停滞状态。

20 世纪 60 年代初，超急免疫排斥的发现及免疫压制在移植中重要性的揭示，使异源器官移植经历了一个复苏期。1963 年，美国新奥尔良图兰大学的外科专家凯斯·里姆察马博士将 13 只黑猩猩的肾脏移植给了人体，其中 12 名患者在移植后存活了 9—60 天，另一名患者则依靠很原始的免疫抑制药物存活了 9 个月，而且他没有出现排斥现象。1964 年，美国科罗拉多大学的托马斯·斯塔泽尔（Thomas E. Starzel）博士将 6 只狒狒的肾脏移植给了人体，术后患者分别存活了 19—98 天，最后大多数患者死于感染。美国密西西比大学的詹姆斯·哈迪（James Hardy）博士将一只黑猩猩的心脏移植给了一名 68 岁的半昏迷患者。可是，这只黑猩猩的心脏太小，不足以支撑这名患者的循环系统，而且这个心脏只工作了两个小时。

1977 年，南非外科名医克里斯琴·巴纳德（Christian Barnard）博士尝试将黑猩猩和狒狒的心脏移植给一些患者，这些患者已经接受过开胸手术，但均失败。接受狒狒心脏的患者在术后 6 小时即死亡，而接受黑猩猩心脏的患者术后仅活了 4 小时，并出现了排斥现象。

1984 年，美国医学家利奥莱·白利博士领导的一个外科小组将一只狒狒心脏移植给了一个名叫费伊的女婴，费伊患有先天性左心衰竭症，费伊在术后存活了 20 天，最终死于排斥反应。一些专家推测，出现排斥的原因主要是费伊的血型和那只狒狒的血型不同。1992 年已经转到匹兹堡大学的托马斯·斯塔泽尔博士将一只狒狒的肾脏移植给了一名同时患有艾滋病和乙型肝炎的病人，狒狒被认为对乙型肝炎具有抵抗力。这名患者在术后生存了 70 天，并且没有出现排斥现象，他最终死于感染。

1985 年，两名英国科学家试图解决异种器官移植中的排斥问题。当时，他们秘密建立了一家小型的器官工厂——伊姆川研究所，目的是利用人体遗传物质对猪的器官进行基因改造，从而使猪的器官在性质和外形上更像是人的器官，这样人体免疫系统就会误认为猪心或猪肾是人的心或肾，因而相对不容易排斥它们。1992 年，英国伊姆川研究所的科学家接生了全球第一只跨种猪仔。科学家在一只受过精的猪卵中植入了少量的人类 DNA，希望以此创生出不会被人体排斥的猪器官。1995 年，美国一家公司获准开始进行利用猪胚胎神经细胞治疗帕金森氏症患者。第一阶段实验结果表明，这种疗法有效并且无副作用，因此在 20 世纪 90 年代后期又进行了第二阶段实验。1995 年 5 月，美国一家公司宣布培育出跨种猪移植给狒狒后，后者存活了 30 个小时，在此之前，纯种猪的心脏移植给狒狒后，后者的平均存活时间只有60—90 分钟。1997 年罗宾·魏斯教授发现，潜伏在每一个猪细胞里的"猪内生反转录病毒"（PERV）会侵害培养液中的人体细胞。每个猪细胞里都携带着大约 50 个 PERV 病毒的复制病毒。其中 3 个有能力感染人体细胞。1997 年 10 月，FDA（美国食品与药物管理局）下令：在有办法检测到低浓度 PERV 感染之前，所有异种细胞移植临床研究都须中止，这一禁令在 1998 年 1 月解除。

我国在异种移植领域开展了多年的研究。1996 年，我国国家科委"863"计划立项开展转人 DAF 基因和 α-GT 基因猪研究，揭开了我国开发异种供体源的序幕；1997 年，国家自然科学基金委员会将猪→人异种移植基础研究列为重大攻关项目，并加紧实施。1997 年 5 月，上海第二医科大学的曹谊林利用组织工程学技术体外复制人体器官动物实验获得成功，使裸鼠身上"长"出人耳。天津医科大学第二医院已建立了人衰变加速因子（hDAF）重组基因转基因动物的模型；华中科技大学附属同济医院观察了异种心脏及肾脏移植模型中超急性排斥反应（HAR）和迟发性异种排斥反应（DXR）的病理变化特征，指出补体激活仍是 HAR 及 DXR 时组织损伤的重要始动因素；四川大学华西医院建立了人→猪异种移植 GVHD（移植物抗宿主病）模型来模拟猪→人异种移植。[①]

由于非人灵长类动物如狒狒、大猩猩、猴等在生理特性、生活习性上与人有许多相似之处，曾经作为临床异种移植首选动物，为探索异种移植的可行性提供了许多有价值的线索，但存在诸多缺陷：一则数量不多，资源有限，世界上最大的狒狒养殖场也只有 2700 余只狒狒，远不能满足研究和临床移植的需要。二则性成熟晚，每胎产仔数少，不易大量饲养繁育，不易在无菌条件下繁殖，价格昂贵。三则许多国家立有保护动物的法规，选择其作为移植实验动物，已引起动物保护组织的反对，一些环境保护主义者还把动物作为环境的一部分对使用诸类动物提出异议。又因其体貌与人类似，极易引起普通公众的怜悯和反对。此外，此类动物可能潜藏着诸如 Ebola 和 Marburg 猴病毒、人类免疫缺陷病毒（HIV）等严重威胁人类的病毒，可能会传给人类并引起流行。有学者认为，HIV 可能源于非人灵长类动物逆转录病毒，却越过了物种屏障传给了人类。不难想象，如果大规模用狒狒、大猩猩

—————————————————
① 翟晓梅、邱仁宗主编：《生命伦理学导论》，清华大学出版社 2005 年版，第 312 页。

和猴的器官、组织移植给人类，可能会危及人类健康。综合考虑，它们很难成为异种移植最理想的供体。

近年来，利用猪作为器官供体对象的研究逐步深入和广泛，包括无致病病原体猪的筛选和培育，以及多种基因工程猪的产生等，以使猪器官能适用于人体移植，许多病人接受了猪心瓣膜、猪胎神经组织、猪胎胰岛细胞、猪骨等等。目前，包括中国在内的一些动物育种学家已选育出一些小型猪种，其体型大小与人类比较接近，且其繁殖都有一定规模。如中国贵州的小香猪、云南的版纳小耳猪、海南的五指山猪、台湾的桃园猪、日本的 Oh mine 猪、德国的 Goehitingen 猪、美国的 Yucatan 猪及捷克的 Brno 猪等。尽管异种移植已取得了一系列突破，也使人们对它寄托了越来越大的希望，但也要客观面对目前存在的问题。首先，超急免疫排斥反应虽已基本得到控制，但后续排斥反应引发因素和途径多样，机制有待进一步探索。其次，猪体内亲异的内源病毒对人体依然是一个巨大的威胁，必须得到更充分的认识和有效的控制。除此外，猪细胞异源基因对人体基因组的嵌合会使人类遭受外来基因侵入，其风险也不能忽略。

器官移植的成功不仅是手术操作技巧的问题，与免疫学、遗传学、分子生物学、病理生理学、生物工程学等相关学科的关系也十分密切，并涉及伦理学、法学与社会学。与发达国家相比，我国器官移植的基础研究依然比较薄弱，难以取得创新性成果。因此，器官移植的基础研究是我国生物医学基础研究需要加强的一个重要方面。同时也应看到，除肾移植外，我国其他器官移植都仍属于起步和发展阶段，与先进国家间存在很大差距。与欧美国家相比，我国还存在器官移植研究体系分散和社会捐献活体器官意识不强、数量较低及相应立法管理不完备等突出问题。

三　器官移植的伦理视角

随着器官移植技术的发展以及成功率的提高，移植医学日益得到世人的承认和肯定，对该项医疗服务的需求也日渐增长。然而伴随着器官移植技术的发展，人们也发现器官移植不仅是一项医疗技术，还牵涉到受者与供者及其家属的切身利益，从而引发出一系列重大的伦理道德问题。

（一）器官移植供体来源的伦理问题

1. 活体供体

活体供体是从活的供体身上摘取某一成双器官中的一个或某一器官的一

部分。目前，可开展的活体器官移植手术包括肾、肝、肺、胰腺、小肠移植手术。其中，活体移植手术开展最多的是肾移植，其次是肝移植；至于活体肺移植和活体胰腺移植目前则开展得较少，而活体小肠移植手术尚处于实验阶段。

活体器官移植所带来的益处越来越为医学界和公众所认识和肯定。首先，从医学角度来看，活体器官的质量要优于尸体器官。活体器官"冷缺血时间"短而极少出现移植功能延迟，所以术后病人的急性排斥反应发生率及失败率都较低。而且，如果是亲属间的活体移植，那么，亲属间的组织配型适配率较之他人要高，组织相容性也更好，可降低移植的排斥反应，有利于病人的恢复。另一方面，也正由于排斥反应小，受者服用抗排斥反应药物的量，就比接受尸肾移植者要少1/3，通过降低药物对患者机体产生的毒副作用，有利于患者的健康。其次，从活体器官移植的社会和经济效益来说，也似乎具有说服力。一方面，由于器官来源于亲属，患者省去了用于补偿器官捐献者的费用，而且由于排异药物服用的减少，也同时减轻患者的经济负担。这样，器官移植对于普通的病人而言，变得易于获得并负担得起。另一方面，活体器官移植可弥补尸体器官来源的不足，缓解器官需求和供应的矛盾。再次，与受者可获得的利益相比，供者的风险似乎微不足道，如手术创伤，手术并发症，器官储存功能的丧失，防御疾病的能力降低，以及极小的死亡率。相反，由于向亲人捐赠器官，拯救受者的生命，供者可以获得来自家庭和周围人的尊敬。

虽然活体器官移植有许多的好处，但是，在实践中仍然存在着很大的伦理争议。一是能否在活体身上摘取器官的问题。对于供者来说，活体器官移植的伤害是100%的，甚至可能危及生命，从某种意义上讲，活体器官移植相当于牺牲一个人的高质量的正常生活，换取两个人的低质量的生活。且一旦移植手术不成功，受者和供者所面临的风险和伤害将是加倍的，利益却为零。摘取器官本身是一个损伤性的过程，健康人提供器官，要冒出现并发症和危及预期寿命的风险。据报道，迄今已有20%的供肾者死于单肾切除，还有大量的移植中心报告活体供肾者切除一个肾后出现了严重的并发症。但因为缺少对供者的保障机制，器官捐献者对捐献行为所产生的伤害后果无力承担，使许多准备捐献者对即将承受的风险有较大的顾虑，影响了他们的捐献行动。如何在保证供体基本健康利益不受侵犯的基础上，既坚持无偿捐献的伦理原则，又能在一定程度上解除捐献者的后顾之忧，是活体供体面临的伦理困境。二是活体供体器官的商业化问题。一种观点认为，建立器官市场，允许个人买卖器官可以增加器官供应，解决短缺，器官市场的建立将改善移植质量，缓和医务人员与供体家属之间的矛盾。反对观点认为，由于出售器官的人基本上都是穷人，而购买器官的人基本上都是富人，因此造成了在生死面前的不平等——在同样需要器官的时候，富人能够选择生，而穷人就只能选择死。因此，以营利为目的的器官市场必然导致两极分化，穷人只能出卖器官而享受不到器官移植的好处，穷人在绝望条件下被迫出售器官，不可能做到真正的自愿同意。同时，允许器官买卖会减少器官捐献，最终导致器官移植质量的下降。目前，买卖器官被大多数国家和地区法律禁止，我国也明确禁止器官买卖。因此，如何尽可能地对捐献者不造成伤害，同时又能救助病人的生命，并防止以捐献为名进行器官买卖，是必须审慎考虑的重要问题。

　　2. 尸体供体

　　尸体器官移植是指利用死者的遗体器官进行的器官移植。尸体供者是目前器官移植的主要来源。尸体器官的获取可以分为四种类型：自愿捐献，这是采集器官的基本道德准则，它包括自愿和知情同意两项原则。生前本人同意捐献或死后近亲同意捐献均可；若本人生前自愿捐献者，死后其亲属不能取消。法定捐献，也称推定同意，即如果没有来自本人或其近亲表示不愿意捐献器官的特殊申明或登记，都被认为是愿意捐献。国家授权予医生以摘取有用的组织或器官，不考虑死者和亲属的意愿。有偿捐献。西方有的国家尝试通过一些财政手段鼓励器官捐献，如给死者家属减免部分治疗及住院费用等。这种做法存有较多争议，主要是担心可能破坏利他主义价值观，损害人类尊严，给器官移植带来消极影响。需要决定，根据拯救生命的实际需要和死者的具体情况，决定是否摘取其组织和器官。并按规定的程序办理审批手续，不必考虑死者及家属的意见。

　　从尸体上摘取器官，要有死者生前自愿捐献的书面或口头遗嘱，知情同意是尸体供者的首要伦理原则。尸体供体虽然不存在损害健康的问题，但人死后能否捐献器官，还是存在着复杂的伦理道德问题。一是传统文化以及伦理观念上的障碍。在我国由于受封建传统观念影响，所谓"身体发肤，受之父母，不敢毁伤，孝之始也"，很多地方特别是农村都认为捐献死者器官是不孝之举。因此，死后愿捐献器官的人和同意捐献亲人器官的人往往微乎其微。英国一项调查表明，至少有一半供者器官未得到利用，因为一些曾经答应去世后捐献器官的人去世后，其亲属拒绝供出死者器官，而又有许多人在观念上和感情上无法接受摘取死者的器官，这说明文化、传统、心理对尸体器官捐献的影响起了重要作用。二是死亡标准问题。死亡标准直接关系到供体器官的质量。心跳呼吸停止之前摘取供体器官，因未受缺血的损害，是最理想供体。国内脑死亡尚未立法，以致医生无法确定摘取器官的确切时间。如果大脑死亡了，但仍有心跳呼吸，此时摘取器官不仅不能为国民接受，而且也认为这是不道德和违法的；如果心跳停止才能摘取器官，医学上就永远得不到可供移植的心脏。另外，在死者生前明确表示同意捐献的情况下，如果死后立即摘除由于家属处于极度悲伤很难接受，但等家属情绪好转后所摘取的器官功能又大受影响；在死者生前没有明确表示且身份又无法确定时，医生是否有权对其进行器官摘除？可见脑死亡立法不能实现，适宜的供体器官就永远匮乏，不能从"心脏跳着的尸体"中切取质量好的供移植的器官，无疑失去许多抢救病人宝贵生命的机会，而将脑死亡者作为优质移植器官的来源，我国将有千千万万的病人能通过有效的器官移植而获得新生。作为器官移植的供体，脑死亡比心脏死亡有着无法比拟的优越性。因此，尸体供者关键问题在于改变公众思想观念和文化习俗，以及死亡的界定标准。

尸体器官移植还涉及死囚器官的伦理问题。从医学伦理的角度来看，如果死刑犯自愿同意捐献器官，那么这是可以得到伦理学辩护的。尽管1984年10月9日最高人民法院、最高人民检察院、公安部、司法部、卫生部、民政部联合发布了《关于利用死刑罪犯尸体或尸体器官的暂行规定》。但是，在实施过程中还存在一些伦理难题。赞同者认为，利用死囚的器官不仅可以解决供体器官不足的问题，而且这是给予死囚一个机会，让他们死后为社会奉献一份爱心以赎回他们的罪行。反对者则认为：死刑犯处于弱势地位，由于被剥夺了自由权利而很难真正的知情并真实有效地表达死后愿意捐献器官的决定，即使有死刑犯在生前明确表示自愿捐献自己的器官，由于目前我国捐献器官的程序和手续相当烦杂，耗时又长，甚至在执行死刑之后，捐献器官的申请还没得到最后的确认，使得死囚的器官很难真正得到利用。同时，对于受者来说，有些人使用囚犯的器官却会产生一种心理负担，即担心自己会变得像犯人那样易冲动和容易犯罪。因为器官移植已经有过这样的先例，某些人移植了他人的器官尤其是心脏后，性格发生了明显的变化，过去内向的变得外向了，而过去外向的则变得内向了。虽然这是一个较小的问题，但也是影响器官移植的一个因素。

尽管利用囚犯的器官供移植有伦理之争，仍有一些国家和地区在利用囚犯的器官供移植。如果今后要大量利用死囚的器官供移植，有关的伦理和法律问题必须解决，否则就会引起社会问题。因此，死刑犯捐献器官应坚持以下三个原则：第一是要坚持尊重人权的原则。在解决死刑犯可否捐献器官的问题上，人权应是考虑的基本出发点。死刑犯虽被依法剥夺了生存的权利，但他们仍享有基本的人权，如吃饭、穿衣、睡觉及人格不受侮辱、身体不受非法侵害、生命不受非法剥夺，等等。这其中也包括每个正常人都享有的安排自己后事的权利。他们通过遗嘱或遗言的方式处理自己死后的器官，当然应在允许之列。实际上，无论是从法律上讲还是从事实上看，死刑犯在执行死刑前除了被依法剥夺政治权利和人身自由外，与我们常人并没有根本性的差别。第二是要坚持自愿和无偿的原则。这种自愿必须是真正的内心自愿，用法律俗语讲是捐献人的真实意思表示。要排除任何对死刑犯形成心理压力或不当诱惑的条件和环境。首先捐献器官要无偿进行，不能造成对死刑犯本人或亲属在经济上的利益驱动。如果为现实倡导捐献器官需要对捐献者进行一定的肯定和鼓励的话，也只能采用与无偿献血相同的方式，即捐献者的近亲属在需要器官移植时可得到免费的器官提供。除此之外，不得对捐献者及其亲属进行任何形式和名义上的奖励。其次，要切断死刑犯捐献器官的行为与其所判刑罚间的联系。死刑犯捐献器官与否，不能与其被判处刑罚有任何联系。即便是死刑犯捐献的器官恰恰能移植给被害人的亲属，被害人亲属请求法院对死刑犯从轻，或者恰恰能移植给某个对国家和社会极其重要的人物，也不能据此法外开恩，减轻死刑犯的刑罚。否则，本是充分体现人道与仁爱的器官捐献，会变得非常不人道和非常残忍，与初衷背道而驰。第三是要坚持尊重司法原则。死刑犯捐献器官不得对司法形成干扰。对这一点，除了第二点所讲的要切断捐献行为与其所判刑罚间的联系之外，主要是讲捐献行为应在刑事司法之后即执行死刑后进行。死刑犯在等待执行死刑期间是不允许进行器官捐献的。因为此时捐献除了存在死刑犯脱逃隐患和手术风险之外，更是一种对刑事司法的严重干扰。在死刑犯执行死刑前，作用于他的刑事司法程序并未完结。而正在进行的刑事司法程序是不允许无关事由介入的。否则，将是司法的不严格、不严肃，反过来讲，也是对司法的一种不尊重。如果说恰有一病人时间上等不及，也不能以救死扶伤和人道为由在执行死刑前让死刑犯捐献器官。倘若真的出现了这种情况，也只能说明我们现实中器官供体的缺乏，捐献者的缺乏和捐献意识的不足。我们应在捐献观念普及和捐献意识引领上下工夫，而不应归责于司法的不开恩。因为，随时都有可能法外开恩的司法，必然不是好的司法，不是民众的福音，更不应成为民众对司法的一种期盼。①

　　3. 胎儿供体

　　胎儿供体指利用不能成活或属淘汰的活胎或死胎作为器官供体，也可为

————————————————

　　①　曲新久：《论禁止利用死刑犯的尸体、尸体器官》，载《中外法学》2005 年第 5 期。

细胞移植提供胚胎组织。对胎儿器官的使用是一个十分敏感的问题。由于胎儿器官组织抗原性弱，排斥反应小，成功的可能性大，且有丰富的来源，因此在某些特定的疾病治疗中（如帕金森病、再生障碍性贫血、糖尿病等）更青睐胎儿器官。但是，胎儿供体的采用涉及胎儿生存权利、淘汰性胎儿标准、胎儿死亡鉴定及处置权限等诸多伦理难题。例如，当某些妇女怀孕后对流产举棋不定，如果得知流产可以带来经济好处，就会选择流产，甚至会出现一些妇女因为经济原因有意流产出卖胎儿的现象。怀孕是为了流产，是否将造成流产的泛滥。为了规范胎儿组织的移植，1986 年，瑞典提出胎儿组织用于移植的道德准则。1987 年，北京市神经外科研究所在进行胎儿黑质组织尾状核内移植治疗帕金森病时，制定出获取胎儿组织原则，其中包括不违背现行法律；得到有关部门的许可；进行流产的孕妇因特殊困难终止妊娠；孕妇自愿捐献胎儿；胎龄小于 16 周且现代技术无法保证其存活；流产胎儿心跳停止 30 分钟后取得组织。[①] 1990 年美国医学伦理和司法事务委员会提出了七项应遵守的条件：遵守美国伦理和司法事务委员会的关于临床研究和器官移植的准则，因为它们与胎儿组织移植的受者有关；供给胎儿组织所交换的经济价值不超过必需的合理费用；胎儿组织的受者不由供者指定；流产的最后决定是在讨论将胎儿组织供移植用之前；用于人工流产的技术和关系到胎儿妊娠年龄的流产时间，是根据孕妇的安全来决定；参与终止妊娠的卫生保健人员不参加该妊娠流产组织的移植，也不从这次移植中收取任何利益；按照适当的法律取得供者、受者双方了解和同意。[②] 这些条件反映了回避、监督、制约、理解、协商的原则，因而可能保证移植胎儿组织合乎道德，值得我们借鉴。

目前，世界上还没有系统地以法律形式对胎儿的利用作出明确的规定。在我国，胚胎器官移植、胚胎组织和细胞移植已成为器官移植的一大特色和优势，但却无统一立法与规定。普遍认为在实践中应遵循的原则是：确定胎儿供体必须由胎儿父母或其他直系亲属、胎儿的医学监护方法人或司法代表、受体方代表三方参与和同意；淘汰胎儿的确定至少应当符合低体重（体重小于 1000 克）或有其他生命质量极低指标者，有明确的严重遗传缺陷或严重畸形无法矫正和不能成活者，妊娠危及母亲安全或非婚姻关系妊娠的未成熟胎儿以及其他自愿终止妊娠者的未成熟胎儿等条件；除人工引产或自然流产外，确定胎儿死亡需卫生医学责任人的参与。

---

① 张卫宁、王梦寅：《胚胎神经组织移植的伦理学探讨》，载《中国医学伦理学》1991 年第 5 期。

② 张田勘：《胎儿组织移植和胚胎研究的道德问题》，载《中国医学伦理学》1992 年第 4 期。

4. 人工器官

随着现代科学技术的发展和医学防病治病的需要，在生物医学工程专业里逐渐形成了一门新的学科即人工器官。它主要研究模拟人体器官的结构和功能，用人工材料制成能部分或全部替代人体身体自然器官功能的装置。当人体器官病伤而用常规方法不能医治时，可用人工器官来取代或部分取代病损的自然器官，补偿或修复其功能。人工器官不受来源的限制，无组织配型问题，随时可备利用。现在可以说，人体除大脑没有人工大脑替代外，几乎人体每个器官都在进行人工模拟研制中，其中已有不少人工制造的器官成功地用于临床，修复了不少病损器官的功能，挽救了病人的生命。早在1943年荷兰医生科尔夫制成了第一个人工肾，是首次以机器代替人体的重要器官。1982年12月2日，美国退休牙科医生克拉克移植了世界上第一颗永久性人工心脏并存活112天，为人们展示了这项技术的前景。美国于1955年成立了美国人工内脏器官学会（ASAIO），此后日本、前苏联以及欧洲各国也相继成立了专门机构。我国于1978年制定了人工器官研究规划，1982年成立了中国生物医学工程学会人工器官及生物材料专业委员会。目前国内已有不少大专院校、医疗科研机构在从事人工器官的研制，并取得了可喜的成绩。人工脏器的应用虽然部分地缓解了供体不足的矛盾，避免了供体选择的某些道德难题，但它的应用又引发了一系列关于移植受体的尊严及生命质量等新的社会伦理法律问题。

人的尊严与死的争议。人体内植入人工脏器所形成的人机共存的生命个体，其生存很大程度上依赖于人工脏器，而不是自己的脏器。一旦出现机械故障，人的生命就立即受到生命的威胁。在判断个体"死亡"的概念上，是以传统的人心功能作为人死亡的标志，还是以人工脏器功能衰竭为标志？在病人急需人体心脏供体而不可得，生命垂危情况下为了延续生命，病人与家属往往难以权衡利弊而签署同意书。当一个人依靠人工心脏维持生命时，他的自主权和尊严显然是器官移植引发的社会伦理道德问题。

生命质量问题。人工脏器植入者生命质量问题是一个不可忽视的社会伦理问题。一些人工脏器的移植成活率很低，即使手术成功，病人成活的时间很短；即使存活，也是带着严重的身心残疾和痛苦度过余生。因此，不仅不能使病人康复，反而使其遭受或延续疾病折磨的人工装置，引起人们对其是否符合伦理道德的争议。

人工器官的损害问题。人工器官的生产通常需要许多复杂和精细的工序，任何环节的瑕疵都可能影响到人工器官的质量和效用。当有某种瑕疵的人工器官在受体内发生故障时，受体生命健康的损害应由谁来承担，这也是困扰人工器官移植的伦理与法律难题之一。[1] 2001 年，德国"Medos"人工心脏在某医院被装入王某体内。一个月后，人工心脏并发症突现，病人出现大出血和大面积脑梗塞，人工心脏被取下，病人从此开始了无休止的植物人状态。

5. 异种器官

异种移植是将器官、组织或细胞从一个物种的机体内取出，植入另一物种的机体内的技术。但随着技术的发展，对这种传统的定义开始出现异议。美国公共卫生局（PHS）将异种移植从两方面定义为：（A）将非人的动物的活细胞、组织或器官移植，植入或灌注进人类受体；（B）或者人的体液、细胞、组织或器官在体外与活的非人动物的细胞、组织或器官进行接触。此定义包含了在异种移植的所有操作中使用的活质。"异种移植物"指的是异种移植中使用的（人的或非人的）活细胞、组织或器官。[2] 显然，如果异种器官移植广泛应用于临床，对于扩大器官移植的治疗范围，解决世界性器官供体缺乏的问题，免除从人的活体或尸体上采集器官的社会问题具有重要的意义。但是，目前异种移植除了要解决在生物学层面上存在的难题（如免疫排斥和跨物种感染）外，还引发了大量的伦理问题：

动物保护的问题。一些动物保护主义者和生态伦理学者认为，其他动物与人同属一个生物共同体，这个共同体的成员相互依存，维护它的完整性、稳定性和优美性是人类义不容辞的责任，异种器官移植尚处于实验阶段，但采用的器官每每来自灵长类动物（如狒狒、黑猩猩等），这些动物有感受苦乐的能力和初步的意识能力，人类摘取它们的器官是在杀死自己的"远亲"，是在侵犯动物的生存权，是一种不道德的行为。这种对"远亲"生存权的践踏也预示着践踏人类自身的可能性。由于动物的生命也有内在的价值，人类本应将自己的道德关怀扩大到动物，尤其是高级灵长类动物。一旦这些动物灭绝，人类离自我毁灭也就不远了。从伦理的观点看，人类本可以发展其他的医疗技术或更多地利用尸体器官和人工器官来解决目前存在的问题，而不应通过残害另一种高级生命来延长人的生命。

人的同一性和完整性等问题。即使异种移植被证实为安全、有效的，它对人类个体和整个人类的完整性和内在价值还是提出了挑战。异种移植可被看做使人及其身体进一步"去人化"或"人工化"。因为异种移植是将其他物种的细胞、组织、器官植入人体，它对"使人之所以为人"的内在本质

---

① 姜小鹰主编：《护理伦理学》，人民卫生出版社 2007 年版，第 176—177 页。

② PHS Guideline on Infectious Disease Issues in Xenotransplantation（USA），2001.

提出疑问。转基因技术打破了物种间的天然屏障，使不同物种间的基因可以进行前所未有的新组合。这种物种之间的基因转移对"我们是什么"及"在进化过程中我们处于何种位置"更是提出了根本性的挑战。我们要把人理解为自然属性和超越自然属性的社会和精神属性的统一整体。在越来越多的高新生物医学技术直接干预人的基因组，人类日益有能力把进化掌握在自己手中时，我们应该注意不要通过抬高人生存的超越性及社会文化属性而漠视其生物性与自然性。

异种器官移植中的安全性问题。从研究异种移植开始，关于其安全性问题就一直备受关注。在经历 SARS 和全球性的禽流感爆发后，人们对移植的动物组织跨种传播疾病的可能性更为担心。这种担心不是没有道理的：异种器官移植有多种细菌、寄生虫、急性和慢性病毒感染的风险，其中尤以内源性逆转录病毒（ERVs）感染的可能性最大。内源性逆转录病毒是一种 RNA 病毒，在大多数哺乳动物的基因组中都存在，正常情况下，ERVs 在宿主细胞内既不复制也不表达，或表达效率很低，很少对细胞造成损害。然而一旦跨越了种间屏障，它们就有在新宿主体内增殖且致病的可能性。医学发现异种器官移植可以传播某些人源性疾病从而可能会危害公众健康，这也是必须考虑的道德问题。因为异种器官移植对于不接受移植的人没有明显利益，所以它对于公众健康的危险性即使只是"可能存在"也会成为一个备受关注的问题。目前的困难在于，不管在体外试验和动物试验中的安全性会提高到多大程度，这都不能说明异种器官移植在人体上也一定是安全的。要想证明在人体上的可行性。就必须在人身上做实验，就可能会对受试者造成一定程度的损伤，这就使得安全性研究陷入了两难的境地。也有学者提出异种器官移植到人体后使受移植者染上动物的属性或兽性，或因变为"狼心狗肺"是否会遭到社会的歧视？动物的器官移植到人的身上，人是否会显示动物的特征？如果某人在生育前就进行了异种器官移植，他的下一代体内会不会存在动物的基因？这会不会威胁人类的安全等伦理问题。这些伦理难题是制约异种器官移植进一步发展的关键问题之一。

（二）器官移植受体选择的伦理问题

人体器官是一种稀有的资源，在目前可供器官稀少的情况下，势必无法满足受体的需求。有人提出，只有用保守疗法无法医治的肾衰竭、心衰竭、肝衰竭和呼吸衰竭的患者，才能考虑器官移植术。这是不是唯一标准？是否还应同时考虑受体医学心理、社会、经济等因素？对康复潜力很小的病人实施脏器移植术是否适合？在供体供不应求的情况下，优先给谁移植，是按先后排序，还是按出钱的多少，或是按病情的严重程度等等，都是受体选择面临的伦理学难题。以什么样的标准来选择接受器官移植的受体呢？现行的做法是从临床医学标准、大医学标准和社会标准进行判断。

临床医学标准是指由具备有关知识和经验的医务人员在进行器官移植前，根据移植的医学标准即适应症和禁忌症，对病人进行全面的评估，并作出判断。临床医学标准的判断通常包括以下三个方面：器官功能衰竭严重，无其他疗法治愈，短期内不移植将导致死亡者；受者整体功能好，对移植手术可耐受并无禁忌症；免疫相容性好，移植术后有良好的存活前景者。器官移植原则的临床医学标准的基准点就是以"需要决定"的公平原则。

大医学观标准主要根据以下三个方面作出判断：病人的年龄与术后的预期寿命，在不同年龄受者均符合医学标准的情况下，应坚持年轻受者优先的原则；治疗中积极配合者优于消极者，病人家庭支持者优于反对者；如果移植后病人的生命虽存续，但始终处于病痛的折磨中，生活质量低，那么移植手术的价值应被考虑。

社会标准是指根据病人的社会价值、应付能力等社会因素筛选器官移植的受体。病人过去对社会的贡献或移植后对社会的贡献大者，尤其是具有特殊专长者，可适当优先。病人应付能力主要指病人配合治疗的能力、社会应付能力、经济支付能力等。病人配合治疗的能力在一定条件下是医务人员选择可否进行器官移植的重要标准。但这又不能绝对化，因为病人配合治疗能力水平，与医患间的沟通，病人对疾病的理解等因素有关，至于经济问题在我国目前条件下，确实是一个应该考虑的问题，如果处理不好，就会出现有钱人买健康，没钱人坐以待毙，这显然不符合医德。受体选择的社会标准是多方面的，它主要取决于这个国家或社会通行的道德规范和价值。

在上述三种标准并存时，在选择受体时应先考虑临床医学标准，其次是考虑大医学标准，最后是社会标准。当选择受体遇到伦理难题时，应该提交医学专家、伦理专家、社会学专家等组成的医学伦理委员会慎重讨论和公正裁决。

（三）器官移植的伦理原则

器官移植技术的研究和应用，是医学科学发展的需要，更是人类健康利益的需要，在开展这项技术时，医务人员要遵循一定的伦理原则，以保证器官移植技术真正造福于人民。

1. 知情同意原则

知情同意是器官移植的首要伦理原则，就是供者和受者双方或其亲属或法定代理人充分讨论器官移植的程序，客观地说明已知的危险和可能发生的危害，让病人对器官移植有充分的理解，并尊重病人自主作出的决定。知情同意对于受体而言，既包括病人有权接受或拒绝器官移植，也包括病人对治疗过程中积极配合和对医生的自由委托，还包括病人在移植器官之前有权了解器官来源，了解可供选择的医疗方案的利弊和风险，并基于对信息的全面了解作出最终选择。对于供体而言，就是强调自愿捐献。从尸体上摘取器官和组织，一定要有生前自愿捐献的书面或口头遗嘱；对于活体捐献者，知情同意不言而喻，但目前一般来源于受者的配偶、有血缘关系的亲属和自愿无偿献出器官的健康者。知情同意的过程是信息披露、自愿、充分理解、表意能力、同意决定五个要素不断优化的过程。其中，医方的信息披露所提供的是信息源和决策基础。由于器官移植费用通常很高，病人及其家属要面对生命和经济上的双重风险，医生必须对病人及其家属做好术前的信息披露工作。这样做，一方面，在一定程度上可以避免移植过程中的暗箱操作现象，从而减少医生参与器官买卖这一不道德行为的发生。另一方面，对一些实验性的移植手术，病人的知情同意显得更为必要。譬如，异种器官移植由于难以解决免疫排斥反应，接受动物器官移植的人存活的时间都很短，生活质量也很差；如果病人术后才被告知他（她）身上移植了动物器官，他的心理肯定会出现一定的波动。同时，病人家属也会产生"人财两空"的感觉。当然，有些人可能认为有时应对患者进行善意隐瞒，这样做符合善的原则。但在实践中看，对患者病情的善意隐瞒，并没有达到医生和家属所预期的效果。因为无论是器官移植的前期准备，还是术后抗排斥治疗，都很需要患者的充分理解和配合，而且对器官移植治疗后可能出现的并发症也需要患者有足够的思想准备，否则就会降低移植的成功率。我国的《人体器官移植条例》规定："公民生前表示不同意捐献其人体器官的，任何组织或者个人不得捐献、摘取该公民的人体器官；公民生前未表示不同意捐献其人体器官的，该公民死亡后，其配偶、成年子女、父母可以以书面形式共同表示同意捐献该公民人体器官的意愿。"

2. 自主原则

所谓器官移植的自主原则，既包括器官捐献的自愿，也包括器官接受的自主，同时还包括受、供双方的知情同意原则，即病人在移植器官之前有权了解器官来源，了解可供选择的医疗方案的利弊和风险，并基于对信息的全面了解作出最终选择。这项原则是根据人的尊严原则而提出的，也是器官移植中不可或缺的一项重要原则。器官捐献的自主原则有利于缓解器官来源不足的严峻现状。器官捐献是器官来源的重要途径之一，遵循器官捐献的自主原则是人体器官收集的基本原则，已为许多国家采用。其要点是：任何超过18岁的个人可以捐赠他个体的全部或一部分用于医学教学、科学研究、治疗或移植。如个人在生前未作出捐赠的书面表示的，他的近亲或监护人有权作出捐赠表示，除非已知死者生前表示反对。个人已作出捐赠表示的，任何人不能取消。但我们同时也应该认识到，人体器官是人体自身自有的东西，它的所有权属于道德伦理范畴，即使在自愿捐献的基础上签署了捐献合同也可以随时变更，不追究违约责任。供者是否愿意捐赠出自己的器官，这完全是个人问题，应由他本人作出决定，任何个人或组织都不能诱导其作出不符合当事者意愿的决定。比如，有两个同胞兄弟，其中一个患有尿毒症需要进行肾移植治疗，这时候用其兄弟的肾作为供体能够使移植手术成功率更高，患者生的希望也更大。但是家长和医生不能对健康者施加任何的压力，强迫其捐出自己的器官来救治自己的兄弟，这是极不人道的。卫生部器官移植委员会伦理学专家翟晓梅认为：如果对活体捐献这样一个理想的道德行为过度渲染，容易在不自觉中把这种理想的道德行为变为义务的道德行为，这就迫使社会接受这样一个观念——如果你没有把你的器官捐献出来（给你的亲属），那你可能就是不道德的。某种压力就会以微妙的形式发生而影响到捐献的自愿性，这是很危险的。

3. 效用和公正原则

所谓器官分配的效用和公正原则是指在器官来源紧缺的现状中，对于可供移植的器官进行分配应遵循效用原则，使得受体利益最大化，但效用原则必须在公正的基础上进行，不得掺杂任何私心，更不能使器官移植变为有钱人的"专利"。

首先，效用原则是确保在器官匮乏的现状下使器官移植这一高新技术能够最大限度造福人类，带来最大福祉的最有效原则，也是解决受体选择面临的伦理难题的有效途径之一。效用可简单地定义为资源的有效利用，器官移植要充分考虑供体和受体的利益，尽最大努力将损伤降到最小的程度，将风险减少到最低限度。医务人员虽然有责任帮助那些器官衰竭、面临死亡的人重新获得生命，但对供体的健康和生命同样负有保护的责任，不能因为受体的需要，而放弃对供体生命的救治或健康的维护。同时要严格选择受体，使其受移植后必须"利大于弊"。

其次，器官分配公正是社会公正的缩影，它有助于真正解决器官移植中的供需矛盾，从另一方面也防止了器官买卖现象的发生。公正是现代社会的一个基本要求，只要有人群存在，我们就会碰到怎样按公正原则办事的问题。由于器官移植中存在着严重的供需矛盾，人体器官被视为一种稀有资源，从某种意义上讲，对病人的选择过程在这类情况下就变成了决定谁生谁死的过程。要想避免根据关系远近亲疏来安排受体顺序的现象的发生，以及根据市场供求关系进行分配导致的器官商业化现象的出现，公正原则就显得尤为重要和必要。当器官资源分配能做到公平公正之时，社会的公平公正也才有可能实现。既然如此，每个社会成员都应平等地享有利用公共资源医治疾病的权利。器官移植资源分配公正包括形式公正和实质公正。形式公正是指不同的病人给予相同的对待；不同经济状况的病人给予相同的对待；不同需要的病人给予相同的对待；相同的病人给予同等的对待。但在现实中，人体器官移植资源分配不同于一般的医疗资源的分配，不可能做到绝对的公平，主要原因是可供移植器官极其短缺这个"供小于求"的矛盾和移植手术的高昂费用问题。因此，在器官移植资源分配中只能努力向实质公正靠近了，对移植对象的选择就应该考虑一定的社会标准和医学标准。

4. 器官移植的非商业化原则

所谓器官移植的非商业化原则，就是严格禁止人体器官交易，反对器官采集商业化作为获取人体器官移植来源的商品做法。这一原则是针对目前国内器官移植存在的买卖化倾向日益严重，器官交易日益凸显而提出的。器官商业化严重违背了医学伦理与人道主义，而且将会导致一系列的违法犯罪活动，如盗窃、走私人体器官、非法贩卖儿童作为供体。这种状况在未立法的国家和地区已成为黑市交易获取人体器官来源的途径。一旦器官商品化，人的尊严将毁于一旦，并在整个社会导致道德全面滑坡的连锁反应，一些犯罪集团将利用各种可能的手段残害他人，以出卖其器官获取高额不义之财。基于对人类生命的尊严的尊重和商业化后可能产生的严重后果，许多国家都禁止将人类的器官和组织作为商品买卖，违者应追究其法律责任。在我国新制定的《器官移植条例》中明确规定，在器官摘取、保存、运输等项目上可以收费，但器官本身绝对不能买卖。这样既支持了人体器官移植的健康发展，又能有效遏制非法获取人体器官与打击其非法买卖。

总之，面对诸多伦理困境，确立器官移植的伦理规范原则势在必行。当然，具体践行起来，一些伦理原则也常常会与被运用的具体情境发生冲突。正如恩格尔哈特（Engelhardt）教授所说，"所有道德都植根于一种紧张关系，这种紧张关系源于关注人的自由与维护人的利益之间的矛盾。在卫生领域里，这种困境越来越明显。一些病人常常倾向于采取医生和护士十分担心其危险的行为方式；这些行为方式有可能严重损害病人的健康，甚至有可能造成致命的后果"。但我们应该看到，上述原则对于不同社会的人具有不同程度的重要性，在大多数情况下，这些原则能相互补充。面临取舍时，我们要区分事情的轻重缓急，尽可能考虑在面临两难选择时我们应遵循的原则的优先顺序，换言之，我们应当看看哪种选择最符合大多数人的最高利益。

四　器官移植的法律视角

（一）各国关于器官移植的立法

作为一种高新生物医学技术，器官移植在造福人类的同时，也可能带来负面影响。半个多世纪以来，随着器官移植技术本身的不断发展，为了保障和促进人体移植的顺利发展和健康运作，世界上绝大多数开展器官移植的国家，在 20 世纪 80 年代以前就已基本完成了器官移植的立法工作。从欧洲到北美，从亚洲到太平洋上的岛国，都已制定了比较完善的器官移植法律，以适应器官移植发展的需要。

在欧洲，英国于 1952 年制定《角膜移植法》，以后又将心脏、肾脏和肺脏等移植手术规定在内。1961 年制定《人体组织法》。1989 年又通过《人体器官移植法》，施行填写死后志愿捐献器官卡的做法。法国于 1976 年制定《器官摘取法》。丹麦于 1967 年制定《人体组织摘取法》。瑞典和挪威也分别于 1973 年和 1975 年制定了《器官移植法》。西班牙也于 1979 年通过《器官移植法》。1999 年乌克兰颁布《乌克兰人体器官移植和其他解剖组织法》。

在南美的阿根廷，为了解决器官来源问题，法律规定从 1996 年 8 月 1 日起，年满 18 岁以上的公民在办理个人身份证时，在完全自愿的基础上，必须声明是否愿意在死后捐献自己的器官，并保留随时改变决定的权利。警察部门将这些资料全部输入全国器官捐赠协调委员会的资料库，以便随时调用。

美国于 1968 年通过《统一解剖尸体捐献法》，创立了捐献人卡片制度，允许家庭成员同意或拒绝捐献，禁止器官捐献人的主治医生参与器官摘除和移植。1978 年，美国又通过《统一脑死亡立法》，对传统的死亡定义进行了扩大解释，首次以法律的形式确立脑死亡即死亡。随着抗排异药物研究的突破性进展，美国又于 1984 年制定了《全国器官移植法》，1986 年制定了《请求程序法》，要求医院和医生在适当的病例中，为病人的家庭成员提供捐献死者器官的机会。北美的加拿大于 1971 年起草了《统一人体组织捐献法》，规定了自愿捐献制度。

在亚洲，日本于 1958 年就制定了《角膜移植法》，1979 年日本将该法修改为《角膜、肾脏移植法》。1997 年公布了新的《器官移植法》，该法律规定了脑死亡制度，故对心脏、肺等器官移植的临床效果提供了法律保障。我国台湾地区于 1987 年 6 月 19 日公布人体器官移植条例，准许供体脑死亡判定后，可以为移植而摘取器官。我国香港特别行政区于 1998 年 4 月 1 日生效的《人体器官移植条例》，准许非血亲活人器官捐献，但严格禁止人体器官的商业化买卖。我国澳门地区也早已于 1996 年颁布《规范人体器官组织之捐赠、摘取及移植》。新加坡 1987 年通过的《器官移植法》规定，所有新加坡公民和在新加坡长期居住的居民，年龄在 21—60 岁之间，在意外事件中丧生后，如果生前没有明确表示拒绝捐献，都可以视为自愿捐献者。新加坡《医疗法令》第 12 条还规定，当死亡发生 24 小时后，对以公共基金保存于医院、医护所或其他公共机构而未被认领的死者，该医疗机构的负责人有权以书面形式指示取用其尸体或其中的一部分。国际上已经对指导器官移植的伦理原则进行了总结并在基本问题上达成了一些共识，如 1986 年国际移植学会公布的《器官移植中有关活体捐赠的准则》，1987 年世界卫生组织第 40 届世界卫生大会制定的《人体器官移植指导原则》等。

　　世界各国对器官移植立法在内容上虽有不同，但大体都涉及以下几个方面：即器官移植的原则以及脑死亡标准、对器官买卖的禁止以及器官捐献的条件、原则、程序等问题。从总体上说，亚洲各国的相关立法比较保守，如我国香港特区的立法主要着眼于对移植技术的控制和限制，这和世界立法所采取的鼓励态度有很大的差别。又如日本对器官移植的立法一直步步为营，虽然早在 1958 年就有相关立法，但立法进展缓慢，其 1997 年通过的《器官移植法》虽然也对脑死亡的条件进行了规定，但限制十分严格。相对而言，欧美各国的立法则比较开放和现实，特别是北美和欧洲一些高福利国家，政府鼓励可能给社会带来好处的新医学技术；同时，他们的公民在法律和伦理上被理解为对社会公共事业负有更多的责任，所以立法上对器官的采集和移植采取较为宽松的政策。可见，器官移植立法由于涉及民族观念的差异以及伦理道德的影响，因此，我们在借鉴各国立法来构建我国的相关立法时必须立足于我国的现实。[①]

（二）各国对器官移植采取的立法模式

　　综观世界各国人体器官移植立法的模式主要有两种：一种是以美国为代表的统一立法模式，一种是以日本为代表的单一立法模式。

----

① 郭自立：《生物医学的法律与伦理问题》，北京大学出版社 2002 年版，第 112 页。

统一立法模式即制定统一的人体器官捐赠法和移植法。统一立法模式以美国为代表，北美、澳洲、欧洲等国家的器官移植法在很大程度上受到美国的影响。1968 年，美国律师协会等组织倡议通过了统一解剖捐献法案（UAGA）。到 1973 年，该法案已在全国 50 个州及哥伦比亚特区统一实施。1984 年，通过全国器官移植法案。UAGA 首次明确规定死者的直系亲属可以采用签名或通过证人作证的方式捐献死者的器官和组织。为配合 UAGA 的实施，美国的部分州还制定了验尸官法和驾驶执照法。前者主要解决器官捐献者死亡判断问题，以便适时摘取器官。后者规定领取驾驶执照者可自愿决定是否捐献器官，以及捐献器官部分还是全部。统一立法模式的另一种形式是将人体器官捐献与移植合二为一，制定一部统一的人体器官捐献移植法律。例如 1989 年南斯拉夫《人体器官获取和移植法》。这种立法模式使器官移植的相关法律都统一到一部法律中，便于操作，同时避免单一器官立法模式规定得太具体，当随着医学科学技术的发展，越来越多的器官可以移植，那么需制定许多部单一的法律，这样立法成本太大，也不能及时适应医学科学技术的发展。

1968 年，日本制定《眼角膜移植法》，而不是像西方国家那样制定统一的器官移植法。1979 年日本制定《角膜和肾脏移植法》，实现了由小器官向大器官移植立法的过渡，并为今后多器官移植立法铺平了道路。可见，单一立法模式实为一种循序渐进的方法，终极目标仍然要实现器官捐赠与移植的统一立法。单一器官立法模式的不足之处甚多：第一限制了器官医学的发展，使得日本的器官移植水平与发达国家有一定的差距；第二大量遗体器官不能发挥作用，器官移植技术面临的供体严重缺乏问题基本未能解决；第三除已立法的器官外，其他器官的赠与移植活动仍然无法可依。

（三）我国关于器官移植的立法

回顾我国的器官移植立法进程，经历了从地方性法规到部门规章再到器官移植单行法规出台的曲折。1983 年，《人民日报》就刊登了由党和国家领导人签署的《把遗体交给医学界利用的倡议》。在全国引起了强烈的反响，促进了医学研究和器官移植在我国的迅速发展。1995 年 8 月，中国器官移植发展委员会在北京成立。1999 年 3 月 7 日，浙江医科大学第二医院眼科中心主任姚克联系了十多位浙江省全国人大代表在全国九届人大二次会议上提出了"要求制定人体器官捐献法"的提案；1999 年 5 月 11 日，全国医学、法学、伦理学、社会学等方面的专家 40 余人集会武汉，召开了全国人体器官移植法律问题专家研讨会，对我国人体器官移植立法现状进行研讨；

我国人体器官移植主要创始人、中科院院士管德林主持制定的《中国脑死亡临床诊断标准》和《人体器官移植法》被卫生部采纳；中华医学会、医学伦理学分会组织起草了我国第一个伦理道德文件《器官移植伦理原则》；武汉大学、中国政法大学的法律专家和一些器官移植专家拿出了有关器官移植的法律草案；2000年12月26日，我国第一部有关遗体捐献的地方性法规《上海市遗体捐献条例》通过；2001年1月5日，出台《广州市志愿捐献遗体管理暂行办法》；2002年通过《贵阳市捐献遗体和角膜办法》；2003年8月22日，深圳市人大常委会表决通过《深圳经济特区人体器官捐献移植条例》草案，这是中国第一部关于器官移植的法规。《条例》确定了器官捐献与移植的五大原则：自愿、无偿捐献、优先考虑其他医疗方法、无伤害和鼓励捐献遗体器官。

2006年3月16日，由卫生部颁布了《人体器官移植技术临床应用管理暂行规定》，这是我国首部对人体器官移植手术准入进行约束的法律文件。该规定重点规范了人体器官移植手术的准入制度；明确人体器官不得买卖；对实行移植手术的医院和医生进行资格审核；医院必须设立移植伦理委员会，论证其可行性；移植须有捐赠者书面同意等。这是我国器官移植立法的一个重要举措，对我国的实践有一定的指导意义。

2007年3月21日，中华人民共和国国务院颁布了《人体器官移植条例》，并于2007年5月1日起施行。该条例的制定遵循了世界公认的医学伦理准则和世界卫生组织关于人体器官移植的指导原则，借鉴了国外相关立法经验，与国际通行做法保持一致。在起草过程中广泛听取了国内外医学、法学、伦理学、社会学、人权等方面专家学者的意见，专门征求了世界卫生组织的意见。《条例》对我国人体器官移植中的问题作了明确规定：任何组织或者个人不得以任何形式买卖人体器官，不得从事与买卖人体器官有关的活动；人体器官捐献应当遵循自愿、无偿的原则；捐献人体器官的公民应当具有完全民事行为能力；任何组织或者个人不得摘取未满18周岁公民的活体器官用于移植。《条例》规范了人体器官的摘取和植入的环节，对人体器官移植手术收取费用的范围作了界定；指出国务院卫生主管部门负责全国人体器官移植的监督管理工作，县级以上地方人民政府卫生主管部门负责本行政区域人体器官移植的监督管理工作，各级红十字会依法参与人体器官捐献的宣传工作等。

《人体器官移植条例》的制定和实施，对于规范人体器官移植管理，保证医疗质量和医疗安全，维护器官捐献者、患者、医疗机构及医务人员合法权益，使这项医学成果更好地造福人民群众，具有重要意义。同时，这也是中国政府认真落实宪法原则保护人权的又一项重要举措。它的出台使我国的人体器官移植活动，包括人体器官的捐献、移植、医疗机构等有关参与人的行为规则、政府卫生主管部门的监管职责等，均有法可依，将在规范和引导人体器官移植医疗事业的良性发展，保障人体器官捐献人、接受人等的生命健康等合法权益方面，发挥积极的作用。我们在为立法的进步庆幸的同时，也应清醒地看到我国目前的立法还处在起步阶段，还存在很多空白点和不足，在这个阶段进行比较立法的研究，以本国国情为基点进行广泛借鉴十分必要。

五　器官移植的前瞻性思考

不可否认，我国的器官移植已经接近或达到国际先进水平，年器官移植的数量已经位居世界第二。但我国器官供求严重失调，器官移植工作形势严峻，每年约有 150 万人因终末期器官衰竭需进行器官移植，但每年仅 1 万人左右能得到移植治疗，各类移植需求者和供体间的比例大致是 100∶1，甚至更高。[①] 其中大约有 150 万尿毒症患者，而每年仅能提供 3000 例肾移植手术；有 400 万白血病患者等待骨髓移植，而全国骨髓库的资料仅 3 万份，对于我国近 1 亿肝病患者来说，肝移植形势将更为严峻，其中有 30% 左右的病人将最终转为肝硬化。在全国近 500 万盲人中，有近 3 万人可通过角膜移植重获光明，但目前国内每年仅能提供 1200 人进行角膜移植手术。因此，如何从患者、社会利益的结合中，倡导新的社会人文关怀，以及互助互爱的社会风尚，推广器官捐赠的观念，从法律、制度上给予必要的保障是解决器官移植短缺的重要环节。

（一）更新观念，提高全民的生命伦理学素质

在我国，认为将自己的器官捐献是大不孝，或认为捐赠刚死去的亲人的器官是对死者"亡灵"的亵渎的看法，均不同程度的存在着。这种传统的道德观念和感情也成为器官移植发展的一种障碍。为了推动器官移植健康有序的发展，确保器官移植的质量和道德价值，拯救众多生命，解决器官来源不足问题，要积极宣传器官移植方面的科学知识，进行伦理道德教育。使人们充分认识到，由于器官来源不足，造成许多急需某种器官而有获生希望的人坐失良机，而可供移植的器官却白白废弃。若用死而不能复生人的器官救

---

① 仇逸：《器官移植严格人道约束》，载《瞭望》2007 年第 15 期。

活那些急需救治者的生命，这对死者不但无害，而对受植者却受益终身，这是有利于他人，有利于人类医学进步，合乎伦理要求，具有道德价值的。另外，可借鉴发达国家的一些做法，如发放自愿捐献卡片；在还存在反对"脑死亡"的现实条件下，承认两种死亡定义，由病人或其家属来选择；在条件成熟的大城市和发达地区可以推行"脑死亡"标准等。只有人们真正解放思想观念，慷慨献"爱心"，才能解决器官来源不足的问题，才能提高器官移植的质量。

（二）建立国家器官移植中心与调配网络

我国最近几年在器官移植方面发展较快，甚至有的达到世界领先地位，但总的来说，在大的脏器移植如肝、肺、心脏及联合移植方面，还明显落后于欧美国家。主要表现在我国供体短缺，医疗技术总体水平不高，经济实力差，移植中心多，精力分散，缺少一个完善的器官收集协调和管理的组织。政府应建立全国性的或者区域性的器官移植调配中心或网络，建立社会器官共享系统，并同国外相关组织进行合作，增加器官供应的数量，以使器官的利用受益最大化，防止器官不当使用和浪费，最大可能地避免利益冲突，保证器官分配的公平。如设在荷兰的莱顿大学的欧洲器官移植中心，就比较先进，他们遇到可供移植器官时，立即通过电脑在极短时间内卓有成效地在全欧洲找到适合的受体病人。他们的管理科学，信息灵通，工作效率高。仅在1990年"中心"就调度和输送了5000多个器官。如美国的器官分享网络（UNOS），根据美国UNOS的经验和做法，肝脏移植、心脏移植、肺脏移植、胰腺移植以病情严重为优先条件，肾脏移植根据等候时间、病情和配型结果排序，既及时调配了医疗资源，又保证了器官受植者享有平等的机会。

（三）建立健全器官移植和捐献的法律、法规

2007年5月1日，我国《人体器官移植条例》出台，对人体器官的捐献和移植作了规定。但在我国没有确立脑死亡立法的情况下，供体缺乏的问题将在较长时间内存在。因此，除了自愿捐献之外，在条件成熟的地区和城市，可以尝试采取推定同意的方式，即由政府授权给医生，允许他们在尸体身上收集所需的组织和器官。分两种情况：一种是国家和法律授权医生以摘除有用的组织或器官，不考虑死者或亲属的愿望；另一种是法律推定，即如果没有来自死者本人或家庭成员特殊声明或登记表示不愿捐献，就被认为是愿意捐献，医生可以进行器官的摘取。西方许多国家都实行了推定同意政策。由于推定同意政策具有一定的法律强制性，可以较大幅度地提高尸体器

官的获取率。

（四）建立器官供体激励机制

建立器官供体激励机制，可鼓励越来越多的人加入到器官捐献的行列中，这是符合中国现阶段的社会道德标准的。对供者的经济补偿除了目前通行的体检费、治疗费、误工费外，还应包括生活补偿金和风险保障金。补偿的方式应区别不同的内容采用不同的方式，如体检费、治疗费、误工费可一次性支付。生活补偿金则可参考其他国家的做法，如美国给死者家属减免部分治疗及住院费用，或给捐献者家属一些非金钱的特殊利益如教育和燃料资助、减免某些地方税等；伊朗则规定供者可以从慈善机构获得一定的经济补偿。根据中国的具体国情，对供者的生活保障可以物质的形式一次性支付，也可适当免除其子女的非义务教育阶段的教育费用，规定其直系亲属可享有专供器官供体的医疗保险，并提倡社会慈善部门向其提供捐助；而风险保障金则只在器官捐献行为明显影响供者的生活和劳动能力时，才予以支付，且最好是以社会保险的方式分次获取。

（五）建立与完善社会保障制度

器官移植的费用昂贵，在西方发达国家和经济较发达的发展中国家，医疗保障制度覆盖面较广，脏器移植病人只要承担一小部分费用。我国由于医疗体制改革，能够完全享受公费移植的病人只占少数。一旦得了重病，需要移植器官，少则几万元，多则几十万元，这是一般平常家庭难以承受的。少数幸运的病人可以得到社会众人的捐助，求得生命；有的患者实在无路可走而放弃治疗的也大有人在。相对于移植器官的患者来说，社会捐助不过是杯水车薪，只能暂解燃眉之急，解决部分需要，无法从根本上保障器官移植患者的治疗费用。所以在我国建立相应的社会保障制度已经越来越迫切了。

（六）建立公平合理的卫生资源分配机制

由于器官供体是十分珍贵、稀缺和不可再生的资源，因此，在进行稀缺的卫生资源分配时，首先应该基于公平、效率和尊重生命价值方面考虑，坚持医学标准优先。医学标准主要是从移植的必要性、迫切性、成功的可能性、预期寿命的长短来考虑。这必须是客观的，此外还取决于医学科学和医务人员技术所能达到的水平。其次还要根据一定的伦理原则进行资源分配。伦理原则在应用到器官移植资源分配时，其实质就是社会标准。社会标准是根据病人的社会价值、应付能力等社会因素筛选器官移植的受体。社会价值主要是看病人过去或未来对社会贡献的大小，但社会价值的评价往往是困难的；应付能力主要指病人配合治疗的能力、社会应付能力、经济支付能力等。病人配合治疗的能力在一定条件下是医务人员选择可否进行器官移植的重要标准。但这又不能绝对化，因为病人配合治疗能力水平，与医患间的沟通，病人对疾病的理解等因素有关。至于经济问题在我国当前条件下，确实是一个应该考虑的问题，如果处理不好，就会出现有钱人买健康，没钱人坐以待毙的现象，这显然不符合医德。社会标准虽然体现了一定的公正性，但还必须设置伦理委员会来作为器官分配的决策者来保证这种公正。①

（七）建立和加强对器官移植工作的监督机制

为确保器官移植的健康发展，必须禁止以任何形式从事人体器官买卖及与器官买卖有关的商业活动，严防器官商业化而导致的走私、贩卖人体器官和以不正当手段获取人体器官。同时必须明确在器官捐献和移植的各个环节中专业人员的职责，用法律来保障其运行的公平性和效益性。另外，随着医学模式已由传统的生物医学模式转变为生物—心理—社会医学模式，器官移植技术也给医院带来了许多复杂的问题，并且随着公民法律观念的增强，对自身权利的保护和对良好医疗环境的追求，显然需要建立并加强医学伦理委员会的监督力度，以解决器官移植的相关问题。美国已有60%以上的医院建立了伦理委员会，而国内20世纪90年代初才在少数医院建立，远未满足医学发展的需要。为此，大型综合性医院应该根据国内医学实践的特点，借鉴发达国家医学伦理委员会经验，尽快建立起医学伦理委员会，以解决与器官移植有关的伦理问题。

① 李本富：《对我国伦理审查委员会建设的探讨》，载《中国医学伦理学》2007年第20期。

第七章 人体实验

——无可替代的人类之痛

《涉及人的生物医学研究国际伦理准则》提出了一个重要而深刻的论点："科学上不可靠的研究必然也是不符合伦理的，因为它使研究者暴露在风险面前而并无可能的利益。"我们熟知世界 A 和世界 B 的论证。在世界 A 里，没有人参加人体研究，没有因研究而带来的风险或伤害，但因没有真正有效疗法而受到的风险或伤害极高，因此总风险很高。在世界 B 里，征召研究参与者，人体研究受到的风险或伤害增加，但因疾病而受到的风险或伤害降低，因此，总风险较低。一边是权益，一边是责任，我们仿佛站在了试药的天平上，世界 A 好还是世界 B 好？显然，世界 B 比世界 A 好。但是，由于是效能的试验，有效无效未可知悉，有无不良副作用或危险性也具有不确定性，在试验时不免会对受试者的生命、健康造成不可预知的危害，这就必然会引出对人的尊严、利益的尊重和保护这一严肃的伦理课题。鉴于人体实验本身的双重性，尤其是历史上的悲剧不再重演，使人体实验能够趋利避害，真正体现出人类在生命和健康利益上的理性追求，正确认识人体实验的道德评价和伦理原则，对人体实验进行规范化管理，保证医学科研的顺利进行，对维护人类自身健康和促进医学科学的发展具有十分重要的意义。

一 人体实验概述

（一）无法替代的人体实验

人体实验，也有人称之为人体试验，是指以人体作为受试对象，科研人员用科学的实验手段，有控制地对受试者进行观察和研究，以判断假说真理性的行为过程。具体内容包括：采用现代物理学、化学和生物学方法在人体上对人的生理、病理现象以及疾病的诊断、治疗和预防方法进行研究；通过生物医学研究形成的卫生技术或者产品在人体上进行实验性应用。在这里，人体的概念是一个由尸体、活体、个体和群体所构成的特殊系统，实验的概念则包括解剖、观察、测量、试验等几个研究层次在方法上的连续和统一。

人体实验在现代医学研究中有着极其重要的价值。现代医学科学认为，无论是基础医学研究，还是临床医学研究，最终都离不开人体实验。医学人体实验是医学理论研究和动物实验应用之后的必经阶段。药物或新的诊疗技术，只有在一定范围的人体实验基础上最终验证其疗效和毒副作用的强弱，才能确定是否推广于临床。这是因为：第一，动物实验的结果不能直接推广应用到人身上。任何一项新成就，包括新技术和新药物，不论通过体外实验和动物实验创立了多少假说，也不管在动物身上重复了多少次实验，在应用到临床以前，都必须经过人体实验。这是由于人和动物毕竟有差异，人既有生物性，又有社会性；既有生理活动，又有心理活动；而且人体的生命现象和疾病现象是最高级的物质运动形式，个体之间存在着很大的差异。只有在人体实验中证明其对人的疾病诊治真正有效，而且伤害小，利大于弊，才能在临床上推广应用。第二，有些疾病是人所特有的，不能用动物来复制疾病模型，对这类疾病的研究，只能做人体实验。例如，瑞士 1959—1962 年间，对 100 种新药进行动物实验，研究它们的效用和毒性，然后再进行临床实验，结果发现只有 75% 的结果与动物实验相同，其原因在于动物和人有很大的不同，一些疾病不能在动物身上复制出来。因此，医学人体实验已经成为医学研究不可或缺的重要组成部分，以增进诊断、治疗和预防，达到了解疾病的病因与发病机制，从而更好地维护增进人类健康、促进医学发展等为目的的科学的合乎规范的人体实验，不仅是必然、必要的，而且也应该得到伦理的论证和支持。

（二）人体实验的类型

人体实验可以分为天然实验和人为实验两大类型。前者是指实验的发生、发展和后果是一种自然演变过程，不以科研人员的意志为转移，因而多是回顾性的，所以有人也称天然后果总结实验。后者是指科研人员按照随机的原则，对受试者进行有控制的观察和实验研究，以检验假说，因而多是前瞻性的，并且它又分为自体实验、自愿实验、欺骗实验、强迫实验和临床治疗性实验。由于天然实验是一个对自然过程的总结，不存在道德问题，而人为实验（自体实验、自愿实验、欺骗实验、强迫实验和临床治疗性实验）是由实验者来支配和制作的，不同类型的实验有着不同的社会后果和不同的道德价值。①

---

① 彭存吉：《人体实验的分类及伦理分析》，载《井冈山医专学报》2004 年第 4 期。

1. 天然实验

天然实验（自然实验）是指整体实验的整个设计、过程、手段和后果都不是出自实验者的自愿，也不受实验者的控制和干预，是在利用自然现象发生过程（如战争、饥荒、疾病和地震等）对疾病进行流行病学、诊断、治疗和预后的研究。这种实验因发生、发展过程没有实验者的干预、控制，所以观察研究者不承担责任。从医学发展的历史看，无论是西方还是中国，古代的医学典籍中记载的许多医学知识，实际上都是在人体上观察到的自然事件。但医学如果只限于记录自然遇到的事件，就只能描述现象，而不能成为有意识地探索未知领域的真正的科学。过去许多医学家，为了更深刻地说明疾病的本质，整理归纳他们所见到与记录的疾病的现象，推测疾病发生的原因，并根据这种认识用手头能找到的一切方法去治疗疾病。由于对疾病的本质缺乏可靠的认识，这种治疗实践不可避免地带有很大的盲目性。虽然盲目的摸索也曾取得一些十分有用的经验，如罂粟的止痛、金鸡纳霜（奎宁）的治疟等。但是靠"拾取"这种偶然发现来积累经验，医学的进步就会是十分缓慢的。只有当医学引进科学实验的方法，有意识地向自然"索取"知识时，医学才能大踏步地前进。

2. 自体实验

自体实验是医务工作者为了获得医学信息和探索反应，在自己身体上进行的实验。人类进行医学人体实验有着悠久的历史，从古到今都有大量这样的医生出现。明代的李时珍，博采众方，尝过各种药草，写成了东方巨著《本草纲目》。1900 年，美国医生拉奇尔（J. Wlazear）为了研究黄热病（病毒性高烧、出血、黄疸）的传播媒介，专门到了黄热病流行猖獗的古巴。拉奇尔认为，蚊子可能是传播黄热病的元凶，决定用自己的身体作实验，让蚊子叮咬自己，结果染上了黄热病，在古巴献出了自己年轻的生命。我国医学家汤飞凡在自己眼睛上做实验，终于成为世界上第一个分离出沙眼病毒的专家，他的科研成果在国际医学界产生了很大的影响，沙眼病毒也被命名为"唐氏病毒"。唐先生的品德不但在国内广为颂扬，而且在他逝世后 20 多年后的 1987 年 5 月，国际沙眼防治组织在巴黎授予他金质奖章，以表彰他在医学史上这一卓越贡献。还有热带病专家钟惠澜冒着生命危险在自己身上进行犬热病病原体注射试验，终于首次证实了犬、人、白蛉三者的黑热病传染流行环节的关系。诺贝尔奖获得者福斯曼（Forssmann Werner）给自己的心脏插管。他们都是出于治病救人的目的，冒着生命危险，自愿进行自体人身试验的典范, 这些均表现出了一个科学工作者的无私精神。①

3. 志愿实验

志愿实验是受试者在知情同意的情况下，自愿接受的医学实验。志愿实验者接受实验的目的不同，对其道德评价也就不一样。为了人类医学事业而献身，这种志愿实验和自体实验一样有很高的道德价值；无可奈何的选择，这种人可能患有某种"不治之症"，或者"久治不愈的病"，希望医学在自己身上"创造奇迹"，在无可奈何的情况下选择了志愿实验，应该理解、同情和支持；为了钱或者其他利益目的志愿实验，这种受试者主观虽然为了自己，但是客观上推动了医学科学的发展，如不违背伦理原则，应该鼓励和支持。如 1998 年 9 月，美国一家著名制药公司在中国开始进行一种化学名为枸橼酸西地那非药物的 II 期临床试验。试验在北京、上海、武汉三地同时进行，628 名中国志愿者参加了这一试验。

4. 强迫实验

强迫实验是违背受试者的意志，通过政治或暴力的手段，强迫受试者参加的人体实验。在这种情况下受试者的平等地位、人格尊严、合法权益均被剥夺，受试者和实验者双方存在尖锐的对立和医德冲突。强迫实验侵犯了受试者的人身自由和利益，也触犯了法律，是非人道的实验，是对神圣的医学科学事业的亵渎。比如日本侵华期间，成立的 731 部队在我国东北地区将活人作为"木头"，进行灭绝人性的活体实验。人类应该永远记住医学历史上这黑暗的一页，不让它死灰复燃。

5. 欺骗实验

欺骗性实验是为了达到实验目的，利用欺骗的手段在受试者身上进行的人体实验。在人体实验中，由于卫生研究机构和受试者在实验环境中所处的地位不同，受试者对医药信息的识别、收集、分析和处理基本上依赖于卫生研究机构所提供的信息，卫生研究机构与受试者之间对人体实验知识存在严重的不对称，由此占有信息优势的卫生研究机构就可能在追求自己利益最大化的过程中损害对方的利益，通过隐蔽信息或采取隐蔽行为使受试者的决策行为因卫生研究机构所提供信息的缺损或行为的误导而产生错误的判断。如采取隐蔽、哄骗的手段在条件不具备或未经受试者知情同意的情况下，吸引不明真相的人和病人参加人体实验；研究者利用自己的知识和职业优势，向受试者提供虚假的信息，掩盖参加人体实验的事实，以期减少成本和为自己免责，追求自身利益最大化。值得指出的是不论是国外还是国内这一类实验

---

① 杜金香、王晓燕：《医学伦理学教程》，科学出版社 1999 年版，第 123 页。

都还大量存在。这种实验违背了医学伦理学中知情同意的原则，是不道德甚至是违法的。如1963年，纽约的一家医院给一些身体虚弱的老年患者皮下注射癌细胞进行人体免疫反应研究。这些病人并不知道发生了什么事情，其实他们作了试验品。万幸的是，这项致病试验在开始没多久后即被制止，没有造成病人患癌的恶果。

6. 临床治疗性实验

临床治疗性实验是以对于病人的临床治疗为目的的人体试验。临床上，治疗性实验常常用于这两种情况：一是当病因不明、检测手段用尽时，医生往往被允许用药物、手术等逐次对症治疗，从而观察疗效，以判明病因；二是病情严重的病人接受传统的治疗无效后，再试以新的治疗方法或病人未被施以传统的治疗方法，即被试以完全创新的治疗方法。其实，治疗医学不可避免地总是实验性的，或者说，对某一病人的任何治疗，在一定意义上都是实验性的。这是因为从医学上说，没有两个病人是完全相同的；并且在临床一般治疗中病人的病情并不是经过医疗后都一律好转，有的可能进一步恶化。如泰国卫生部和美国医药公司在泰国推行的艾滋病疫苗人体试验计划失败，不但接受试验的2546名患者病情不见好转，残酷的是，106名未患艾滋病的志愿人员反因接受疫苗而染上艾滋病毒。① 因而，临床医生可以根据他的知识和经验，采用可能对病人有利的治疗性实验方法，这种实验往往很难判定结果，存在一定的风险。

二　人体实验研究的历史发展

在我国古代就有"神农尝百草之滋味，一日而遇七十毒"之说。《淮南子·修务训》说"神农尝百草，始有医药。"《史记·补三皇本记》说"伏羲氏……乃尝百味药而制九针，以拯夭枉。"我国针灸学创始人皇甫谧（215—282）通过自身实验体会和综合前人的经验，撰写了我国第一部针灸专著《针灸甲乙经》。古希腊的希波克拉底（Hippcrates）就对骨骼、关节、肌肉等都很有研究，创立了人体有四种体液的学说。中世纪阿拉伯世界最负盛名的医学家、哲学家阿维森那（Avicenna）坚持认为："实验必须在人体上做，因为狮子或马身上实验不可能证明对人有效。"阿拉伯著名医学家迈蒙尼提斯（Maimonides）告诫他的同行永远将病人视为其目的本身，不是获得新真理的手段。英格兰医生爱德华·琴纳（Adward Chinner），第一个发

---

① 《106名志愿者染上艾滋病》，荆楚网（楚天都市报综合报道）2005年4月14日。

明了牛痘疫苗，并于 1796 年 5 月 14 日，首次成功地在人体上进行了牛痘接种术，为人类最终战胜天花病毒提供了有力的武器。德国医生约格（Johann Jorg）喝下了各种剂量的 17 种不同的药物，以试验它们的疗效。1947 年，苏格兰爱丁堡产科医生辛普森（Simpson）为了试验比乙醚更好的麻醉剂，喝下了氯仿，醒来发现自己躺在地板上。

19 世纪美国的个体医生博蒙特（William Beaumont）在病人马丁身上做试验。马丁的胃受伤，治愈后使得博蒙特有可能研究他胃液的功能。博蒙特要求与马丁签订一份协议，同意进行研究，而作为回报，博蒙特每年给他 150 美元提供食宿。法国的巴斯德（Louis Pasteur）首先使用狗进行狂犬病疫苗试验，它们被疯狗咬后，一只注射疫苗，另一只没有治疗。结果，前一只狗活下来，后一只死去。9 个月后，一个 9 岁男孩被疯狗咬了，巴斯德给他注射了 12 次狂犬病疫苗，结果保全了这个男孩的性命。美国军医、病理学家里德（Walter Reed）的黄热病研究。当时，人们已经认识到蚊子可能传播黄热病，但不确定，为此，里德进行了一系列研究。首先在研究组成员身上进行，有意让蚊子叮咬他们，但当研究组一个成员死于黄热病后，其他成员决定不再冒这个险。里德决定招募西班牙工人做受试者，与他们签订了一份合同，但合同对黄热病的严重性轻描淡写，而对提供的医疗保健作了空洞的许愿。

德国纳粹的人体试验：从子宫颈切下组织，或将整个子宫切除；为了给子宫和输卵管拍 X 光片，而将不知名的物质注入子宫，造成受害者无法忍受的剧痛；在青年妇女身上做切除卵巢绝育手术；把大批活人提供给德国化学工业公司，用以试验毒物的作用；对男子进行阉割，或用 X 线施行绝育；用化学刺激剂在男子的腿部人工制造溃疡和发炎性肿瘤试验；在活人身上做人工传播疟疾、诱发伤寒、人工受孕等试验；将囚犯置于压力实验室，观察他们如何在高压下停止呼吸；将囚犯置于空军的减压舱，然后将空气抽掉，观察受试者如何缺氧死亡；将受试者浸泡在冰水中做"冷冻"试验，让他们脱光衣服放在户外雪地里直到冻死；观察吉普赛人只喝盐水而不吃食物能活多长时间。

日本法西斯 731 部队的人体试验：将鼠疫菌、白喉菌、伤寒菌等通过食物或注射输入受试者体内，第二天没有死亡的，再加大剂量；他们不仅对受害者的尸体进行解剖，而且还对受害者进行惨无人道的活体解剖；通过注射法、埋入法和内服法将致病菌输入受试者体内，确定哪种感染途径能最快使人死亡，以便为细菌武器制造提供数据；进行冷冻和细菌的联合试验，以检验气性坏疽作为低温条件下的细菌武器的有效性。除此之外，他们还进行如下一系列残忍的活体试验：感染梅毒、冻伤、倒挂、饥饿、断水、干燥、触电、火攻、水攻、热水灼伤、极限抽血、置人于真空室、人马血交换注射、器官移植、枪弹穿透、X 光照射、人工受精、静脉注射空气、静脉注射尿液、马血注入人肾脏、人体高速旋转、烟注入人肺、麻醉、切断动脉手术、把小肠和食道直接连接在一起等。

塔斯基吉梅毒研究。从 1932 年开始，美国公共卫生署在阿拉巴马州的塔斯基吉医院，对黑人进行了一项梅毒不治疗病程将如何进展的研究。目的在于确定慢性梅毒的损伤哪些由感染引起的，那些由治疗引起的，因为当时的梅毒治疗应用的是重金属如砷、铋、汞等对人体有害的物质。1945 年，青霉素已经广泛使用，这是一种治疗梅毒既安全又有效的药物。然而 1945 年后，原先的梅毒研究方式并未停止，依然在继续，一直到 1971 年一家媒体的记者揭露了此事，此项试验才被迫中止。

柳溪肝炎研究。纽约斯特登岛的州立柳溪医院是一家专门收治"弱智"儿童的医院，1956 年，该医院的一个研究所开展一系列开发预防传染性肝炎药物的实验。弱智儿童的父母被告知除非同意把孩子送进研究所，否则需要等待两年才能进入医院，而研究所常年有收治新人的床位。弱智儿童的父母要么不得不同意儿童接受试验研究，要么让孩子等待两年才能进去。为了了解肝炎的传播途径，这些儿童被喂食人类粪便的粗提炼物，试验后期，由于更了解病原体，受试者被改喂纯病毒。结果，柳溪医院一年接收的儿童中，85% 自然患上了肝炎。

犹太人慢性病医院癌症研究。1963 年，纽约斯隆凯特灵癌症研究所对 21 位病人注射外源的肝癌细胞悬液进行研究，以观察病人身体排斥能力的下降是由于癌症引起的，还是由于这些病人的衰弱引起的。他们认为，这项研究是非治疗的，通常无须病人同意，因此，没有告诉他们同意注射癌细胞。后来，纽约州立大学董事会对此进行调查，发现了他们弄虚作假、欺骗和违反专业精神的行为。

1956 年，德国的一种镇静剂"反应停"（酞胺哌啶酮）因能有效抑制因怀孕初期的妊娠反应所引起的恶心与呕吐等常见症状而受到欧洲妇女的热烈欢迎。美国食品和药品管理局（FDA）的工作人员了解到一些医生已经获得并正将该药临床应用于妇女妊娠期止吐。而当时，反应停还未获得美国 FDA 的上市批准，这些医生的行为其实就相当于在孕妇身上作了药物的人体试验。此种做法遭到了 FDA 的严厉警告并禁止该药在更大范围使用。事后，在反应停悲剧事件中美国仅发现了为数不多的海豹胎，而欧洲的数字是几千例。

近年来许多国家展开了一系列的医学人体实验，探索解决人类现今面对的重大难题。各种药物疗法、基因疗法的医学实验，如治疗心脏病、动脉硬化、癌症等常见疾病的医学人体实验，已经取得了较大的突破。例如上海交通大学研究的视觉假体已经用于人体试验，一旦成功将进入临床阶段，有望为千万盲人带来新的"眼睛"。为了使人类能够早日适应太空活动，摆脱对地球的依赖，以航天员为受试者的医学人体实验从 20 世纪 60 年代就已经开始。但是另一方面，由于功利主义渗透到人体实验的过程之中，我们也得到了许多值得深思的惨痛教训。

发生在地坛医院的艾滋病患者"胸腺核蛋白制剂"① 药物试验对我们就是一种警示。2003 年 3 月，地坛医院选中 34 名艾滋病患者（绝大部分来自河南）来北京参加"胸腺核蛋白制剂（英文缩写为 TNP）"药物试验。这项试验中，每位受试者都在医院接受了 16 针的注射，他们结束了住院回家后，在 6 个月的观察期内，死亡了 4 人。此项目没有药监局的批文。这项试验的相关合作单位分别为美国纽约国际商业集团，美国病毒基因公司，中国疾病预防控制中心，性病、艾滋病预防控制中心。美国商业集团公司提供给地坛医院的研究资料表明，此药物的基础研究动物试验（包括急毒和长毒试验）在美国已经完成，人体安全试验是在保加利亚和墨西哥完成的，试验证明了该药是安全的。该公司提供的试验数据还表明，这种药物对艾滋病患者体内的病毒有一定的抑制作用，特别是对晚期患者可能效果更好。但是，根据美国病毒基因公司于 2004 年 5 月 24 日在美国 Nasdaq 发布的季报显示，美国病毒基因公司目前仍在"按美国药监局（FDA）的要求，进行药物试验和相关分析，并准备提交（在美国本土进行试验的）申请"，申请中的数据主要来自几个国外的第一期人体临床试验。如果申请获准，美国病毒基因公司就有望在美国本土开展第二期试验——这就是说，一期试验根本没有获准在美国本土进行，全是在美国以外的地方进行的。② 北京地坛医院、中国疾病预防控制中心性病艾滋病预防控制中心很可能是在并不完全掌握美国病毒基因公司胸腺核蛋白真相的情况下，就作出了合作的决定。

目前，实验或研究会产生高额利润的新药，进行人体实验，在发达国家要求极苛刻，成本极高，越来越难以找到自愿的参与者。特别是在欧美等发达国家，新药开发中存在的费用增加、耗时模式及投资风险已经面临着越来越大的市场压力。以美国为例，新药的研制费用平均为 9 亿美元，而人体试

---

① 孙展、刘溜：《艾滋药物之人体试验谜团》，《中国新闻周刊》2005 年 6 月 17 日。

② 王信川、南波：《试药惊魂——隐藏在试药群体中的伦理质询与灰色利益》，载《经济》2004 年第 7 期。

验的开销就占了 40%。欧盟制药行业协会总裁、阿斯利康 CEO 麦奇洛
（Tom Mckillop）这样描述新药研发：一般来说，我们往往需要从 1000—
5000 个项目中筛选出大约 250 个化合物，而真正可进入临床研究的大约只
有 5 个，最终才有可能产生一个上市的药品。而且在上市的药品当中，只有
1/3 才能真正产生利润。如此算来，医药研发成功率不足 1/300000，而且整
个过程需要 10—12 年的时间，花费高达 10 亿美元的资金。目前国际上每年
有近 50 种新药问世，分摊到每个上市新药的平均研发费用约 10 亿美元之
多。① 于是，越来越多的发达国家科研人员把目光转向非洲、亚洲和拉丁美
洲的偏远地区，在那里寻求进行人体实验的对象。他们对发展中国家生物样
本的兴趣，远甚于对那里老百姓权益的关爱和保护。因为在这里，他们不仅
可以招募到同等水平且廉价的科研人员，而且打着"免费体检"、"免费治
疗"的旗号，在很多落后闭塞地区非常容易招募到几乎没有成本的"试药
人"。他们试图通过这种非自愿的交易使新药人体实验的成本降到最低，而
不顾受试者的死活。这种行为，不仅严重威胁"试药人"生命健康和安全、
提供错误的医药临床信息，还会使人们误读人体实验的本质，将研究的价值
高高地置于受试者的生命健康利益之上，从而违背人体实验造福于人类健康
的初衷。

三 人体实验的伦理视角

（一）人体实验的伦理矛盾

人体实验的对象是"人"，从而决定了人体实验是一种特殊的实验，这
种特殊性表现在试验者与受试者之间除研究和被研究的关系外，还存在着人
类特有的伦理关系。对于人体实验的道德评价，自古以来就有不同的道德评
价，在古代，国内外对人体实验均持否定态度，认为在活体和人体上进行实
验，是一种不道德的行为。在近代，经过无数科学家、医学家的不懈努力，
他们提出不能把人的生理过程降低为简单的化学过程和物理过程，一些行之
有效、切实可行的实验方法的发明和运用，使得人体实验得到越来越多的支
持。就是说，只有在近代实验医学产生后，人体实验才成为发展医学科学的
关键。科学技术的进步，使人们对实验过程的控制、实验结果的预测更有把
握，人们所争论的已不是该不该在人身上进行实验，人体实验是否道德，而

① 万慧进：《人体实验的道德风险及其防范与控制》，载《科学技术与辩证法》2007 年第 1
期。

更多的是在探讨怎样在人身上进行试验，哪种类型的人体实验才是道德的。
对于这个问题的正确评价，必须判断它是否正确地处理好以下几对矛盾。

1. 利与害的矛盾

希波克拉底的医德原则就规定对病人要有利而无害。但是，利与害是对
立统一，利中有害，害中有利，并非所有实验和治疗均能保证"绝对无
害"，在利害这对互为因果的对立统一关系中，只有通过大量实践，才能使
"害"降到最低限度，使"利"达到最高限度。如器官移植使用免疫抑制剂
就反应了利和害的矛盾关系，在器官移植中使用大量的免疫制剂，可以克服
人体对异体器官的免疫排斥，而大量使用免疫制剂使人体免疫力下降或解
除，又易诱发其他感染肿瘤等疾病，利中隐藏着害的因素。从道德角度看，
研究者应该在实验中慎重地权衡利弊，把"害"控制到最低限度。

2. 社会公众利益和受试者个体利益的矛盾

医学是救死扶伤，造福于人类的科学，现代的医学科学技术是千百年来
无数医学工作者在为病人诊病治病和科学实验中不断探索获得的，人体实验
促进了医学科学的发展，使医学更好地为人类未来服务，因为任何药物的广
泛应用或及时淘汰都是经过广大民众人体实验的结果，从这一点看，这种公
益性也包含着受试者的利益，社会公众利益和受试者个体利益是相统一的。
但在实践过程中又是矛盾。人体实验自始至终存在着社会公众利益与受试者
利益之间的冲突。如果是临床性实验，而且实验内容与受试者所患疾病的治
疗有关，那么这种冲突一般可以得到缓和；如果是非临床性实验，实验内容
与受试者所患疾病的治疗无直接关系，或者受试者是健康人，那么这种冲突
就容易激化。无论是临床性实验还是非临床性实验，一旦这种冲突达到了
"势不两立"的地步，唯一正确的解决方法是：实验者应坚持受试者利益第
一的原则。实验中以不造成受试者的严重损伤和不可逆的破坏为前提，尽量
减少病人个体的风险，同时又注重推动医学进步，造福人类，使社会公众利
益和受试者个体利益的矛盾趋向最低限度。

3. 自愿与强迫的矛盾

人体实验是以人体作为受试对象的，在人体实验中，实验者明目张胆地
强迫人们接受实验是罕见的。但是，在现实生活中，有些实验者为达到个人
目的，或夸大病情，或夸大实验对受试者的益处，或迎合病人的急需，或不
告诉病人实验等现象是存在的。这实际上是一种变相的强迫，并非发自受试
者内心的自觉自愿。比如：未成年人的人体实验都是指经过监护人家属同意
和签字而进行的，这虽然符合法律程序和国际公约，但其实质存在着伦理矛
盾。另一方面，作为受试的人应是自愿的，但有的自愿者是由于金钱、生

活所迫而同意或签字的，这种情况在道德上多会出现矛盾。因此，在人体实验中判定受试者是不是真正的自愿，直接关系着人体实验的道德责任问题。

4. 主动和被动的矛盾

在人体实验中，实验者对实验的目的、途径和方法是清楚的，对实验中可能发生的问题和后果也有充分的预测，因此实验者是主动的。受试者接受实验，虽然是在自愿的情况下，但由于受试者大多不懂医学知识和试验程序，所以，在具体试验行为过程中仍然处于被动状态，大多受试者都是听从组织者的指挥，往往是被动的。

5. 负担和收益的矛盾

在人体实验中，有的卫生研究机构以提供"免费体检"、"免费治疗"的名义，行人体实验之实。因为在这种情况下，研究者几乎不要支付什么成本，而一旦新药试验成功，回报则相当丰厚。而对参与人体实验的受试者来说，几乎承受了实验的所有风险，却几乎没有收益。因而在人体实验中，受试者的负担和收益是一对难以解决的矛盾：受试者关注的是受益，即参与人体实验很大程度上是为了享受实验的利益，但参与人体实验本身就承担着一定的风险，承受着实验的负担。让受试者承受过分的负担，而把由此换来的收益让另外的人享有，是不合乎伦理道德的。因此，在选择受试者时，应当尽可能筛选合适的受试对象，使其既承担一定风险，又能享有实验的利益。

6. 继续试验与终止试验的矛盾

一是在实验中如果出现意外情况或危险，组织者应立即使试验终止，不论受试者是否感到意外或危险的存在。二是受试者虽然自愿签署了知情同意书，但也有权利在任何时候终止实验而不管该试验是否存在危险。同时，即使实验者知道继续试验对受试者不会产生危害，也要终止试验。

（二）人体实验对象的伦理冲突

人体实验需要有大量的各类不同的受试者参加，这在道德上是应该肯定的。毕竟，医学和健康是全体人包括健康人、病人受试者的共同事业。人们已经从前人的实验结果中得到了医学的好处，人们也有义务促进这一共同事业的发展，支持人体实验。正如恩格尔哈特（H. Englhandt）指出的："如果当前的病人都不愿意让医学生、年轻的医生和护士来探索他们的身心的话，那么，医学技艺将无法从一代传到下一代。当病人及其他人自由地参与研究时，他们就参与了人们的这项共同的事业，致力于避免那些坏处大于好处的治疗，获得那些治愈更好并且代价更小的治疗。"但是，人体实验客观上存在着不明确性、危险性。同时随着医学的进步，不道德的和滥用人体实验的现象的确也发生了，这引起了人们对人体实验对象的广泛关注。

1. 以健康人为受试者

这在西方十分流行。健康人接受药物（中药、西药）试验、医疗或护理方式、方法的试验显然或多或少是要牺牲其个人利益的。因此，这种受试首先必须考虑受试者的健康不受损害，对研究过程中受试者生理上和精神上的完整与人格所受到的影响和冲击，应减少到最低限度。

2. 以患者为受试者

一种新的医疗设备、医疗技术，或一种新的药物，进入临床实验阶段的时候，对于受试病人来说存在着两种情况：第一种是实验性治疗，比如，实验一种新药，医生选择某些符合新药试用症状的病人参与实验，目的是改善一些病人的病情，虽然试验对病人有利，但是也存在伦理问题。因为患者在常规治疗疗效不明显的情况下，常常愿意付出一定的代价接受治疗性实验，但他不懂得实验对疾病治疗的利弊难以权衡，带有一定的盲目性，对试验者具有较大的依赖性。第二种是在病人身上所做的试验不是对他们有利，而是为了以后能更好地治疗其他病人，或达到其他目的。由于医生往往是以在病人身上做捎带性实验面目出现的，因此引起的伦理争议就很激烈。对于参与实验的病人来说，一种是自愿参与实验；另一种是实验者采取欺骗、隐瞒的办法在病人身上做捎带性实验。正如哲学家汉斯·乔纳斯（Hans Jonas）所说的，病人是否应该被"当做"试验品，只能根据病人的病症而定。把一个不幸染病的人征召到一个对他们没有任何好处的实验中，这是完全说不过去的。当病人被拖进了只能任人摆布的实验中去的时候，病人的生命也就被降低为一个象征或一个标本罢了。

在征得病人同意的情况下，做捎带性实验是符合伦理的。从这些病人身上获得的知识和技术，保证了未来人们将获得更高质量的治疗或保健，让最大多数人将来能得到最大的好处。在未征得病人同意的情况下，去做自认为"很有意义"、"捎带性"的实验，从而导致受试者的健康受损，显然是不合伦理的，甚至是违法的，要承担一定的责任。因此，以患者为受试对象的人体实验，只能限于患者所患疾病的范围内，不能因为患者自愿而忽略维护其利益，而应以对患者高度负责的精神来确定实验的价值和可行性。

3. 用胎儿做实验

对是否可以用胎儿做实验，人们一直存在着不同的看法，反对者认为，胎儿不具有表达是否自愿参加试验的能力，用他们做实验就是剥夺了他们的生命权，是一种不人道的行为。而赞成者认为，医学和药学的发展需要有这方面的实验，尤其是社会应该允许科学家使用胎儿做实验，这是由于：实验是得到胎儿直接生产者的允许，在胎儿一旦受损时，就可以毁掉不让他出生；目的是为了使胎儿发育得更好，所做的实验往往是有助于预防或治疗先天性疾病，免除这类疾病对未来人的损害；虽然人们可能有能力表明这样做会侵犯尊重胎儿、婴儿或无依无靠者的社会结构，但是这些论证都不可能起决定性作用；如果有人带着恶意去做胎儿实验，即当胎儿受损失却没有用合理的手段毁掉他，那么这样的实验就会受到禁止。

20 世纪 90 年代中期，美国总统克林顿解除了用人的胚胎做实验的禁令，这实际上也就成了促进医学上使用胎儿作为实验对象的催化剂。医生们将尚在母腹中的胎儿拽出体外，动完手术后再送回母体中继续发育。据医生说，这是为了尽早解除孩子的疾患。但是我们认为，倒不如说这是一项风险很高的实验，医生或许把本来毛病并不大的孩子变成了残疾人。1995 年，美国 NIH 遗传学家休斯（Howard Hugnes），将一种可以引起囊性纤维病变的基因引入受精卵，经过足月怀胎后生下了一名具有先天性囊性纤维病变的婴儿，随后，休斯又用药物对他进行实验性治疗。医学知识告诉我们，有这种疾病的人可在肺部产生很厚的黏液层，接着就引发肺部慢性感染，受感染者大约有一半活不到 30 岁。当休斯的实验被披露于报端的时候，马上引起舆论哗然，在这里休斯是把胎儿变成了病理模型，将胎儿的生命完全降到了小白鼠一类实验动物的地位。迫于公众舆论的压力，休斯很快就提出了辞职。2003 年年初又报道说，美国医生将导管直接送入尚在母腹中胎儿的心脏，对胎儿心脏的缺损进行了修补，并获得了成功。不管怎么说，这都是一类风险极高的人体实验，因此用胎儿做实验必须十分谨慎。

4. 用儿童做实验

任何社会中的未成年人都是一个弱势群体，应当给予特别的呵护。对于人类来说，儿童是未来的希望，因此任何伤害他们的行为都会受到社会公众的强烈谴责。世界上许多国家都有保护未成年人的法律条款。然而世界上使用儿童做一些残忍的人体实验仍时有所闻。比如，在澳大利亚一所孤儿院里，从 1945—1970 年整整 25 年中，就不间断地使用大批孤儿做了药品和疫苗的人体实验。而在冷战期间，美国甚至拿儿童做了一些十分残忍的实验：他们在马萨诸塞州 49 名神经发育失常的儿童食物中，投放了放射性物质，以研究人体消化系统对辐射的反应；他们还让 200 名有精神障碍的儿童服用了降压药利血平，以试验其毒副作用；让 10 名残疾女童服用避孕药达数月之久，以观察避孕药对痤疮的影响。1989 年，美国疾病控制和预防中心与加利福尼亚州的一家公司，在没有告诉父母真相的情况下，联合在洛杉矶给1500 名黑人和拉美裔婴儿注射了正处在实验阶段的麻疹疫苗，结果导致一名 22 个月的男婴死亡。1991 年年初，美国 NIH 首次同意田纳西州孟菲斯的圣朱德儿童医院研究人员，把异体基因移入患白血病儿童的细胞中。做这种转基因实验，本身可能并没有什么治疗价值，但它可以帮助医生鉴别对癌症患者骨髓进行化学治疗是否有效。① 所以这个实验的目的应该说是为用基因技术治疗疾病的实验扫清了道路。1996 年，尼日利亚爆发了大规模麻疹、霍乱和脑膜炎，辉瑞公司主动提出向当地提供医疗援助。利用这次机会，在近 200 名患脑膜炎的儿童身上试验其未经批准的药物"特洛芬"，致使试药儿童出现不同程度的不良反应，其中 11 人死亡，其余 181 名儿童则落下聋哑、瘫痪、脑损伤、丧失视力、口齿不清等残疾。

由于发生了这些骇人听闻的事件，人们强烈呼吁，应该摈弃使用儿童，特别是使用残疾儿童进行种种不道德的人体实验。许多科学家都拒绝将儿童当做非治疗性的受试者。美国学者保罗·拉姆齐（Paul Ramsey）指出："任何人都不应当替孩子表示同意，让孩子去做那类主要是以积累科学知识为目的的医学实验的受试者，除非面临瘟疫，而这种瘟疫给这个孩子带来的危险程度大致相同。"②

也有人不同意保罗·拉姆齐的观点。威廉·克伦和亨利·比彻查认为，当研究有益于患病儿童的治疗时，只要征得患儿父母或监护人的同意，就应当允许把患儿纳入研究范围；当研究属于非治疗性时，受试儿童年满 14 岁以上而且有足够的智力理解实验目的、可能的益处以及危害，都应当允许在征得父母或监护人的同意后纳入实验范围。不允许这种研究将会极大地阻碍儿童营养学、心理学、教育学的发展，同时也会阻碍对先天性新陈代谢紊乱和遗传缺陷的研究。因此，如果某些实验必须以儿童为受试者时，必须得到其监护人的同意，而且必须事先经过动物或成年人实验证明其有益无害，方可进行。国外以儿科医生巴索洛米（Bartholome）为代表提出在儿童中进行实验必须遵守以下原则：实验方案需经有关部门审核批准，实验有重要价值和提供有用知识；只有在儿童身上实验才能取得有意义的结果；不会有危险性或使其家庭生活不愉快；已在成年人进行过同样试验确实无害；父母同意；试验者和受试者各保存一份同意书；实验在伦理委员会监督下进行。国际刑法学协会第 14 届代表大会的决议指出，对未成年人的有些疾病的某种治疗方法或药物，如果不对该年龄段中患有这种疾病的人使用，便无法获得发展与完善。当这种拟议进行的研究不包含危险，或只有极小限度的危险，

---

① 　高崇明、张爱琴：《生物伦理学》，北京大学出版社 1999 年版，第 176 页。

② 　［美］恩格尔哈特：《生命伦理学的基础》，湖南科学技术出版社 1996 年版，第 362 页。

才能作用于非治疗性研究的受研究人。

5. 用犯人做实验

由于某些人体实验难以招募到志愿人员，因此监狱中的囚犯就成了最大的潜在的实验群体，特别是对死囚犯进行医学实验，曾是一种比较流行的做法。美国、日本等国家都曾在健康的犯人身上进行过核辐射、药物和新型医疗器械等医学实验。在美国，虽然绝大多数州都在权限范围内逐步禁止或以更加严厉的措施控制犯人做实验，并且 1975 年美国联邦调查局也公布了对所有形式的、用犯人做非治疗性研究的一个无限期赔款通告，但是所有这些似乎都无济于事，使用囚犯做实验仍在继续进行。据调查材料表明，在美国仅 1975 年至少有 3600 名犯人接受了药物试验。药物的三期实验中，几乎有 80%—90% 的第一期实验是在监狱中进行的。除了药物试验外，他们还在监狱中做了各种各样的人体实验，1975 年，美国就有八个州六个县市的犯人被当成实验材料使用。在日本的国立预防卫生研究所就在监狱囚犯身上做过斑疹伤寒及斑疹热的实验①。

一些国外的学者对囚犯进行人体实验持肯定态度。他们认为，在人身上做合适的实验对于科学有益，只要不给被实验者带来任何病痛和苦楚，就认为是可以应用的。法国人克洛德·贝尔纳（Claude Bernard）说："道德观念并不禁止人对同类做实验；人生的经历本来就是相互在做实验。"② 对在监狱里的犯人做非治疗性的实验，西方某些伦理学家是这样解释的：作为一个群体，犯人一般不会受到社会尊重，而且事实上也被绝大多数人认为是低下的。这些犯人是国家的俘虏，国家也允许将这些犯人作为实验对象，即有国家来决定他们当中谁该成为牺牲品。这种观点明显有失偏颇，犯人是一个特殊的人类群体，但除了犯有死罪的人之外，其中大部分人是可以改造为新人的，社会应该把他们当做人来看待，社会应该尊重他们的人格。但由于世俗的原因，研究人员和医生在追求科学实验的过程中，很可能自觉或不自觉地将囚犯看做是不完全的人，他们的生命和健康以及基本权利可能受到不应有的侵害。鉴于上述原因，我们有充分的理由认为，被监禁或拘留的人，包括战争罪犯，免受非治疗性研究。

6. 用弱势病人做实验

弱势病人是指没有能力参与知情同意的病人，包括患痴呆和危重病等无决断能力或决断能力低下的病人，如婴儿、儿童、神志不清的病人、精神病

---

① 高崇明、张爱琴：《生物伦理学十五讲》，北京大学出版社 2004 年版，第 243 页。

② ［法］克洛德·贝尔纳：《实验医学研究论》，商务印书馆 1991 年版，第 106 页。

病人以及文化水平极低的病人等，有些人还主张应该将老年人作为一个整体划归为弱势病人。对于这类病人，争论突出表现在药理学试验和急诊室的临床试验两个方面。

在药理学方面，由于观念的发展变化，在西方社会中，对受试者的选择经历了由排除、吸收到现在要求必须包含弱势病人的演变过程。现在常用的做法是请弱势病人的代理人、监护人或是家属代为决定。但持反对观点的人认为，这些人在作决定时往往"推测病人会如何选择而非应该如何选择"，从而作出了违背病人意愿的选择。所以，如果研究能在心智正常的人身上得到相同的结果，就不能将心智或行为失常者选为受试者，除非研究需要为这些人提供绝无仅有的治疗，否则不得参与人体试验，以保护其免遭伤害。另一个较大争论的问题是，是否可以拒绝智力不健全的人退出参加试验的要求。持反对意见的人主张应无条件尊重病人退出参加的权利，而赞同的人认为只有在满足试验收益远远大于风险、试验为唯一方法、代理人同意等条件时，才可以拒绝病人退出试验的要求。

急诊室中的弱势病人主要是危重病人、昏迷病人和服用镇静药处于抑制状态的病人。由于无法获得这类病人的同意，很多急诊研究，特别是对一些急症病人入院前治疗方法的有效性等的研究是无法进行的。因而，1996年，美国食品及药物管理局提出在符合一定标准的紧急情况下可以免除病人本人的知情同意。但许多研究者仍然觉得现行的保护政策太过严格和难以操作。反对者认为，这样做"……不是基于大量、随机的临床试验，而是根据由非危重病人的临床试验数据推断而决定对这一类病人的临床治疗"。其结果的可靠性难以保证。笔者认为，对于婴儿、儿童、痴呆病人这类无决断能力的弱势病人，可由其监护人、代理人或家属代为决定；而对于急诊室中的弱势病人，伦理委员会应首先要求研究者在可能的受试者有充分能力给出知情同意的时候与之联系，并请他们同意在将来无能力的时候参加试验；或要求研究者在研究之前必须尽力寻找一位有权代表无行为能力者给予许可的人。若因紧急情况无法事先取得知情同意的研究，伦理委员会应评估试验性治疗可能直接受益的前景，或确认研究干预措施的风险不比对他们常规体格检查或心理检查的风险更大；若批准在获得知情同意前就开始实施研究，伦理委员会应要求一旦病人或受试者的状态允许，研究者应给予他们所有的相关信息，并尽可能早地获得他们继续参加研究的同意。对这种既未获得个体知情同意、又未得到法定代理人许可的研究，伦理委员会还应就个体参加研究的最大时限达成一致意见。如果届时研究者还没有获得同意或许可，则必须中止病人作为受试者参加研究。如果合适，伦理委员会应就急诊条件下未获得受试者同意前就打算开始的研究，与研究所在社会的代表进行磋商。

（三）涉及人体实验的伦理规范文件

在人体试验中对受试者保护的思想可以追溯到 12—13 世纪。迈蒙尼提斯（Maimonides）（1135—1204）和罗吉尔·培根（Roger Bacon）（1214—1292）就曾提出要谨慎对待所有在人体身上进行的研究。19 世纪法国杰出的生理学家、现代试验医学之父 Claude Bernard 说过："道德并不禁止在其邻居或他自己身上做试验。医学的原则和手术道德性就在于决不在人体身上进行可能会有任何伤害的试验，即使试验的结果可能对科学的进步，例如对他人的健康极有意义也是如此。"在第二次世界大战中，德国纳粹医生进行的非人道的人体试验受到国际社会强烈的伦理学指控，作为国际法庭审判决议的一个部分，《纽伦堡法典》（The Nuremberg Code）遂成为人体试验的基本国际准则。《纽伦堡法典》的核心内容就是保护受试者。1964 年，第 18 届世界医学大会采纳了《纽伦堡法典》的基本精神，发表了《赫尔辛基宣言》（Declaration of Helsinki）。该宣言详尽地阐述了"涉及人体对象医学研究的道德原则"和一些操作规范。历经五届大会修改，今天《赫尔辛基宣言》已经成为国际社会的医学研究伦理问题的纲领性文件。美国于 20 世纪 70 年代初根据联邦规则成立了隶属于美国卫生部的伦理审查委员会（Institutional Review Boards，IRBS），负责实施试验研究中受试者的保护。许多国家也先后成立了类似的机构。针对受试者保护问题，现在大多数国家一般是以《纽伦堡法典》、《赫尔辛基宣言》以及《国际医学科学委员会指导纲领》（the Council for the International Organization of Medical Sciences guidelines，CIOMS guidelines）三篇纲领性文件为依据，制定自己国家的具体实施办法及法律、法规，如美国的《贝尔蒙特报告》（Belmont Report，1978）、《德国的药品法》（the German Drug Law，AMG）、英国的《临床试验伦理规则》（Ethics and Regulation of Clinical Research，1988）。我国于 20 世纪 90 年代中期建立了临床试验基地，负责药品的研究、评估和指导使用等方面工作；出台了临床试验管理规范（GCP），并制定了《临床药理基地管理指导原则》和《中国药品临床实验管理规范》；开始实行伦理审查委员会审查制度，由基地和所在单位成立独立的委员会，委员要求包括非医、药学专业人员。2007 年，我国卫生部颁发《涉及人的生物医学研究伦理审查办法（试行）》，旨在规范涉及人的生物医学研究和相关技术的应用，保护人的生命和健康，维护人的尊严，尊重和保护人类受试者的合法权益。

1. 《纽伦堡法典》

二战时期法西斯分子不顾医学的基本道德准则，利用毒气屠杀战俘，用人进行化学、细菌武器及其他战争武器的试验。这种违背人道主义和基本社会道德规范的行径受到了世界各国的普遍谴责，并进而引起了国际社会的对于涉及人体实验的道德问题的关注。1945 年二次世界大战结束之后，对日本、德国等法西斯国家的罪行进行清算，人们惊奇的发现这些国家在二战期间都曾经使用医学手段，残害过被占领国家的人民和战俘甚至本国人民。为了惩前毖后，不让历史悲剧重演，有关国际组织制定和发表了一系列人体实验的伦理和法律的文献。于是，在 1947 年审判纳粹战争罪犯的决议中就包括了关于人体实验的十点声明，即《纽伦堡法典》，又称《纽伦堡十项道德原则》。它的总原则是医学人体实验必须有利于社会和符合伦理道德及法律观念。可以说，它确立的医学人体实验的十项法律原则是医学人体实验法律的渊源，主要内容包括：受试者的自愿同意绝对必要；实验应该收到对社会有利的富有成效的结果，用其他研究方法或手段是无法达到的，在性质上不是轻率和不必要的；实验应该立足于动物实验取得结果，在对疾病的自然历史和别的问题有所了解的基础上，经过研究，参加实验的结果将证实原来的实验是正确的；实验必须力求避免在肉体上和精神上的痛苦和创伤；事先就有理由相信会发生死亡或残废的实验一律不得进行，除了实验的医生自己也成为受试者的实验不在此限；实验的危险性，不能超过实验所解决问题的人道主义的重要性；必须做好充分准备和有足够能力保护受试者排除哪怕是微之又微的创伤、残废和死亡的可能性；实验只能由科学上合格的人进行。进行实验的人员，在实验的每一阶段都需要有极高的技术和管理；当受试者在实验过程中，已经到达这样的肉体与精神状态，即继续进行已经不可能的时候，完全有停止实验的自由；在实验过程中，主持实验的科学工作者，如果他有充分理由相信操作是诚心诚意的，生物技术也是高超的，判断是审慎的，但是继续实验，受试者照样会出现创伤、残废和死亡的时候，必须随时中断实验。

　　《纽伦堡法典》确立了医学人体实验的基本的伦理原则，其中最主要的四条原则：一是知情同意原则。人体实验要得到受试者的自愿同意是绝对必须的。二是行善原则。实验应产生对社会有益的结果。三是不伤害原则。实验应避免所有不必要的肉体和精神的痛苦与伤害，实验的风险性不能超过实验目的的人道主义意义。四是公平原则。受试者较脆弱，应该给予比普通人群更多的保护。这四条原则虽然主要是针对人体实验而言的，其根本出发点是基于人的尊严、人的生命价值、人的自主自决与社会的公平正义等价值观念，因而具有广泛的合理性与适用性，因而被生命伦理学界普遍接受。时至今日，已发展成为生命伦理的四大基本原则，无论是医学还是生命科学领域，凡是涉及人的生命，涉及人体实验，都必须认真考虑和遵循这些基本原则。《纽伦堡法典》还有些不完善的地方，如没有将知情原则载入其中，忽视了受试者在这方面所应该享有的权利。但是，总体上来说，它是关于人体实验的第一个国际性伦理文件，对于之后的医学人体实验的立法具有深远的指导性意义。

2. 《赫尔辛基宣言》

为了克服《纽伦堡法典》针对性与约束力不强的缺陷，1964 年，在赫尔辛基召开的第 18 届世界卫生大会上通过了《指导医疗卫生工作者从事包括以人作为实验者的生物医学研究方面的建议》，即《赫尔辛基宣言》。1975 年，在日本东京举行的第 29 届世界医学大会上正式通过，此后于 1983 年、1989 年、1996 年和 2000 年分别经第 35、41、48 和 52 届世界医学大会修订。宣言包括三部分：前言、医学研究的基本原则及医学研究与医疗相结合的附加原则共 32 条。

前言有 9 条，明确指出：宣言是指导医生进行人体医学研究的伦理准则，"病人的健康必须是我们首先考虑的事"，"只有符合病人的利益时，医生才可提供可能对病人的生理和心理状态产生不利影响的医学措施"。

第二部分计 18 条，对受试者、伦理委员会、研究方案、试验资料、知情同意书、法定授权代表人、委托人都有明确规定。特别指出：在任何人体研究中，要保护受试者生命和健康，保护其隐私和尊严。都应向每名受试者充分告知其目的、方法、预期的受益和潜在的风险以及研究中可能出现的不适。应告知受试者有权拒绝参加试验或在任何时候退出而不会受到任何惩罚。在发表研究结果时，研究者要保证结果的准确性。阴性以及阳性结果都应公开发表。研究报告与本宣言原则不符时不能发表。

第三部分为 5 条，述及医生可以将研究与医疗相结合，但仅限于该研究已被证明有潜在的预防、诊断、治疗价值时才可进行，病人作为研究的受试者要有附加条例的保护。研究结果，每个受试者均应确保得到研究中已被证明的最有效的预防、诊断和治疗方法。

《赫尔辛基宣言》是对《纽伦堡法典》的继承和发展，经过多次修改的《赫尔辛基宣言》已经基本符合了现代医学人体实验的要求，是当代社会医学研究人员进行人体实验必须遵守的伦理规则，它进一步规范了人体生物医学研究的行为道德，成为在国际上建立伦理规范的重要里程碑。同时，许多国家业已将该宣言的精神纳入国家法规，事实上，它已成为国内法与国际法的渊源。但是《赫尔辛基宣言》主要针对临床研究实验设计，没有覆盖公共卫生调查中常用的观察性研究设计。

3. 《贝尔蒙报告》

1974 年 7 月 12 日，美国科研法案立法，由此成立了保护参加生物医学和行为学研究人体实验对象的全国委员会。委员会的主要任务之一就是为涉及人体实验对象的生物医学和行为学研究确定基本的道德原则，制定方针以监督有关科研按照这些原则进行。在执行以上任务的同时，委员会还需考虑：生物医学和行为学研究与所认可的常规行医之间的分界；对危险及利益标准的评估在决定涉及人体实验对象科研的适当性中所起的作用；选择参与科研的人体实验对象的准则；以及各种情况下知情同意的性质和定义。

1979 年 4 月 18 日，美国国家委员会（保护生物医学和行为研究中的受试者的国家委员会）发表了《牵涉人类受试者的研究的伦理原则和指南》，这就是著名的《贝尔蒙特报告》，它是对《赫尔辛基宣言》规定的基本道德原则及方针的陈述，以用来帮助解决涉及人体实验对象科研中所产生的道德问题。该报告制定了"保护研究中受试者之伦理原则与纲领"并提出了三项基本伦理原则：第一，尊重个人。尊重个人包含至少两个道德信条：其一，个人享有自治权；其二，保护丧失自治力的人。尊重个人的原则因此分成两个要求：承认自治权及保护丧失自治力的个人。当然，对于何谓"自主的人"，报告中也有一个定义，即有能力对个人目标进行谨慎思考并在这种慎思的指导下行动的个人。在现实生活中并非所有的人都是自主的人，比如小孩、某些残疾人、囚犯等在人体试验中则需要更多的保护。第二，善行。"善行"指的是超出义务的仁慈或博爱的行为。这份报告里提到善行时的语气是强硬的，它代表义务。不伤害；尽量增加可能的好处，减少潜在的害处这两条规则是对善行行为的补充表达。对待他人是否道德不仅在于尊重他的决定及保护他免遭伤害，还在于尽力确保他的健康，这种做法归类于善行原则。第三，公正。研究的风险和利益必须公平分配。公正问题长期以来与社会实践相关，但现今也被引进人体试验领域，因为在这一领域中也存在一个负担与收益的分配问题。人体试验历史上曾发生过许多悲剧与丑闻，在这样的历史背景下，在人体试验中强调正义原则是很重要的。

在研究行为中，对这三条一般原则的应用分别产生了以下三个要求：一是知情同意，包含知情、理解和自愿。二是评估风险与收益，包括对风险与收益的性质和范围作出界定；对风险与收益进行系统化的评估。三是合理选择试验对象。从个人和社会正义两个角度说明应如何选择试验对象。在试验对象的选择上，个人正义指的是试验者应体现公平，不应出于自身利益而将有潜在利益的研究放在某些病人身上进行，或选择一些"讨厌的"人进行一些有风险的试验。社会正义指的是对不同受试者阶层进行区别对待，根据不同阶层成员承受负担的能力以及承受更多负担的适当性来决定应不应该参与任何特别的实验。

以上就是该报告的主要内容，它探索性地提出了三项基本伦理原则，试验性地制定了相应的规范，概略地探讨了实践中的一些两难问题，是生命伦理学领域中的一个纲领性文件。但正因为它是纲领性文件，故而在许多方面都没有详加阐述，如：对这些原则的理论渊源、一些关键概念的细致区别、一些典型案例的具体分析等都失之简略，故而才有比彻姆（Tom Beauehamp）和丘卓斯（James Childress）合著的《生物医学伦理学的原则》一书问世，这部著作明确提出和阐释了后来在全世界造成极大影响的"四大原则"，即自主原则、不伤害原则、行善原则、公正原则。

4.《涉及人的生物医学研究国际伦理准则》

1982年，国际医学科学组织理事会（CIOMS）和世界卫生组织（WHO）合作推出了《涉及人的生物医学研究的国际伦理准则建议》。此后一个时期爆发了HIV/AIDS的大流行，为此提出了大规模疫苗和治疗药物试验的建议，这些情况提出了在起草《准则建议》时所没有考虑到的新的伦理问题。国际医学科学组织理事会及时与世界卫生组织及其艾滋病规划署合作，修订和更新1982年准则的工作，并于1993年颁布《涉及人的生物医学研究的国际伦理准则》。2002年，CIOMS在日内瓦开会，重新颁布了《涉及人的生物医学研究的国际伦理准则》，取代了1993年的版本。准则内容以《赫尔辛基宣言》为基础。其目的是提供一种研究伦理的运作机制及概念架构，以作为尚未建立相关法规的国家立法的依据。该准则共21条，涵盖六大领域，分别是受试者的知情同意、受试者的挑选、资料保密、受试者意外伤害的赔偿、审查程序、外国赞助的研究。具体包括：涉及人的生物医学研究的伦理学论证和科学性；伦理审查委员会；由外部资助的研究的伦理审查；个人知情同意；获取知情同意：应提供给未来研究受试者的基本信息；获取知情同意：资助者和研究者的义务；诱导与参与研究；参与研究的利益与风险；当研究涉及无知情同意能力的人时对风险的特殊限制；在资源贫乏的人群和社区中的研究；临床实验中对照组的选择；研究受试者群体选择中负担和利益的公平分配；涉及脆弱人群的研究；涉及儿童的研究；因精神和行为疾患而无充分知情同意能力的人的研究；妇女作为研究受试者；孕妇作为研究受试者；保密；受伤害的受试者获得治疗与赔偿的权利；加强生物医学研究中伦理与科学审查的能力；外部资助者提供医疗保健服务的伦理学义务。

相对于《纽伦堡法典》和《赫尔辛基宣言》，这一准则的特点有以下几点[①]：第一，在制定准则的方式上，采用开放模式，参与制定者包括医师、法律专家、社会人士、市民代表、宗教领袖和非政府组织成员等。第二，将研究伦理提炼为三大原则，即尊重自主性原则、仁爱原则和正义原则。第三，确立一般知情同意的细部规范暨易受伤害族群的知情同意规范，所谓易受伤害族群包括儿童、精神失常者、行为失常者及犯人。第四，在流行病学方面，尤其有关社群性研究允许研究者可以未经个别受试者的同意，只需征得社群代表的同意即可进行。第五，在上述情况下（受试者为易受伤害族群）将规范重心从受试者的知情同意转移到伦理审查委员会，由伦理审查委员会承担受试者的责任。第六，有关未开发地区进行研究和外国资助研究的规范。第七，有关资料保密的规范，强调受试者的隐私权。第八，有关赔偿的规范，确立受试者的求偿权利。

（四）人体试验的伦理原则

国际社会为了促进医学的发展，规范人体实验，颁布了一系列的有关文件。根据《纽伦堡法典》和《赫尔辛基宣言》的精神及我国的传统伦理观念，目前国内主要的医学伦理学教程把人体实验的伦理原则归结为以下几个方面：维护受试者利益的原则；知情同意的原则；医学目的性原则；公平原则；科学性原则；伦理审查原则。

1. 维护受试者利益原则

人体实验的指导思想必须是《日内瓦宣言》提出的："首先考虑的是病人的健康"和《国际医德守则》中规定的："任何行动或建设只能符合人类的利益而不能有损人类肉体和精神的抵抗力"。这就要求人体试验首先考虑到的是维护受试者的健康利益；当这一原则与人体试验的其他原则发生矛盾的时候，应该遵循考虑这一原则，把这一原则放在更高的位置。维护受试者的利益主要包括以下内容：其一，必须坚持安全第一。对于任何一项人体试验，都要预测实验过程中的风险，如果实验有可能对受试者造成身体上和精神上较为严重的伤害，那么无论这项实验的科学价值有多大，无论这项实验对医学的发展和人类的健康具有多么重要的意义，这项实验也不能进行；必须首先进行毒副作用实验，只有在明确其毒副作用后，方可进行有效性实验；实验过程必须有充分的安全措施，保证受试者身体上、精神上受到的不良影响能降低到最低限度；在实验中一旦严重危害受试者利益时，无论实验

─────────────────────────────

①　黄丁全：《医疗法律与生命伦理》，法律出版社 2004 年版，第 253 页。

多么重要，都应该立即终止；人体试验必须在有关专家和具有丰富医学研究及临床经验的医师参与或指导下进行，寻找比较安全的科学途径和方法。其二，必须进行受益与代价评估。每个涉及人体的生物医学研究项目，必须首先对预计的风险和压力相对于预计的给实验对象或他人的好处进行仔细评估；只有当研究目的的重要性超过实验给受试者所带来的风险和压力时，涉及人体的生物医学研究才得以进行；医学研究只有当研究结果有可能有益于参与研究的人们时才是合理的。

2. 知情同意原则

1946 年问世的《纽伦堡法典》提出了一个著名的重要原则，并为后来的《赫尔辛基宣言》等医德文献所坚持和完善，这就是知情同意。受试者知情同意权是指受试者对人体试验研究的目的、方法、经费来源、任何可能的利益冲突、科研工作者与其他单位之间的从属关系、课题预计的好处以及潜在的风险和可能造成的痛苦等信息，有充分知悉并在此基础上自主、理性地表达同意或拒绝参加人体试验的意愿的权利。

"知情"的要求：研究者要向受试者提供关于人体试验的真实、足够、完整信息，而且要使受试者对这些信息有着正确的理解，并可以根据这些信息作出理性判断。相反，提供虚假、片面的信息，提供的信息使受试者无法理解、难以理性判断，是不符合知情同意原则的。研究者提供的基本信息应该包括：受试者被邀请参加研究，需要告知其研究目的和方法；受试者参加研究的时间；合理地预期研究最终将会给受试者和其他人带来哪些收益；参加研究会给受试者带来哪些可预见的风险和不适；对受试者可能给予的有益的替换治疗方法；对能够识别出受试者的资料的保密程度；研究者为受试者提供医疗服务责任的大小；对因研究而导致的某些伤害所提供的免费治疗；对因研究而导致的残疾或死亡，是否为受试者本人、受试者家庭或其亲属提供赔偿；受试者有权自由拒绝参加研究，可以在不被惩罚、不失去应得到利益的情况下，随时退出研究。视具体情况向受试者告知的情况：选择他作为受试者的特殊理由，研究设计的某些特征（例如双盲法、对照组、随机抽样）等。

"同意"的要求：第一，受试者必须具有同意的能力。如何确定受试者是否具有自主同意能力？一般考虑以下两个可操作的因素：首先是年龄，即考察受试者的智力状况能否胜任这种"同意"决策。是否同意参加人体试验对受试者来讲是极其严肃的重大决定，我们建议 18 周岁以上的人才具有同意能力，18 周岁以下则不具有同意能力；其次是精神状况，即精神状况是否胜任这种"同意"决策，是否有昏迷、痴呆等精神障碍。第二，受试者必须是自主、自愿的同意。一切临床或非临床的人体试验应该在实验前将实验目的、预期效果、可能出现的后果及危险、实验者将采取的医疗保护措施等等，对受试者详加说明，取得受试者的自愿同意后方可进行实验。这样做不仅是遵守了国际通用的医学法规，保护了受试者的利益，同时也尊重了人的基本权益和尊严。

有关知情同意的特殊处理：其一，知情同意的代理。如果受试者本人不能行使知情同意权，则必须取得与受试者没有利益和情感冲突的监护人或其他有合法资格者的代理知情同意。其二，知情同意的免除。《涉及人的生物医学研究国际伦理准则》规定："免除知情同意是少见的或例外的，在各种情况下都必须取得伦理审查委员会的批准。"该文件还指出："研究者在未获得每个受试者的知情同意之前，不得开始涉及人类受试者的研究，除非已由伦理审查委员会获得明确的批准。但是，当研究设计仅涉及最低风险，而且要求获得个人知情同意很不现实时（例如当研究只需从受试者病历中摘取数据时），伦理审查委员会可以免除知情同意中的部分或全部要素。""在紧急问题的研究中，如研究者预见到受试者将不可能给予知情同意，则知情同意的要求可以例外处理。""因急性情况使入选临床试验的人成为无知情同意能力时，知情同意的要求可以例外处理。""研究者必须确认生物学标本已完全匿名化并已和个人脱开联系"也可免除知情同意。美国食品药品管理局提出的"免除知情同意"包括下列情况：病人处于危及生命的状态，现有的治疗方法并非最佳；无法获得知情同意；有可能使病人直接受益；不免除知情同意就无法进行研究；研究方案定义了一个治疗视窗，如果不在该视窗内获得知情同意则研究无法进行；研究过程已由伦理委员会同意；对研究已向公众进行了说明；与社区代表进行了协商。

在当今时代，人体实验的作用日见增大，范围不断拓宽，矛盾易发为公众关注。为了回应这一现实，知情同意已被视为国际生命研究领域中最重要的一项通用伦理准则。坚持知情同意的原则有利于保护受试者的权益，能充分体现对病人生命、健康、人格和自主权的尊重；有利于建立平等合作的研究关系，在充分发挥受试者的主体地位的同时，能够发挥其主观能动性，主动配合试验，从而保证实验的顺利进行；有利于合理兼顾双方权益，避免欺骗性、强迫性的人体实验，保障受试者的生命安全和健康利益，减少或避免研究人员及单位与受试者之间的各种纠纷。例如，国际人类基因组织伦理委员会认为，在收集、存储和使用人类 DNA 中，尊重受试者自由的知情同意和知情选择以及隐私，是研究中不可动摇的基石。在联合国教科文组织亚洲研究所任职的德国生命伦理学家欧勒·杜易荣（Olt Doering）先生强调提出：知情同意是医学伦理学的核心概念，也是遗传学及其临床应用的首要原则。

3. 医学目的性原则

人体实验的对象是人，人体既不能伤害，人权也不容侵犯。《赫尔辛基宣言》明确指出"包括以人作为实验者的生物研究的目的，必须是旨在以增进诊断、治疗和预防等方面的措施，以及为了针对疾病病因学和发病机理的了解"。因此，在做人体试验时，一切背离这一目的，为个人私利或某集团的利益，随便用人体做实验的行为是不道德的，不仅仅是损害和玷污个人的形象和声誉，而是整个医学界的神圣形象和声誉，最为严重的是损害了人民的健康利益，应该明令禁止。对出于政治军事、经济、个人成功等非医学目的的人体试验，要么已经被历史证明是严重违背人类伦理的，要么值得伦理评估。

出于政治、军事等非医学目的的人体试验，主要发生在第二次世界大战期间。1945—1946 年，国际军事法庭在德国纽伦堡对法西斯德国的首要战犯进行国际审判。令人惊讶的是，战犯中竟然有多名医学专家。他们的罪行是，对战俘和平民进行了灭绝人性的人体试验，这些实验大部分出自非医学目的。日本法西斯在二次大战中也进行了大量的非医学目的的人体试验。战后，这些惨无人道的非医学目的的人体试验被揭露出来，震动了整个世界，遭到了法律制裁与强烈的道德谴责。例如，出于军事飞机高空作战研究的需要，将一名 37 岁的犹太人放进已把空气抽掉的装置里观察失氧反应，直到受试者的呼吸完全停止，然后再解剖尸体。又如，出自所谓"优生"目的，用隐蔽的放射线装置对平民进行绝育实验。日本法西斯在二次大战中也进行了大量的非医学目的的人体实验。例如，日本的 731 细菌部队用 3000 多人做了如下的实验：把人倒吊起来，看过几个小时才死亡；把人放进巨大的离心分离器中高速旋转，直到死亡为止；将猴血、马血与人血交换；把大量的毒气送进肺内，看有什么反应，等等。战后，这些惨无人道的非医学目的的人体实验被揭露出来，震动了整个世界，遭到了强烈的道德谴责。战后这类人体试验也时有发生。例如，战后不久，美国 6 万名现役军人并非自愿地参与了接触化学战用毒气的试验，至少有 4 万军人在野地试验和试验舱内接触了高浓度的毒气。

出于经济、个人目的等非医学目的的人体试验，需要伦理评估。在现实医学科研实践中，这一目的往往与其他目的交织在一起，有时甚至难以区分。应该承认，作为医学科研人员追求自我价值的实现，作为公司的医药企业追求经济效益也是合情合理的。但医学目的性原则的要求是，科研人员必须把实现自我价值的目的、医药公司及其科研人员必须把追求经济效益的目的与医学目的性原则有机地统一起来，把医学目的性原则作为前提和必要条件；那种忽视医学目的性原则，而单纯追求个人自我价值实现和经济效益的行为是违背医学伦理的。

4. 公平原则

谁应享受科研结果带来的好处，谁应承担试验的责任？这是一个平等公正的问题，即平等分配或应不应该的问题。无故拒绝应受益者或过度地施加责任会导致不公平。因而，人体实验受试者的纳入和排除必须是公平的。受试者的选择应该有明确的医学标准，即要有适应症和禁忌症，确定到底哪些人适合参加试验，哪些人不适合参加试验。不允许用非医学标准来选择或排除受试者。例如，美国20世纪40年代对社会地位地下的乡下黑人男子进行了 Tuskegee 梅毒实验，以研究这一绝非局限于农村贫穷黑人的疾病的未经治疗的过程。为了不中断该课题的进行，这些实验对象被剥夺了早就广泛使用的有效治疗。同时，受试者参与研究有权利得到公平的回报。医学研究只有当研究结果有可能有益于参与研究的人们时才是合理的；研究结束时应确保每个参加试验的病人能够利用研究所证实的最好的预防、诊断和治疗方法；参与临床药物研究时，受试者服用试验药物都需是免费的；对于对照组的受试者，在试验结束时有权利同样免费地使用试验药物。例如，在19世纪及20世纪初，实验对象大多是贫穷的病人，而医疗改进带来的好处却大都给了富有的私人病人，一个很好的例子是艾滋病疫苗如果在非洲穷苦的部落进行人体实验，成功的疫苗却只用于北美富有的同性恋者，这就明显违反了公正原则。

5. 科学性原则

科学性原则要求涉及人的生物医学研究的人体试验的设计、过程、评价等必须符合普遍认可的科学原理，要使实验的整个过程，自始至终有严密的设计和计划。第一，实验设计必须严谨科学。第二，人体试验必须以动物实验为基础。第三，人体试验结束后必须作出科学报告。第四，正确认识和使用对照实验。设置对照组不仅符合医学科学需要，而且也符合医学伦理的要求，它要求实验对照应做到分组的随机化，做到对照组、实验组的齐同性、可比性和足够的样本数。

人体实验常用的实验对照方法是安慰剂和双盲法。安慰剂对照是给无副作用的中性药作为对照，使病人主观感受和心理因素均匀的分布于实验组和对照组之中。双盲法是使受试者和实验观察者都不知道使用何种药，也避免了实验观察者的主观偏向，以进一步保证实验结果的客观性。这类实验方法的道德问题是担心实验对受试者存在欺骗之嫌。事实上，这种担心是多余的。安慰剂和双盲法试验与知情同意原则不存在根本矛盾，两者都是以不能对病人受试者利益有损害为前提。现代医学的许多实验，在取得受试者的一般知情同意前提下都倾向于不向受试者（有时包括观察者）告知他们实际得到什么药物或他们将得到哪项治疗。正如恩格尔哈特（Engelhardt）指出的："这类双盲性临床试验，并不因为使用这类欺骗而变得不道德，除非没有提前告诉受试者存在这类欺骗。"的确，在这类试验中，按实验设计的科学要求，把有些违背这一类实验科学客观性要求的信息告知受试者恰恰是荒唐的，会使得试验变得毫无意义。但是，在随机的临床试验中，一定要提前告诉受试者什么类型的信息将不会被揭示，将会用何种方式随机，为什么采取这种方式，将会提供什么信息，什么时候、什么情况下提供等，而不应欺骗受试者。另外，对照实验中的对照组和实验组处于同样的道德处境、担负同样的风险。因为，在人体实验开始之前，任何药物和疗法的效果都只是一种估计。然而，无论是安慰剂对照还是双盲对照实验都应遵循严格的科学和道德原则。安慰剂对照一般被严格限制在病情比较稳定，在相对期内不会发生危险且不致带来不良后果，也不致延误治疗时机的患者；重危病人、病情发展比较快的患者不宜使用安慰剂。双盲试验要求受试者确诊后症状不严重；暂停治疗不致使疾病恶化或错过治疗时机；出现恶化苗头立即停止试验，并采取有效的补救措施；病人要求中断或停用实验用药时，尊重病人意见；重症病人不能丢开传统药或特效药；诚实回答病人问题等。在人体实验的全过程，应遵循医学科学研究的原理，采用实验对照和双盲的方法，以确保实验结果的科学性，经得起重复的验证。同时，人体实验结束后，必须作出实事求是的科学报告，任何篡改数据、编造假象的行为都是不道德的。

6. 伦理审查原则

伦理审查原则要求人体试验的设计、开展，必须接受独立于资助者、研究者之外的伦理委员会的审查，以保证涉及人的生物医学研究遵循维护受试者利益、医学目的性、科学性、知情同意和公平合理伦理原则的实现。

伦理审查委员会必须独立于研究者、资助者或不受其他不适当的影响；应遵守试验研究所在国的法律和行政管理条例；委员会有权利监督试验的进程；科研工作者有义务向委员会提供监督信息，特别是严重的不良反应或事件；研究者也应把有关资助、赞助单位、研究机构的附属关系、其他潜在的利益冲突以及对受试者的奖励办法提交给委员会审查。

涉及人的生物医学研究伦理审查的具体规范包括：自主与知情同意。尊重和保障受试者自主决定同意或者不同意受试的权利，严格履行知情同意程序，不得使用欺骗、利诱、胁迫等不正当手段使受试者同意受试，允许受试者在任何阶段退出受试。受试者至上。对受试者的安全、健康和权益的考虑必须高于对科学和社会利益的考虑，力求使受试者最大程度受益和尽可能避免伤害。经济减免。减轻或者免除受试者在受试过程中因受益而承担的经济负担。隐私与保密。尊重和保护受试者的隐私，如实将涉及受试者隐私的资料储存和使用情况及保密措施告知受试者，不得将涉及受试者隐私的资料和情况向无关的第三者或者传播媒体透露。免费治疗与赔偿。确保受试者因受试受到损伤时得到及时免费治疗并得到相应的赔偿。脆弱人群的特殊保护。对于丧失或者缺乏能力维护自身权利和利益的受试者（脆弱人群），包括儿童、孕妇、智力低下者、精神病人、囚犯以及经济条件差和文化程度很低者，应当予以特别保护。

人体实验的基本伦理学原则已被世界医学界所公认，这些原则的运用已取得了相当的成功和经验。但是全面正确的理解和运用这些原则仍需作进一步努力。毕竟，人体实验也是作为一个发展的概念。新的医学技术的产生和应用使原有人体实验的原则和实施方法不断面临新的挑战。因此，人体实验基本伦理原则及其适用性是一项需要不断研究、发展和完善的课题。

四 人体实验的法律视角

（一）美国有关医学人体实验的法律规定

1973 年，美国制定了《患者权利典章》。该典章规定，如果医院计划从事对患者的治疗有影响的医学人体实验，患者有权利事先知道其详细的情况，而且患者有权利拒绝参加人体实验。医院应让患者签署同意书，不可以强迫患者接受实验。患者有权利获知有关自己的诊断、治疗以及以后的情况，并且使用患者可以理解的字句。如果为了更好地对患者治疗，认为患者不宜知道上述消息，医师应告知其重要的亲属。患者有接受关怀的权利，医疗计划应尊重患者的价值观、宗教观、文化背景和人格尊严。在任何治疗之前，患者有权利获知有关的详情。《患者权利典章》通过对患者权利的确立，还规定了一系列的知情告知原则。1991 年 6 月 18 日，美国联邦政府以联邦条例的形式发布了《保护人类主体的联邦政策》。其最新修订版与 2005 年 6 月 23 日公布实施。美国健康和人类服务部是专门负责卫生和健康的联邦政府机构。《保护人类主体的联邦政策》的适用范围既包括在美国国内的研究，也包括由联邦政府机构从事的、资助的或以其他方式规范的人体研究。此外，该条例还规定了两个共同原则，分别是机构审查委员会的设置和知情同意的要求，目的是要在机构上和程序上保证人体实验参与者的安全。同时对知情同意的内容及程序给予了详细规定，这些规定能够帮助受试者或其法定代理人最大程度地了解实验研究，并决定是否参与试验。该条例中的实质性和程序性规定，连同其他联邦、州或地方的法律、法规，能够在一定程度上加强对医学研究中的人体受试者的保护。无论是在基因治疗的临床试验中，还是在干细胞研究或体细胞克隆等医学生物技术的研究或试验中，只要涉及人体参与者，都要遵守这些规定。①

（二）我国有关医学人体实验的法律规定

我国现阶段有关医学人体实验的法律、法规，主要是《中华人民共和国刑法》、《中华人民共和国执业医师法》、《药品临床试验管理规范》、《医疗事故管理办法》。

1. 刑法的有关规定

我国刑法没有直接对医学人体实验问题作出专门的规定，而是规定了有关罪名适用于医学人体实验。可能因医学人体实验导致触犯刑法的罪名是：医疗事故罪和非法行医罪，这两个罪名都属于危害公共卫生罪一节之中。此外，还可能在特定条件下（如主观故意）构成故意伤害罪和故意杀人罪。医疗事故罪是指，医务人员由于严重不负责任，造成就诊人员死亡或身体健康严重损害的行为。在医学人体实验中，本罪的主体必须是医务人员，即具有国家颁发的医疗资格的人都可以构成本罪的主体。非医务人员非法进行医学人体实验则可能构成非法行医罪或其他罪名（如故意伤害罪或故意杀人罪）。本罪的主观方面只能是过失，即因为疏忽大意或轻信而没有预见其发生对受试者不利的后果。本罪的客观方面是指医务人员严重不负责，医务人员违反法律和规章的作为和不作为都可能构成本罪。根据刑法第335条的规定，犯本罪的，处三年以下有期徒刑或拘役。非法行医罪是指，未取得医生执业资格的人非法行医情节严重的行为。在医学人体实验中，不具备医生资格的人，对患者或其他受试者进行医学人体实验即可构成本罪。但是，具有医生资格的人不具有医学人体实验资格的医务人员进行医学人体实验造成受试者伤亡的，根据立法精神则应以医疗事故罪论处。

2. 《医师法》的有关规定

《医师法》第26条第2款规定："医师进行实验性的临床治疗，应该经医院批准并征得患者本人或者其家属的同意"。第37条第2款规定："未经

---

① 刘银良：《医学生物技术的法律控制和管理》，科学出版社2007年版，第107—108页。

患者或其家属同意，对患者进行实验性临床治疗的"，依其情节承担法律责任。"可以由县级以上人民政府卫生行政医疗部门给予警告或者责令暂停六个月以上、一年以下的执业活动，情节严重的，吊销其执业证书，构成犯罪的，依法追究刑事责任"。可见，我国《医师法》对于医务人员进行医学人体实验的法律责任的规定是较为明确的。

3. 《医疗事故管理办法》规定

《医疗事故管理办法》明确界定了医疗事故，并设定事故等级、处理程序和责任承担。《医疗事故管生物技术与科技法制理办法》第二条规定，"医疗事故是指，在医疗护理中，有医务人员诊疗护理过失，直接造成病员的死亡、残废、组织器官损伤导致功能障碍。"医疗事故分为三级：一级医疗事故是指造成病员的死亡，在医学人体实验中，则是造成受试者（包括健康受试者和患者受试者）的死亡。二级医疗事故是指造成严重的残废和严重功能障碍。三级受试者是指造成受试者残废或功能障碍的。在医学人体实验中发生医疗事故首先要向单位和上级主管机关报告。要保存好现场，以备检验，在受试者死因不明的情况，要进行尸检。医疗单位或者病员家属拒绝进行尸检，或者拖延尸检时间超过48小时、影响对死因的判定的，由拒绝或拖延的一方负责。对造成医疗责任事故的直接责任人员，医疗单位应当根据事故等级、情节轻重、本人态度和一贯表现，分别给予行政处分。一级医疗事故责任：记大过、降级、降职、撤职、开除留用察看、开除；二级医疗事故责任：记过、记大过、降级、降职、撤职；三级医疗事故责任：警告、记过、记大过、降级、降职。发生医疗事故或者事件后，丢失、涂改、隐匿、伪造、销毁病案和有关资料，情节较重的，对直接责任人员追究其行政责任；情节严重构成犯罪的，由司法机关依法追究刑事责任。医务人员由于极端不负责任，致使病员死亡、情节恶劣已构成犯罪的，对直接责任人员由司法机关依法追究刑事责任。

4. 《药品临床试验管理规范》GCP 的有关规定

对药品临床研究的管理在建国初期是由地方药品监督管理部门，按一些地方的法规进行管理；20 世纪 60 年代开始由卫生部及医药局发布一些法规，对药品临床研究进行管理；1985 年开始，按新药的不同类别由省或国家卫生行政部门批准进行医学人体实验；1998 年 3 月，我国制定了《药品临床试验管理规范》，并于 1999 年年底正式公布，2003 年 9 月 1 日又重新改版，更名为《药物临床试验质量管理规范》，简称 GCP。按国家规定，任何新药物的临床试验必须经过国家食品药品监督管理局的批准（1999 年前的项目经由卫生部批准），所有的研究资料，包括试验药品的成分、含量等必须在国家药监局备案，否则进行人体试药是非法的。这是我国对医学人体实验规定的专门法规，具有标志性的意义，是我国医学人体实验立法的里程碑。可以说《规范》较全面地阐述了我国对于药品临床试验的立场和观点，也合乎中国的国情和伦理道德，这为规范我国的医学人体实验起到了重要的作用，同时对于完善我国的医学人体实验立法起到了推动作用。

-5.《涉及人的生物医学研究伦理审查办法（试行）》的有关规定

为规范涉及人的生物医学研究和相关技术的应用，保护人的生命和健康，维护人的尊严，尊重和保护人类受试者的合法权益，卫生部于 2007 年 1 月印发了《涉及人的生物医学研究伦理审查办法（试行）》。《办法》从保护受试者权益和尊严的高度，强调伦理审查应当遵守国家法律、法规和规章的规定以及公认的生命伦理原则，伦理审查过程应当独立、客观、公正和透明。《办法》规定：涉及人的生物医学研究不得使用欺骗、利诱、胁迫等不正当手段使受试者同意受试，允许受试者在任何阶段退出受试；对受试者的安全、健康和权益的考虑必须高于对科学和社会利益的考虑，力求使受试者最大程度受益和尽可能避免伤害；减轻或者免除受试者在受试过程中因受益而承担的经济负担；尊重和保护受试者的隐私，如实将涉及受试者隐私的资料储存和使用情况及保密措施告知受试者，不得将涉及受试者隐私的资料和情况向无关的第三者或者传播媒体透露；确保受试者因受试受到损伤时得到及时免费治疗并得到相应的赔偿；对于丧失或者缺乏能力维护自身权利和利益的受试者（脆弱人群），包括儿童、孕妇、智力低下者、精神病人、囚犯以及经济条件差和文化程度很低者，应当予以特别保护。

五　人体实验的前瞻性思考

近几年来新闻媒体不断披露我国的个别医务工作者进行了一些不符合道德规范的人体实验，甚至个别西方国家的医务工作者来我国进行不道德的人体实验，这是值得我们警惕的。我国目前有 6300 多家医药企业，年申报新药上万种，经国家药监局批准，每年至少要进行 5000 个需健康受试者参与的药品临床试验，有 800 种上下的新药获准研发上市，参与试药的正常人及患者有 50 万之众。① 然而，一个严肃的现实摆在面前，我国还没有人体实验方面专门的法律，试药一旦受到伤害，或出现纠纷，试药人损失由谁赔

———————————

① 智敏：《试药人的权益不能遭忽悠——江苏首起试药官司暴露人体实验法律空白》，载《学习月刊》2006 年第 17 期。

偿？相关的赔偿按照什么样的标准执行？在目前试药人权益保护尚是法律空白的情况下，其研究道德风险问题日趋显现。随着医学理论的深入和医学技术的发展，医学人体实验引起的争论也必将更加激烈，这种争论不仅是停留在伦理道德上，而且是在医学人体实验的立法上，医学人体实验已经成为当今道德和法律都不可回避的问题。

（一）健全我国的医学人体实验的立法体系

虽然我国有关医学人体实验的行政法律体系已经初步确立，《医师法》、《药品临床试验规范》、《医疗事故管理办法》及《实施细则》等法律、法规已经构成了比较完备的行政法律体系，适应了我国对于医学人体实验行政管理的需要。但是，对于医学人体实验在民事和刑事的立法，有待于进一步的加强。在民事方面，医学人体实验造成对受试者人身侵害的赔偿和补偿标准，没有法律规定。在刑事方面，对于基因技术和克隆技术的医学人体实验应该符合怎样的刑事责任、单位是否能构成医学人体实验犯罪的主体，也需要法律的进一步的完善。另外，知情同意的标准如何加以界定、实验研究者告知受试者哪些内容才完全履行了告知的义务，法律并没有对此作出规定。对于弱势群体的医学人体实验法律应该如何加以保护？因此，我们应该进一步在民事和刑事方面加强立法工作，建立和健全完善的医学人体实验法律体系。

（二）强化知情同意的信息告知

信息的不完备和不对称使受试者在人体实验中处于弱势地位，这种不确定性的存在使他们在可能遭遇的伤害面前有许多无奈。研究者为了试验目的，为了能说服受试者，往往不是站在一个客观的角度去阐述某项试验，而是将研究结果对受试者或其他人之可预期的合理利益告之，却将可能产生的副作用及潜在的危险一笔带过。用过分乐观甚至于不科学或有原则性错误的语言误导受试者，例如"该药的安全性和疗效已经充分的证明"、"该药没有任何副作用"、"该药没有预期的不良反应"。在交流中会出现告知内容过于笼统，言语模糊；告知的信息不够全面、真实、详细；语言中包含大量专业术语，让人难以理解的问题。这些卫生研究机构正是利用人体实验交易双方信息的不完备和不对称、交易制度监管上的漏洞，向对方说谎和欺骗，或者利用某种有利的谈判地位要挟对方，以谋取私利。

《纽伦堡法典》十条原则中的第一条就是："得到参与实验者的自愿同意是绝对必要的。"研究者事先应采用书面说明及调查问卷的形式确保受试者全面掌握实验等方面的充分信息，包括设计方案、动物实验结果、试验的过程、可能的获益以及潜在的风险等，另外还要告知受试者有充分自由决定是否参与这项研究，可随时自由选择退出研究等。研究者与受试者之间信息的不对称不平衡，要求进一步细化信息告知内容，并通过通俗易懂的语言表达，以切实保障受试者的知情同意权和自主决定权。在研究者与受试者之间的交流中，笔者认为可以建立一个对受试者持续关怀以及受试者积极参与的机制，以保证研究者必须适应以合作或谈判方式而不能以家长式的作风与受试者交流，病人和医生、受试者与试验者双方都必须能够叙述各自的目的和对治疗或试验的期望，也都必须试图理解相互之间的文化差异。医生和试验者既不可越俎代庖，也不可游离于自主决定之外。这样才有可能保证病人或受试者的自主决定，同时也可保证试验者或医生的积极参与。

（三）加强伦理审查，降低风险

伦理委员会有责任保证参加试验的受试者得到了相应的保护，研究者对受试者参加临床试验的保护负有最终的责任。有关受试者的医疗和保护，伦理委员会应考虑：研究者是否具有承担该试验相应的资格和经验，并且不存在利益冲突；试验期间及试验后是否为受试者提供了必要的医疗保护，由于参加试验受到伤害时，是否有权获得相应的免费医疗和补偿；试验成功后，试验器械在受试人群的可获得性；试验是否包含必要的数据安全监察计划；受试者的隐私是否得到充分保护；必要时是否包含弱势群体的保护措施。

严格细致的伦理审查是降低人体试验风险的行之有效的措施。伦理审查委员会不仅要审查研究方案的科学性、可行性、受益和风险的评估等，而且还应对受试者的选择、知情同意过程等进行严格审查，并对可能出现的问题提出解决的建议方案等，从保护受试者的角度确保每项新药试验方案的合理性和科学性。中国的伦理审查制度并不是十分健全，有必要建立自己的GCP伦理论坛，或是加入国际已建立的伦理论坛，如此才能形成一套系统，与国际接轨。笔者认为，美国的做法值得我们借鉴。在美国，有严格的评审制度，卫生部人类研究办公室提出联邦政府关于保护人类受试者具体措施，由各地的机构内评审委员会（IRB）执行。机构内评审委员会（IRB）的工作包括：批准、要求修改或不批准所有的研究活动；初审及定期复审所有研究活动；确保研究中使用合法的知情同意书并保留记录；决定合适的措施对弱势人群提供更多的保护。美国卫生部人类研究办公室对于医学和行为学研究中复杂的伦理及规则问题，为各地伦理委员会的成员和工作人员以及科学家们乃至研究管理人员提供指导。而且，该办公室同其他联邦政府部门和有关组织合作，开展全国性的教育课程。该办公室还对接受卫生部资助的研究机构提供现场指导。此外，该办公室还帮助研究机构评估并改善保护人类受试者的体系。有许多国家如韩国实行着与美国类似的机制，其他国家也都至少有两级以上的 IRB 审核，以及两个以上相互独立的部门分别同时审核，且多数国家规定其中至少有一个或一个以上的部门是由非医学专业人员组成。

（四）建立人体试验的强制保险制度

人体试验是风险性极高的实验性医疗行为，一旦出现人体损伤或药害事件，其赔偿金额也是相当高。而受试者对研究者提出民事索赔时，又往往因为归责原则而陷于无助。在"韩国人参丸事件"中，沈新连的子女叶沈明将负责药物试验的海宁市中医院告上了法庭。但法院认为，造成沈新连服人参与死亡间的因果关系无法查明，过错在于原告叶沈明一方，判定叶沈明败诉。我们可以看到人体试验赔偿机制存在的缺陷。虽然我国已经颁布的《药物临床试验质量规范》第四十三条规定："申办者应对参加临床试验的受试者提供保险，对于发生与试验相关的损害或死亡的受试者承担治疗的费用及相应的经济补偿。"但是由于该规范没有具体的补偿标准，在实际工作中可操作性差。现在几乎所有试药者都没有得到保险，补偿金额也明显偏低，有的一顿误餐费就给打发了。对此，我们应转移风险，建立完善的社会保障体系或保险制度。对于人体损伤或药害事件的赔偿及风险分担机制，我们可以效仿发达国家的做法。世界各国的补偿救济的方式各不相同。美国1986 年订立的《国家儿童疫苗伤害法》确立了疫苗安全及患者基金补偿形式。日本《药品受害救济、研究开发、产品评审组织法》确立有药品研究开发和药害事件救济基金制度，先向生产企业和经营企业征收捐款以成立基金会，除可补偿用药者外，也可减轻生产企业的负担，办理不良反应救济的同时，还能推广新产品的研发。瑞典的集团保险制度形式以及我国台湾地区的救济基金补偿形式都值得借鉴。笔者认为，研究机构应为受试者购买意外险，如果研究中出现人体损伤或药害事件，就可以由保险公司先予赔偿。这一制度既能促进新产品的研发，又能保护消费者的权益。

（五）提高研究人员的科研道德素质

以人为对象的科学研究除了应具备完整的实验设计、真实和全面的结果报告、诚实守信以外，还应体现对受试者的良好照顾，即公正、尊重人格、力求使受试者最大程度受益和尽可能避免伤害。受试者的权益、安全和健康必须高于对科学和社会利益的考虑。卫生研究机构应本着对科学的求真，对人民高度负责的态度从事人体临床试验研究，尊重受试者，珍视他们为人类健康事业所作的贡献，不能把他们看做是获得研究数据工具，把违背他们意志、牺牲他们利益乃至生命的行为看做是理所当然的。所以，各卫生研究机构应加强对研究人员的科学精神、人文关怀及职业道德的教育，提高他们的科研道德素质。

第八章　脑死亡标准

——不同的生命句号

2002 年 5 月 10 日，英国火车出轨，凤凰卫视记者刘海若重伤昏迷，曾一度瞳孔完全散大，丧失自主呼吸，对外界刺激毫无反应，在这种情况下，医生怀疑她可能已经发生脑死亡，英国伦敦皇家自由医院的医生提出作脑干测试建议，这是因为根据脑死亡的标准只有在测试脑干及其他相应检查后，医生才能据此判断她是否脑死亡。但这一测试建议遭到刘海若家人的断然拒绝，他们认为，测试的目的就是为了宣布刘的死亡。后来经过精心治疗，两个月后刘海若奇迹般醒来，并在一天天继续康复。按一般说法，脑死亡是不可能再活过来的。刘海若的康复，似乎打乱了"脑死亡"概念。人们不禁要问，到底什么是脑死亡？刘海若有没有过脑死亡？她真的是死而复生吗？

死亡是生命过程的一部分，是生命活动不可逆转的终结。生命对于个体来说只有一次，当一个人呼吸心跳停止了，生命也就终结了。但是随着医学科学技术的发展和应用，特别是在有了以呼吸机为代表的抢救生命的手段后，心跳停止已不再代表着死亡，那么什么是人的真正死亡呢？医学科学家指出是脑死亡。事实上，人的生命不仅仅是生物体的生命，也是社会体的生命。人类个体生命的终结在任何社会中都不是单纯的生物体消失这一简单现象，而是牵涉到人的社会权利、义务、责任以及在社会中所形成的有关信仰、伦理、道德等诸多方面的综合性的大问题。每一个社会由于社会发展程度不同、文化传统不同、生存环境不同，加上个体的世界观、受教育程度以及本人见识的差异，在死亡判断及其如何处理遗体等方面都会有不同的观念和行为。因此，"脑死亡"问题，不仅仅是一个医学科学和法律问题，还是一个与宗教、伦理、哲学、文化等密切相关的社会文化问题，它既不是医学科学家个人与病患者之间的事，也不是一小部分社会精英群体内部的事，而是一个牵涉到社会公众每一个人的大事。

一　脑死亡标准概述

（一）死亡的本质

一般而言，人们把死亡理解为生命的结束、终止或消失。但是这只是一个非常简单的理解。在人类社会发展过程中，由于学科的不同与研究角度不同，对死亡有着截然不同的界定。从社会学的角度看，人是社会的动物，死亡是人的意识或自我意识以及与他人、社会交往的消失。这主要是依据一个人与他人、社会直接或间接交往是否消失，意识或自我意识是否存在为判断标准的。从哲学的角度来看，人类作为有意识的生命个体，意识思维的存在是其价值产生的前提，当意识、感觉等脑固有的机能不可逆并永久性丧失的时候，个体已经失去了人的本质特征，成为哲学意义上的死亡。当医学成型之后，死亡成为医学关注研究的现象。临床医学对死亡定义，是指自然呼吸与心跳机能呈现不可逆转的停止，瞳孔对光无反应，表现为生命活动的终止，是机体完整性的解体。综上所述，可以知道，所谓的死亡，是一个人的全脑机能的不可逆性停止，是人的生命活动和新陈代谢的终止，是人的本质特征即自我意识的消失，是个体自我生命在社会中存在的终结。

（二）东西方文化的死亡观

1. 我国传统的死亡观

在死亡观的发展过程中，儒家、道家和佛教在我国传统文化中一直居于主导地位。

儒家是春秋末年由孔子（名丘，字仲尼，前551—前479年）所创立的学派，逐渐形成了我国传统文化的主流，成为封建文化的主体，学术界的统治思想。儒家认为："人命至重，有贵千金。""身体发肤，受之父母，不敢毁伤，孝之始也。"人的生命的贵重是神圣不可侵犯的。对于死亡的态度，儒家认为，"死生有命，富贵在天"（《论语·颜渊》）。"不知命，无以为君子"（《论语·尧曰》）。孟子说："莫非命也，顺受其正。"孔孟的"天命论"，相信人的生死受制于一种人不可抗拒的外在力量，这种不可抗拒的外在力量就是自然规律，人们在这种"天命"面前显得无能为力，不能强求，只能安然处之。"舍生取义"、"志士仁人，无求生以害仁，有杀身以成仁"等都是儒家死亡观的具体体现。从总体上看，儒家的死亡观在特定的历史时期起到过一定的积极作用。尊重人的生命，不惧怕死亡，舍生取义，应为我们所继承和发展。这种从生的意义上去谈死，主张就是死，也要死守仁义，坚持死节。在死亡面前体现了人格的力量，不仅引导人们避免为死的病痛所困扰，而且对社会进步和发展有着重大的价值。但是从儒家死亡观上来剖析，"信天命"是其核心内容，既有积极作用，又有负面影响，积极作用表现为注重现世，不回避谈死，但也正因为"听天由命"，不愿过早地结束已无任何意义和价值的生命，成为实施安乐死的主要思想障碍之一。

道家是以老子和庄子为代表的哲学派别。老子认为："出生入死"。出世就是生，入地就是死，这一切不过是自然而然的变化。不只是人才有生死变化，万事万物都有"生死"的变化，就是天地山川也在变化，"万物将自化"，人也应该顺应这普遍的自然而然的变化。老子是以万物自然变化的普遍规律来削平由人的死亡意识造成的自下而上的反差，让人们像万物一样顺从地接受自身必然的变化。老子在《道德经》第五十章中指出："生之徒，十有三；死亡徒，十有三；人之生，运之于死地，亦十有三。夫何故？以其生生之厚。"因此，必须将死的变化纳入生死大化之中，纳入"万物将自化"的规律之中，才能够真正地解决死的危机。越是放弃自身的生存忧虑，就是使自身越加接近于道，接近于生命的本原，从而超越生死的烦恼和局限。

佛教论死，讲的是因果报应，轮回转世。人在生时，灵魂在此人的肉体之中，死后就将移居到另一个肉体中去。灵魂在"前世"的行为种下了"因"，在"人世"要得到相应的"果"。同样，"今世"的行为又种下了来世的"因"。如果"前世"行善，则有善报，生有荣华富贵，死能升上"极乐世界"；"前世"行恶，则有恶报，生时卑贱，死入"地狱"。佛教提出的人生是苦海，尘世没有真正的快乐，只有来世进入"极乐世界"，轮回再生，都有欢乐和幸福。在佛教描绘的涅槃世界中，只有快乐，没有痛苦，而且人皆可成"佛"。佛教从轮回报应说，给了人生以生死问题的一个解脱。

2. 西方文化的死亡观

很早以前，西方传统上认为，人是有灵魂的，灵魂与尘世的肉体相脱离即为死亡。在早期犹太人的观念中，是否还有呼吸是判断生与死的标准，停止呼吸即表明灵魂出窍了。至于什么是"灵魂"则没有普遍一致的意见。这种看法在人类历史上一直占据着主导地位。德国哲学家海德格尔认为，人之"生"与"死"并非人生的两个端点，而是交织在一起密不可分的。基督文化认为死亡并不是终结，死亡并不可怕，因为基督通过死而复活，战胜了死亡，他的兄弟姐妹和朋友都分享着新生命，都拥有了复活的希望。换言之，死亡只是现世生活的结束，是生命的一种转变，是一个短暂的分别。死亡不是生命的毁灭，而是一个永远新生命的开始。这种新生命将摆脱痛苦，充满了希望，所以，面对死亡不要过度悲伤。这种信仰文化决定了人们面对死亡时的豁达，也是人们欢愉悼念亡者的根源。

3. 现代人的死亡观

随着科学技术的发达，生产力的发展，社会的进步，人们对死亡的观念发生了根本性变化，人们不再把死亡看做是神的意旨，而是将其看成是生命过程的一个重要组成部分，从而消除了对死亡的恐惧。"有生必有死"是不以人的意志为转移的客观规律。面对这一事实，人们不断探索如何延长寿命，这在一定程度上推动了科学的进步，促进了社会的发展。

（三）脑死亡标准

1. 传统的心肺死亡标准

从远古社会开始一直延续到 20 世纪，人们都把心跳和呼吸停止作为死亡的确切无疑的征象。中国 2000 多年前的《黄帝内经》称："脉短、气绝，死。"在西方，1951 年，世界著名的《布莱克法律词典》的死亡定义为："血液循环完全停止，呼吸、脉搏停止。"这一传统的死亡标准由于几千年的延续而天经地义地成为世界各国医学、哲学、宗教、伦理、法律及社会大众一致的认识。但是，自 20 世纪 50 年代以来，这一状况发生了重大变化。首先，在长期的医学实践中人们发现人的死亡是分层次进行的复杂过程，心肺死亡作为死亡的一个层次并不绝对预示或标志整个个体的死亡。其次，医学技术在抢救心跳、呼吸骤停方面有了突飞猛进的发展。人工心脏救护设备和人工呼吸机可以使心跳、呼吸停止数小时，乃至十余小时的病人复苏，再加上人工营养维持，能使许多病人"起死回生"。再次，60 年代以来，现代医学在心脏移植技术方面取得的突破性进展，从根本上动摇了心肺死亡标准。于是，人们开始探寻新的死亡定义和死亡标准。在此背景下，适应现代医学发展的需要，一种被医学界认为更加科学的脑死亡概念和脑死亡标准便应运而生，这是生物医学科学技术发展的必然结果。

2. 脑死亡标准

"脑死亡"（Brain Death）是一个已经被严格定义也因此具有明确所指的概念，它是指"包括脑干功能在内的全脑功能不可逆和永久的丧失"。脑死亡包括三个方面：大脑皮层死亡、脑干死亡、全脑死亡。国际医学界认为，在排除病人处于低温或中枢神经系统抑制药物的影响的前提下，自主呼吸停止，经医院抢救观察至少 1 小时（应用人工呼吸者，停用呼吸器后 3 分钟）仍无自主呼吸，没有自动或继发于疼痛刺激的活动，双侧瞳孔扩大、固定，无任何神经反射活动，脑电图显示脑电波消失或呈水平线，所有上述状况在 24 小时内无变化，虽然心脏在跳动，但可宣布死亡。脑死亡有别于传统的心跳呼吸停止、反射消失作为判定死亡的标准的"心死亡"。这一理论的科学依据在于：以脑为中心的中枢神经系统是整个生命赖以维系的根本，由于神经细胞在生理条件下一旦死亡就无法再生，因此，当作为生命系统控制中心的全脑功能因为神经细胞的死亡而陷入无法逆转的瘫痪时，全部机体功能的丧失也就只是一个时间问题了。

　　脑死亡，依据其成因可以划分为原发性脑死亡和继发性脑死亡。原发性脑死亡是由原发性脑疾病或损伤引起；继发性脑死亡是由心、肺等脑外器官的原发性疾病或损伤致脑缺氧或代谢障碍所致。脑死亡的基本原因是：脑组织的严重损伤、出血、炎症、肿瘤、脑水肿、脑压迫、脑疝或继发于心肺功能障碍。[①] 所以，无论从生理上还是技术上，全脑功能丧失的患者已经不再是有生命的活人，虽然这时机体的一些细胞还活着，然而作为整体的人已经成为过去时。随后将要发生的，就是通常所说的"生物学死亡"，也即心跳停止和各部位细胞的逐渐死亡。上述认识最终成为第一个脑死亡标准的理论基础。这就是至今仍为多数国家和医生所认可的哈佛医学院脑死亡诊断标准。这个标准提出，全脑功能丧失的诊断应当根据四条反映不同水平脑功能损害的征象来作出，具体包括：不可逆的深度昏迷；自主呼吸停止；脑干反射消失；脑电波消失（平坦）。深昏迷通常是大脑功能严重受损的主要表现；自主呼吸的产生依赖于中枢神经系统的不同部位神经元的协调与整合，它的消失无疑是脑神经细胞广泛损害的结果；脑干反射消失提示作为基本生命活动中枢的脑干功能障碍，最常见的就是瞳孔对光反射的消失；生活状态的脑细胞会频繁发出各种电信号，这些信号能被脑电图机探知和记录，若脑电图显示为毫无电活动的平坦曲线，那也就可以认为绝大部分神经细胞已经死亡。基于对死亡过程动态性的理解，同时也为慎重起见，制定标准的委员会特别指出，应当在 24 小时或 72 小时内反复测试和多次检查，只有当结果无变化，并排除体温过低（＜32.2℃）或刚服用中枢神经系统抑制剂两种情况时，才能正式作出脑死亡的诊断。

　　由以上的分析与判断中可以得出运用于临床诊断的如下具体标准：无自主运动：由于脊髓反射运动不需要大脑皮质和脑干的功能，因此，这类非自主运动的存在不影响诊断；对疼痛刺激无反应；瞳孔散大，直接对光反射消失；头眼反射消失（即临床表现为"木偶"眼）；眼前庭反射消失：即用50 毫升的冰水刺激耳膜，眼球不转动；角膜反射消失；呕吐反射消失；咳

　　① 杜治政、许志伟主编《医学伦理学辞典》，郑州大学出版社 2003 年版，第 390 页。

嗽反射消失：即通过插管刺激气管、支气管没有咳嗽反射；窒息试验阳性：如果血二氧化碳分压（PCO_2）＞8kPa（60mmHg），停止使用呼吸机，经气管插管给予纯氧，在排除肌松药作用的情况下，3 分钟内无自主呼吸反应，可以诊断为阳性。

3. 脑死亡与"植物人"的区别

从医学的角度来看，以脑为中心的中枢神经系统是整个生命赖以维系的根本，由于神经细胞死亡的不可逆性，当作为生命系统控制中心的全脑功能因为神经细胞的死亡而陷入无法逆转的瘫痪时，也即意味着全部机体功能的丧失，换句话说，脑死亡敲开了死亡之门。有人曾拿某某"植物人"经过若干年苏醒过来的事例反对脑死亡作为死亡标准，认为脑死亡无异于扼杀了"植物人"生存的权利。其实，医学界早有定论，认为脑死亡和"植物人"是两个概念。所谓"植物人"，是指严重脑损害后病人长期缺乏高级精神活动的状态，对外界刺激毫无反应，不能说话，肢体无自主运动，眼睛可无目的地转动，貌似清醒，其实昏迷，他们有自主的呼吸和心跳，医学上称之为"持续性植物状态"简称 PVS（Persistent Vegetative Sta-tus），俗称"植物人"。如溺水、中风、窒息等大脑缺血缺氧、颅脑创伤、神经元退行性改变等导致的长期意识障碍。植物人脑干的功能是正常的，昏迷是由于大脑皮层受到严重损害或处于突然抑制状态，因此病人可以有自主呼吸、心跳和脑干反应，少数病人还有可能一朝苏醒。但脑死亡人全脑呈现器质性的损伤，无自主呼吸，脑干反应消失，脑电波是一条又平又直的线，经颅多普勒 B 超显示脑死亡，脑死亡是永久的，不可逆性的。所以，从科学的角度上讲，对植物人不应该放弃康复的希望，而对于脑死亡患者，需要突破的就是传统的对于死亡的观念。

二　脑死亡标准的历史发展

脑死亡概念的提出已经有 40 余年的历史了，它是医学科学深入发展所认识并揭示的科学现象，并非专家或是某个人一时的想法，它的提出还是符合一般的科学概念的认识规律的，是经得起历史检验的。

（一）国外脑死亡标准的发展

1959 年，法国医学家莫拉雷（P. Mollaret）和古隆（M. Goulon）在第23 届国际神经学会上首次提出"昏迷过度"的概念，同时报道了存在这种病理状态的 23 个病例，并开始使用"脑死亡"一词。他们的报告提示：凡是被诊断为"昏迷过度"的病人，苏醒可能性几乎为零，医学界接受并认可了该提法。此后，关于这种"昏迷过度"的研究重点是如何确定脑死亡的诊断标准和排除"脑死亡样状态"，同时提出在确诊脑死亡之前，必须排除深低温和药物过量的影响。1966 年，国际医学界正式提出了"脑死亡"概念，随着时间的推移，人们也越来越倾向于将脑死亡作为确定死亡临界点的最新标准与主要依据。

　　脑死亡概念的提出，是医学科学发展史上具有里程碑意义的大事，它意味着科学的定论是要以脑组织或脑细胞全部死亡作为人生命终结的标准，意味着原来人们关于呼吸和心跳停止的死亡观点是不正确的。死亡对于涉及脑死亡的患者来说也不再是一个突发事件，而是一个连续过程，重要的是在于这个过程中哪一时段成为决定着人的不可逆的临界点。意味着生命的终点被人为地移到脑死亡临界点之前，就是对人死亡错误的宣判，但在脑死亡临界点之后的任何一个位置，生命作为一个完整体系已开始解体，任何的努力都不能使人再恢复成一个有机的整体，只能走向死亡，那么确定这个死亡临界点的规定就是脑死亡标准。依次确定临界点的死亡标准，可以认为刘海若并没有脑死亡而至多是深度昏迷。如果是脑死亡，任何人也无法把刘海若从死亡的临界点上拉回来。①

　　1968 年在第 22 届世界医学大会上，美国哈佛医学院脑死亡定义审查特别委员会提出了以"脑功能不可逆性丧失"作为新的死亡标准，并制定了世界上第一个脑死亡诊断标准，标志着脑死亡理论的建立。同年，由世界卫生组织建立的国际医学科学组织委员会规定死亡标准为：对环境失去一切反应；完全没有反射和肌张力；停止自主呼吸；动脉压陡降；脑电图平直。

　　1976 年，英国皇家医学会发表的备忘录中首次提出"脑干功能的永久性丧失即脑死亡"。这一概念后来成为英国脑死亡的法典，其内容包括：脑干功能丧失可以根据临床检查判定；判定功能的不可逆性应根据：有不可逆的结构性脑损害；排除一切脑干功能丧失的可逆性原因是（低温、药物、严重代谢障碍）确定的。1979 年，英国皇家医学会发表第二个备忘录明确指出脑死亡等于死亡。1995 年，皇家医学会再次重申，脑死亡的判定不需要实验室检查，如 EEG、脑血管造影及其他脑血流检查等。脑死亡的定义是"意识功能不可逆丧失和呼吸功能不可逆丧失"。建议把"脑死亡"改称为"脑干死亡"。备忘录指出，死亡概念的演变存在两个重要的里程碑，从经典死亡→全脑死亡，从全脑死亡→脑干死亡。英国学者认为，今后应避免

———————————

① 王文科：《走进生命伦理》，人民卫生出版社 2008 年版，第 250 页。

使用"脑死亡"的术语，因为脑干死亡脑即死亡，脑死亡人即死亡。[1]

1981 年，美国医学协会杂志（JAMA）刊出了死亡判定指南，指出不可逆性循环停止或不可逆性全脑（含脑干）功能消失均为死亡。美国总统研究医学生物学伦理和行为委员会通过了确定死亡的医学、法律和伦理的报告，统一了诊断死亡的标准："一个人无论是循环呼吸功能不可逆的停止或是脑包括脑干功能不可逆的停止，就是死亡，应该宣布死亡。"[2] 现在世界上已有 90 多个国家和地区建立了脑死亡标准，有些国家还制定了相应的脑死亡法。

（二）我国脑死亡标准发展

我国台湾地区于 1983 年就开始对"脑死亡的定义"进行了研究，成立了专业委员会。1983 年 8 月提出制定脑死亡的初步指南，包括先决条件、排除因素、脑干功能测试、呼吸暂停试验、重复检查及观察时间，标准明确指出脑电图（EEG）对脑死亡的判定并无实际价值。

香港地区的脑死亡诊断标准（1995）是根据联合王国皇家医学会 1976 年制定的标准及 1993 年澳大利亚及新西兰重症监护协会的"脑死亡及器官移植指导方针"制定的。标准内容与英国标准基本相同，强调先决条件与临床三大主征为主要依据，不要求脑电图证实，但是若临床检查不能正确判定时可行脑血管造影或放射核素检查。[3]

1980 年，学者李德祥提出脑死亡应该是全脑死亡，从而克服了将大脑死亡、脑干死等脑的部分死亡等同于脑死亡的缺陷。1986 年 6 月在南京召开的心肺脑复苏专题座谈会上首次提出了我国脑死亡诊断标准草案，标准与哈佛标准近似，仅增加阿托品试验，标准中的三大主征（深昏迷，自主呼吸停止，脑干反射全部或大部消失）为脑死亡诊断的必要条件，阿托品试验及 EEG 为辅助条件。1993 年，首届海峡两岸脑死亡医学研讨会在上海召开，但是会议没有形成一致认可的脑死亡诊断标准。1999 年 5 月，中华医学会《中华医学》杂志编委会在武汉组织召开了我国脑死亡标准（草案）专家研讨会，就《中国脑死亡诊断标准（讨论稿）》以及制定脑死亡诊断标准的目的，尊重人的生命与死亡的必要性等进行了讨论。

---

[1]　Pallis. C，Harley D. M. *ABC of Brainstem death.* 2nd ed. London：British Medical Journal Publishing Group，1996，724.

[2]　刘丽萍：《脑死亡的研究进展》，载《中华内科杂志》2004 年第 4 期。

[3]　曹树平、张国瑾：《脑死亡标准研究的历史回顾建议》，载《临床神经病学杂志》2004 年第 2 期。

2002 年 10 月 26 日，在武汉举行的全国器官移植学术会议上，专家制定并披露我国成人脑死亡诊断标准，标准的制定标志着我国向脑死亡立法迈出了实质性的一步。2003 年，中国卫生部在《中华医学》杂志上刊登了《脑死亡判定标准（成人）（征求意见稿）》，其内容是[①]：一、先决条件：1. 昏迷原因明确；2. 排除各种原因的可逆性昏迷。二、临床判定：1. 深昏迷；2. 脑干反射全部消失；3. 无自主呼吸（靠呼吸机维持，自主呼吸诱发试验证实无自主呼吸）。以上三项必须全部具备。三、确认试验：1. 脑电图呈电静息；2. 经颅多普勒超声无脑血流灌注现象；3. 体感诱发电位 P14 以上波形消失。以上三项中至少有一项阳性。四、脑死亡观察时间首次判定后，观察 12h 复查无变化，方可最后判定为脑死亡。我国的首例脑死亡病例是 2003 年 4 月 10 日，武汉同济医院的专家按照世界医学权威机构对于"脑死亡"的定义和国家卫生部"脑死亡"法起草小组的最新标准评估，在征得病人家属的同意后，宣布一位脑干出血的毛姓患者正式死亡。到目前为止，我国已经出现了很多脑死亡的病例，全国已有 63 名脑死亡者捐出 283 个器官，使 270 人受益。2004 年在中华医学会第七次全国神经病学术会议上，我国《脑死亡判定标准（成人）》和《脑死亡判定技术规范》通过专家审定。到目前为止虽然我国并没有正式的脑死亡标准出台，但医学界已有按脑死亡标准宣告死亡的病例。

2005 年 3 月，科学出版社出版了陈忠华先生的《脑死亡——现代死亡学》一书，开创了我国脑死亡书籍出版的先河。该书的核心思想就是"脑死亡＝死亡"，这一结论在现阶段和今后相当长时期内都将是一个严格的科学定义。2007 年，陈忠华开始推广一个新概念，即以呼吸机为中心重新定义脑死亡这样一个学术思想，把脑死亡的定义更明确化。新定义下的脑死亡是以中枢性自主呼吸完全停止为首要特性的脑干或全脑功能永久性丧失，并且正在使用呼吸机机械通气维持心跳的一种特殊临床死亡状态。也就是说，脑死亡与呼吸机使用的状态有关系。他强调说，一是没有呼吸机就没有脑死亡判定；二是既然脑死亡是与呼吸机运用息息相关的特殊急救学应用问题，应该按急救医学的标准和规范来解决，既要避免将简单的问题复杂化，也要避免将可以近期解决的问题长期搁置化。

尽管有关脑死亡的问题在医学界和法学界的讨论似乎很热，但脑死亡的概念在公众中并不普及，即使是在比较关注脑死亡的法学界真正懂得脑死亡定义的也是少数人。虽然部分人知道有脑死亡的概念，但对具体什么是脑死

①《脑死亡判定标准（成人）》，载《中华急诊医学杂志》2003 年第 2 期。

亡及其诊断标准是什么并不清楚，许多概念是混淆的。对普通百姓来说，脑死亡还是个新词，政府在此问题上的引导落后于社会发展，对脑死亡概念的普及几乎是空白的。[①]

三　脑死亡标准的伦理视角

（一）实施脑死亡鉴定标准的伦理意义

1. 有利于科学地判定死亡

传统心跳和呼吸停止的死亡标准，由于其局限性，并不是判断死亡的可靠标准。以呼吸心跳作为死亡标准判定的"死者"，"死而复生"的例子比比皆是。在当代医学高新技术条件下，已经使传统的心肺功能停止的死亡标准受到动摇，面临着维持技术、复苏技术、低温下麻醉术开展的挑战。心肺死亡在理论上已不再构成对人体整体死亡的威胁，心肺的可置换性使其失去作为死亡标准的权威性。目前，联合国成员中已有 80 多个国家承认脑死亡的标准。大量研究和临床实践表明，真正的脑死亡患者是无法复苏的。英国曾有 16 位学者对 1036 名临床确诊为脑死亡患者的研究报告，对于这些病人虽经全力抢救，但无一生还。脑是人的思维载体，脑死亡后作为人的本质特征的意识和自我意识已经丧失，有意义的生命个体就不复存在了。因此，采用脑死亡标准来确定死亡，既可以避免传统死亡标准的弊端，又使人的生命得到维护。

2. 有利于卫生资源的合理利用

医学技术虽然在抢救心跳、呼吸骤停方面有了迅猛发展，但随着时间的推移，尤其是危重症监护病房增多，医生们敏锐地感到，尽管大多数病人可救治成功，也还有为数不多的只靠人工机械勉强维持心跳呼吸，但已完全失去生命活力的，现代医学无力使之恢复意识的脑死亡者。无情的事实提出了一个敏感的问题：对现代医学无法挽救的脑死亡者，国家和家庭每时、每日，乃至长年支付高额医疗费用，医护人员及亲友日夜无休止地看护，其意义在哪里？而脑死亡概念和脑死亡标准的确认，可以适时地终止对脑死亡者的医疗措施，减少不必要的医疗支出，把有限的医疗卫生资源用于那些需要治疗而又能够达到预期效果的病人的身上，同时也可以减轻脑死亡者亲属的精神和经济负担。例如，在美国，每年约有 1 万个植物人被供养在各所医院，他们大都因车祸而引起不可逆的大脑死亡。为了维持这 1 万个植物人的

---

① 徐凝：《积极推动立法承认脑死亡判定标准》，载《中国医学伦理学》2007 年第 4 期。

心跳、呼吸、营养，美国每年要花费 15 亿美元。平均每个植物人的全年费用在万元以上，而美国人均全年医疗保健费才为 1365 美元。不仅如此，植物人还占用了大量的医疗稀有资源，从而限制或减少了有望康复的其他病人对这些医疗稀有资源的使用。据统计，我国 1994 年因车祸死亡的 5 万人中，大多数为脑死亡者。所作无效抢救费用平均每人需 3 万元左右。这样，不仅浪费了巨额抢救费用，还造成了大量可贵供体的浪费。

3. 有利于器官移植的开展

脑死亡概念和脑死亡标准虽然不是为器官移植而定，但器官移植却因此而得益。器官移植要求用于移植的尸体器官越新鲜越好。据有关专家介绍，用于器官移植的尸体器官不可以冷藏，在现代条件下存活的最长有效时间是：心脏 4 小时、肝脏 24 小时、肾脏 48 小时、角膜几个星期；实施器官移植术还要求摘取时其缺血和缺氧时间不能过长，心脏不超过 3 至 5 分钟、肝脏不超过 15 分钟、肾脏不超过 45 分钟、骨和角膜不超过 24 小时等，否则，器官会丧失机能而大大影响成活率。而依靠先进的科学技术维持脑死亡者的呼吸和循环功能，使之可以成为医学上最理想的器官移植的供体和极好的人体器官和组织的天然贮存库。医生可以根据移植的需要，在从容地做好各项移植准备工作后，适时地摘取供体器官，从而提高器官移植的成活率。然而，不确定脑死亡的概念和标准，摘除器官过早，会被认为是杀人，过晚了器官移植成活率降低，则失去了器官移植的意义。可以说，脑死亡标准的确立，将为器官移植开辟广泛的前景。

4. 有利于道德和法律责任的确定

在法律上，确定脑死亡为人的个体死亡，对遗嘱执行及财产继承十分重要。人的死亡是一个从器官到组织到细胞的复杂的不可逆转的生命物质系统崩溃过程。确定一个人死亡的关键是要找到生与死的临界点，这至关重要。按脑死亡标准如何区别生前伤和死后伤、推断损伤时间是法医鉴定机械性损伤的一个新任务。脑死亡冲击着生前死后伤的传统划分，出现了心跳存在条件下什么是生命反应和如何判定损伤时间的尖锐问题。在道德上，科学地确定人的死亡时间，使医生对患者承担救死扶伤的义务有了明确的结束线，这对认定医生医疗质量和责任具有非常重要的意义。

显而易见，从心肺死亡标准到脑死亡标准的模式转换，是医学研究和认识不断深化的结果，脑死亡方面的研究将使死亡标准更趋于科学化。但是，脑死亡的标准还存在着多方面的问题，还有不少争论。人们使用传统的死亡标准已经千百年了，心肺死亡概念根深蒂固。而脑死亡标准制定仅仅 40 余年，至今还没有成为统一的死亡标准，有的国家和地区仍然坚持把心肺死亡作为死亡标准，有的则把心死和脑死同时作为死亡标准。

（二）实施脑死亡的伦理原则

1. 生命自主原则

几千年来，人们把心脏视为爱和生命的象征，因而接受的是可以直观地呼吸、心跳停止的死亡标准。当患者已脑死亡而心跳尚未停止，医务人员就宣判患者已经死亡，在我国一般人尚难接受这个事实，要转变观念和消除一些误导还需要一个过程。为此，实施脑死亡既不能等待所有的公众都理解和接受后实施，也不能不考虑国情而强制实施。在一段时期内可以采用两种死亡标准的双轨制，以体现"知情同意，绝对自愿，无偿捐献"的生命自主原则，即尊重健康人的生前意愿或患病达临终时的遗嘱，以及对两种死亡标准的选择和死后捐献器官的表示，并签署知情同意或知情选择书，同时保证有随时退出的自由。如果健康时没有立下意愿或患病达临终时也未立下遗嘱，并且也没有选择死亡标准和捐赠器官的表示，应尊重患者家属代表或代理人的选择。如果患者或患者家属代表或代理人选择了呼吸、心跳停止作为判定死亡的标准，那么一旦患者进入脑死亡状态而心跳仍未停止，那么这个原则还应包括此时应如何救治的选择。总之，生命自主是医务人员实施脑死亡应遵循的首要原则。

2. 动机纯正原则

制定和实施脑死亡标准的动机或直接目的是维护人的生命和死亡者的尊严，实现医学的人道主义。同时，也间接获得了节约卫生资源、减轻家属的经济和心理负担的效果，并且也有利于器官移植的开展。但不能将间接所获的效果和利于器官移植作为制定和实施脑死亡标准的动机或直接目的。否则，病人和病人家属都会担心尚未真正死亡即被判定为脑死亡而放弃救治或摘取器官用于移植，患者家属也容易产生良心上的不安。事实上，这种事情确实在现实生活中不断发生，如 2006 年 11 月 3 日，广州番禺区 61 岁的陈桂馨女士突发大片脑梗塞后陷入昏迷状态，医生告知其儿女：陈女士已经脑死亡，无自主呼吸，连成为植物人的条件都不具备，儿女们集体作出了捐献器官的决定，经过层层波折，陈桂馨被诊断为脑死亡，她的两片眼角膜、两个肾脏、一个肝脏共 5 个器官成功救治了 7 名病人，并创下国内脑死亡年纪最大的器官捐献者纪录。陈桂馨的儿女没有想到，这一善举却遭到了亲属好友的非议。问题出在这里：陈桂馨本人已经陷入昏迷，无法表达是否捐献器官的意愿，子女们替她作了这个决定，于是遭到亲属和陈桂馨生前好友的非议。有人说他们不孝，有人说他们对死者不敬。尽管面临巨大的世俗压力，三姐弟在接受记者采访时依然坚定地认为，捐献器官可以让母亲的生命以另一种方式延续。①

3. 严谨和审慎的原则

人的生命是神圣的，死亡的判定关系每个人的生死界定问题。因此，脑死亡的判定要十分严肃、严谨和审慎，以确保其准确而不至于使有一线希望的患者误失抢救时机。认定能够实施脑死亡标准的医疗单位、医疗科室和判定脑死亡资格的医生，以及判定和实施脑死亡标准的程序等，都要严格遵照卫生部制定并将公布的《脑死亡判定技术规范》、《脑死亡判定管理办法》等。未被认定实施脑死亡的医疗单位、医疗科室和不具有判定脑死亡资格的医生不能擅自确诊脑死亡。即使被认定实施脑死亡的医疗单位、医疗科室也不能因地制宜地放宽确诊脑死亡的条件和简化其实施程序，更不能任意篡改确诊脑死亡的条件和实施程序；即使取得脑死亡判定资格的医生，也要严格地遵守规章制度和操作规程，实施脑死亡判定时要有真实完整的原始记录，并不得去未获得许可开展脑死亡判定的医疗机构中从事脑死亡的判定等。否则，就违反了严谨和审慎的原则，甚至是违法行为。另外，在实施脑死亡过程中，如涉及伦理问题，还应提交医院伦理委员会审议。只有遵循上述的伦理原则，才能使脑死亡得到顺利实施，其接受的公众也会越来越多，并且可以预防和减少由实施脑死亡而引发的医疗纠纷。②

四　脑死亡标准的法律视角

（一）有关脑死亡立法的争议

半个世纪之后的今天，已经有 90 个国家承认脑死亡标准，全球发达国家几乎无一例外地确认了脑死亡也是判断人死亡的科学标准之一。但我国自 1986 年以来，医学专家就在为脑死亡诊断标准以及立法多方呼吁。中国卫生部的脑死亡诊断标准已六易其稿，但仍然没有进入立法程序。那么，实施脑死亡的障碍又在哪里？在我国立法将"脑死亡"定为死亡的标准在社会上却遇到了一定的阻力。这些阻力主要来自如下三个方面：一是由于在技术上对脑死亡判定比较复杂，除专业人士外一般人难以掌握，此外，对人体死亡多重属性理解上的差异，尤其是人们对死亡的传统观念使人们接受脑死亡概念有一定困难；二是脑死亡概念的宣传往往与器官移植、节约医疗资源等

---

① 廖怀凌：《脑死亡者不算死者器官移植合情合理不合法》，金羊网 2006 年 11 月 16 日。

② 关宝瑞、朱勇喆：《确立脑死亡鉴定标准的伦理学意义探究》，载《南京医科大学学报》2008 年第 30 期。

利益问题联系在一起,容易使人产生困惑;三是有人担忧在确定脑死亡标准后,可能会由于对判定标准或判定程序上的误解而产生误判,甚至有人利用这一标准进行违法活动,如合谋杀人、买卖器官等,这些阻力是客观存在的。

1. 脑死亡立法将受到传统观念的挑战

任何新事物的成长都必须经历一个过程,而这个过程可能会充满了曲折和艰辛。在社会历史领域中,人民群众对新事物的认识理解和接受,同样需要一个过程。只有当人们从切身体验中认识到新事物的优越性及其与自身利益一致的时候,才会积极拥护和支持新事物。脑死亡概念对我国的普通大众来说还是一个新事物,新的脑死亡标准和传统的心肺死亡标准存在着很大的差异。几千年来,我们都是以心脏停搏、呼吸停止作为判定死亡的标准,传统中医理论也认为"心为君主之官、肺为华盖",这种传统观念已深深地植根于大众的意识形态之中。现在突然采用新的脑死亡标准,让病人家属接受尚有心跳的家人已经死亡的事实而放弃治疗显然不是一件易事。并且死亡不仅仅是一个科学技术问题,它同时具有广泛的社会性。死亡问题承载着我国几千年的文化,即使在科学上能够达到这样一种共识,即认为脑死亡代表人体死亡,但立法总得要考虑生活中的人们、活生生的人们对于一种科学的东西的承载力。脑死亡立法需要得到广大人民群众的理解和支持,否则脑死亡也就失去了它存在的意义。

2. 实施脑死亡与器官移植的争议

脑死亡是涉及对脑死患者能否视为有生命的人而予以保护的问题,而器官移植是关系到怎样把移植作为救治患者的必要手段的问题,二者分属不同的理论范畴;如果把二者联系在一起,在判定脑死亡时就难免侧重考虑移植的必要性,以致过早地判定脑死亡,会侵害患者的生命权利。在我国有学者声称,实施脑死亡标准,并非是"为了解决'器官移植供体不足'的问题",实施脑死亡标准有诸多重大意义①。正如卫生部副部长黄洁夫指出的,不要误解脑死亡立法是为了便于获得质量好的移植器官,它更能倡导精神文明和社会进步;能把有限的医疗卫生资源用在更有效的地方,使广大的人民群众受益;能更新几千年形成的死亡观念,加强社会主义精神文明建设,与国际接轨,改变中国的国际形象;还能使移植器官来源更加充分。此外,死亡还是个法律概念,科学、准确地判断一个人的死亡时间,在司法工作中具

---

① 陈忠华、袁劲:《论自愿无偿器官捐献与脑死亡立法》,载《中华医学杂志》2004 年第 2 期。

有极其重要的意义。①

中华医学会器官移植学会副主任委员陈忠华认为，脑死亡的判定不可选择，但器官捐献是可以选择的，关键在于有没有爱心捐献精神和直系亲属的知情同意。他用两个简单的公式来说明，"脑死亡案例＋爱心捐献精神＝可能与器官捐献有关；脑死亡案例－爱心捐献精神＝完全与器官捐献无关"。他认为，脑死亡与器官捐献是两回事，一个是医疗标准，一个是社会奉献精神。器官捐献只是脑死亡、部分脑死亡病例愿意捐献器官移植给其他患者。②

北京大学法学院教授郭自力认为，确定脑死亡判定标准，将人的死亡时间提前，不仅是为了节约医疗资源，减轻人的痛苦，更多的是为器官捐献铺路。如果承认脑死亡，将心脏可能仍然处于跳动状态的脑死患者宣布为死亡，就意味着可以摘除正在跳动的心脏进行移植，使心脏移植成为可能。而且，如果在脑死亡状态下进行包括眼角膜在内的其他器官移植，由于脑死亡后患者体内还维持一定的新陈代谢，移植器官存活和新鲜状态将大大改善。脑死亡判定在很大程度上不被人接受，是由于脑死亡患者的器官捐赠并不一定是特定的，如果器官移植的分配机制不健全，就有为了达到获得器官的目的而不择手段的可能。如果患者为了特定的利益而选择脑死亡方式，也有可能出现器官买卖等犯罪行为。

3. 脑死亡立法有无必要

在法学界，赞成者认为，一是世界上多数发达国家已承认脑死亡标准的科学性并为之立法，我国若不采用脑死亡标准，就有可能引起一些难以解决的刑事法律问题；二是有利于尽快稳定与死者相关的法律关系，如死者权利能力的终止、继承开始、婚姻关系的消亡、人身保险金的领取等等。反对或认为须持慎重态度者则认为，一是尽管现代医学技术已将脑死亡的判定直接运用到临床中，达到了能较准确地判定脑死亡的水平，但世界各国对脑死亡的认定和判定并没有一个统一的国际标准，即使现在本国法律作了统一的规定，但随着医学技术的发展也会过时；二是脑死亡的时间如何界定，这在法律上是不能含糊的，因为人是活着还是死了，在民法上关系着权利主体是否存在，继承关系能否发生，在刑法上则涉及杀人、伤害罪的对象是否存在，对之实施的侵害行为是否构成犯罪，以及构成的是杀人罪、伤害罪还是毁坏尸体罪或盗窃、侮辱尸体罪的问题，把这种重大的责任完全交由少数医生来

① 李颖：《卫生部制定脑死亡诊断标准，推动脑死亡立法》，《科技日报》2008年8月7日。
② 《以脑死亡判定死亡的新标准有望在中国试行》，四川新闻网2008年4月29日。

决定，有可能带来新的法律问题；三是作为生命个体，人的权利始于出生终于死亡，脑死亡患者在身体其他器官尚未死亡的状态下，由医生来宣告其生命已经终结，是否违反宪法中关于保障人格权的规定以及是否会剥夺社会一般公众对于死亡的判断权和知情权，也是有疑问的。

4. 医务人员面临的挑战

法学界普遍认为，如果出台相关行政法规，尚可认为有法可依。如果没有相应配套的行政法规政策，脑死亡判定标准在医院内部推行则太冒险。当脑死亡判定标准试行，每家医院的院长或主管包括每个医务人员，他们都会问同样的问题：脑死亡没有立法，你怎么能做？如果根据传统的心脏死亡标准，停止对已经脑死亡、尚未到达心脏死亡的患者进行抢救，将构成治疗上的过失甚至是杀人行为；而且，从道德的标准来讲，停止抢救一个没有达到法律死亡标准的患者将是反人道主义的行为。如果直接从已经脑死亡但心脏尚在跳动的患者身上摘除器官，将有可能构成伤害罪或杀人罪。部分学者建议实行脑死亡与心死亡双轨制，但这只会导致法律混乱，肇事方可能希望按照脑死亡判定，而受害方一定要心脏死亡，双方容易发生医疗纠纷。而且，医生作为一个团体，他们保守着垄断的知识和职业领域，在物质利益诱惑前，他们是否能坚守应有的道德规范？他们会不会因为个人的喜好去判定病人的生死？有关法律专家也提出了他们的顾虑，传统的判断标准具有公示性，一般人都可以判断一个生命是生是死。而脑死亡具有隐蔽性，普通人很难判断一个人是否脑死亡，这种判断的隐蔽性可能会带来一个新的问题，即把死亡的宣判权完全交给了医生，医生是否会利用这一特权进行一些违法行为？这些问题的提出势必会对我国脑死亡立法造成阻碍。

（二）各国关于脑死亡的立法

回顾脑死亡立法的历史，可以看到脑死亡相关法律的建立是一个逐渐完善的过程，而医学科学关于人体死亡的临床认识的逐渐演变过程在其中起了举足轻重的作用。脑死亡不仅在医学界得到公认，而且许多国家为之制定了相应的法律标准，已获得法律认可。这一过程早在20世纪70年代就开始初露端倪。1970年，美国堪萨斯州率先制定了有关于脑死亡的法规《死亡和死亡定义法》。芬兰是世界上最早以国家法律形式确定脑死亡作为人体死亡的国家，1971年公布的《尸体组织摘取公告》，确认了脑死亡标准。1978年，美国统一州法全国委员会通过《统一脑死亡法》。1981年，美国总统委员会通过了《确定死亡：死亡判定的医学、法律和伦理问题报告》，明确规定脑死亡即人的个体死亡标准之一（人的中枢神经系统死亡标准）。1983

年，美国医学会、美国律师协会、美国统一州法律全国督察会议以及美国医学和生物学及行为研究伦理学问题总统委员会通过《统一死亡判定法案》（Uniform Determination of Death Act，UDDA），已经有 31 个州和哥伦比亚特区采用 UDDA，另外有 13 个州接受 UDDA 的基本原则制定本州的脑死亡法律，有两个州阿拉巴马和西弗吉尼亚接受了 UDDA。1976 年，法国颁布了《器官移植法》，将脑死标准法典化，从 1976—1992 年，又先后发布了 16 个实施细则来推行器官移植和脑死亡标准。日本于 1997 年 10 月起实施的《器官移植法》规定：脑死亡就是人的死亡。而且加拿大和瑞典的脑死亡法律强调，当人所有脑功能完全停止作用并无可挽救时，即被认为已经死亡。此外，还有阿根廷、澳大利亚、英国、西班牙等十多个国家制定了脑死亡法律，承认脑死亡是宣布死亡的依据。比利时、南非、新西兰、韩国、泰国等数十个国家虽然没有正式制定法律条文承认脑死亡，但在临床上已承认脑死亡状态并作为宣布死亡的依据。德国议会 1997 年通过了新的器官移植法案，首次承认脑死亡。该国有关发言人指出，这样至少可保障医生不再在法律的真空中工作，始终让达摩克利丝利剑高悬在他们头上。我国台湾地区在 1987 年 6 月制定了《人体器官移植条例》，并于同年 9 月颁布了《脑死亡判定步骤》。迄今为止，世界上有大约 30 个国家和地区通过了脑死亡的立法，有 90 多个国家和地区以法律或医学标准的方式承认"脑死亡"，并以"脑死亡"作为医疗和法律的结论。

　　从国外脑死亡的立法情况看，脑死亡的法律地位主要有以下三种形态：一是脑死亡的概念为医学界接受，但由于缺乏法律对脑死亡的承认，医生缺乏依据脑死亡宣布个体死亡的法律依据。二是国家制定有关脑死亡的法律，直接以立法形式承认脑死亡为宣布死亡的依据，如美国、芬兰、德国、罗马尼亚、印度等十多个国家。三是国家虽没有制定正式的法律条文承认脑死亡，但在临床实践中已承认脑死亡状态，并以之作为宣布死亡的依据，如比利时、新西兰、韩国、泰国等数十个国家。

（三）各国对脑死亡采取的立法模式

　　关于脑死亡的立法模式，学者归纳为两种。一种是专项立法模式，即在不无视脑死亡法与其他部门法之间固有联系的前提下，单独对脑死亡进行立法，而不是将脑死亡完全纳入器官移植法而使其成为器官移植法的一个内容的立法模式。该立法模式以美国为典型。另外一种立法模式是混合立法模式，即不对脑死亡问题单独制定法律，而是将其与其他内容特别是器官移植一起规定在器官移植立法中，作为器官移植法的一个重要内容。该模式以西班牙为典型。

1. 美国脑死亡的专项立法模式

1970 年，美国堪萨斯州率先在美国各州制定了有关于脑死亡的法规《死亡和死亡定义法》。1978 年，美国制定了的《统一脑死亡法》，并正式在法律上将脑死亡定义为"全脑功能包括脑干功能的不可逆终止"。在美国，脑死亡立法与器官移植立法是分开进行的，器官移植立法早于脑死亡立法。早在 1968 年即美国提出"哈佛标准"的当年，1968 年，美国律师协会等组织就倡议通过了《统一组织捐献法》，至 1973 年，该法案已经在全国 50 个州及哥伦比亚特区统一实施。1984 年，美国又通过了法律效力更高的《器官移植法案》。这样一来，在美国，一般的人体器官捐献与移植受器官移植法的规范，而脑死亡的判定则受脑死亡法的规范；如果在器官移植过程中涉及脑死亡的判定与实施等问题，则要受到器官移植法与脑死亡法的双重约束。

采取专项立法模式有以下几个方面的好处：第一，将脑死亡与器官移植作为两个既有联系又有实质性区别的法律问题，分别适用不同的法律，这就在立法上将脑死亡与器官移植的界限进行了显然的划分，避免将器官移植与脑死亡混为一谈。第二，由于脑死亡的意义并不仅仅在于器官移植而更在于它是一种更为科学的死亡概念，因此，对脑死亡问题制定专门的立法有利于突出脑死亡的法律地位，使人们相对更为全面且科学地理解脑死亡，并因之相对更为重视脑死亡。第三，制定专门的脑死亡法并对脑死亡问题适用专门的脑死亡法，有利于树立和体现脑死亡法的权威，提高其运作的实际效果。第四，在器官移植方面，脑死亡法与器官移植法的统一适用，体现了脑死亡法对器官移植法的配合与支持，有利于器官移植活动的开展。第五，将脑死亡问题单独加以立法有利于避开人们较为敏感的器官捐献问题，从而不但可使其更为乐意认同和接受脑死亡的概念，且不会对器官移植法的实施产生潜在的负面影响。然而，另一方面，采取脑死亡专项立法模式的弊病也较为明显，具体体现在以下两个方面：第一，将脑死亡明确从器官移植中分离出来，单独制定并适用脑死亡法显然增加了立法的投入及法律的运营成本，也客观上增加了执法者的责任与负担。第二，在现有科学不能以压倒一切的证据证明脑死亡是绝对科学且不存在任何差错的情况下，对脑死亡进行专项立法会面临很大的立法风险。

2. 西班牙的混合立法模式

1979 年，由西班牙国会通过的《器官移植法》直接对脑死亡的概念及其判定要求进行了规定，根据这些规定：脑死亡是指完全和不可逆的脑功能丧失；如果是脑死亡，必须有三名医师的诊断证明；必须有临床评估及相关的各项检查来证实供者死亡的诊断符合法律程序要求。显然，西班牙并没有将脑死亡问题作为完全独立于器官移植之外的一个问题来加以看待，而是将其作为了器官移植的一个当然内容。正因为如此，西班牙没有像美国那样制定专门的脑死亡法，而是将脑死亡问题直接规定在了器官移植法中。

混合立法模式的好处主要有三点：一是减少了立法投入，节约了立法运营的成本；二是在脑死亡还没有被以压倒一切的证据证明是绝对无误及人们对脑死亡还表现出一种不认同和不信任的情况下，有助于将脑死亡问题模糊化，避免该问题被过度彰显；三是将脑死亡作为提高器官移植成功率的重要保障，明确将脑死亡的意义在某一特定阶段上限定在了器官移植方面，具有很强的务实性。而其弊端在于：第一，把脑死亡与器官移植人为地连接到了一起，将脑死亡的意义局限到了器官移植一个方面，使脑死亡法具有很浓厚的功利性，也极大地抹杀了脑死亡法的其他现实意义，如其民事意义、刑事意义等，第二，客观上会减弱脑死亡法律规范的实效，并会给器官移植带来一定的负面影响。第三，由于医学界的不当宣传与误导，人们往往认为国家倡导其接受脑死亡概念的动因在于诱使其捐献自己的器官，从而使其易对脑死亡法产生误解而不愿接受脑死亡，甚至还会因此而对器官捐献产生厌弃，极大地限制了脑死亡法的实际作用。[①]

3. 我国脑死亡法立法模式之选择

通过以上对脑死亡法两种立法模式的比较分析，笔者以为，在脑死亡立法的模式问题上，我国应倾向于选择专项立法的模式。因为这种模式具有更多的优势，且相对于统一立法模式而言也是更为适合我国的国情的。首先，我国大部分人都对脑死亡还没有形成全面而科学的认识，对脑死亡表现出了较大的排斥和不信任，采取专项立法模式，对脑死亡问题制定并适用专门的立法，有利于对脑死亡问题进行更为科学的法律宣传与医学宣传，从而使全社会形成对脑死亡的全面、科学认识，帮助人们逐步认同并接受脑死亡。

其次，由于过去医学理论界一些学者在提倡脑死亡法立法建议时，将脑死亡法作为解决器官移植供体器官来源不足的主要依据，错误地分析了脑死亡法与器官移植之间的关系，导致很多人对脑死亡立法形成了一种偏见，即认为脑死亡立法就是为了服务于医生强制从脑死者身上采集人体器官的保障法。在这种偏见的误导下，人们不仅对脑死亡法表现出了强烈的抵触与排斥，且对器官捐献也产生了一定误会。因此，我国脑死亡法应当采取专项立

---

① 王文科：《走进生命伦理》，人民卫生出版社2008年版，第262—264页。

法模式，即单独制定一部《脑死亡法》，而不应将脑死亡与器官移植搅在一起，将脑死亡法与器官移植法统立为同一部法。当然，将脑死亡法与器官移植法分立即单独制定一部《脑死亡法》并不意味着我们可以无视脑死亡与器官移植之间的特殊联系，将脑死亡完全与器官移植脱钩，乃至在器官移植法中不对脑死亡作任何规定，而在脑死亡法中也丝毫不提及器官捐献及器官移植；相反，出于脑死亡法与器官移植法固有联系及协调两法之间关系的需要，在我国器官移植法中依旧需要提到脑死亡问题，而在《脑死亡法》中也依旧需要充分考虑器官移植的现实需要。可见，采用专项立法的模式将两者作必要的区分，既可以减少对脑死亡的误解，同时也有利于支持辅助器官移植活动的顺利进行。

最后，脑死亡作为一种较传统心死亡更为科学的死亡概念，其意义不仅在于保障器官移植的成功率这一个方面，更在于为脑死亡这种科学的死亡标准提供明文法律依据以及为民事主体、民事权利、民事行为能力的终止以及杀人罪的成立等民事与刑事问题提供立法支持，如果采取混合立法模式则很容易彰显脑死亡法在器官移植方面的意义而掩盖甚或抹杀其在其他方面的、相对于器官移植而言的更为重要的意义。

五　脑死亡标准的前瞻性思考

脑死亡的确诊和宣布，不仅事关病人及其家人的利益，也与公共利益和社会秩序的稳定密切相关，脑死亡的确诊和宣布涉及伦理学、法学、社会学和医学等多方面的问题。因而脑死亡立法必须慎之又慎，不能有半点的草率和马虎。

（一）开展脑死亡的宣传和教育

任何新事物的采纳、推广都要有一个渐进的过程，尤其是像脑死亡标准这样涉及人的生与死的问题，其研讨、论证、立法和实行，必然要有一个相当长的时间，才能逐步展开。若以脑死亡标准取代传统的心死亡标准，就目前我国普通民众的认识水平和社会文化背景而言，全社会似乎也还没有做好充分的思想和心理的准备，社会舆论的宣传和脑死亡知识的普及还十分欠缺。一项关系到千千万万人生命大事的法律，仅有一些医学专家和个别法律专家在讨论和推动，是远远不够的。在这种条件下立法通过脑死亡标准并以此取代心死亡标准，既有损于公众对法律的知情权，亦有害于法治的精神和宗旨，因为法治的真谛就是让社会公众熟悉法律、遵守法律。因此，必须通过教育、宣传、引导提升全体公民的医学人文素养和境界，才能为中国脑死亡问题的解决创造良好的医学人文氛围和环境。另外，脑死亡的普及不仅是医务人员的事，而且还需要伦理学、社会学、法律、教育界及其他社会成员的共同支持，媒体应该发挥更大的积极作用，以多种多样的方式对脑死亡进行宣传和普及教育，使广大公众从思想上充分理解、积极支持脑死亡标准的实行，并在实际行动中真正接受脑死亡标准，使脑死亡观念能够在实践中最大限度地服务于人类，推动我国在脑死亡领域的文明进程。

（二）加快脑死亡立法进程

法律是对社会关系的调整和回复，使各种社会关系处于平稳确定的状态，从而维护社会秩序。对于脑死亡者，也就是通常我们说的"活死人"，已经失去了其社会意义，但是在没有相应立法的情况下，谁也不敢冒此之大不韪宣告其死亡，这样就会使与其相关的婚姻家庭关系、继承关系、债权债务关系等各种社会关系处在不确定的状态下，容易造成混乱。再有就是脑死亡与器官移植的关系。需要澄清的是，器官移植并非脑死亡立法的动机，而只能说是立法的有效结果。不可否认的是，没有脑死亡立法，使许多器官移植手术陷入窘境。脑死亡者作为器官移植的供体能够保证各脏器的血液供应得以维持，在及时施行人工呼吸和给养的条件下，各脏器组织不会像"心死"者那样发生缺血、缺氧，显然具备无可比拟的优越性。因此，国家应根据推行脑死亡标准的客观需要，就脑死亡标准、实施办法、违法惩处等问题，制定法律制度。这样才能保证脑死亡标准有条不紊、依法执行。但是我们不能绝对地认为这部立法会无懈可击，有不少专家和学者提出了自己对于这部立法的种种担忧，多数还是有其合理性的，是立法过程中值得考虑的问题。一部法律不过是我们法律体系中的一环，具体的运行是要靠其他法律和辅之以相应的制度保障的。并且，它的出台还会对现有的一些法律制度形成不小的挑战，因为惧怕改变而抵制脑死亡法，某种程度上是对进步的抵制，社会和历史不都是在改变中前进的吗？

（三）器官移植相关的机构和医生不应参与脑死亡的诊断

器官捐献只是脑死亡、部分脑死亡病例愿意捐献器官移植给其他患者，但有人担心，医生为拿到更多的移植器官滥判脑死亡。尽管我们可以相信，绝大多数的器官移植机构和医生是可以信赖的，是严格依照脑死亡的标准来进行诊断的，但是，我们不能保证他们中的每一个人都不会出于器官移植的需要而提前判断病人已经脑死亡，从而有可能影响脑死亡判断的客观和公正。器官移植相关的机构和医生参与脑死亡的诊断，很容易给人造成之所以采用脑死亡的标准判断病人是否死亡是出于器官移植的需要，病人家属的困惑、误解和抵触情绪就会油然而生。这样一来，就会给脑死亡的诊断带来许多本来可以避免的麻烦。① 因此，现在已实行"脑死亡法"的各国在认定"脑死亡"时一般都规定，与器官移植相关的医生不得参与脑死亡的诊断。例如在美国，脑死亡的认定需要有两组毫无关联的医生的分别鉴定，其中器官捐献者的经治医生以及将要实施移植手术的医生都是不能参与脑死亡鉴定的。我国作出类似的规定要依国际惯例行事。同时，要建立合理的、公平的、透明的器官分配机制，防止社会的特权阶层利用不正当手段优先获得器官移植。

（四）建立医院或医师资质的严格准入制度，确保脑死亡判定不被滥用

脑死亡与心肺死亡不同，脑干是否已经完全死亡，是一项非常专业的技术性工作，不但非医务人员难以判断，就是那些非脑病相关的医务人员也难以准确诊断。在欧美等发达国家，一般的主管医生也没有诊断脑死亡的权力。如在英国，器官捐献持卡人发生了脑死亡现象，须请至少两名由英国皇家医学会授权、持有脑死亡诊断执照的医生来对其进行最后的脑死亡诊断，他们各自独立进行检查，作出独立的书面结论；意大利规定死亡判定小组需由三名内科医生组成，其中一人必须为心电学专家，一人必须为脑电学专家。另外，诊断脑死亡需要用到一些专业的仪器设备，这些设备在条件不是很好的医院要么没有，要么不能很好的使用。由于以上的原因，对脑死亡的判定要十分严肃和审慎。国家或卫生主管部门应考虑制定相应的条例和管理细则，规定哪些单位或人员可以申请脑死亡诊断鉴定资格，有权进行脑死亡鉴定诊断医疗单位或医生必须达到相应的技术水平，必须通过国家认可的脑死亡鉴定的资格获得途径获得鉴定资格等，没有获得脑死亡诊断鉴定资质者不能从事脑死亡的诊断鉴定。之所以如此规定，是为了最大限度地保障患者的权利，保证脑死亡诊断鉴定的权威性和正确性，如若不然，不管什么医院和医生都可以诊断脑死亡，就很可能发生脑死亡的误诊，一旦发生误诊，后果是极其严重的，甚至会有故意杀人之嫌。

（五）脑死亡与心死亡标准并存

由于脑死亡立法对中国司法界是个新课题，又有传统、宗教等影响，中

---

① 郭勇：《诊断脑死亡的伦理思考》，载《医学与哲学》2004 年第 3 期。

国人接受新的死亡概念可能会有个过程。因此，心跳呼吸停止和脑死亡两种概念可以同时并存，群众选择死亡界定可以择其一或两种标准，允许有个逐步认识的过程。基于以上考虑，鉴于中国国情，现阶段应逐步实施"心死亡"和"脑死亡"双轨制。脑死亡判定应遵循知情同意原则，由患者在生前自愿选择，并应尊重其亲属的意愿。涉及伦理问题时，应提交所在医疗机构的医学伦理委员会讨论。在具体的实施过程中还应注意，具有完全民事行为能力的公民如有实施脑死亡判定意愿的，应以书面形式向就诊医疗机构明确表明，或公民虽未明确表示实施脑死亡判定意愿的，但其已符合脑死亡判定条件的，其近亲属表示同意脑死亡判定意愿的，应当以书面形式向就诊医疗机构明确表示。具有脑死亡判定资质的医疗机构及其有关医务人员在收到公民本人或其近亲属的书面意愿后，应当如实告知脑死亡判定的方法、后果，并详细解答有关的咨询，由公民本人或其近亲属签署脑死亡判定知情同意书。

第九章　安乐死

——我是否有权选择安静的离去?

2002 年 3 月 22 日，英国最高法院（枢密院，即议会上院）作出了一个令世人震惊的判决。该判决不仅批准了绝症缠身、只能靠呼吸机维持生命的女子戴安娜·普雷蒂提出的"安乐死"申请，而且要求医院不得拒绝戴安娜·普雷蒂关掉呼吸机的请求，以使戴安娜·普雷蒂"宁静、有尊严地走向死亡"。据悉，这是英国历史上第一次作出关于允许对神态清醒的病人实施"安乐死"的判决。该判决的作出，再次引起了世界各国对"安乐死"的广泛关注。安乐死是现代医学发展所面临的一个无法回避的问题，而且涉及社会学、伦理学、心理学、法学等方面的问题。随着人类理性觉悟程度的提高，人们越来越正视人固有一死的客观事实。但是由于人们的价值观念、传统文化、宗教信仰、人生经历、职业等方面的不同，对安乐死立法有各种各样的理解和态度。

一　安乐死概述

（一）安乐死的含义

安乐死，源出希腊文 euthanasta，原指"快乐的死亡"或"尊严的死亡"，直译为"无痛苦致死术"。到目前为止，世界上对安乐死尚没有统一的定义。《Bluck 法律字典》认为，安乐死是从怜悯出发，把身患不治之症和极端痛苦的人处死的行为或做法。《牛津法律指南》将安乐死定义为"在不可救药的或病危患者自己的要求下，所采取的引起或加速死亡的措施"。美国医学会认为安乐死的通常定义应当是"出于仁慈的原因以相对迅速的并且无痛的方式造成不治之症和病痛患者死亡的行为"。《韦伯新国际词典》第三版则认为，安乐死是"使病人脱离不治之症的无痛致死的行为"。《新哥伦比亚百科全书》1975 年版把安乐死定为：无痛致死或不阻止晚期疾病患者的自然死亡。学术界对安乐死的定义有多种讲法，如《法律词典》的定义是：对患有不治之症，生命垂危且遭受巨大痛苦折磨的危重患者，明确表示要求大夫采取措施使其无痛苦地离开人世时，由大夫以仁慈的方法帮助其离开人世，大夫则不负法律责任。《牛津法律大辞典》的定义是：在不可救药的病危患者自己的要求下，所采取的引起或加速其死亡的措施。《现代汉语词典》的定义是：指对无法救治的患者停止治疗或使用药物，让患者无痛苦地死去。

医学伦理学对安乐死的定义是：患有不治之症且又极端痛苦的病人，在不违背其真实意愿的前提下，出于对其死亡权利和个人尊严的尊重，为解除病人痛苦而由医务人员实施的终止维持生命的措施，使其自行死亡或采取积极措施使其加速死亡的一种医疗行为。

（二）安乐死的分类

由于对安乐死的不同理解，到目前为止，安乐死尚未形成一个能为大众所普遍接受的确切定义。所以许多学者分别采用在安乐死一词前加以适当的限制词的分类方法，来探讨安乐死问题。主要有以下几种[①]：

广义安乐死和狭义安乐死

1. 这是根据安乐死可适用的具体对象来分类的

广义安乐死，指对一些出生时有严重残疾、智力障碍的婴幼儿，社会上的重度精神病人、重度残疾人以及"植物人"，促使其无痛死亡，也包括自杀。狭义安乐死，是指对于身患绝症、濒临死亡、处于极度痛苦之中的病人，在其自愿前提下促使其无痛死亡。狭义安乐死局限于不治之症而又极端痛苦的人，换句话说就是死亡已经开始的病人，不对他们采取人工干预的办法来延长痛苦的死亡过程，或为了终止剧烈疼痛的折磨而采取积极的措施人为地加速其死亡过程。广义安乐死并不被广大学者认可。从法律意义上来说，严重残疾、智力障碍的婴幼儿，社会上的重度精神病人、重度残疾人以及"植物人"，要看他们是否已处于医学无法挽救的晚期状态或者是否存在死亡痛苦。如果对那些仅仅没有或失去表达意愿能力，但并未处于医学无法挽救的晚期状态，且不存在死亡痛苦者，施行安乐死，那是对生命权的侵害。20 世纪 80 年代，著名生命伦理学家皮特·辛格认为如果婴儿刚一出生就患有无法医治的严重残疾，其父母不希望他在未来的人生中受苦，那么就可以用安乐死的方式结束婴儿的生命。因为，这些残疾婴儿同正常的婴儿一样本来就没有什么绝对的生存权，况且严重残疾对婴儿本人来说也是痛苦，

———————————

① 李珂：《安乐死的内涵与外延》，载《武汉船舶职业技术学院学报》2008 年第 1 期。

杀死他们还等于解脱了他们。结果，辛格几乎遭到了所有学者和普通民众的批判，认为他是和纳粹分子一样的种族歧视主义者。希特勒及纳粹分子的"安乐死计划"，更是违反人道主义的罪恶行径。

2. 自愿安乐死与非自愿安乐死

这是根据病人对死亡的意愿所作的分类。自愿安乐死是指在病人意识清醒的状态下由病人本人表态或立下遗嘱而执行安乐死。非自愿安乐死是指病人已经无法清晰地表达自己的意愿，根据他们的近亲属或者清醒时指定的代理人的意愿，对其实行安乐死。这种分类的意义在于，我们能够将病人的自愿作为安乐死正当化的理由拿来讨论。相比之下，非自愿安乐死在伦理学上比自愿安乐死受到更多的责难，存在更多的争议。如果把病人的"自愿请求"作为安乐死的主观条件而且认为该请求权必须由本人亲自作出，那么非自愿安乐死就不能得到道德辩护；从法律上看，对于意识清醒、能表达意思者，缺乏其本人的自愿，由他人强加的而实行安乐死，这毫无疑问是一种侵权行为。如果以"存在痛苦"作为安乐死的必要条件，以"解除痛苦"作为安乐死的伦理依据，那么因为脑死病人、昏迷不醒病人无法感知痛苦，他们在脑死和不醒中自然离世本身就是一种安乐的死亡状态，不存在人工解除痛苦问题，因而其本身不属于施行安乐死的对象范围，如果再对他们施行非自愿安乐死，非但得不到道德的辩护，在法律上也同样是对其人身权的侵犯。因此许多学者不支持非自愿安乐死，将之从安乐死的定义中排除出去。

3. 主动安乐死（积极安乐死）与被动安乐死（消极安乐死）

这是根据医生终止病人生命的行为方式所作的分类，主动安乐死也称积极安乐死，是指医务人员或其他人在无法挽救病人生命的情况下，采取某些措施，如注射某种致人迅速死亡的针剂等，自主地结束病人的生命或加速病人死亡。被动安乐死又叫消极安乐死，是指在任何医疗措施对某些严重疾病已无能为力的情况下，终止维持病人生命的一切治疗措施，任病人自行死亡。这种分类的问题在于，涉及他杀的主动安乐死是否具有正当价值？尤其当法律还没有明确规定安乐死是一种正当行为时，主动安乐死具有和故意杀人罪相同的犯罪构成，因此，主动安乐死比被动安乐死的争议更大。但是，有学者却认为应该把被动安乐死排除出去。如果"被动安乐死"只是停止治疗和维持的措施，不采取消除痛苦的措施，这只是"自然地死亡"，不是"安乐地死亡"，这种死亡未必不痛苦，并不具有安乐死的性质，它可以是医学上临终处置的一种方式，但不属于安乐死的范畴。"至少从医生的意图、医生的行动与死亡的直接的因果性关系以及死亡的类型上看，安乐死与不给或撤除生命支持措施都是有区别的"，因此提出应该摒弃"被动安乐死"这种提法。他们认为，在不给或撤除生命支持措施的情况下，病人的死亡是其疾病自然过程的结局，而不是医生医疗干预的结果。当病人希望医生不给或撤除某种维持生命支持措施时，他只是承认医药无法再为他带来理想的效益，继续的治疗只会造成更多的伤害而没有实际的益处。他只是放弃了在死亡过程中活下去的信念，并不等于他采纳了安乐死。而医生默许病人这样做只能说明医生承认死亡过程的不可逆转和医疗技术的局限，医生考虑的恐怕主要是对患者自主权的尊重，而不会认为这就是安乐死。因此，我们从安乐死的特征"是借助他人结束自己生命的行为"这点来看，被动安乐死确实不符合安乐死的内涵。而且，在现实中，绝大多数医生都不认为"放弃治疗"是安乐死，他们也认为安乐死主要是由于第三者的参与，结束一个人的生命，其目的是终止病人无法忍受的痛苦。

4. 直接安乐死与间接安乐死

这是根据医生的行为与病人的生命结束之间的因果关系所作的分类。所谓直接安乐死是指医生的行为是以直接置人于死为目的，如果实施该行为，必能终结该人的生命。间接安乐死是指医生的行为能够减轻病人的痛苦，但也具有终结人生命的风险与可能，也就是说，间接安乐死即使实施，医生的行为也只是诸多导致病人死亡因素中的一个，而并非唯一原因。直接安乐死与间接安乐死对主动安乐死下医生的故意形态进行了精细的区分，但实际上，直接安乐死与间接安乐死都属于主动安乐死。

5. 自愿被动安乐死与自愿主动安乐死

有学者认为，根据病人是否自愿和医生是否主动两方面的选择，可以把安乐死分为以下类型：自愿被动安乐死——病人自愿要求，放弃和撤除治疗技术任其死亡。非自愿被动安乐死——病人无决定能力或在不知情的情况下，中止其维持生命技术任其死亡。自愿主动安乐死——病人自愿要求，有意给药或其他干预造成的死亡。非自愿主动安乐死——病人无决定能力或不知情的情况下，有意给药或其他干预造成的死亡。

（三）安乐死实施的对象

安乐死实施的对象众说纷纭，一般来说，安乐死的实施对象主要有三类：第一类是植物人；第二类是脑死亡者；第三类为身患绝症濒临死亡而又极度痛苦者。

植物人通常是指丧失意识活动，但又能保持自主呼吸、血压等生命活动的病人，其维持状态短至数周，长者可达数年。英国皇家医学院在1996年3月公布了植物人诊断新规则，指出植物人有三种状态：暂时性状态、持续性状态、永久性状态。暂时性状态指病人受伤在五周之内会苏醒者；持续性状态是指已超过五周，头部受伤持续一年，或脑溢血后持续六个月仍然处于无意识状态；这以后便是永久性状态，几乎是无苏醒之可能。

我国医务界在 1996 年 4 月于南京也制订了诊断植物人的七条标准：认知功能丧失，无意识活动，不能执行指令；保持自主呼吸和血压；有睡眠和觉醒周期；不能理解或表达语言；能自动睁眼或在刺激下睁眼；可有无目的性眼球跟踪运动；丘脑下部及脑干功能基本保存。

多数医生认为，真正的植物人是不可能复苏的。因此主张实施安乐死者认为，为了那种遥遥无期、不可能使病人苏醒的奢望，而花费大量的人力、物力去维持这种无价值的生命是不值得的，故对之实施安乐死无可指责。然而，如何准确诊断病人一定是不可能再复苏的植物人，这仍是一个难题，因为无论在国内还是国外，曾被诊断为植物人者中，不时发生苏醒过来的例证，在英国就曾有一名被诊断为永久性植物人的病人，经过七年的昏迷之后恢复了知觉。在我国也常有类似的报道，这无疑给主张安乐死者当头棒击，既然有复苏的可能，就不能轻易地置人于死地。

脑死亡者作为安乐死的对象前景也不甚妙，这涉及死亡判断的标准。自古以来人们都是以心肺循环终止（心跳、呼吸停止）作为死亡的标准，这种标准沿用久远，似成定规。1968 年，美国哈佛学院特设委员会拟订了新的关于脑死亡的四条标准：不可逆的深度昏迷；自发呼吸停止；脑干反射消失；S 电波消失。但有两个例外，体温过低（＜32.2℃）和刚服用过巴比妥类药物等中枢神经系统抑制剂。既然有这两个例外，就难保还有其他的因素存在。死亡标准的提出为越来越多的医学家所认可，他们把死亡标准理解为脑死就意味着人的意识完全丧失，人的生命意义已不复存在。加之脑死亡者其机体包括肝、肾等一些器官在一定时间里生理机能尚未衰亡，还有器官移植的利用价值，故深为西方一些国家欢迎。据报载，日本于 1999 年 2 月底首次将一位脑死者的心脏和肾脏分别移植到 4 名患者体内，手术均获得了成功。尽管如此，在美国与一些西方国家除了确认脑死亡标准外，在临床上仍灵活地采用双重标准，即同时采取传统心肺循环死亡与脑死亡的标准。这是由于脑死亡的确定，在时间上有一定的游移范围，临床诊断技术要求高，在仪器的使用力掌握上有相当的难度，脑死亡能否真正确定实属不易之事。人死不能复生，实在是开不得半点玩笑。另一方面，如果确实属脑死亡者，也无须再实施安乐死了。

这样的话，较能为人们接受或取得共识的就是第三类对象，即身患不治之症并濒临死亡，而又深感痛苦者。然而对这类对象的争议实际上也是很大的。何谓"不治之症"？谁来当生命终结的审判官裁判者？痛苦的界定是什么？痛苦是否等同于疼痛？等等，都是不赞成安乐死者手中经常使用的、令对手颇伤脑筋的王牌。

也有人认为有以下情况者应列入安乐死对象：晚期恶性肿瘤已失去治愈机会者；重要生命脏器严重衰竭并且不可逆转者；因各种疾病或伤残致使大脑功能更新换代的植物人即脑死亡者；有严重缺陷的新生儿；患有严重精神病而本人已无正常感觉、知觉、认识且经长期治疗已无恢复正常的可能者；先天性智力丧失又无独立生活能力而且无恢复正常的可能者。此外，有人还将老年痴呆患者和高龄的重病和重伤残者也列为安乐死的对象范围内。

当然，要具体地确定安乐死的对象，在实际操作中存在一定的困难。因为医学的判断标准存在着较大的难度。如"植物人"，什么状态下的"植物人"是可以用医学手段促醒的，什么状态下的"植物人"则是不可逆转，属于安乐死的对象范围？再如，严重缺陷的新生儿，其严重到何种程度才可认为对其实施安乐死是道德和必要的呢？因此，要确定安乐死的对象，必须要有严格的条件和标准。现在比较一致的认识是，安乐死的对象必须具备下列几个条件：目前的医学诊断技术确切地证明，病人身患绝症且处于濒死期；在迫近死亡过程中，病人遭受着巨大的、难以忍受的痛苦；必须出于本人的意愿。

二　安乐死的历史发展

安乐死的历史十分悠久，几乎与人类历史一样古老。早在史前时代，一些游牧部落在迁移时，就常把病人、老人留下，用原始方法加速他们的死亡。到了古希腊、古罗马时代，抛弃老人虽然受到禁止，但却允许病人自己结束生命，也可以随意处置有缺陷的新生儿。受到斯多亚学派的影响，罗马人认为若能获得善终就是一种至善，"一个善终可以荣耀整个生命"。苏格拉底、柏拉图认为痛苦和疾病所带来的折磨就构成自杀的理由。在我国，扁鹊所说的"六不治"中"阴阳并藏气不定、开赢不能服药"两项就类似于安乐死。而从宗教观点来说，"安乐"一词最早见于中国净土宗（佛教流派之一）唐代道绰（562—645）所著《安乐集》，安乐即西方极乐净土之别名，而人按照佛教规定修行则死后可进安乐世界。事实上在中唐时期（781—874）人年老后就有自行去往坟墓安乐而死的人（被动安乐死，不吃不喝等待死亡）。也即是《大正藏》所记载："人命将终，人命将终自然行诣冢间而死。时世安乐……人常慈心恭敬和顺。"与这种安乐死观念相吻合的是敦煌石窟榆林窟第 25 窟北壁西侧的 "自行诣家" 壁画。这是一位银须白发的耄耋老人端坐坟前，与家属亲友八人永别，老伴以袖拂面，面带悲怆之情，而老人却神态安详，拉着老伴的手嘱托后事。

在中世纪，由于基督教的盛行，结束病人生命受到绝对禁止，奥古斯丁（Aurelius Augustinus）界定生命和苦难是个人神圣的考验，自杀违反不可杀人的戒律，是一种罪恶的行为。其后多玛斯（Tuomasi Akuina）更高举反自杀大旗，攻击自杀是最危险的罪恶，不仅违反神圣律法，且抵触自我保存的自然率。1516 年，早期社会空想主义者莫尔在《乌托邦》一书曾描述一个重病者的期望：在医师的陪伴下，宁静地走向死亡。在这描述中首次提及放弃进食以及服用安眠药的可能性。不过，这并不意味着安乐死问题已被明显地提及。事实上，莫尔（Thomnas More）仍是在古代 "舒服、自然的死亡" 的意义下理解安乐死。随着欧洲文艺复兴运动的兴起，基督教渐渐失去其神圣的权威性，社会对安乐死的态度也有了改变。17 世纪英国的弗兰西斯·培根（Francis Bacon）在他的著作中就明确指出："医生之职责不只是治愈病人，而且还要减轻他的痛苦，包括在必要时使他安逸地死去。" 认为延长寿命是医学的崇高目的，安乐死是医学技术的重要领域。

进入 20 世纪 30 年代，欧美各国都有人积极提倡安乐死。1920 年，德国医师卡尔·宾丁（Carl Binding）和阿尔弗雷德·霍赫（Alfred Hoche）出版了《授权毁灭不值得生存的生命》一书，提出清除无价值生命的主张，认为："国家应将身体或心智障碍、老年、呆滞或五年无法工作的精神病患者安乐死。" 从法律角度来说，各国法律基本上都反对 "安乐死"，视安乐死为所谓的 "受嘱托杀人" 或 "加工自杀"，属于杀人罪或谋杀罪。不过，在另一方面，主张 "死亡权利" 及 "自愿安乐死" 的运动逐渐兴起。许多国家都陆续成立了 "安乐死协会" 或类似的组织。世界第一个自愿安乐死的团体于 1936 年正式在英国成立。奇里克·米勒（Dr. Millard）于 1936 年提出了《自愿安乐死法案》，主张病危的病人可以申请安乐死，但是英国上议院却在隔年（1937）扼杀《自愿安乐死法案》。1938 年，美国自愿安乐死的团体正式成立，并于 1939 年在纽约州提出安乐死合法化议案，但从未进入立法程序。然而，正当安乐死开始得到社会的初步了解和支持时，安乐死遭德国纳粹滥用。在第二次世界大战期间，借着所谓的 "安乐死计划"，德国纳粹于 1939—1941 年间以毒气室秘密屠杀了数百万的犹太人、吉普赛人及其他民族。这种惨无人道的行径遭到全世界正义力量的一致谴责，也使安乐死背上了不光彩的名誉。此后安乐死在很长时间都被人看成是纳粹主义而加以反对，"安乐死" 一词因而招人反感，使得英美等地的相关活动几乎销声匿迹。

1954 年，天主教神学家佛莱策（Joseph Fletcher）出版一本医学伦理的巨著《道德与医学》，在安乐死一章中极力主张安乐死的正当性和必要性，观点与天主教极不兼容，但也因此影响天主教一直反对安乐死的立场。二战以后，随着生物医学的进步和人们对死亡认识的深入，到 20 世纪 60—70 年代，安乐死又成为世界各国的热门话题。全球对安乐死从医学伦理、法学角度进行了热烈而广泛的讨论。1976 年，首届自愿安乐死国际会议在东京举行，会议宣言强调，应当尊重人"生的意义"和"死的庄严"，主张在特殊情况下应当有选择死的权利。宣言将生与死并列，代表着人类对生命和死亡的认识进入一个新的阶段。1988 年之后，有 21 个国家共 37 个类似的机构或团体，联合成立了"世界死亡权利联盟"。他们追求的目标大致有三项：主张自愿安乐死，亦即仁慈杀害在道德上的可能性并推动法律上的合法化；提供并传播有关自杀及自杀方法的信息；鼓吹末期病患拒绝急救或其他延长生命措施的权利。1993 年，荷兰议会正式通过政府提交审议的《安乐死法案》，成为世界上第一个立法实行安乐死的国家。2001 年 4 月 10 日，荷兰正式批准安乐死法，从 2002 年 4 月 1 日起生效。

我国对安乐死问题是从 20 世纪 80 年代开始进行公开讨论的。1988 年 7 月和 1994 年 10 月先后两次在上海召开的全国性的安乐死专题学术讨论会，更是引起社会各界的广泛关注。1996 年 12 月 24 日，中国社会科学院哲学所、北京医学哲学研究会、中国自然辩证法研究会联合邀请了 30 多位医学界和哲学界人士座谈关于安乐死的问题，中央人民广播电台于 1997 年 1 月 22 日在《午间半小时》节目中播出了讨论会的录音。30 年来，有关安乐死问题报道、民意调查、学术讨论经年不断，至今仍在继续。

三 安乐死的伦理视角

（一）安乐死的伦理争论

从医疗技术的角度来看，临床实施安乐死并不复杂，但由于安乐死涉及生物学、医学、法学、社会学、伦理学等诸多方面，又与现行的道德标准、社会习俗冲突太大，因而，引起的争论旷日持久，并且十分激烈。赞成的与反对的都有自己的伦理依据，各执一词，针锋相对。

赞成者以病人自主原则、生命价值原则和社会公益原则为伦理依据，认为安乐死是人类文明的表现，是符合道德的。其主要观点是：

其一，安乐死符合病人自身利益。因为安乐死的对象仅限于患有不治之症、濒临死亡的病人，他们的精神和躯体都处于极端痛苦之中。任何的治疗措施除了维持和延续他们的生命以外，丝毫也不能减轻他们的痛苦。对这些病人来说，延长他们的生命实际上是延长他们的痛苦，同时也给他们的亲属带来精神上的痛苦和经济上的压力，因此，安乐死既是他们的迫切要求，也符合他们的切身利益。

其二，安乐死尊重了病人死亡方式的选择权。每个人都有生存的权力，而人的人生权力本身就包含对死亡选择的权力，当生命的最后阶段——死亡来临之际，人人都有权去选择"体面舒适的死亡方式"，以求善终。所以那些无法医治、终日遭受难以忍受的痛苦折磨的濒死病人，在不违背自身利益，同时也不对家属、他人和社会可能造成危害和损失的前提下，可以决定拒绝一切救治措施或选择人为医学措施安乐地结束死亡过程。对病人这种清醒的自主的"优死"选择，社会应该保护，医务人员和家属应该给予同情和支持。安乐死实际上是对人的死亡方式选择权的尊重。

其三，安乐死体现了生命价值原则。安乐死强调生命的质量和价值。人的生命价值表现在两个方面：生命的内在价值和外在价值。内在价值取决于生命的质量，外在价值取决于一个人对社会和他人的贡献。内在价值是外在价值的基础。只有当内在价值与外在价值有机地统一于某一生命体时，该生命才是有意义有价值的。而那些身患绝症、濒临死亡的患者，处于永久性不可逆昏迷的"植物人"，有严重缺陷的新生儿，首先他们自身的生命质量就很低，更谈不上社会存在的意义。他们的生命处于一种低价值或零价值的甚至是负价值的状态之中。在医学上，不惜一切去维持这样一种生命是毫无意义的，只不过在拖延其死亡时间和死亡过程而已。而采取安乐死的方式结束这种生命质量极低者的死亡过程，是符合生命价值原则的。

其四，安乐死有利于卫生资源的合理分配。当今卫生资源分配不合理，使用不当的现象在世界各国不同程度地存在，已成为十分突出的社会问题和伦理问题。而这个问题在经济不发达的国家（包括我国）更为尖锐。因此，如何合理、公正、有效地分配有限的卫生资源显得十分重要。有资料表明，平均一个人一半的医疗费用花在死亡前的一年，而这一年的医疗费的1/2又是花在临终前一周的治疗和生命维持上。将大量的贵重的卫生资源花费在不可能救活的病人身上，既毫无意义，又是对卫生资源的浪费，也挤占了需要正常保健费用人们的利益。如果对一些不治之症的患者实施安乐死，将其临终前的医疗费用、卫生资源节省下来，用于更需要的地方或更需要的人，无疑有利于将有限的医疗卫生资源合理公正地分配，这是符合社会公益原则的。

尽管现在已有越来越多的人赞同和支持安乐死，但反对安乐死的也大有人在。反对者的道德依据主要来自传统的生命神圣论、病人利益原则和义务论。其主要观点是：

其一，安乐死有悖传统医德。医生这个职业从诞生那天起，履行的就是救死扶伤的职责。传统医德要求医务人员在任何时候都要尽最大努力去解决病人疾苦，促进和恢复病人的健康，不得做任何损害病人健康和生命的事情。医生只有延长生命的义务，绝无"促死"的权力。而安乐死则让医生放弃了责任，用消灭生命的方法使病人解除痛苦，这是违背医德传统的。

其二，安乐死践踏了人的权力。人的生命权是神圣的，任何人包括权利人自己都不可能任意处理。作为患者，他有享受医疗照顾的权力。而安乐死则可能让患者错过三个机会：病情可以自然改善的机会；继续治疗可望康复的机会；有可能发现某种新技术、新方法使该病得到治疗的机会。这等于剥夺了病人的生命权。

其三，安乐死有碍于医学科学的发展。医学总是在医疗实践中，在不断探索、不断总结提高中发展进步的。今天认为是不治之症，明天就可能变成了可治之症。可治之症是在不治之症的治疗实践中产生的，如果实行安乐死，就会妨碍医务人员对绝症、顽症患者的医护和研究，阻碍医学的进步。

其四，安乐死会引发一些社会问题。安乐死在实际操作中的负面作用是难以避免的。尽管对安乐死有严格的规定，但还是可能会给一些心术不正之徒拒绝赡养义务或谋取遗产继承打开方便之门，从而造成严重的社会危害；也可能会给重男轻女的家长带来借口，随意处置有"缺陷"的女婴，从而造成社会上男女比例的严重失调。总之，允许安乐死，在目前法制不健全、道德不完善的情况下，会引发一些社会问题，给社会造成危害。

虽然反对安乐死的人提出的种种反对理由有其一定的合理性，但这些理由在社会、伦理、医学等方面难以得到进一步的辩护。近20年来，随着争论的日益广泛和深入，已有越来越多的人认识到安乐死作为人类自身文明的一个环节，是社会进步的标志。

（二）实施安乐死的伦理原则

大量资料表明，在医学实践中，一方面在有条件的大医院存在着用昂贵的代价来维持脑死亡患者的"生命"的现象；另一方面，在对无法忍受痛苦的绝症患者的医疗处理过程中，安乐死特别是被动安乐死以隐秘或半公开方式而存在。针对这一客观事实，运用生物—心理—社会医学模式来指导实施安乐死是当务之急。依据现代医学模式，为确保医务人员和患者双方的利益，在实施安乐死过程中应遵循以下伦理原则：

1. 有利原则

其一，对患者有利。实施安乐死应该是消除患者痛苦的死亡过程的最佳或唯一方法。安乐死是从患者的最佳利益出发，为维护患者的至死尊严，减除其痛苦，使其相对安乐而有尊严地度过死亡之过程。其二，对患者家庭有利。安乐死的实施能够减轻患者家属的精神痛苦和经济负担，节省大量的人力和物力。其三，对社会有利。实施安乐死能够节省医药卫生资源，并转而投放至对社会发展更有价值的环节或群体中。

2. 自主原则

实施安乐死必须尊重患者自己的意愿，这是对个人生存权利的尊重。自主原则高于有利原则，是对有利原则的一种制约。否则，可能会出现患者不愿意死，但是其家人或社会或医生都强迫他去死，理由是"这样做很好"。当患者明确表明不愿安乐死时，绝不能违背其意愿，否则就会走向谋杀。当患者没有明确表明意愿而又丧失了意识时，可参考患者家属意见，借助"推定同意"原则。

3. 合法原则

安乐死的实施必须符合国家的法律。当安乐死法案已确立时，则依安乐死法而实施。当安乐死法案尚未确立时，则在实施安乐死的过程中绝不能与现有的法律，尤其是刑法相抵触。我国现行刑法确定的一项基本原则是"法无明文规定不为罪，法无明文规定不受罚"。我国现行刑法中没有明文规定实施安乐死的行为或类似行为是犯罪，因此将其作为犯罪处理缺乏法律依据。安乐死本身不具备犯罪的本质特征——社会危害性。安乐死如果既解除了病人无法承受的痛楚，又减轻了家庭和社会的负担，对社会非但无危害，反而有利。合法原则不仅能保护患者的利益，而且能保护医务人员和患者家属的利益。

4. 公正原则

在实施安乐死的过程中要考虑社会的公正性。为了一个具有负价值的生命投入大量的人力、物力、财力，进行毫无效果的救治，既给家庭成员带来巨大的精神痛苦和经济负担，又耗费了有限的医疗资源，从而使其他众多的能够被挽救的人失去治疗的机会。这显然违背了公正原则。实施安乐死必须有利于社会资源的合理分配，体现社会公正。

四　安乐死的法律视角

安乐死的出现是从减轻病人痛苦和家属心理负担的人道主义立场出发

的，但具体到立法上，一不小心则可能陷入非人道陷阱，给别有用心的人以可乘之机。从 20 世纪 30 年代起，西方国家就有人开始要求在法律上允许安乐死，并由此引发了安乐死应否合法化的大论战。实际上从世界各国关于安乐死的讨论看，有关被动安乐死的意见比较一致，而分歧最大的是关于主动安乐死。

（一）各国关于安乐死的立法

1993 年 2 月 9 日，荷兰议会通过了默认安乐死的一项关于"没有希望治愈的病人有权要求结束自己生命"的法案，后又于 1994 年 10 月 19 日进一步放宽限制：只要医生遵循国会所订立的《施行准则》进行安乐死，虽然仍构成违法的"受嘱托杀人"，却可以不被起诉。1999 年 8 月 10 日，荷兰通过的最新修正案规定：凡 16 岁以上的人，若患绝症到生命末期，均可自行决定是否接受安乐死；12—15 岁的青少年，有此要求必须经其父母同意。

2001 年 4 月 10 日，荷兰上院以 46 票赞成、28 票反对的结果通过了这项安乐死法案。2002 年 11 月 28 日，荷兰下院正式表决通过了该法令，使之完全合法化。安乐死从此在荷兰结束了近 30 年的"不合法"历史，开始拥有"合法身份"，荷兰由此成为世界上第一个给安乐死立法的国家。安乐死虽然在荷兰得以合法化，但并不意味着所有的安乐死请求都会获得批准。对于安乐死，荷兰的法律进行了严格的规定，医生对垂危病人实施安乐死时，必须满足以下所有条件：由患者本人"深思熟虑"后提出实施安乐死申请；确认患者病情根本无望好转且病人在经受病魔"令人无法忍受"的折磨；向患者如实通报其病情及以后的发展情况；与患者协商并得出结论，认为安乐死是唯一的解脱办法；一直看护患者的医生就上述四条写出书面意见；征得另一位"独立"医生的支持；对病人实施规定的安乐死程序。荷兰规定，所有上述条件仅是对成年患者而言，对未成年的患者，需要有附加条件：16—18 岁的未成年患者可以在同家长商讨后一同作出决定。而 12—16 岁的青少年，必须由家长或监护人作出决定。

比利时是继荷兰之后第二个正式将安乐死非犯罪化的国家。在荷兰的影响下，比利时议会于 2002 年 5 月通过了安乐死法案。比利时的安乐死法案基本上沿袭了荷兰规定的安乐死条件，但又有进一步的发展。该法案首先对安乐死的主体与对象进行了严格的限制，规定只有没有犯罪记录的医师才可以实施安乐死。医师必须确信请求安乐死的患者是成年的、具有完全行为能力的、意识清醒的；请求必须是自愿的、深思熟虑的和反复的；患者必须由于疾病或事故而处于难以忍受的和持续的身体与心理的痛苦与煎熬之中，并且确实无法治愈。在此基础上，特殊规则法案区分了所有情况下必须遵守的一般规则与特定情况下必须遵守的。

美国是一个联邦制的国家，其立法权分为联邦立法权和各州的立法权。1994 年 11 月，美国俄勒冈州举行全民公决，以 51% 的微弱多数通过了《尊严死亡法》，法案规定，临终患者有权请求人道死亡，只要经过两名医生诊断存活时间不会超过 6 个月即可提出申请，并规定在病人提出口头申请至签发同意助其死亡之间必须保留 15 天的观察期限，同时规定了由医生向符合条件的病人提供致命剂量的药物，由病人自己服用，医生不得注射致死药物。该法案后来在 1997 年 11 月的全民公决中，获得 60% 的选民支持，最终生效。因此目前在美国，只有俄勒冈州《尊严死亡法》，允许医生在有限制的条件下帮助临终患者自杀，俄勒冈州是美国唯一使医生帮助自杀合法化的州。

1997 年，佛罗里达州的一个名叫查尔斯·豪尔的人因输血感染艾滋病病毒，豪尔要求塞西尔·麦基弗医生在他的病症发展成为艾滋病、且存活无望的时候，帮助其完成安乐死。豪尔上诉佛罗里达州法院，要求在此情况下不追究麦基弗的法律责任。法院认为豪尔神志清醒，主动要求死亡，根据州《保护隐私条例》和《联邦平等保护条款》，同意他的请求。但是州检察官将此案上诉到联邦初审法庭。1997 年 7 月 17 日，最高法院推翻了佛罗里达州法庭原来的判决，理由是《保护隐私条例》不适用于此案，应当防止在他人协助下的自杀，医疗的权威性和完整性必须得到保护。

1999 年 10 月 27 日，美国众议院通过法例，授权药物管制的执法人员严厉打击有目的地使用受联邦政府管制的麻醉药以帮助病人死亡的医生。但 2006 年 1 月 17 日，联邦最高法院以 6 对 3 票裁决，支持俄勒冈州 1994 年通过的准许医生协助自杀的州法。

2002 年 2 月下旬，夏威夷州众议院允许神志清醒的晚期病人要求医生开具处方，口服致命药剂死亡，但禁止使用注射或其他在他人帮助下完成的安乐死。近年来在美国，有的陪审团在实践上而不是在理论上，给予"仁慈杀人"以同情和宽大的处理，这种判例无疑对美国的安乐死司法实践产生了重要的影响。

日本是世界范围内最早通过认定安乐死构成违法性阻却事由，对安乐死进行事实上的非犯罪化处理的国家。1950 年 4 月 14 日，东京地方法院的判例就曾指出，为了解除患者躯体上的剧烈痛苦不得已侵害其生命的行为，属于刑法中的紧急避险行为，不应当受到惩罚。在名古屋高等法院明确指出安乐死正当化的六要件：患者患有不治之症且临近死期；患者身心极其痛苦；安乐死的目的仅是为了缓解患者的迫切痛苦；患者本人意识清楚时作过真实的意思表示；安乐死原则上由医生实施；实施安乐死的方法合乎伦理。1975年，日本横滨地方法院对私立东海大学另一安乐死案件裁决中，提出了安乐死阻却违法事由成立的四要件：患者被难以除去和忍受的肉体痛苦折磨；患者不能避免死亡，其死期已经迫近；为除去或者缓和患者的肉体痛苦用尽了所有的方法，再不存在其他能代替的手段；有患者明示的承诺。

1995年6月16日，澳大利亚北部领土议会通过了一部《临终患者权利法案》，该法案于1996年7月1日起在澳大利亚北部领土生效实施。这是世界上第一部安乐死法。法律规定，接受安乐死的病人必须年满18周岁以上，而且患者患有不治之症，无法忍受痛苦，必须由本人递交有亲笔签字的申请书，法律还着重规定了向患者提供终止生命服务的条件、医务人员提供服务的有关程序以及不适当实施终止生命权的法律后果。这部法律通过以后，引起澳大利亚各界的激烈争论，并于同年的12月份由澳大利亚众议院以88票对35票通过的提案终止。这部法律的实际实施时间不到半年。其间有4名患者实施安乐死。

瑞士禁止积极、直接的安乐死。不过，在个别城市，医生可以给重病且自愿结束生命的病人一些致命药品，再由病人自己服药。这属于被动协助自杀，是合法的。2000年10月26日，瑞士苏黎世市政府通过决定，自2001年1月1日起允许为养老院中选择以"安乐死"方式自行结束生命的老人提供协助。这一规定本身所涉及的只是苏黎世的23家养老院。

1999年12月8日，一个英国慈善团体要求政府质询部分卫生部门官员，因为那些官员正在老年病人中实施"非自愿安乐死"，目的是"为拥挤的医院腾出床位"。据说，根据这些官员的要求，医院停止向这些老年病人提供食物和水。安乐死在英国至今没有"合法化"，导致英国病人不得不出国"求死"。一个总部设在瑞士、名为"尊严"的组织已经帮助22名英国公民实施安乐死。在英国，他们拥有557名成员。与其他西欧国家相比，英国法律对安乐死更为严苛，寻求海外帮助的办法也存在困难。首先，安乐死必须在瑞士实施，如果病人的病情非常严重，出国旅行非常困难，陪同病人出国"求死"的家属或朋友回到英国将面临起诉。

2004年8月1日，英格兰和威尔士贵族院关于一起"被动安乐死"议案举行听证会，目的在使医生帮助病人实施安乐死变为合法。同年，苏格兰自由民主党成员马修斯·珀维斯参照美国俄勒冈州的相关法律，起草一项将"仁慈杀死"合法化的议案。珀维斯认为："当病人请求医生帮助他们结束生命时，他们想要的是生命终结时的尊严……这一点非常重要，选择比活着本身更伟大的境界。"由于英国法律与苏格兰法律存在差异，珀维斯希望关于安乐死的提案在正式裁定之前，能得到苏格兰社会广泛讨论。珀维斯的提议得到社会广泛支持，却遭到罗马天主教教会的批评。

安乐死在法国也尚未合法，但 2005 年 4 月 12 日通过新法，对生命终期问题作出定夺，拒绝了安乐死的立法，但制订"放任死亡权"，允许停止治疗或拒绝停止治疗或者拒绝锲而不舍的顽固治疗。法案给"任由死亡"的权利开了路，但"不是以主动的方式，例如作致死注射造成死亡"。

关于安乐死的法律问题在我国争论较大。1986 年发生在陕西汉中的我国第一例安乐死案件，曾历经六年的艰难诉讼。随着研究的深入。要求安乐死合法化的呼声日渐高涨。1988 年，来自 17 个省市的伦理学界、医学界、法学界近百名专家学者在上海举行了第一次全国性的"安乐死"学术讨论会，会上争论得非常激烈。多数代表拥护安乐死，个别代表认为就此立法迫在眉睫，部分代表认为目前在我国施行安乐死为时尚早。目前我国尚没有安乐死的成文法。根据现行的《刑法》解释，安乐死属于违法行为。1992 年 4 月，第七届全国人大代表王群等 33 人联名提出有关安乐死的提案。1994 年 3 月，第八届全国人大二次会议谭盈科等 32 位代表联名提案，要求结合我国国情尽快制定安乐死的法案。1995 年 3 月，第八届全国人大三次会议上胡亚美等 30 余位代表要求有关部门就安乐死进行立法，建议在有条件的城市中由水平较高的医院逐步施行安乐死。之后，几乎在每年的全国人大会议上，都有代表提出关于安乐死的提案，虽然所提议案一直没有获得正式讨论。

（二）安乐死立法忧虑

安乐死立法的核心价值在于解除患者的痛苦，使其无痛苦地死亡，体现对患者生命权的尊重。但是，安乐死一旦合法化，可能会使人类面临的道德风险增加。因为，法律很难保证每一例安乐死都是建立在人道主义基础上，都是为了解除患者难以忍受的巨大痛苦。安乐死合法化为某些人甩包袱，甚至犯罪提供了契机，社会的伦理、道德将面临严重冲击。反对者们对安乐死立法忧心忡忡：

忧虑一：安乐死的直接原因是病人无法救治并承受巨大痛苦，而且他自愿接受安乐死。可是当今世界，科技发展迅猛，医学技术不断提高创新，谁能保证当前无法救治的顽症在一两年内不会被医学界攻克呢？如果实施安乐死合法，这是否会导致医生为摆脱应尽的责任而把安乐死作为借口？近年来，欧洲爆出数起医护人员利用本职岗位变态杀人的事件，在医学界引起了不小的震荡。1992 年，英国女护士贝弗利·阿利特被判入狱 13 年，罪名是谋杀 4 名幼儿患者，并企图谋杀另外 9 人。2000 年，英国"死亡医生"希普曼因（Harold Shipman）谋杀 15 名患者被判终身监禁。此外，他在行医的20 多年里，用注射过量海洛因的手法杀害至少 265 名患者。2001 年 9 月，瑞士 32 岁男护士安德马特承认，他出于"同情"杀死了 27 名患者。

忧虑二：一些不孝子女为摆脱对老人的赡养义务而钻安乐死的空子，造成新的社会悲剧。

忧虑三：安乐死的合法化是否会导致人们认知上的误解。一些病人之所以实施安乐死，是因为他们将死，生命已不再有意义，而且自认为是社会和家庭的累赘。如果带着这样的认知实施安乐死，对我们的社会伦理道德将带来不可估量的冲击。

忧虑四：当出现病人因为经济原因不愿再继续接受救治，继而请求以安乐死结束生命时会怎么样呢？这无异于因为贫困而要自杀，这是人道还是非人道？

忧虑五：伯尔尼大学医院的精神病专家托马斯·舒尔弗认为，那些患有绝症的病人一时头脑发热可能会作出想要自杀的决定，但这一决定其实是不理智的。如果病人出于一时激动而结束自己的生命而非深思熟虑，那么这种死亡对他们就是不人道的，甚至是在助纣为虐。

忧虑六：安乐死合法化提案发起人之一的北京儿童医院儿科专家胡亚美曾指出说：从我国的国情来看，安乐死可以节约我国有限的医疗资源，把它用于更有治疗希望的病人身上。然而人们也担心，这样一来将造成在医疗资源的分配上弱势群体更弱，而强势群体更强的局面，造成更大的社会不公。

在我国，立法既没有对"安乐死"予以明文认可，也没有明文否定。受不同学说影响，各地法院针对基于身患绝症病人的请求而实施的"安乐死"采取的处理模式各不相同。有的法院引用《刑法》第 13 条"但是情节显著轻微危害不大的，不认为是犯罪"的规定，作出无罪判决；有的法院引用刑法第 232 条的规定，认定被告人犯故意杀人罪，但在量刑时减轻处罚。各地处理模式的不统一显然违背了"在相同的情形中，所有的人都应当得到同样对待"的法治原则，有必要通过立法作出统一规定。笔者认为，我国法律应有条件地允许"安乐死"。其理由有二：其一，人既然有选择生的权利，那么也就应当承认其在一定条件下有选择死的权利，当一个人因身患绝症而没有任何生存希望，且维持生命对他来说又意味着无尽的痛苦时，允许其选择死亡，往往更富有人道性；其二，有条件地允许"安乐死"，能够适当减轻病人家属的经济和精神负担，节省有限的医药资源。当然，任何一项权利都有可能被滥用，"安乐死"也不例外。为防止一些病人家属为减轻负担或争夺遗产而利用"安乐死"变相杀人，法律在有条件地承认"安乐死"的同时，应严格其法律审查程序。

（三）我国安乐死的立法建议

安乐死是一个涉及伦理、法律和医学等方面的一个非常复杂的问题。在当代社会，为制定政策和立法之目的，审视安乐死必须立足伦理，要围绕生命价值、个人自由和人权保障等来看待问题。讨论安乐死的最佳情景是国家经济、法制、医疗保障和公民的观念达到一定的发达水准，根本问题是病人的自由意志能够在物质和精神高度文明的基础上得到保障。从伦理上来讲，绝对禁止或全面开放安乐死均不可取，我国社会目前不具备讨论安乐死的理想条件，从立法上来讲，我们仍需创造条件。其中最为重要的是要严格规范安乐死使用的对象范围、主体范围、实施条件、申请程序、审查程序、操作程序，以及明确擅自实行安乐死的刑事责任，不履行或不认真履行安乐死职责的刑事责任，并明确所要承担的民事责任。

1. 明确安乐死的法律性质

根据刑法理论，"行为具有一定的社会危害性，是犯罪的最基本特征"。而安乐死并不符合这一特征。安乐死使病人的最后愿望得到了满足，使其在痛苦地死和安适地死之间实现了后者。同时，使其家属摆脱了沉重的经济负担和精神压力。从社会整体上看使医疗资源得到合理的配置和使用，从各方面看都是有利于社会的。退一步说即使安乐死有什么负面效应的话也远小于其正面意义。"没有社会危害性，就没有犯罪，社会危害性没有达到相当的程度，也不构成犯罪。"因此，安乐死具有非罪性。司法实践中，安乐死案件常以故意杀人罪定罪处罚。实际上二者存在本质上的区别，主要表现在两方面：从主观上看，安乐死是医生依照病人意愿，出于人道主义终结其生的痛苦，并无杀害病人的犯罪动机和目的；而故意杀人存在侵夺他人生命的犯罪故意。从客观上看：安乐死为病人解除了痛苦，并无犯罪所具有的社会危害性，而故意杀人侵害他人生命，具有极大的社会危害性。所以，不能把安乐死和故意杀人混为一谈，但也要警惕和防止利用安乐死进行故意杀人的可能性。从对安乐死定罪处罚的不合理性看：犯罪是刑罚的前提，刑罚是犯罪的法律后果，二者密切相关。将刑罚独立出来加以分析，可以验证前述理论，进一步说明对安乐死定罪处罚的不合理性。第一，刑罚目的主要是指预防犯罪，包括特殊预防和一般预防。前者是指防止犯罪人再次犯罪，后者指预防社会其他成员犯罪。在安乐死这个问题上，就特殊预防角度来讲，实施安乐死的医生出于人道主义，并无任何犯罪故意。如果对其施加刑罚，很可能使其产生对国家和社会的仇视。从一般预防角度看，对给病人实施安乐死的医生定罪处刑，将引起广大医务工作者的不满，民众可能造成大量怨言。尤为可怕的是刑罚的公正性和法律的权威性将可能受到怀疑。第二，从刑罚自身性质和存在意义上，刑罚可以说是一种"必要的恶"，针对的是犯罪这种"禁止的恶"，二者相伴而生，刑罚存在的唯一价值就是预防犯罪，维护社会正义，稳定社会秩序。安乐死是痛苦人的理性选择下的真实意愿表达，医生的实施不过是这种愿望的满足，如果这种行为遭到刑罚，那么，刑罚将失去其本意，法律也难以保持其正义，这只能说明一件事——刑罚在这里丧失了法的公正性，成了完全的罪恶。上述犯罪与刑罚的分析，可看出安乐死实际上应属于排除犯罪性行为，即外表上似乎符合某种犯罪构成，实质上，不仅不具有社会危害性，而且是对国家和人民有益的行为。

2. 明确界定安乐死的实质要件

安乐死是对生命权的处置，鉴于生命权的唯一性和尊严性，法律对安乐死的规定应该是慎之又慎。为保证个人生命权的不可侵犯性，实施安乐死应具备以下条件：病人患有现代医学确诊的绝症，而且已临近死期；病人的肉体痛苦必须达到难以忍受的程度，即"生不如死"、"求生不能，求死不得"的程度，这个程度应由主治医生提出建议，由医院的专门委员会确诊；病人神志清醒，能正确地表达本人的真实想法，向主治医生提出真诚的嘱托。为了切实保障病人的自主权，减少不必要的纠纷，防止在危急情况下无法作出理性决定，病人应以"生前遗嘱"的方式表达本人愿意接受安乐死的承诺，并有两名无利害关系的见证人在遗嘱上签字以示见证。对于无法医治、失去生存价值的"植物人"，才能由病人的近亲属共同同意，其顺序可分为：配偶、父母、成年子女、兄弟姐妹、祖父母、外祖父母、其他亲属。没有上述人员的，由病人所在单位同意。在病人的近亲属或单位同意的情况下，向医院提交愿意为病人实施安乐死的保证意见书，由主治医生提出建议，医院专门委员会确认。

3. 安乐死实施的程序要件

严格的法律程序是法律制度正常运行的保证。安乐死这一现象具有极其特殊性，它是对患者生命权的剥夺，并且其中所涉及的医学知识也不是一般人所能掌握的。因此，安乐死的实施应该由特定的人员依照特定的程序进行。第一，是申请程序。实施安乐死首先必须有当事人的申请，同时要以病人自己申请为原则，近亲属（无近亲属的病人由单位）代为申请例外，排除医方提出申请。申请应当是正式的书面形式，写明申请的理由、意图、愿意接受安乐死的承诺，并由当事人签名盖章。第二，是确诊程序。医院专门委员会对病人所患的绝症、病人临近死期进行确诊，作出书面结论，载明诊断结果和医生对病情说明及处理建议，由参加确诊的专门委员会成员签字，最后，院长签署意见。第三，审查程序。当事人提出申请并经医院专门委员会确认后，应进行专业审查和司法审查。专业审查：将病人的申请书及医院专门委员会的确诊意见递交中华医学会，中华医学会派出病人所患疾病方面的三名专家，亲自对病人的情况进行复诊，审查患者是否患不治之症并伴有剧烈的肉体痛苦及是否自愿安乐死，作出准予或不准予对病人实施安乐死的专业审查意见。作出准予实施安乐死的决定时，还应就实施安乐死的方法、用药剂量等问题作出详细的规定。中华医学会派出专家实行回避制度，其具体内容参见《医疗事故处理条例》的相关规定。司法审查：中华医学会作出准予实施安乐死的决定，应报医院所在地的地（市）级人民检察分院从法律上对其合法性进行审查，由检察委员会决定是否批准。若批准，还应规定实施安乐死的时间、地点。如果检察机关认为中华医学会准予实施安乐死的决定存有疑点，有权要求有关专家作出明确的解释。第四，执行程序。安乐死的最终执行必须严格依据法律规定，在批准的时间、地点、方法，由具备资格的医生进行操作。执行应当秘密进行，不向社会公开，地（市）级人民检察分院必须派员到场监督，病人家属有权要求在场见证。最后是备案程序。安乐死虽然不是司法程序，但由于是对人的生命的非司法处置，所以还应当强调对其进行司法监督。这需要执行完毕后附加一个备案程序，由所有参加执行人员当场在有关材料上签字，并加盖医院和检察机关的公章，最后将这些材料送检察机关归档备案。

4. 明确非法实施安乐死的法律责任

法律本应是主体权利的维护器，而安乐死一旦被法律确认为合法后，很可能成为某些人非法剥夺他人生命权的依据。安乐死被确认为合法以前，谁都知道对患者实施安乐死，将很可能面临司法的审判。因此，人们对安乐死特别是积极安乐死持非常慎重的态度，谁也不愿冒被司法审判的风险，轻易地为他人实施安乐死。安乐死被合法化后，很难保证患者的亲属及安乐死的执行主体——医疗机构，还会像以前那样对安乐死持十分谨慎的态度。为避免利用安乐死杀人和医疗机构的玩忽职守，法律必须明确规定非法实施安乐死的犯罪性质。其一，擅自实行的责任。出于善良的动机，医护人员或亲属对未提出请求或请求未获准的患者实行"安乐死"，或者亲属请求医护人员实行的，是故意杀人罪，但可酌情从宽处罚；出于卑劣动机，亲属迫使患者

提出请求而获准，是故意杀人罪，可从重处罚。其二，不履行或不认真履行
职责的责任。审查人员不认真履行审查职责，以致造成重大医疗纠纷、严重
损害国家医疗单位和司法机关声誉的，直接责任人员应以玩忽职守罪论处；
违背法定"安乐死"方法，违背人道主义精神，以残酷方法实行"安乐
死"，造成恶劣影响的，对其临场监督及操作人员，应给予行政处分，情节
恶劣的，应以玩忽职守罪论处。

五 安乐死的前瞻性思考

安乐死既是一个科学理性问题，又是一个伦理情感问题。人们对于自身
与他人的死亡往往带有强烈的个人情感和社会情感。而科学则是理性的，它
总是试图通过理性来调整自己的情感，使人能够在面对死亡时可以笑着向自
己的生命告别。因此，在安乐死的理论讨论和实际施行中遇到的棘手问题，
就是理性与情感的矛盾。

（一）在情感与理智的交锋中，正确看待安乐死

对于安乐死，人们在理智认识上可以接受，但情感上却是另有想法。面
对一个安乐死的适用对象，亲密如胶的丈夫或妻子，感情笃深的父母或子
女，情深似海的兄弟或姐妹很难作出果断的决定。过分理智对待常常会被人
指责为"不孝"、"无情"，过分情感地处理则可能会被人认为不懂科学，缺
乏理智。作为一个有血有肉、有情有感的人来说，要把握两者之间的平衡确
实是个大难题。

同时，安乐死并不单纯是一个理论问题，更是一个具有极强社会实践
性的事情。每个生活在这个世界上的人都不是孤立的人，都同当前社会有
着千丝万缕的联系，不同的社会经济、社会政治、社会文化、社会心理对
有关安乐死问题的认识及施行都会产生重要作用。从社会经济角度来看，
安乐死适用对象对家庭经济状况的影响不同，对实施安乐死会产生决然不
同的态度，如果某个安乐死适用对象还会涉及他及其家属的各种各样的社
会待遇，对其实行安乐死可能就会具有更大的复杂性。从社会政治角度来
分析，出于某些政治原因、民众的信仰、个人的魅力，一些政治家和高级
将领对于维护国家稳定、赢得民众支持、保持军队战斗力具有重要作用，
对其实行安乐死远非个人所能决定，也许会涉及更为复杂的社会因素。从
社会文化角度来观察，中国伦理精神的内核是以血缘为本位的，一个家族
与传统文化联系的密疏，成员中受现代教育的多少及社会文化层次的高低

都会影响到对安乐死适用对象死亡方式的选择。每个人都是社会的一员，安乐死作为当代医学所必须面对的一种新问题，自然无法避开社会性，它不能跨越一个时代而孤立地讨论，它必然与社会的进步与发展密切联系在一起。

在现代社会中，随着科学发展和社会进步，人们的道德观念不断发生变化，评价安乐死的社会价值和道德标准也不能僵化不变。我们应当重新审视传统伦理道德和人道主义，按照现代的伦理道德和人道主义原则去重新评价安乐死问题。现代伦理道德应建立在"生命神圣论"和"生命质量论"相统一的观念基础之上。人类希望优化自身，不仅需要"优生"，也需要"优死"。安乐死不是"生"向"死"的转化，而是死亡时由"痛苦"向"安乐"的转化，是解决死亡的质量问题，即便不实施安乐死，该对象也即将死亡，并且是痛苦地死亡。所以，安乐死的本质是驾驭消除痛苦的机制和规律，对人的死亡过程进行科学调节，消除痛苦，使死者死得安乐，是优死。优死，是人类死亡方式的文明与进步的象征，是理性的觉醒，是可喜的理论升华。对于一个身患绝症、无法治愈且正在遭受难以忍受的痛苦的临死患者，其生命价值与生命意义即将不存在，他要求解脱临终前的巨大痛苦，与其让他备受折磨、受尽痛苦而死，不如按其愿望实施安乐死，让他怀着高雅与尊严笑着告别人世。这是对他要求死亡权利的尊重，是对"好死不如赖活"传统观念的否定，更符合现代人道主义。

（二）坚持自愿原则，创造良好氛围，理性对待安乐死

承认适用对象可以选择安乐死并不是要在道德上强制地推行它，只是让安乐死成为适用对象选择的权利，成为能由个人自由决定的事情。我们必须充分地认识到，实施安乐死的首要目的是为了消除患者难以忍受的痛苦，而不是为了社会利益和减轻他人的负担。安乐死不是一种道德观念。如果一个人病了、老了，现在没有价值了，为了减轻家庭负担，为了社会的发展，就有义务实施安乐死，那就隐藏着强迫性安乐死的危险，这是一种错误的观念和理论，对正确实施安乐死是有很大害处的。义务论的观念也是十分危险的，它会使那些衰弱的老人、患者和残疾人承受着一种无形的压力，使他们被迫同意安乐死，从而使死亡的权利变成了死亡的义务，个人的选择就变成了社会的责任，这就势必打开一条危险的通道，产生不可遏制的道德滑坡。只有排除了利他主义和义务论，安乐死才能真正建立在自愿原则的基础上。

安乐死的出现对传统观念形成了巨大的冲击，这反映出人类文明是在不

断进步的，对死亡的认识也更加理性化。人类的观念不是一成不变的，它不仅仅是历史的沉淀和沿袭，更融合了人们对它的理解与参与。社会在不断地进步，人类的观念也在不断地更新。生与死是生命的运动形式，有生必有死。维护生存与选择死亡是人的理性表达。当死亡已无可避免地迫近且身受极端痛苦时，选择安乐死得以解除，这正是善待生命的充分体现。从生理感受的角度来说，安乐死让人们在生命的终点最后感受生命尊严：人们可以安详地、无痛苦地离开这个世界。从心理感受的角度来说，安乐死让人们体验到生命中的人格尊严。由于疾病的折磨、健康的丧失，患者面容憔悴不堪，身体形容枯槁，眼神痛苦绝望，行为无法自控，此时患者不再拥有往日的风采与自信，这一切摧毁了病人的骄傲与尊严。安乐死可以让患者在生命的最后时刻保留一些往日的风采与尊严，体面地离开这个世界。这正是安乐死追求的价值目标：敬重生命，维护生命尊严。①

　　生命只有一次，任何人都将面临生命的终结，我们应该尽一切力量来尊重生命，保护生命，使生命之花傲然绽放。当一个生命遭遇到不可避免的摧残，处于死亡的边缘，已无力再感受健康、快乐、幸福、尊严和价值时，是绝望而痛苦地等待死亡，还是理智而尊严地迎接死亡？从安乐死的角度来说，我们当然选择后者。然而，安乐死的原本之意并不是为了结束肉体的痛苦，更重要的是精神上的慰藉和安宁，即幸福快乐地死亡。正如泰戈尔所言："使生如夏花之绚烂，死如秋叶之静美。"这是生的境界，也是死的境界，只有真正尊重生命并具有生存智慧的人，才能正确地把握它。这不只是医学工作者的事情，而是全社会的人需要共同努力才能完成的使命。

（三）消除误解、转变观念、促进社会文明进步

　　今天，人们对安乐死的担心、误解甚至抵触，在一定程度上是由于不了解安乐死而造成的。尽管我国开展安乐死的研究与讨论已有几十年的历史了，但尚有相当部分的人群仍未了解与认识安乐死。当前，我们应当加强对安乐死的正确宣传和引导；应当注重对公众进行科学死亡观的教育，引导人们培育起正视死亡、接纳死亡的观念。生命是如此珍贵、美丽，我们应当尽所有力量去珍惜它，保护它，让生命焕发出坚韧、顽强、不屈的光辉。但是，当我们无力再让生命感受幸福、尊严时，我们可以接受安乐死。应当加强对安乐死本质、目的和价值的宣传。安乐死的本质不是决定生与死，而是

---

①　李惠：《安乐死合法化的生命理论探析》，载《法治论丛》2008年第3期。

决定死时是痛苦还是安乐，是死亡过程的文明化。安乐死的目的并不是提倡早死、轻视生命，而是在生命无法挽救的情况下，尊重患者的意愿，通过对人的死亡过程进行科学调节，使之优化，减轻和解除患者难以忍受的肉体和精神上的事实痛苦。安乐死具有现代社会价值，可以减轻亲属的负担，促进医疗资源合理配置。安乐死是伦理道德观念的一个更新，是社会文明的一大进步。

第十章 艾滋病

——世纪瘟疫

古往今来，人类经历了无数次惨绝人寰的瘟疫和战争。但是，没有哪一次的瘟疫和战争能像艾滋病这样让人类面临如此巨大的惊慌、恐惧、痛苦和死亡；也没有哪一次的瘟疫和战争会对个人、家庭、社区、全社会乃至全世界产生如此毁灭性的破坏作用。短短十几年间，艾滋病以超出人类预计的速度裹挟了全球，冲破了洲界和国界，冲决了一切民族、种族、性别、政治、文化、阶级、宗教、意识形态的障碍，成为名副其实的"世纪瘟疫"。艾滋病给人类的影响是空前的，没有一个国家，没有一个人可以对它视若不见。无怪乎曾任世界卫生组织总干事的哈夫丹·马勒曾经痛哭失声："死神来了！"艾滋病已在全球迅速蔓延，它已不仅仅是一个生物医学问题，更是一个关系到人类生死存亡的全球性的伦理问题、法律问题和社会问题，必须引起全社会的全方位关注。

一 艾滋病概述

（一）艾滋病的含义、类型和特征

艾滋病的医学全名为"获得性免疫缺陷综合征"（Acquired Immune Deficiency Syndrome，AIDS），由人类免疫缺陷病毒（HIV，又称艾滋病病毒）引起。艾滋病就是人体的免疫系统被艾滋病病毒破坏，使人体对威胁生命的各种病原体丧失了抵抗能力，从而发生多种感染或肿瘤，最后导致死亡的一种严重传染病，这种病毒终身传染。当艾滋病病毒感染者的免疫功能受到病毒的严重破坏、以致不能维持最低的抗病能力时，感染者便发展为艾滋病病人。随着人体免疫力的降低，人会越来越频繁地感染上各种致病微生物，而且感染的程度也会变得越来越严重，最终会因各种复合感染而导致死亡。

现已证实 HIV 分为两型：HIV-1 型和 HIV-2 型，前者流行于全世界，而后者仅分布在非洲，且其致病性远比前者要低。根据 HIV-1 的 env 和 gag 基因的变异又分为 M、O、N 三组。而 M 组又分为 10 个亚型，其于世界分布各有不同，欧美主要为 B 亚型。非洲有 A、C、D 和 E 亚型，但以 A、C、E 为主。印度为 A、C 和 E 亚型。泰国的曼谷最初为 B 亚型，而泰国北部为经性传播的 E 亚型及注射吸毒的 B 亚型。C 和 E 亚型较多通过性传播而全球传播以性传播为主，占 75%。在我国 1990—1993 年云南注射吸毒者主要为 B 亚型，1994—1995 年注射吸毒者中又发现 20%—30% 为 C 亚型，且少数具有 C 和 B 亚型双重感染。2002 年，福建省从一名非洲回国人员身上发现一株 HIV-2 基因病毒。

艾滋病病毒有三个生物学特性，一是它的潜在性，病毒和免疫细胞核中的基因整合，成为染色体的一部分，即一旦一个人感染了艾滋病病毒，他就终身感染并且终身具有感染性，病毒还具有多变性，使特异性、效价高的抗病毒疫苗产生困难；二是它的繁殖性，艾滋病病毒在感染宿主内不断地复制自己，免疫细胞繁殖复制过程中就包含艾滋病病毒的复制，这种整合使免疫识别很难进行；三是它的攻击性，专门攻击对人体免疫系统至关重要的 T_4 细胞和其他细胞。它的靶细胞是 T_4 细胞或 T 辅助细胞，它能协调和指挥其他免疫细胞，如 T_8 细胞、B 细胞、巨噬细胞和单核细胞等，在免疫系统中起中心作用。T_4 细胞的减少使机能减弱或丧失对病原体的抵抗能力，最后发生机会性感染而死亡。艾滋病病毒的这些特点说明了艾滋病的许多特性，如它的凶险性、潜伏期长、终身感染等。但在另一方面，艾滋病病毒又有另外一些特点，使人们有理由认为它的感染是可以预防的。如艾滋病病毒的外膜的基本组成部分是脂质，取自它所感染的宿主，脂质外膜极为脆弱，易被种种环境因素破坏，由于病毒不能修补它损坏的膜，所以损坏导致灭活，因此，艾滋病病毒在体外极难生存。[①]

（二）艾滋病的诊断标准

艾滋病的诊断标准国际上常用的有美国疾病控制中心的分类和 Walter Reed 的分类。其最主要的条件是卡波氏肉瘤和机会性感染。实验诊断为 CD_4 细胞下降和艾滋病毒抗体阳性。美国疾病控制中心于 1991 年 11 月发布公告称：自 1992 年 4 月 11 日发布公告称：自 1992 年 4 月开始，采用新的艾滋病诊断标准——特别强调 CD_4 细胞数，指出 "凡 CD_4 细胞数低于 200/微升者，不论有无症状，均被认定为艾滋病人"。此定义简单、明确，但尚未成为国际公认标准。中国目前艾滋病的诊断标准是血液检查艾滋病抗体阳

---

① 翟晓梅、邱仁宗主编《生命伦理学导论》，清华大学出版社 2005 年版，第 336 页。

性，又具有下述症状中任何一项者，可确诊为艾滋病人：一是近期内（3—6 个月）体重减轻 10% 以上，且持续发热达 38 摄氏度；二是近期内（3—6 个月）体重减轻 10% 以上，且持续腹泻（每日达 3—5 次）一个月以上；三是患有卡氏肺囊虫肺炎；四是有卡波氏肉瘤；五是明显的真菌或其他机会性感染。

艾滋病病毒感染者与艾滋病病人既有区别又有联系。艾滋病病毒感染者是指已经感染了艾滋病病毒，但是还没有表现出明显的临床症状，没有被确诊为艾滋病的人；艾滋病病人指的是已经感染了艾滋病病毒，并且已经出现了明显的临床症状，被确诊为艾滋病的人。二者之间的相同之处在于都携带艾滋病病毒，都具有传染性；不同之处在于艾滋病病人已经出现了明显的临床症状，而艾滋病病毒感染者还没有出现明显的临床症状，外表看起来跟健康人一样。从艾滋病病毒感染者发展到艾滋病病人可能需要数年到十年甚至更长时间。

（三）艾滋病的分期及症状

从感染艾滋病病毒到发病有一个完整的自然过程，临床上将这个过程分为四期：急性感染期、潜伏期、艾滋病前期、艾滋病期。不是每个感染者都会完整的出现四期表现，但每个疾病阶段的患者在临床上都可以见到。四个时期不同的临床表现是一个渐进的和连贯的病程发展过程。

急性感染期：大部分病人在艾滋病感染初期，没有任何症状。但有一部分病人在感染数天至三个月后，有如流行性流感样或传染性单核细胞增多样症状：发热、皮疹、淋巴结肿大，还会发生乏力、出汗、恶心、呕吐、腹泻、咽炎等现象。有的还出现急性无菌性脑膜炎，表现为头痛、神经性症状和脑膜刺激症。末梢血检查，白细胞总数正常，或淋巴细胞减少，单核细胞增加。急性感染期时，症状常较轻微，容易被忽略。在被感染 2—6 周后，血清 HIV 抗体可呈现阳性反应。此后，临床上出现一个长短不等的、相对健康的、无症状的潜伏期。

潜伏期：感染者可以没有任何临床症状，但潜伏期不是静止期，更不是安全期，病毒在持续繁殖，具有强烈的破坏作用。潜伏期指的是从感染 HIV 开始，到出现艾滋病临床症状和体征的时间。艾滋病的平均潜伏期，现在认为是 2—10 年。这对早期发现病人及预防都造成很大困难。

艾滋病前期：无症状感染期之后，出现明显的与艾滋病有关的症状和体征，有人称之为艾滋病相关综合征，也有人称之为持续性全身性淋巴腺病等。主要表现在：持续性的淋巴腺肿大，开始于颈部，其次为腋、腹股沟淋巴结等。一般至少有两处以上淋巴结肿大者。体重减轻 10% 以上。周期性发热（38 摄氏度左右），常持续数月。夜间盗汗。发生单纯疱疹病毒、白色念珠菌（属真菌类）等各种感染。

艾滋病期：由于免疫系统被严重破坏，各种致命性机会感染、肿瘤等极易发生。病变可表现在肺、口腔、消化系统、神经系统、内分泌系统、心脏、肾脏、眼、关节、皮肤等等。已发生机会性感染者，平均存活期为九个月。确诊艾滋病不能光靠临床表现，最重要的根据是检查者的血液检测是否为阳性结果，所以怀疑自身感染 HIV 后应当及时到当地的卫生检疫部门作检查，千万不要自己乱下诊断。

（四）艾滋病的传播途径

艾滋病病毒感染者虽然外表和正常人一样，但他们的血液、精液、阴道分泌物、皮肤黏膜破损或炎症溃疡的渗出液里都含有大量艾滋病病毒，具有很强的传染性；乳汁也含病毒，有传染性。唾液、泪水、汗液和尿液中也能发现病毒，但含病毒很少，传染性不大。已经证实的艾滋病传染途径主要有三条：

1. 性传播

在世界范围内，性接触传播是主要的传播途径，异性恋和同性恋都可传播。性接触摩擦所致细微破损可促使 HIV 侵入机体而致病。在成年艾滋病患者中，性接触传播约占 75%。梅毒、淋病、疱疹病毒、软下疳等性病引起的生殖器炎症与溃疡，可增加 HIV 感染的机会。卫生部、联合国艾滋病规划署和世界卫生组织联合发布的《中国艾滋病防治联合评估报告（2007）》估计，中国现存的 70 万例艾滋病病毒感染者和病人中，超过半数是经性传播感染的，其中，异性性传播的占 40.6%，男男性传播占 11.1%。异性性传播多分布在艾滋病流行较严重的省份，男男性传播多分布在大、中城市及流动人口集中的地区。

2. 血液传播

血液传播主要通过以下途径，一是静脉注射吸毒。静脉吸毒者共用注射器或注射器消毒不严是感染 HIV 的危险行为，单次暴露的传染概率为 0.67%。二是接受血液或血制品。主要是指接受污染有 HIV 的血液或血制品，单次暴露的传染概率介于 90%—100%。三是医源性感染。主要是指医疗器具不洁，造成接受医疗服务者感染 HIV，其中也包括医护人员在提供医疗服务时，暴露于感染者/患者的体液，而导致感染 HIV。不慎被污染 HIV 的器具如针头刺伤皮肤，或黏膜直接接触到含有 HIV 的体液，单次暴露的传染概率为 0.3%—0.5%。在未经艾滋病病毒抗体检查的情况下使用的骨髓和器官移植；注射器和针头消毒不彻底或不消毒，特别是儿童预防注射未做到一人一针一管危险更大；口腔科器械、接生器械、外科手术器械、针刺治疗用针消毒不严密或不消毒；理发、美容（如文眉、穿耳）、文身等的刀具、针具、浴室的修脚刀不消毒；和他人共用刮脸刀、剃须刀或共用牙刷；救护流血的伤员时，救护者本身破损的皮肤接触伤员的血液。

3. 母婴传播

母婴传播包括妊娠期、围生期与哺乳期的传播。患艾滋病与 HIV 感染的孕妇都有可能经胎盘将 HIV 传给胎儿，亦可经产道及产后血性分泌物、哺乳等传给婴儿。孕妇即使接受剖宫产，其婴儿仍有可能发生 HIV 感染。HIV 感染母亲对婴儿的传播率为 13%—40%。传播率的大小决定于母亲感染的发展阶段和免疫功能状况。母婴传播的另一种形式是通过母乳传播。已从 HIV 感染母亲的乳汁中分离到 HIV，但其传播的机会有多大，目前尚不清楚。美国公共卫生局已劝告 HIV 感染的母亲应避免哺乳。

除了以上三种传播途径之外，科学家的研究表明，在工作和生活中与艾滋病病人和艾滋病病毒感染者的一般接触（如握手、拥抱、礼节性接吻、共同进餐、共用劳动工具、办公用具、钱币等）不会感染艾滋病；艾滋病不会经马桶圈、电话机、餐饮具、卧具、游泳池或公共浴池等公共设施传播；咳嗽、打喷嚏和蚊虫叮咬不传播艾滋病。此外，艾滋病病毒对外界环境的抵抗力较弱，离开人体后，常温下只可生存数小时至数天。高温、干燥以及常用消毒剂都可以杀灭这种病毒。虽然目前还没有能够有效预防艾滋病的疫苗，但已经有用于临床治疗的多种抗病毒药物能有效地抑制人体内 HIV 病毒的复制，在很大程度上缓解艾滋病病人的症状和延长患者的生命。

（五）艾滋病的社会危害性

艾滋病的迅速传播和该疾病目前难以治愈的事实，对个人而言，要付出更多的经济代价，甚至生命，同时也给我们原本安静的社会带来了巨大的冲击，使得人们生活方式的改变正在逐步改变，而由此带来的社会问题也日益凸显。

首先，艾滋病影响患者的身心健康。在目前情况下，一旦受到 HIV 感染，健康状况逐渐恶化，如果得不到积极治疗，势必发展为艾滋病。由于各种机会性感染的折磨，患者身体要承受巨大的痛苦，逐渐丧失学习、工作、生活能力，直到最后被夺去生命。一旦患者知道自己感染了 HIV，心理上即已产生巨大的压力，加上社会的不理解以至歧视，HIV 感染者很难得到亲友的理解、关心和照顾，心理上的重大压力，身体的极度痛苦，高昂的医疗费用，也会对患者造成极大的影响。

其次，艾滋病对家庭的影响相当严重。HIV 感染者 85% 集中在 20—50 岁，这一年龄段的人群是社会的主要劳动力，是社会财富的创造者，家庭经济的支撑者，他们的患病、死亡对社会和家庭带来的损失是难以弥补的。同时，由于社会上对 HIV 感染者的种种歧视态度会殃及其家庭，患者的家庭成员和患者一样，也要背负沉重的心理负担，由此容易产生家庭不和，甚至导致家庭破裂。更为严重的是大量青壮年因患该病而早逝，使孩子成为孤儿，老人孤寡无依，进一步加剧家庭的贫困，给社会带来沉重的负担。据对中国某地 143 例艾滋病病毒感染者调查结果发现，其中 16.8% 的感染者有 5 岁以下的子女，而他们的子女在未成年之前将成为孤儿。[①]

再次，影响社会的稳定。艾滋病病毒携带者报复社会的事件屡屡出现，如 1997 年芬兰发现一个名叫托马斯的美国商人，他明知自己携有艾滋病毒却不加任何特殊措施先后与 100 多名妇女发生性关系，把病毒传给许多芬兰妇女，这就是震惊世界的芬兰 "艾滋病谋杀案"[②]。这些事件严重危害着社会公众的生命健康，而法律不健全、应急措施缺乏、关押场所和制度的空白又让艾滋病嫌犯钻了空子，继续危害社会，引起社会恐慌，给社会的健康发展和稳定带来了巨大的伤害。

最后，政府经济负担加重并加速了贫富分化。在所有受艾滋病影响的国家，艾滋病的流行给卫生部门带来了额外的压力。美国的一份研究报告指出，每名艾滋病患者的终身医疗费用估计为 6 万美元。在一些非洲城市中，80% 以上的艾滋病患者已住院治疗，如果患者的需要全部满足，那么国家的全部医疗费用的一半以上将花费在艾滋病的治疗上。如果艾滋病得不到有效控制，所导致的直接后果使人均国民生产总值的年增长率下降 0.5%—1.2%。到 2010 年，在艾滋病流行最为严重的国家，人均国民生产总值可能下降更多。而且由于劳动力的丧失所造成的社会经济损失也是巨大的。[③]

艾滋病的传播不仅严重增加了国家的经济负担，还不断地威胁着人的生命和健康，并加剧贫困与不平等。目前，大多数艾滋病病毒感染者和患者居住在经济不发达的地区，这些地区自然资源匮乏，包括卫生和教育等在内的

---

① 中华人民共和国卫生部、联合国艾滋病中国专题组：《中国艾滋病防治联合评估报告》，2004 年 12 月。

② Jonathan Watts：*China's shift in HIV/AIDS policy marks turnaround on health*. THE LANCET，Vol 363，April 24，2004.

③ 孙树梅、汪能平：《加强艾滋病防治的重大意义》，载《新医学》2006 年第 1 期。

社会资源更少，而贫困人口较多。而患病会使家庭收入减少和医疗花费增加，导致这些地区的人们更加贫困。现已发现，在中国的一些原本已经脱贫走上小康之路地区的农民，却因艾滋病病毒的感染而返贫。这种因病致贫的现象既加大了中国部分地区的贫富差距，也严重地影响了当地的社会稳定。

二　艾滋病的历史发展

美国阿拉巴马大学的比特里丝·哈恩（Beatrice Hahn）等人在 2006 年 5 月出版的《科学》杂志网络版上发表论文说，他们在中非的喀麦隆南部森林中收集野生黑猩猩的粪便并进行基因分析，证明 SIV 病毒早已存在于野生黑猩猩群落中。哈恩等人认为，最早的 SIV 病毒实际上感染的是当地的白眉猴等猿猴，而后跨物种传染给黑猩猩。其中一些 SIV 病毒在黑猩猩身上继续变异，拥有感染人类的能力而形成艾滋病病毒。由于当地一些人猎食黑猩猩，在与黑猩猩的密切接触中感染上艾滋病病毒，然后病毒通过性传播、血液传染等方式扩散，最终成为全球性"瘟疫"。[①]

据回顾性研究发现早在 1976—1977 年在中非扎伊尔、赞比亚及卢旺达相继发现有类似今天艾滋病的病例，但只是散在发生，没有引起人们重视。1978—1979 年在海地与美国共发现 61 例男性同性恋的海地人，发生卡波西肉瘤和机会性感染的患者。1981 年 6 月，美国加州大学医学中心报告 5 例男性同性恋患者被诊断为卡氏肺囊虫肺炎，其中还有伴有巨细胞病毒感染者。同年 7 月，美国疾病控制中心又报告 26 例男性同性恋患者患有罕见的卡波西肉瘤。这些病人的共同特点均为同性恋者，患有机会性感染和恶性肿瘤，经实验室检查证实，患者淋巴细胞数下降，T 细胞对抗原反应下降或消失，从而提出了 AIDS 的概念。[②]

由于这种严重致死性疾病的突然出现，并且已由美国很快波及欧洲大陆，从而引起国际医学界广泛关注。在法国巴斯德研究所专门研究逆转录病毒与癌症关系的法国病毒学家路克·蒙塔尼埃（Luc Montagier）及其研究小组于 1983 年首次从一位罹患卡波西肉瘤的年轻男同性恋艾滋病人的血液及淋巴结样本中，分离到一种新的逆转录病毒，他们将之命名为"免疫缺陷相关病毒"。1983 年 5 月 20 日，蒙塔尼埃领导的研究小组在美国权威科学月刊《科学》上发表论文，描述了这种可疑病毒。蒙塔尼埃当时的合作者、

---

① 《科学家证实艾滋病病毒起源于野生黑猩猩》，http://news. xinhuanet. com 2006/5/26/16：12：50，新华网。

② 王景山、姜日花：《艾滋病的历史与现状》，载《中国社区医师》2002 年第 23 期。

美国国家癌症研究所的生物医学家罗伯特·加罗（Robert Gallo）也从一些细胞株系中分离到新病毒，并将之命名为"IIIB/H9 型人类 T 细胞白血病病毒"。加罗小组首次于 1984 年 4 月在《科学》期刊发表论文，论证了这种新病毒与艾滋病的病原关系。1986 年，该病毒的名称被统一为"人类免疫缺陷病毒"（Human Immunodeficiency Virus），即 HIV 病毒。

自 1981 年美国研究人员发现世界首例艾滋病病例后，艾滋病在全球范围内迅速蔓延，逐渐成为全球关注的重要公共卫生事件和社会热点问题。世界艾滋病大会是目前全球规模最大的有关艾滋病的会议，由国际艾滋病学会组织召开。首届世界艾滋病大会在 1985 年美国亚特兰大召开。起初大会每年举行一次，从 1994 年起改为每两年举行一次。1987 年，世界卫生组织（WTO）启动全球艾滋病防治计划。1988 年 12 月 1 日，世界卫生组织首次将这一天定为每年的世界艾滋病日，当年的艾滋病日口号是"世界携手、共同努力"。历届大会关注的议题主要包括全球艾滋病的扩散情况、艾滋病引发的各种问题、艾滋病防控工作的进展、艾滋病科研领域的新成果、艾滋病疫苗和新药的研制等。

20 世纪 80 年代末，美国的一些艺术家用红丝带来默默悼念身边死于艾滋病的同伴们。在一次世界艾滋病大会上，艾滋病病毒感染者和艾滋病病人齐声呼吁人们的理解。一条长长的红丝带被抛在会场的上空，支持者们将其剪成小段，并用别针将折叠好的红丝带标志别在胸前。后来，许多关注艾滋病的爱心组织、医疗机构、咨询电话纷纷以"红丝带"命名。红丝带逐渐成为呼唤全社会关注艾滋病的防治问题，理解、关爱艾滋病病毒感染者及艾滋病病人的国际性标志。

1996 年 1 月 1 日，在日内瓦正式成立了联合国艾滋病规划署（Joint U-nited Nations Programme on HIV/AIDS 简称 UNAIDS），该机构集中了从事医疗卫生工作和经济发展方面的专家，其主要任务将是领导并广泛地支持开展各项旨在预防 HIV 传播的活动，更有效地利用联合国系统的资源，降低个人和社区（及特殊人群）对艾滋病的脆弱性和易感性，减轻艾滋病流行所造成的影响。2001 年 6 月，联合国大会艾滋病问题特别会议通过了《关于艾滋病问题的承诺宣言》，为国际社会防治艾滋病行动制订了统一目标和行动规划，以达到在 2015 年年底以前遏制并开始扭转艾滋病蔓延趋势的总体目标。2008 年 7 月 29 日，联合国艾滋病规划署发表的《2008 年全球艾滋病疫情报告》指出，经过国际社会多年来为防治艾滋病作出的积极努力，全球艾滋病防治在 2007 年首次出现了"明显的重要进展"，艾滋病病毒新感染人数和死亡人数都有所下降。报告显示，2007 年新增艾滋病病毒感染者为 250 万人，低于 1998 年的 320 万人；2007 年约有 200 万人死于艾滋病，比 2001 年少 20 万人。但是，全球艾滋病疫情蔓延的趋势还没有得到逆转。据联合国艾滋病规划署统计，目前全球共有 3320 万名艾滋病病毒感染者，其中 2250 万名感染者分布在撒哈拉沙漠以南的众多非洲国家，全球 67% 的艾滋病患者来自这里，2007 年该地区死于艾滋病的人数占世界艾滋病死亡总人数的 72%，而且，非洲艾滋病病毒感染者中 60% 是女性，年轻艾滋病病毒感染者中 3/4 是女性，比例都高于 50% 的全球平均水平；亚洲有近 500 万名感染者；东欧和中亚地区约 150 万名；拉美地区约 170 万名；北美、西欧和中东欧地区约 200 万名，其中美国约 120 万名。此外，中国、印度尼西亚、肯尼亚、莫桑比克、巴布亚新几内亚、俄罗斯、乌克兰、越南、德国、英国、澳大利亚等许多国家的新增艾滋病毒感染者数量出现了上升。中国的感染人数从 2001 年的约 45 万人上升到 2007 年的约 70 万。艾滋病规划署指出，2007 年全球用于防治艾滋病的资金为 100 亿美元，与实际需求之间存在 81 亿美元的缺口。要维持普及艾滋病预防、治疗、护理和资助服务方面目前的增速，到 2010 年至少需要将现在的资金水平提高 50%，而目前的增速尚不足以实现到 2010 年全面普及的既定目标。

在我国，1986 年首次发现 1 名美籍阿根廷人在西安发病，明确诊断为艾滋病。同年在浙江省的血友病患者中检出 HIV 感染者 4 例。此后，在我国各地陆续发现 HIV 感染者和艾滋病患者。按卫生部公布的数字，1990 年 HIV 感染者为 492 例，艾滋病患者仅为 5 例，其后逐年上升。1990 年，卫生部宣布成立国家艾滋病委员会。1992 年，中国卫生教育研究所宣布在北京开设一条艾滋病热线。他们保证所有打电话来咨询的人都会被保密。同年，中国派出了第一个代表团参加国际艾滋病会议。在会上中国宣布了国家的中期艾滋病防治政策并证实中国已经有 11 个艾滋病病人。1998 年 11 月 30 日，中国公布了《中国预防与控制艾滋病中长期规划（1998—2010）》。这个规划的目标是将中国到 2010 年艾滋病病毒感染人数控制在 150 人以下。1999 年，卫生部宣布了关于艾滋病病毒感染者和艾滋病病人权利的新规定，它规定了艾滋病病人的隐私权，医疗机关不得拒绝为艾滋病病人进行治疗，艾滋病病人应当享有工作学习和参加社会活动的权利，应当允许艾滋病病毒感染者结婚，但已发展成为艾滋病的病人不得结婚。2004 年，随着推广高危人群行为干预措施的提出，中国艾滋病防治工作实现了重大政策突破。2006 年 3 月 1 日，我国开始施行《艾滋病防治条例》。该条例的出台不仅使艾滋病的防治工作有法可依，还将反歧视等一些社会高度重视的问题纳入了该条例。这些政策的执行使我国的艾滋病防治工作已经取得了阶段性的成果，在一定程度上控制了艾滋病的传播速度和规模。2007 年，卫生部再次与联合国艾滋病规划署和世界卫生组织合作，对我国艾滋病流行疫情进行评估，并形成《中国艾滋病防治联合评估报告（2007）》。报告指出：截至 2007 年 10 月底，全国累计报告艾滋病病毒感染者和艾滋病病人 223501 例，其中艾滋病病人 62838 例；死亡报告 22205 例；目前我国艾滋病疫情处于总体低流行、特定人群和局部地区高流行的态势。我国艾滋病流行总体上有四大特点：艾滋病疫情上升速度有所减缓；性传播逐渐成为主要传播途径；艾滋病疫情地区分布差异大；艾滋病流行因素广泛存在。艾滋病虽然在全球范围内得到一定程度的控制，但根治艾滋病仍然是一项非常艰巨的任务。

三　防治艾滋病的伦理视角

（一）防治艾滋病的伦理困惑

1. 对艾滋病感染者和艾滋病病人救治的道德难题

当今世界各国民众对艾滋病的反应十分强烈，患者被检测确定后，往往面临着社会公众的责难和家庭的危机，往日的亲朋好友、同学、同事、邻居避而远之，失去了亲情友情的关爱、组织的关怀，发生了许多个人的悲剧和家庭的瓦解。一些人有恐惧心理，误认为普通的社会接触，蚊虫叮咬，甚至空气都能传染艾滋病，对已明确的非传播途径出现"反应过度"的倾向。如某县的一对农民夫妇因卖血感染了艾滋病，女的病死后，村里没人敢去他家抬棺材，甚至吓得连话也不敢说，看到男的就跑，因跑得过快绊倒了，就在地里爬，爬行嫌慢便就地打滚。他家周围的蔬菜烂在地里，麦子熟了也没人敢收割，怕吃了染上艾滋病。一年后，村民们东面的窗户全部堵住，问其原因，一村民说："怕东面吹来的艾滋病风传染上艾滋病。"类似这种现象，并非一二，真可谓"草木皆兵"。这不能怪当地村民，而是他们预防艾滋病的知识太欠缺了。

在社会尚未认识到关爱艾滋病病毒感染者和病人的重要性时，艾滋病病人常隐藏自己，这不但有碍于传染源的管理，而且现行的最重要的健康教育措施很难触及他们，并可能加剧 HIV 感染者在社会压力下产生敌视甚至极端报复心理。例如在泰国，有一些少年 HIV 感染者，用盛有自身血液的针管袭击路人；在美国，有的 HIV 感染者四出旅游，随处纵欲，故意传播他人；在我国，也发现有的感染者隐瞒病史与别人发生性交，甚至成婚，造成双方被感染。据说在香港有几个艾滋病患者，手持针管拦路抢劫，成为无人敢惹的"艾滋贼"。① 另一方面，医院急救医务人员、口腔科、透析和实验室检测人员对 AIDS 患者进行诊治时，常因接触其血液和体液而面临被感染的危险，甚至会影响到自己的家庭，故不愿意接收 HIV 感染者和 AIDS 患者的现象在某些地区曾有发生，例如一位感染 HIV 的孕妇，当她到当地医院引产时，医院拒绝接收她入院。拒绝平等地对待艾滋病患者的问题十分严重，以至于 2002 年 7 月在巴塞罗那举行的第 14 届国际艾滋病大会上，歧视和污名成为会议的主题。

2. 艾滋病感染者和艾滋病病人进行隔离与人身自由的矛盾

对艾滋病感染者和艾滋病病人是否需要进行隔离是从社会防治的角度提出的问题。但是由于以下理由将艾滋病病人和艾滋病病毒感染者隔离在伦理学上是成问题的：其一，隔离是基于一个人将来可能干什么。艾滋病病毒传播的主要途径是从事不安全性行为或共用污染的针头或针管。这种传播一般要求两个人自愿的有意的接触。仅当艾滋病病毒抗体阳性者从事危害他人的行为时才是危险的，在没有静脉注射毒品和性行为发生的学校和工作场所不会发生艾滋病病毒的传播，隔离将不必要地限制许多并不危险的人。其二，感染人数多的国家，隔离所有感染者根本不可行，即使将他们隔离起来，因为更多的感染者尚未被发现，这种隔离措施也没多大意义。其三，艾滋病病毒是其基因组永远与宿主的遗传物质整合在一起的逆转录病毒，所有的感染者将终身感染。将艾滋病病毒感染者终身隔离起来，是不可行的。其四，隔离要求广泛的强制性措施，要动用大量公共资源，会以人们不可忍受的规模侵犯隐私权。人们只要回想一下历史上麻风病人和精神病人所遭受的待遇，就可以了解这种疾病观念的后果。麻风病人、精神病人被隔离、监禁，得不到别人和社会的同情、照料，受到耻辱和歧视，没有任何道德和法律的权利，构成处于社会边缘的弱势人群。我们知道，现代医学的疾病观念是自然主义的，疾病是一种生物学过程，是致病因子与人类机体相互作用的过程和结果。因此，患病这一事实本身与道德问题不相干。即使在一个其行为被认为不道德或非法的社会中，也应该将行为本身与患病、感染这一事实分开。因此，隔离战略在伦理学上是得不到辩护的。同时采取隔离政策会使绝大多数艾滋病人害怕被隔离而逃之夭夭，失去管理、控制和救治的机会，这反而不利于艾滋病的防治。

3. 涉及 HIV 感染者配偶、婚姻的伦理道德问题

性传播是艾滋病传播的一个主要途径，感染 HIV 者在不采取保护措施

---

① 黎晓斌、王莹：《预防艾滋病与善待艾滋病患者》，载《医学与哲学》2002 年第 7 期。

的性行为中很容易将艾滋病传播给配偶。因此，作为患者的配偶有权利知道患者的真实病情，并知道自己是否感染了 HIV。另一方面，HIV 感染者的配偶在得知真实病情后，很可能选择离婚，HIV 感染者被遗弃、歧视等。特别是女性患者更易受到伤害。据国外调查显示，女性 HIV 患者 77.8% 没有将实情告诉丈夫。主要原因是怕被控不忠、被丈夫遗弃、被歧视及受到暴力。这样就产生了为患者保密与其配偶知情权的矛盾。再者，当今世界各国人群对艾滋病的反应仍十分强烈，甚至对艾滋病感染者和艾滋病病人的家庭成员亦很歧视。像我国一名援外医生回国后发现染上艾滋病，结果妻子被单位拒之门外，子女也不准上学等类似事件屡有发生。HIV 感染者在自身患有不治之症的痛苦下，更要忍受自己的亲人的歧视、责难，其承受的精神痛苦甚至超过病痛，此问题又该如何面对？

4. 为艾滋病病人保密与伦理、道德、法律、法规的冲突

HIV 感染者从感染到出现症状长达数年甚至十几年以上，这期间 HIV 感染者没有自觉症状，外表与常人无异，却能把 HIV 传染给他人，传染途径主要是最为隐秘的性接触。随着 HIV 感染者越来越多，有必要公开患者的诊断结果，以免他人受到感染，但由于 AIDS 的传染性和致死性，公开诊断结果会使他（她）们遭受歧视和打击，这是一对较难解决的矛盾。严守患者秘密是医德规范的重要内容，也是保障病人隐私的重要举措。然而，在实际工作中，这种守密的传统往往与法律、道德发生冲突。因为艾滋病疫情报告制度要求随时报告所发现的新的疫情。这就形成了疫情报告和为患者保密的冲突，实际上反映了关心保护公众利益和患者个人权益的矛盾。

5. 宽容政策与吸毒人群的伦理冲突

吸毒尤其是共用注射器静脉吸毒，可显著增加 HIV 感染率。人们对吸毒者深恶痛绝。而美沙酮替代疗法可以减少 HIV 感染的机会，服用美沙酮后，吸毒者就不再对海洛因有毒瘾，也就不会出现共用注射器的行为，从而就不会引起艾滋病的传播。1960 年，美国研究发现该药能控制海洛因的戒断症状，开始用于戒毒治疗。20 世纪 70 年代初，中国香港地区实施美沙酮治疗计划，取得满意的效果，被世界卫生组织（WHO）认为是亚洲地区较好的戒毒模式。1993 年，我国卫生部颁布《阿片类成瘾常用戒毒疗法的指导原则》，首选美沙酮进行戒毒治疗。① 但是美沙酮是一种人工合成经口服可引起类似海洛因效果的麻醉药品，属于国家严格管制的麻醉药品之一，服

---

① 《戒毒常识首选戒毒药物——美沙酮》，http://www. medboo. com/cmsweb/webportal/W14703/A10022500. html。

用美沙酮与禁毒法律相违背，有可能会引起更多的人吸毒，而且用经济手段支持吸毒者与民情不容。

6. 免费提供暗娼安全套与遵守性道德的矛盾

最新流行病学调查表明：全球范围内 85% 成人 HIV 感染者是通过无保护性交而感染，其中异性性交占 70%，同性性交占 5%—10%，另外共用注射器吸毒也是一大传播途径。泰国于 1991 年全民范围内特别在妓女中推广 100% 使用避孕套，其使用率由 25% 上升到 1994 年的 94%，与此同时 HIV 现患率出现下降趋势。故有人提议，在这些高危人群中应免费提供避孕套及一次性注射器，倘若普及使用避孕套、洁净的注射器和针头，切断 AIDS 的感染途径，AIDS 在此类人群中的蔓延就会逐渐达到一种稳定状态，最终随着感染者的死亡，病毒源开始消失。然而又会引发一部分人对这种做法的伦理学思考，这样做是不是"默认"高危行为的合法性，会不会更加"鼓励"、"纵容"高危人群的不良行为。中国历来遵循着传统的性道德，对于卖淫嫖娼采取坚决取缔政策。这与免费提供安全套预防艾滋病存在矛盾，认为会削弱群众的性道德观念和激发性乱意念，有可能增加婚前和婚外性行为，加剧性乱和卖淫嫖娼。

（二）防治艾滋病的伦理原则

迄今为止，艾滋病还没有被彻底治愈的可能，与其他传染性疾病和非传染性疾病不同，行为因素在 HIV 感染的发生中起着决定作用。所以，预防艾滋病，需要从人们的行为、社会交往中着手，遵循一定的伦理原则。

1. 尊重原则

尊重原则指的是在医患双方交往时应该真诚地尊重对方的人格，并强调医务人员尊重病人及其家属的独立而平等的人格与尊严以及其他社会权利，同时也包括了病人对社会群体的对其救助的努力的尊重。强调对 AIDS 患者、HIV 感染者的尊重，反对社会公众对 AIDS 患者、HIV 感染者的歧视。亦即将他们作为人的同类来尊重他们，一视同仁地对待他们。同时将他们作为具备法律权利和道德权利的主体来认同，即尊重其享有生命健康权、人身不可侵犯权、隐私权以及作为一个患者的基本医疗权、自主权、自我决定权、知情同意权、隐私权、保密权。AIDS 患者、HIV 感染者面对着肉体和精神的巨大挫折，他们最需要来自家庭、社会的关心和帮助。只有宽容地对待他们，尤其是消除歧视，才能使他们接受命运的挑战，勇敢地面对病魔，延长生命，等待有效治疗方法的到来而不去伤害社会和他人。而在实践中，对艾滋病病人拒绝收治、随便披露病人的姓名等现象屡有发生，这是对尊重原则的践踏。另一方面，尊重原则的实现，需要在艾滋病救治过程中采取格外审慎的态度，即便为了公共利益的需要，如果需要对艾滋病人感染的事实告诉他人时，如果涉及对病人可能的侵犯，也要对所采取的行为进行合理的论证。

2. 自主原则

自主原则是指艾滋病人自己做主、理性地选择诊治决策的伦理原则，其实质是对艾滋病人诸如自主知情、自主同意、自主选择等权利的尊重和维护。它要求医务人员和其他社会救助机构应该主动提供适宜的环境和必要的条件，以保证病人充分行使自主权，尊重病人及其家属的自主决定，保证病人自主选择医生和治疗方案，乃至保守病人的秘密、隐私等等。

知情同意权的行使要求艾滋病患者及感染者理应对自己目前的感染状况及疾病的程度有权得到全方位的信息；医务工作人员有义务将病人的目前状况告诉患者，并将其存在的问题及可能发生的后果向病人解释，病人及患者可作出自己的理解或判断；医务工作人员对病人及感染者作出某项决定或措施时，需得到病人自愿的同意。在1996年联合国人权委员会为艾滋病立法提供的规范性准则中即提到"禁止强制或义务检测"。提倡"个人的自主、自由和安全，禁止在没有得到知情同意的情况下进行艾滋病病毒检测或研究，禁止仅仅根据艾滋病病毒的状况进行拘留或检疫"。但自主权有时并非绝对的，可能会与他人及社会利益相冲突，此时应顾及他人及全社会的利益。当病人不能对自己的救治行为进行理性地选择而有损自身的救治利益或者他或她的行为会危及他人或者社会公众利益时，医生、甚至社会其他主体就需要行使一定的干涉权。如一个阳性者不能够采取十分有效的安全措施而又拒绝将其感染的事实告诉其性伴的情况下，那么病人的自主权就要受到限制，这种情况下，医务人员的干涉权和病人的性伴侣的知情权应该构成对病人自主的限制。

在艾滋病防治中，保密原则具有非同寻常的意义。由于艾滋病往往涉及个人行为方式，与个人隐私密切相关，因此，相关信息的泄露将给艾滋病患者和病毒感染者带来不可估量的伤害和损失。也正因为如此，保密原则是艾滋病防治立法中必须要遵循的原则之一。在1996年联合国人权委员会为艾滋病立法提供的规范性准则中就对保密的范围作出了规定："隐私，包括信息上的和生理上的，比如确保艾滋病病毒检测结果的保密。"但是，在艾滋病防治中，还要把握好公众的知情权与艾滋病人的隐私权的平衡。公众对于艾滋病疫情和艾滋病的相关知识当然有知情权，但病人对与自己的姓名和生活状况等个人信息有保密的权利。不能以牺牲艾滋病病人的人格权利去维护公众的权利。这是不可取的，实践证明，这也达不到从根本上阻止流行的目的。

3. 有利与无伤害原则

有利无伤害原则又称为最优化原则，是生命伦理学的重要原则。有利无伤害原则包括有利原则和不伤害原则。不伤害原则是基础，有利原则是建立在不伤害原则基础上的。"不伤害"主要是指不给病人或健康人带来本可避免的失误或伤害，"不伤害原则"包括不应该发生有意的伤害和伤害的危险，以及某些并无恶意、甚至无意造成的伤害。"有利"主要指在防治感染、治疗病痛、解除病人痛苦时，所采取的行为对感染者及患者确有助益，能够发生正性作用或达到一定疗效，并且能够使健康人进一步增强健康，提高免疫力，预防感染。因此，在艾滋病防治救治过程中做到：第一，在艾滋病防治中，政策的制定结果应当有利于艾滋病病人、艾滋病病毒感染者和尚未感染的人的利益，政策的制定不会对他们造成伤害。要千方百计防范无意但却可知的伤害以及意外伤害的出现，不给病人造成本可避免的身体上、精神上的伤害和尽量减少经济上的损失。第二，强化以艾滋病人利益为中心的动机和意识，坚决杜绝有意伤害。这里的利益不仅包括以生命和健康为核心的客观利益，而且包括了病人需要关爱和鼓励的主观利益。那些因为出于狭隘的"自保"和歧视心理，而对艾滋病人拒绝收治和采取强制隔离的措施等一些有意伤害是坚决要排除的。第三，采取救治措施时，要注意权衡利弊得失。例如采取某一步骤或行为所冒的风险或花费的代价大于其所得的利益或影响，那么此行为是不可行的。如采取考虑是否决定进行普遍的强制性检测时，就要看这样做能给被强制检查者和社会带来多大好处，又能给他们和社会带来多大负担，看看究竟是利大于弊，还是弊大于利。

4. 公正原则

公正原则是医学伦理的一个重要原则，是现代医学服务高度社会化的集中反映和体现，其价值主要在于合理协调日趋复杂的医患关系、医际关系、患际关系，以及妥善解决病人的健康需求不断提高与医疗资源有限性之间的矛盾。艾滋病救治涉及的群体大、治疗周期长、费用高，在医疗分配中存在诸多矛盾。公正原则实现会直接涉及社会主体的利益冲突，较其他原则更难把握和实现。克服艾滋病救治中的不公平现象，实现由不公正到公正，较低层次的公正到较高层次公正的转变，需要做到：第一，要建立基本的医疗保健体制，使艾滋病病人能得到基本的医疗服务，同时使病人所能享受到的医疗服务与社会经济发展水平相适应。第二，在医疗资源稀缺的状况下，艾滋病救治中要做到形式公正和内容公正的统一，即具有同样医疗需要以及同等社会贡献和条件的人，则应得到同样的医疗待遇，不同的病人则分别享有差别的医疗待遇。在对艾滋病病人救治中，在社会物力、财力允许的情况下，要注意保证病人基本的保健需求，这一点对每个艾滋病病人都应该是绝对平等的，不因个人的经济状况和其他因素的影响而享受无差别待遇，也即在特殊医疗保健需求上做到绝对公正，比如，"鸡尾酒疗法"对病人是有效的，但目前昂贵的成本使得每个病人不可能都能获得这种疗法，那么只能做到差别对待，也即相对公正，对有同样条件的病人给予同样满足。

5. 协调原则

协调原则是艾滋病救治应该特别强调的原则，它要求在艾滋病救治当中各方主体的努力要协调一致，形成合力，才可以取得比较好的成效。艾滋病波及的范围已超出了地区、国界，给全世界经济、政治、文化都带来了巨大影响。实践证明，要达到有效救治的目的，既需要团结社会各个主体的力量，又需要吸纳所有国家的力量，才能取得最后胜利。因此，艾滋病的救治绝不是少数人或一部分人的工作，全社会的每一个成员都应付出一定的责任和义务，因为艾滋病的防治不仅仅是感染者及患者和高危人群受益，而对全社会的稳定和发展都具有重要意义。我们每一个人都应以协调原则为前提，在全社会范围内形成一个强有力的网络来共同对付艾滋病，只有这样，我们的工作才具有意义，才有所进展。反之，若歧视艾滋病患者，随便地、有意地或无意地、间接地侵犯他们个人的法律权利和道德权利，将会破坏预防和控制工作所做的努力，最终将导致社会分裂和不稳定。

四　艾滋病问题的法律视角

艾滋病在全球范围内的肆意流行引起了各国政府和国际组织的高度重视，人们逐渐意识到对艾滋病的控制，不仅仅是一个公共卫生的问题，人们在坚持推行必要的公共措施的同时，开始寻找其他的控制手段。1983年，瑞典公布了世界上第一个艾滋病法规。此后，各国政府先后制定了相应的法律、法规，希望法律能够帮助人们控制艾滋病的蔓延。

（一）各国对艾滋病采取的立法模式

虽然各国的法律、法规在细节的规定上有一些不同，但是根据法规对艾滋病患者的权利义务规定的不同，我们大体上可以把各国的法律分为两种主要的立法模式：惩罚型立法模式和保护型立法模式。

采用惩罚型立法模式的国家，在艾滋病患者及艾滋病病毒感染者的权利义务的规定方面往往表现为权利义务不对等。具体表现为，在相关的立法中对其义务的规定较为明确而具体，而对于他们的权利的保护却较为忽略。这主要是由于在惩罚型立法模式中，艾滋病防治立法的出发点是保护公共健康，由此制定的一系列的法律、法规主要侧重于保护公共利益和普通人群的利益，不可避免地对艾滋病的高危行为产生排斥心理，并对高危行为加以严厉的限制和管理，以期达到保护普通人群免受艾滋病病毒感染的目的。推行该立法模式的不利影响是在法律执行的过程中，降低了艾滋病患者和病毒感染者在社会生活中的评价，对艾滋病患者产生歧视。而且由于该立法模式中的具体法律规定直接限制了艾滋病患者和病毒感染者应有的基本权利，强制其接受额外的义务，如同对患者和病毒感染者的行为进行惩罚，因此，通常将这种立法模式称为惩罚型立法模式。

在保护型立法模式中，艾滋病立法所立足的论点是，预防艾滋病的传播关键取决于包括感染者和未感染者在内的所有社会成员之间，以及个人与政府之间的协作和合作。此种合作只能在一个保护感染者，鼓励他们如实提供感染经历，并对所有承认带有危险性以及采取预防 HIV 传播措施者提供鼓励的法律制度内才可能实现。① 因此，在此指导思想之下制定出的一系列的法律、法规主要侧重于保护艾滋病患者及病毒感染者的利益，而抽象的公共利益则位居其后，因而被称为保护型立法模式。在推行保护型立法模式的国家，通常提倡对易感染人群进行行为干预，以健康教育的方式来逐渐改变易感染人群的行为方式，减少感染的机会，从而最终达到控制艾滋病传播的根本目的。由于艾滋病患者和病毒感染者的利益得到了有效的维护，所以，在这些国家中，整个社会较为宽容，针对艾滋病病人和感染者发生的歧视现象较为少见。

在艾滋病发展的初期，艾滋病患者多为吸毒者、性工作者和同性恋者，这些人本身就不被主流社会认同，再加上大众对艾滋病的恐惧，不少人认为有关艾滋病的法律大多是压制性或歧视性的。同时，在艾滋病流行的初期，对于大多数国家来说，艾滋病都是一种"外国病"，各国政府为了将艾滋病挡在国门之外，也往往会规定采取强制检疫等手段来预防艾滋病。因此，有关艾滋病防治的规定主要表现为借鉴公共卫生管理的法律，采纳传统的控制手段，例如对艾滋病患者和病毒感染者进行强制检疫；限制结婚和生育；对卖淫和吸毒等有可能传播艾滋病病毒的行为加重打击；要求对艾滋病病毒感染者和艾滋病患者进行隔离，向当局报告以及限制他们的活动等。这些法律

①　黄丁全：《医疗、法律与生命伦理》，法律出版社 2004 年版，第 554 页。

框架基本上是通过限制被感染的少数人群的自由以保护大多数公众的健康为原则，而将艾滋病病毒感染者、艾滋病患者的人权、利益放在了次要地位。如美国科罗拉多州强迫所有认为有可能患有艾滋病或感染艾滋病病毒的人接受抗体检查；爱达荷州议会立法禁止受感染的学生和教师上课，受感染的儿童入托儿所，受感染的人从事饮食业；犹他州禁止所有艾滋病病人结婚，任何艾滋病病毒感染者都有可能因"行为危害社会安全"而遭刑事起诉。[①]

可是，惩罚性的立法最终还是未能阻止艾滋病在全球蔓延的脚步。随着时间的推移，人们逐渐意识到艾滋病的防治仅仅依靠对艾滋病感染者行为的限制是远远不够的。人们认识到，法律不仅仅以其内容指导人们的行为，更重要的是，法律是有象征作用的，公民可以从法律的内容和文字上领会到国家对当事人的态度，从而采取相应的行动。假如一个国家的法律对艾滋病病人和艾滋病病毒感染者或高危人群采取惩罚性政策，那么有些人就会对这些人采取"敬而远之"甚至敌视的态度，羞辱或歧视的事件就将不可避免地不断发生。在这样的社会环境下，艾滋病患者和病毒感染者就会出于自我保护而隐匿自己病毒感染者的身份，甚至会因为仇恨而报复社会，反而使艾滋病的流行难以控制。相反，如果一个国家对艾滋病病人或艾滋病病毒感染者采取保护性政策，非感染者就会对他们采取同情的态度，高危人群也就没有必要再隐藏自己的身份，艾滋病的健康教育和高危行为干预措施也更容易接近他们，艾滋病的防治工作也将更加有效。

事实上，对于艾滋病防治的立法模式的选择就像是一个悖论。社会都希望法律保护未受感染者免受感染，然而，由于艾滋病本身的流行病学特性，以及艾滋病病毒的特点，我们能提供最有效的法律来打败引起艾滋病的艾滋病病毒的传播，使保护有艾滋病和可能患艾滋病的人免受歧视。因此，至少在这一流行病的现阶段，我们必须也保护已受感染者。由于采用保护型的立法模式更有利于营造一个宽容的社会，更有利于保护艾滋病感染者的基本权利，从而有助于控制艾滋病的进一步传播，于是，许多国家纷纷改变立法模式，立法由对艾滋病患者的强制隔离，强制检疫向保护患者和感染者的权益倾斜，力求消除社会中对艾滋病患者和感染者的歧视现象。因此，目前大多数艾滋病流行的国家都采用了保护型立法模式。

（二）各国关于艾滋病的立法

1. 在维护公共卫生安全方面，各国政府一般都通过立法建立艾滋病报

---

① 邱仁宗：《艾滋病、性和伦理》，首都师范大学出版社1999年版，第144页。

告制度和强制血液检查制度。尽管各国宪法都普遍保护公民的人身自由权和隐私权，但根据"国家和公共利益至上"的学说，当"隐私权本体权益"与"社会安全的权益"发生冲突时，以保全后者为重。所以对强制验血和艾滋病病人资料有限度的公开，视为保护隐私权的例外。日本在《艾滋病草案》中规定：医师发现艾滋病患者有通报的义务；卫生机关有正当理由怀疑其为艾滋病患者时，应有必要的质问、劝告，并强制其接受验血。在确认其为患者时，应有必要的指导。韩国《防治艾滋病草案》规定：凡前往韩国定居或工作的外国人，必须在入境前证明其未染有艾滋病病毒。印度政府尽管遭到反对仍坚持外国籍留学生必须接受艾滋病病毒血检。德国巴伐利亚州法律规定，政府可以强制吸毒者、犯人、公职求职人员、外籍留学生实施艾滋病病毒的检查。美国的夏威夷州"要求所有在册的医院对就诊的任何病员进行 HIV 检验，以测定是否感染艾滋病病毒"。

2. 在防止医生渎职造成艾滋病扩散方面，也有些国家作了规定。如美国爱荷华州规定：任何人包括医生在已知人体组织或体液携有艾滋病病毒仍将或试图将其移植或输给他人者，按重罪论处，处以在州监狱服刑 15 年或 15 年以下，或处 5000 美元以下罚金，或合并处罚。

3. 对传播艾滋病的刑事惩罚方面，各国政府还通过立法追究故意将艾滋病病毒传染给他人的刑事责任，以防止艾滋病扩散，确保社会安全。各国对其罪名认定不一，有的认定为"伤害罪"，有的认定为"伤害人体罪"，有的认定为"艾滋病伤害罪"；但对其应负刑事责任这一立场均予以肯定。日本处一年以下惩役或 30 万元以下罚金，韩国处 7 年以下有期徒刑，澳大利亚《传染病防治修正案》规定："艾滋病带毒者故意扩散病毒，应将其永远拘留于医院，直至死亡。"美国加州对犯有卖淫罪且艾滋病病毒检验结果是阳性者，若再操旧业，按重罪论处。佐治亚州规定，不管是否有预谋，对有意传播艾滋病病毒（包括性交，让人使用污染针头，捐送血液、血制品、体内组织或器官）造成他人死亡者，按谋杀罪论处。佐治亚州根据不同的情况规定了两种罪名，一是艾滋病骚扰罪，二是严重艾滋病骚扰罪，前者可以判刑 1—5 年有期徒刑，后者最高可处 20 年有期徒刑，并规定因艾滋病骚扰罪或严重艾滋病骚扰罪而致人死亡的，按谋杀罪论处。

4. 在禁止歧视艾滋病人方面，很多国家的法律均作了规定。例如，美国密苏里州规定，在就业、住房、教育以及公共服务方面对艾滋病感染者抱有歧视态度，视为非法歧视行为；澳大利亚 1992 年颁布了《残疾歧视法令》，法令指出：残疾的定义包括身体内在的能够引起或可能引起疾病的器官的现象，从而适用于艾滋病感染者和艾滋病患者。法国对艾滋病病毒携带者和病人的保护是将他们看做一个普通病人并由《法国过错解雇法》来保护的。加拿大则通过加拿大人权法中对艾滋病病毒携带者和病人的劳动权利加以规定，并具体由该法所授权的人权事务委员会受理并调查歧视案件。世界卫生组织全球艾滋病策略中阐明："（因为）不存在日常生活接触导致艾滋病病毒的感染，因此，仅仅根据一个人的艾滋病病毒感染状态就付诸隔离、检疫或其他歧视措施，是毫无公共卫生意义的。无歧视方针不仅在人权上是必要的，而且可保证受感染者不被迫转入地下，造成教育项目无法接近这些人。"各国都规定了为艾滋病患者保密的制度。

5. 在行为干预方面，泰国和柬埔寨的经验值得借鉴。性行为是泰国和柬埔寨艾滋病传播的主要途径之一，而性服务小姐与嫖客之间的性行为，又成为了艾滋病从同性恋群体向正常群体传播的重要环节。安全套的使用可大大地减少艾滋病和其他性病传播的可能性。由于使用安全套可以作为艾滋病病毒和性传播疾病感染的一种屏障，以及安全套在更安全的性教育项目中的中心作用，所以在性服务小姐中推广使用安全套成为了一项很有效的干预措施。泰国国家艾滋病委员会于1991年批准一项决议，责令各省执行100%地推广使用避孕套方案，即要求提供性服务的人员在所有的性活动中使用避孕套，结果，在这些场所中出现了非常高的安全套使用率。同样，柬埔寨在经过试点之后，性病、艾滋病的感染率也大幅度下降。

6. 在输血感染HIV的赔偿制度和保险制度方面，欧洲，1985年颁布的《欧共体产品责任指令》，使无过错原则的产品（包括血液）责任制度在欧共体成员国得到确立。产品范围（一切动产）足以涵盖血液及其相关产品。在法国，国内法律和司法判例均要求输血中心（即采供血机构）承担保证血液不受污染的义务。甚至在其法律中明确规定，人体组织成分（包括血液）及其衍生产品的有关生产者，还不得利用开发风险抗辩。即在当时科学技术水平条件下，即使某一缺陷尚不可能被发现，生产者仍需对此缺陷产品所导致的损害负责。由于20世纪80年代输血感染HIV事故的影响之大，法国政府主动从社会保障系统中设立专项基金，先行向所有受害者全额赔偿，再向有关责任者追索。瑞典、德国分别实行了保险和无过错赔偿基金方案；丹麦也通过立法建立无过错赔偿基金制度；而英国早在《指令》实施前已向感染HIV的血友病患者提供无过错政府赔偿。中国澳门地区为患者提供完全的免费卫生保健；泰国为治疗HIV感染者的医务人员提供津贴。

（三）我国有关防治艾滋病的立法

自从1985年我国发现第一例艾滋病病例以来，我国出台了关于艾滋病方面的法律、法规、规章及规范性文件 70 余部，在一定程度上遏制、减低了艾滋病的蔓延范围和速度。我国的艾滋病防治立法始于 1987 年，其标志性文件是《艾滋病检测管理的若干规定》。第一个关于艾滋病的专门的地方性规章是《上海市艾滋病监测管理实施办法》。1989 年 2 月 21 日发布的《中华人民共和国传染病防治法》，将艾滋病列为乙类传染病，依法实行监测管理。1989 年 12 月 2 日发布了《中华人民共和国国境卫生检疫法》，艾滋病列为国境卫生监测传染病之一，出入境者必须在国境卫生检疫所出具艾滋病病毒检测证明或接受检查。1990 年 12 月，全国人大常委会通过的《查禁毒品有关规定》和 1997 年 3 月修订后的《刑法》第 353 条，对引诱、教唆、欺骗他人吸食、注射毒品的及引诱、教唆、欺骗或者强迫未成年人吸食、注射毒品的，根据情节严重程度处三年以上至十年以下有期徒刑。这些规定有利于阻遏艾滋病病毒通过注射吸毒方式在国内的传播。1991 年 9 月全国人大常委会通过《关于严禁卖淫嫖娼的决定》，规定了对组织、强迫、引诱、容留、介绍他人卖淫的处罚，对卖淫嫖娼一律强制进行性病检查，对患有性病的进行强制治疗。该决定和 1997 年修订后的《刑法》第 360 条都作出规定，明知自己患有梅毒、淋病等严重性病卖淫嫖娼的，处五年以下有期徒刑、拘役或者管制，并处罚金。1987 年 12 月经国务院批准，卫生部等七部委联合发布了《艾滋病监测管理的若干规定》，规定艾滋病病毒感染者和患艾滋病外籍人不准入境，已入境的令其立即出境；禁止艾滋病毒感染者捐献人体组织、器官、血液和精液；杜绝医源性感染；医疗单位发现疑似病人应立即诊断、报告和处理；防疫机构在接到报告后 12 小时内向上级卫生行政部门报告疫情；任何单位和个人不得歧视艾滋病病人、病毒感染者及其家属，不得将病人和感染者的姓名、住址等有关情况公布或传播；对艾滋病病人应立即采取隔离措施，并送到卫生行政部门指定的医疗单位治疗。

2006 年 1 月 18 日国务院第 122 次常务会议通过了《艾滋病防治条例》，自 2006 年 3 月 1 日起施行。该条例共七章六十四条，包括总则、宣传教育、预防与控制、治疗与救助、保障措施、法律责任和附则。《条例》的通过，是我国艾滋病防治工作进一步走上法制化轨道的一个重要标志，也表明中国政府在艾滋病防治工作方面又步入了一个新的台阶。自此，结束了我国艾滋病防治方面没有一部专门的、法律效力高的法律、法规的历史。同时，该条例也是一部体现社会进步和人文关怀的防治艾滋病的综合性的行政法规。主要体现在：

第一，不得歧视艾滋病病毒感染者和艾滋病病人。条例明确规定无论是艾滋病病毒感染者、艾滋病病人还是他们的家属与其他公民一样享有平等的权利，这是我国政府的一贯政策和主张。在第三条就明确规定：任何单位和个人不得歧视艾滋病病毒感染者、艾滋病病人及其家属。艾滋病病毒感染者、艾滋病病人及其家属享有的婚姻、就业、就医、入学等合法权益受法律保护。同时为维护公众健康，条例第38条也明确了艾滋病病毒感染者和艾滋病病人应当履行的义务。

第二，全社会参与共同防治艾滋病。条例规定了政府及其有关部门，工会、共青团、妇联等团体，以及居民委员会、村民委员会、其他有关组织和个人在艾滋病防治工作中的职责和义务。条例突出强调，必须开展全民防治艾滋病的普及性宣传教育；加强对学生、育龄人群、进城务工人员、妇女等重点人群有关艾滋病防治的宣传教育；相关政府部门和机构负有宣传教育的义务，对有易感染艾滋病病毒危险行为人群政府和政府部门应当采取措施，鼓励与支持医务人员以及有关组织和个人开展咨询、指导和宣传教育。

第三，严格防控医源性感染。条例规定医疗机构和出入境检验检疫机构应当按照卫生部的规定遵守标准防护原则，严格执行操作规程和消毒管理制度，防止发生艾滋病医院感染和医源性感染。

第四，艾滋病咨询监测自愿。开展艾滋病检测，是发现艾滋病感染者的有效途径。条例明确规定我国实行艾滋病自愿咨询和自愿检测制度。县级以上卫生局指定的医疗卫生机构应当按照卫生部会同有关部门制定的艾滋病自愿咨询和检测办法为自愿接受艾滋病防治咨询、检测的人员免费提供咨询和初筛检测。条例同时规定卫生部会同有关部门可以根据防控艾滋病的需要，规定应当进行艾滋病检测的情形。

第五，免费提供多项医疗救助。条例从第43条到第47条规定：向农村艾滋病人和城镇经济困难的艾滋病病人免费提供抗艾滋病病毒治疗药品；对农村和城镇经济困难的艾滋病病毒感染者、艾滋病病人适当减免抗机会性感染治疗药品的费用；向接受艾滋病咨询、检测的人员免费提供咨询和初筛检测；向感染艾滋病病毒的孕产妇免费提供预防艾滋病母婴传播的治疗和咨询；对生活困难的艾滋病病人遗留的孤儿和感染艾滋病病毒的未成年人减免相应的教育费用；对生活困难并符合社会救助条件的艾滋病病毒感染者、艾滋病病人及其家属给予生活救助；对有劳动能力的艾滋病病毒感染者和艾滋病病人，扶持其从事力所能及的生产和工作。

第六，财政保障艾滋病防治费用。条例规定各级政府应当将艾滋病防治经费列入本级财政预算，加强和完善艾滋病预防检测控制治疗和救助服务网络的建设，建立健全艾滋病防治专业队伍。

尽管我国采取了一些政策、措施以防治艾滋病的蔓延与传播，同时也结合 AIDS 流行的特点和国外立法经验，制定了防止 AIDS 传播的法律，在加强 AIDS 的监测，加强血液的安全管理，干预易感染艾滋病、性病的高危人群，防止 AIDS/HIV 传播等方面都作了具体明确的规定。但是我国在制定防治艾滋病法律、法规方面还存在着很大的不足：其一，有关防治艾滋病传播的法律、法规相互冲突，如《条例》明确提出不得歧视艾滋病患者，但现有法律中对艾滋病患者的歧视性规定还有不少，如《警察法》规定艾滋病患者不能录用为警察，《公务员条例》规定艾滋病患者不能录用为公务员。《条例》明确规定艾滋病患者有婚姻权利，而现行的《母婴保健法》依然规定，登记结婚要接受婚前体检，若被检查出相关传染病则在传染期内不得结婚。艾滋病就属于不得结婚的疾病，而且艾滋病一旦染上则始终处于传染期。其二，现有艾滋病防治规定中的一些内容已不适应现时的需要，如现行《刑法》只规定患有艾滋病而卖淫者要受刑事处罚，而故意传播艾滋病有许多途径，如有的艾滋病患者出于对社会的仇视而向他人扎艾滋针，有的艾滋病患者故意与他人发生性行为但并非卖淫嫖娼，有的明知自己是艾滋病患者还给他人输血等，这些都需要《刑法》进行修订。这使得打击传播艾滋病的严重犯罪行为尚缺乏有效的法律依据。其三，《条例》中的一些概念需要加以明确。如《条例》明确"有关组织"要在艾滋病防治当中承担相应责任，但"有关组织"具体何指？指工会、妇联、共青团，还是指民间组织？《条例》也明确了对艾滋病病人不得歧视的原则。但在现实生活中，社会公众对艾滋病病人歧视的表现方式是多种多样的，如果不对歧视行为加以界定，防止歧视的保护途径也便难以明确。《条例》还规定，公共场所的服务人员应当依照《公共场所卫生管理条例》的规定，定期进行相关健康检查，取得健康合格证明；经营者应当查验其健康合格证明，不得允许未取得健康合格证明的人员从事服务工作。这里所说的"健康检查"是常规体检还是必须包括艾滋病筛查？实际实施过程中需要解决理解上的问题。因此，《条例》实施细则需要早日出台。

五　艾滋病问题的前瞻性思考

艾滋病已在全球迅速蔓延，它已不仅仅是一个生物医学问题，更是一个关系到人类生死存亡的全球性的伦理问题、法律问题和社会问题，必须引起全社会的全方位关注。基于艾滋病可以预防，但目前仍是不可治愈的、高死亡率的传染病这一特征，不难看出，艾滋病在短短几十年里的迅速传播，归根结底在于艾滋病预防工作的不力，而这又可以追究到以下的原因，即各国政府和个人多年来对艾滋病问题的重视远远不够，未认识到艾滋病对自身乃至全人类的生存与发展可能构成的巨大威胁，未认识到艾滋病所具有的明显的生物—心理—社会性质，从而长期以来一直把艾滋病片面地当做一个单纯的医学问题来处理，未站在全社会的系统性的视野内付诸全方位的干预措施，错过了在艾滋病传播初期将其"扼杀于摇篮之中"的大好时机，导致如今艾滋病在全球范围内的大肆传播，成为威胁到人类生存与发展的全球性问题。现实的严酷性和紧迫性，要求全社会必须给予艾滋病问题全方位的关注，而由于在短期内不太可能研制出治疗艾滋病的有效药物和预防艾滋病病毒感染的疫苗，因此，要控制艾滋病的更大规模蔓延，在从事药物和疫苗的医学研究的同时，把重心放在法律、伦理、政策上的关注和干预是至关重要的。

（一）加强艾滋病的宣传教育

以预防为主，防治结合的方针既是我国卫生工作的总方针，也是控制艾滋病流行的根本措施。由于目前对付艾滋病没有有效疫苗且其潜伏期和传染期长，传染途径相对单一，而一旦感染又致死率高，所以，防治艾滋病必须加大宣传教育，让非感染者知晓艾滋病相关知识，保护易感染者，避免高危行为是阻断艾滋病流行的保证。第一，学校教育要普及性教育和艾滋病知识。近年随着艾滋病发病率的总体升高，青少年所占的比率明显提高，在一些国家，青少年感染占所有感染人数的60%，显著高于他们在人口中的比例。性传播是艾滋病的一个重要传播途径，由于中国特殊的文化传统，"性"问题在中国一直是一个禁区，无论家庭还是学校对性教育都是采取一种消极态度。正是由于性教育缺位，很多青少年在成长过程中无法获得正确的性知识，所以遇到的一些性问题都不能正确对待和解决，一些不良书刊、音像制品和成人网站以及同伴之间的交流往往成为未成年孩子获取性知识的主要来源，但这些途径往往泥沙俱下，青少年很容易受到不良影响，这在一定程度上也让艾滋病的传播有机可乘，并对青少年身心影响巨大，针对这种现象，积极开展对青少年的健康性教育，规范他们的性行为。目前，国务院的通知规定，教育部门要将艾滋病防治和无偿献血知识纳入普通中学、中等职业学校和高等学校教学计划，落实教学课时，深入持久地开展艾滋病防治和无偿献血知识宣传教育活动，对避免艾滋病的传播有积极意义。

第二，对流动人口加强艾滋病的宣教工作。市场经济的大潮推动着我国经济建设的快速发展。随着城市建设的发展以及城乡差别的加大，进城务工人员大量增加。由于这个群体的特殊性，大多配偶不在身边，大部分存在性压抑，同时由于心理压力、工作压力等因素，加之对艾滋病等知识的缺乏，使他们中的部分人容易有多个不固定的性伴侣，而这种不负责任的性行为也可造成艾滋病短期内的迅速蔓延。从目前看，这个群体的长期存在以及产生的诸多问题是不可回避也是回避不了的。因此，加强对进城务工人员的教育，推广使用安全套，提倡安全性行为，也是防治艾滋病流行的重要举措。

第三，普及农村卫生教育。我国目前城乡贫富差距大，农村的卫生条件比较差，一些不卫生的生活习惯还在我国很多农村地区长期存在，这给艾滋病的传播留下了孳生地。所以加强农村地区人民群众的教育，普及卫生知识，也是防治艾滋病教育宣传的重点。对于农村贫困地区，健康教育工作不必追求华丽的形式和所谓的轰动效应，一定要注重实效，把最基本的、最实用的知识，以通俗的语言和形式教给群众。同时从扶贫的角度讲，健康教育还需要将艾滋病患者纳入救助对象，制定针对生活困难的感染者和艾滋病孤老孤儿的救助政策等结合起来。

第四，加强社区宣传，注重良好行为的养成教育。艾滋病既是社会性疾病，也是行为性疾病，主要是由人们的不良行为引发的，不良行为和防治知识缺乏是艾滋病传播和流行的主要原因。因此，大力开展性知识宣传和教育，提高全社会各阶层人群的艾滋病防治知识水平和自我保健能力，在全社会形成科学文明的生活方式，使得人们都能自觉抑制不良生活习性，是控制艾滋病的根本措施。创造无歧视的社区环境，发展社区健康宣传，让群众远离毒品，鼓励和支持 HIV 感染者/AIDS 患者进行自救和帮助他人，呼吁健康人关心 HIV 感染者/AIDS 患者是防治艾滋病的最前沿的阵地。社区宣传教育工作的重点是：社区宣传教育的教材适合于社区开展项目培训；社区教育中，多部门合作，政府和非政府组织发挥各自优势；HIV 感染者参与是开展关怀活动的关键；社区应开展 HIV 感染者生产自救的活动。

第五，利用公益公告和娱乐场所进行宣传。公益广告的宣传目的主要是培养社会大众良好的生活习惯，因为艾滋病的传播和人的一些不良行为有关，如"卖血"、不洁性行为和吸毒，所以公益广告对于进行艾滋病防治教育有重要意义，可以在全社会范围普及艾滋病知识，减少人们对艾滋病的恐慌、对感染者的歧视。娱乐服务场所非法性行为的长期存在，作为艾滋病传播的潜在孳生地，文化、工商部门应切实加强娱乐服务场所管理，娱乐服务场所要积极配合有关部门开展预防艾滋病教育工作，在娱乐服务场所内公开张贴和摆放艾滋病防治宣传品。而铁路、交通、民航质检部门也要把艾滋病防治和无偿献血知识纳入对旅客宣传的内容。

第六，加强禁毒教育，减少静脉吸毒者中的 HIV 传播。在我国，静脉吸毒是 HIV 的主要传播途径，尽管我国在禁毒工作中投入了大量的人力和物力，取得了卓有成效的成绩，但是毒品问题并没有完全解决。从预防 HIV 的角度来讲，彻底铲除毒品，杜绝吸毒现象的发生，对已吸毒成瘾者进行戒毒是必要的，但也还是不够的。因此，加大禁毒宣传的力度，让人们尤其是青少年远离毒品，教育吸毒者采取安全的吸毒行为，包括采取变静脉吸毒为口吸的吸毒方式，并提供有专业人员指导的口服美沙酮替代疗法，包括放弃共用针具的习惯、进行针具和注射器的消毒以及相应服务，减少他们的危险行为，以达到艾滋病的有效控制。①

（二）宽容与责任并重，保密权及其相对性

宽容政策是指尊重艾滋病病人相关人群的基本权利，宽恕和谅解 HIV/AIDS 人群过去的行为和错误，以医学人道主义帮助吸毒人群、卖淫人群、同性恋人群免受艾滋病病毒感染。联合国艾滋病规划署执行主任皮奥特认为"如果耻辱和歧视问题得不到解决，艾滋病也就得不到解决"。HIV 感染者也是疾病的受害者，他们应享有公民的合法权利。②

政府与卫生部门应关心艾滋病患者的疾病治疗状况，可借鉴防控"非典"的成功经验，对他们实行强制性管理与治疗，同时，要做好保密工作，根据国家规定，艾滋病感染者及已发患者的姓名、住址等，未经本人允许，不得对外公布。当然，保密权也是相对的，以不能侵害其他人和社会大多数人的权利为前提。政府部门可以通过建立艾滋病救助基金的方式，帮助那些在艾滋病治疗上有严重经济困难的患者。不仅如此，政府还要积极倡导全社会都来关心艾滋病患者，要求公众能宽容对待艾滋病患者，同情和帮助他们，使他们敢于正视患病事实，及时到正规的医疗机构诊治，争取早日康复，以防止艾滋病进一步扩散。

宽容不等于纵容，社会在从艾滋病患者也是受害者的角度给予理解和宽容的同时，艾滋病患者个人也应负有善待他人和社会的责任。在社会尊重与宽容中，作为 HIV 感染者本人，应以积极的态度回报社会。HIV 感染者有义务了解有关防止 AIDS 传染的信息，充分认识 AIDS 的危害性及不良行为的危险性，主动与医疗防疫部门合作，自觉改变高危行为，阻断传染他人尤其性伴的危险性。有责任通过调整个人生活，以增强自身免疫力；当出现临床症状时，应及时配合医生进行治疗，防止 AIDS 的再度传播。只有取得

---

① 邱杰：《影响我国艾滋病防治的伦理因素及对策》，载《中国医学伦理学》2003 年第 5 期。

② 李士宝、李海涛、张庆伟：《浅谈艾滋病预防中的伦理道德问题》，载《预防医学论坛》2005 年第 3 期。

HIV 感染者的信任与配合，激发其尊重他人健康的道德心理和社会责任心，才能真正促使其回归社会。对 HIV 感染者采取正确的、支持的，而不是歧视的、排斥的态度，既是尊重他们的生命健康权，也是符合 AIDS 传播特点和防治工作现实的举措。

（三）增强医务人员防治艾滋病的使命感

加强医务人员医德、医风建设，提高医务人员思想道德修养，培养对待艾滋病病人的正确态度，以及对医务人员进行广泛深入的艾滋病知识培训，对艾滋病的防治工作起着非常重要的作用。首先，加强对艾滋病病毒感染者及艾滋病患者的关怀与支持。要提供心理支持，由经过专业培训的护理人员为艾滋病病毒感染者及艾滋病患者提供心理咨询，进行危机干预；为门诊检测艾滋病抗体的人提供志愿咨询服务；教会患者一些保护自己的方法，以缓解他们的心理压力，使其正确地面对现实；医护人员应尽可能地为患者寻求法律帮助和非政府组织支持，帮助他们解决具体困难、寻找适宜的工作等。

其次，强调艾滋病病毒感染者及艾滋病患者的配合。在艾滋病防治工作中，艾滋病病毒感染者及艾滋病患者与社会人群之间是一个互动的过程，减少社会的歧视必须依靠艾滋病病毒感染者及艾滋病患者的参与，有的甚至强调艾滋病病毒感染者及艾滋病患者一定要公开自己的感染情况，才能从根本上消除羞辱和歧视，有结果表明，越是隐瞒感染方式的人受到的羞辱越多。当然，艾滋病病毒感染者及艾滋病患者公开自己的感染情况至少要与支持性环境的形成同步。护理人员可定期组织感染者活动，比如，通过红丝带之家、爱心家园等开展活动，在活动中促使感染者之间、感染者和志愿者之间建立良好的人际关系，鼓励感染者互相支持、交流；向志愿者讲述他们自己的个人经历；感染者积极向卫生部门、政府、法律机构寻求帮助，或借助媒体让社会更好地认识疾病和感染人群，以改变社会歧视的态度。

最后，加强对医护人员的培训，提高其法律意识。所有的医务人员都应该知晓艾滋病的病因、发病机制及临床表现，以利于疾病的早期发现、早期诊断、早期防治；所有的艾滋病防治专科医师应该掌握诊断后的正确用药及防护方法，及时为艾滋病病人及病毒携带者提供规范的防治方案。只有医务人员积极参与，早发现、早诊断、早治疗、早预防，对艾滋病流行的防治才具有极大的推动意义。但目前积极投入防治艾滋病队伍的医务人员还太少，远远不能满足实际需要，培训一支强大的艾滋病防治队伍亦迫在眉睫。而且，医护人员应积极学习相关的法律法规，既要懂得保障艾滋病病毒感染者及艾滋病患者的合法权益，又要学习正确地处理艾滋病病毒感染者及艾滋病患者犯罪，制定既合法又合理的管理办法。2006 年 3 月 1 日正式实施的《艾滋病防治条例》中明确规定了任何单位和个人不得歧视艾滋病病毒感染者、艾滋病患者及其家属。医护人员在实际工作中应积极加以落实。

（四）控制艾滋病传播途径和传染源

第一，积极控制传染源。艾滋病的传染源是艾滋病患者及 HIV 携带者。HIV 存在于感染者的血、精液、阴道分泌液、乳汁、伤口渗出液中，具有很强的传染性。而感染者的泪水、唾液、汗液、尿、粪便等在不混有血液和炎症渗出液的情况下含病毒很少，没有传染性。由于人们对艾滋病患者及 HIV 携带者的歧视、疏远，使传染源的发现及控制存在两大难点：一是难于发现与管理，由于心理压力等问题，临床常可见到 HIV 感染疑似就诊者往往采用假地址及假姓名，一旦确诊往往不再就医，使之无法进行追踪及随访；另一大困难是药物治疗的不良反应大，服药的依从性差，患者难以坚持用药。目前我国的 HIV 感染者中，只有 5% 左右可以追踪观察，流失比例甚高。而据资料显示，如果得到规范的指导和治疗，他们对社会的危害将减少 70%。因此，加强艾滋病防治知识的宣传，提高人们对艾滋病传染源的了解，对 HIV 感染者采取正确的态度，使 HIV 感染者积极就医，得到规范治疗与管理，可及时阻断传染源，而不至于因高度恐惧而远离社会和家庭，甚至因受到歧视而报复社会。让 HIV 感染者得到全社会的关心和帮助，使其依旧成为社会的一员，正常生活，获得应有的社会和家庭地位，是防止艾滋病传播的重要措施之一。

第二，阻断传播环节。HIV 通过血液、性行为和母婴传播；不能通过空气、食物、水等日常生活接触传播。不能在蚊虫体内生存，不能通过蚊虫叮咬传播。HIV 在体外环境下很脆弱，很容易被杀死。因此，艾滋病的传播主要与人类的社会行为有关，完全可以通过规范人们的社会行为而被阻断。

第三，切断性接触传播环节。艾滋病病人的精液、阴道分泌物中含有大量病毒，通过性行为容易传播给对方，这种传播方式大多发生在青壮年，尤其是性压抑的流动人口及性好奇的青少年。因此，采取宣传教育，对青壮年加大安全性行为的教育，推广安全套的使用，可以有效阻断这一途径；另一方面政府须采取强硬手段严厉打击卖淫嫖娼行为，同时对同性恋及其他不洁性行为也要加强引导及教育工作。

第四，阻断艾滋病的母婴传播。HIV 可以经过胎盘、分娩和哺乳等途径传播给胎儿、新生儿和婴儿。如果母亲是 HIV 感染者，那么她很有可能会在妊娠、分娩过程或是通过母乳喂养使其孩子受到感染。据报道，小儿患者中 75% 系母婴垂直传播获得。全球每年 250 万例 HIV 阳性的妇女妊娠，已感染 HIV 的母亲平均有 1/4 的机会把病毒传染给孩子，造成婴儿感染艾滋病。而儿童感染后的过早死亡及高病死率都将给社会及家庭带来严重影响。因此，针对这一途径，提高妇女在社会及家庭中的地位，尤其是在性生活中的主导地位，同时提倡自尊、自爱，规范自己的性行为，HIV 感染者妊娠期间推荐短程口服核苷类逆转录酶抑制剂，可以最大限度地减少母婴传播的几率。

第五，切断血液传播途径。血液传播主要是通过输入被 HIV 污染的血液及血制品，或共用不洁针具。目前静脉注射毒品已成为 HIV 传播的主要途径之一；通过不规范采血引起的 HIV 传播也成为我国部分地区艾滋病暴发流行的重要因素。针对这种情况，积极加大宣传力度，使人们充分认识艾滋病的危害和防治的必要性，严厉打击吸毒及不法采血等行为，才能有效控制艾滋病的传播。

（五）健全与完善现行艾滋病立法

艾滋病立法是一项庞大的系统工程，既要抓紧实施，又要积极稳妥，同时，要广泛调查、周密论证。第一，抓紧起草《艾滋病防治法》，尽快出台《艾滋病防治管理条例》。《艾滋病防治法》是一部预防、控制与管理艾滋病的综合防治法律，也是一部关于艾滋病法律问题的基本法律，具有统领其他艾滋病法规、规章的作用。因此，全国人大、国务院法制办及卫生部等部门要抓紧时间及时起草《艾滋病防治法》草案，以便经过若干次修改、经过若干的程序，尽早问世，架构中国艾滋病立法的宏观框架。第二，对现行有关法律、法规进行清理，及时修改有关法律法规或规章。一是及时修改《刑法》的有关条文，尽早设立故意传播艾滋病罪等罪名。现行《刑法》尚未对艾滋病犯罪作出任何规定，这是目前执法部门对艾滋病犯罪无法定罪的重要原因。根据艾滋病犯罪的特征，结合中国立法程序规定，建议直接规定故意传播艾滋病罪。二是及时修改《看守所条例》，尽快设立专门的艾滋犯羁押场所。三是及时修改《强制戒毒办法》，尽快设立专门的艾滋犯戒毒场所。对艾滋病等传染病戒毒人员实施单独戒毒与管理。第三，及时出台迫在眉睫的专业性较强的艾滋病法规和规章。一是出台《艾滋病病毒职业暴露防护办法》。近年来，艾滋病病毒职业暴露问题越来越突出，不仅是医护人员面临被艾滋病病毒感染的风险，警察、保安以及一般群众也都有可能被艾滋病病毒感染。警察抓艾滋病小偷被"抓伤"就是明显的例子。二是出台《安全套使用管理办法》、《清洁针具使用办法》与《美沙酮使用管理办法》。第四，及时将正在实施业已证明有关的准法规、准规章上升为正式的法规及规章。一是将《预防艾滋病性病宣传教育原则》修改上升为《艾滋病宣传教育暂行办法》。二是将《艾滋病免费自愿咨询检测管理办法（试行）》修改上升为《艾滋病自愿咨询检测管理暂行办法》。艾滋病的咨询与检测是预防艾滋病的一项重要工作。为最大限度地发现艾滋病病毒感染者和艾滋病病人，控制艾滋病流行和传播，有必要在自愿、免费的前提下及时出台专门的规章，以确保咨询检测工作的有序正常运转。为此，建议将《艾滋病免费自愿咨询检测管理办法（试行）》上升为专门的《艾滋病自愿咨询检测管理暂行办法》。第五，加大地方性立法的力度与步伐，逐步健全地方立法体系。一是沿海地区要加快立法步伐，填补立法空白。二是中西部地区要将艾滋病立法纳入立法议程，尽早出台本地的防治艾滋病法规或规章。三是艾滋病重灾区既要加快立法速度，又要突出重点。①

---

① 姜爱林：《艾滋病的相关立法：问题与对策》，载《唯实》2005 年第 21 期。

第十一章　同性恋

——上帝也困惑的问题

2006年3月6日，第78届奥斯卡奖揭晓，李安凭借《断背山》获得了最佳导演奖。因为李安的《断背山》，同性恋再次成为人们热议的话题。"断背"二字也俨然成为同性恋的另一代名词。其实，同性恋现象一直存在于人类社会发展的历史中，在未曾影响到国家政权和社会发展的情况下，社会曾经对这一现象相对宽容，但是随着国家发展的需要，宗教与社会道德同时对同性恋现象进行了严厉的制裁和打击，同性恋者饱受歧视压迫与不理解，还一度被划归为病态心理现象。然而，随着社会经济文化的进步，人们思想观念的解放，以及同性恋权利运动和人权运动的不断发展，社会对同性恋和同性婚姻有了一定的认识，使得这一长期被忽视的边缘群体逐渐"浮出水面"，越来越多地进入主流社会的视野。

一　"同性恋"概述

（一）"同性恋"的含义

同性恋（homosexuality）是人类学、精神医学研究的重要课题，这一术语最初是一名德国医生Benkert于1869年命名的，这个词描述的是对同性的人具有性吸引力并持续表现性爱倾向，同时对异性不能作出性反应。英国牛津大学精神病教科书的作者Gelder等人认为，同性恋一词是指对同性别人产生性欲的意念和情感，而不论他们是否有明显的性行为。Walker在《牛津法律指南》中写道，同性恋是一个人和另一个同性别人产生的性吸引，并导致身体接触和性快感。在同性之间产生性爱的接触，有的可以短暂地发生此种情况，有的可以同时兼有异性恋和同性恋，即在同性恋和异性恋之间是一个连续的、移行的、过渡的带谱。有些人居于两可状态，既对同性、又对异性产生性爱，只是有所偏重而已，这种情况又被称为双性恋。同性恋、异性恋和双性恋，被认为是不同类型的"性倾向"。"同性性倾向"是指同性的性情或欲望；"同性性行为"指与同性产生的性行为；"同性恋"指有意识地恋慕同性的情爱行为；"同性恋者"指认同自己的同性性倾向，并有意识地表现同性恋行为者。与同自己性别相同的人产生同性性行为，就其本身来说，并不必然的被认为是同性恋倾向，而仅是同性性行为。并不是所有受同性吸引或维持同性性关系的人都认为他们自己是同性恋者，或双性恋者。一些经常发生同性性行为的人仍然认为他们是异性恋者。因此，同性性倾向只是构成同性恋的必要条件而非充分条件，而认同并欲求同性性行为才是构成同性恋的充分条件，没有意愿或认同，同性恋只能被界说成一种无伦理意义的本能欲望或心理状态。例如，在监狱中，或其他性别隔离的环境中，可能会引起异性恋者参与到境遇性性行为，虽然他们在外面的环境中是异性恋者。有些人从事同性性行为并不是基于其性取向或者性渴望，比如男妓。

目前并没有实际的同性恋人口统计，只有研究报告或抽样的调查供作参考。美国生物学家阿尔弗雷德·金赛（Alfred Kinsey）在 20 世纪 50 年代曾进行过一次关于人类性行为的调查，在被访的 1.8 万人中，他发现超过 37%的美国男子都有涉及同性的性行为，其中 10%是单纯的同性恋者。金赛由此认为，全世界有 2.3%的人属于有同性恋倾向，这就意味着在全世界 60 亿人口中，有近 1.8 亿人具有同性恋倾向，有 1%的人是单纯性同性恋者。而在另一个研究中，美国国家意见调查中心报告说只有大约 0.7%的美国男性认为他们是绝对的同性恋者。很多在美国和欧洲进行的随机调查趋向于认为在过去有过同性性行为经验的人占 8%左右，而只有同性性行为经验的人只占 2%左右。金赛以后，大量大规模的跨文化调查始终显示人群中的同性恋比例少于金赛所宣称的，这些调查涵盖了随机抽取的上万个对象。但是，不同的报告都会因为测试者的隐瞒而产生偏差。1993 年，我国香港地区有关方面和上海中医学院对 2190 名大学生作了性调查，发现有 8.3%的男生和 9.2%的女生有过同性性行为。著名的性社会学家潘绥铭教授 1995 年对北京大学生的调查发现，既有同性恋心理又有性行为者占 4.2%，仅有此心理者占 8.4%。社会学家李银河 1998 年分析了许多调查结果，估测有 3%—4%的中国人是同性恋者，总数约 3600 万—4800 万人。2004 年 12 月，中国卫生部门的一项研究调查显示：处于性活跃期的中国男性同性恋者，约占男性人群的 2%—4%。以此估计，中国约有 500 万—1000 万男性同性恋者。这是中国官方首次公布的同性恋者数量。虽然同性恋者占人口数量中的比例不大，但是由于我国人口基数大，我国同性恋者人数很多。大量已有的研究表明，同性恋者虽然在整个人口中占少数，但其绝对数量并不少，同性恋是一个不容忽视的社会问题，它有着庞大的社会群体。尤为重要的是，同性恋是一种跨文化而普遍存在的现象。这点在凯查多利（Kachatory）的《人类性行为基础》一书中也表达过类似的观点，他指出："同性恋者当中既有穷人也有富人，既有受过高深教育的人也有无知的人，既有有权的人也有无权的人，既有愚笨的人也有聪明的人。同性恋存在于各个种族、各个阶层、各个民族和各个宗教信仰的人们当中。"100多年的科学研究已经证明，同性恋者占性成熟期总人口的比例为2%—5%，这个比例是恒定的，不随社会制度、经济文化而改变，同时，性定向一旦形成也不可能通过医学治疗或者法律惩处而改变。

（二）同性恋产生的原因

同性恋在全人类的存在广泛而悠久已经是不争的事实，但是有关同性恋发生原因的解释却随着时代的、文化的、社会的不同而不同。关于同性恋的形成原因，生理学、心理学和社会学都作过大量的研究和探索。将所有理论进一步概括后，可以将关于同性恋成因归结为先天说和后天说两大类。先天是指生理因素，如遗传基因、激素水平、大脑结构的影响等等；后天说则指心理因素和社会因素，如童年环境、青春期经历以及造成所谓"境遇同性恋"——指有些人只有在一生中的某一时期或处于某一特定环境下时才出现同性恋倾向，如航海员、服役的士兵或集体宿舍的学生等。

1. 古代有关同性恋发生原因的认识

由于古代西方宗教在国家和社会的主导地位，所以那时对同性恋的认识主要来自宗教。古希腊时，同性恋称作"所多玛现象"或鸡奸，因为当时所多玛和蛾拉摩拉两个城市因火山而毁灭，人们却以为是城里的人盛行同性恋，因而惹恼了上帝所招致的惩罚。《圣经》上是这样记载的："他们（指男同性恋）和周围城邑的人一味地行淫，随从逆性的情欲，就受永火的刑罚，作为鉴戒。"同时也因为男人与男人的性交不能生育，浪费了精液，所以这种行为违背了上帝造男人的旨意，是一种具有道德色彩的邪恶和违背上帝的罪行。为了避免上帝降灾，宗教将同性恋者的躯体焚烧以有效地驱逐邪魔。

我国没有对同性恋现象进行学理上的专门论述，但也形成了与其他行为解释类似的"先天说"和"后天说"。前者也称为"夙命说"，包括"淫恶果报说"和"因缘轮回说"；后者包括"环境劫诱说"和"意志堕落说"。纪晓岚在《如是我闻》（卷三）中说，同性恋是"事皆前定"，"此辈沉沦贱秽，汉亦前生孽报；受在今生，未可谓全无冥数"。张无咎在《危言》的诗里说"……今日迸形心内死，来生端的要相逢……直教两世婚姻续，昔女今男事更奇"。这两种说法可以说是典型的"先天说"，前者认为同性恋是前世乱性而导致的今世报应，后者认为同性恋是因为是前世姻缘的今世轮回。纪晓岚在认为同性恋"未可谓全无冥数"的同时，也强调后天环境在同性恋形成过程中的作用，他在《阅微草堂笔记》里说："凡女子淫佚，发乎情欲之自然，娈童则本是无心，皆幼而受给，或势劫利饵耳。"倪徐疆认为："是想殊殆，积有是想，乃有是梦，既有是梦是想，乃有是堕落，果自因生，因由心造，安可委诸夙命耶？"这二者都是"后天说"的代表，他们要么认为同性恋是外在诱惑的结果，要么认为同性恋是意志不坚的缘故。

2. 生理因素决定说

强调同性恋是由生理因素决定的学者，主要探讨了遗传基因、性激素与脑结构等因素对于同性恋形成的影响。

遗传因素。一些学者们认为，可能是先天遗传的原因导致一个人从幼儿开始便产生性倒错，进而形成同性恋倾向。比如有的女孩子生来就具有男孩气质，她们不喜欢花衣服、洋娃娃这些女性化的物品或玩具，而喜欢刀枪、棍棒，因此她们被称为"假小子"。可以说，她们的思维和行为方式以及整体气质都是男性化的，角色认同于男性，因此她们没有一般女孩子的娇柔，喜欢和一些弱小的女孩子一起玩，去保护她们。这种做法强化了她们内心男性化的欲望，显示了同性恋的倾向。进入青春期，她们的性取向依然是男性化的，异性对她们并不能产生很强的吸引力，因此她们的性对象很容易转向同性，进而形成同性恋。遗传可能会影响一个人的性取向，但是能说它就是产生同性恋的原因吗？对此，学者们作了许多研究。这些研究，都是关于单卵孪生子和双卵孪生子的比较，最受注意的是考尔曼对孪生子同性恋发生状况的研究。在1952年曾对85对身为孪生子之一的男性同性恋者和他们的孪生兄弟进行了深入的考察。这其中有40对是单卵孪生子，45对是双卵孪生子。研究发现，单卵孪生兄弟90%以上有同性恋倾向，而双卵孪生兄弟40%有同性恋倾向。他们考察所引出的结论是同性恋性取向与性行为的发生不仅与遗传因素有关，而且单卵孪生子的同性恋倾向也甚于双卵孪生子。美国一家癌症研究小组于1993年7月在《科学》杂志上发表的一篇报告揭示，在76名男同性恋者的男性亲属中，同性恋的比例相当高，而且问题均可追溯到母亲这一边。为了证实这一发现，科学家们抽取了40对同性恋兄弟的DNA进行分析发现，其中有33对兄弟的X染色体的一个特别区域上，兄弟两人竟然有5个基因相同。这表明在这5个相同的基因中至少有一个是与同性恋有关的基因位于染色体这一区域。从统计学角度来说，有相同性倾向的兄弟在基因上存在这样的相同不是偶然的，它表明至少有一个与同性恋有关的基因位于染色体这一区域。项目负责人哈曼（Haman）说："这是迄今为止有关性倾向具有遗传基础的最有力的证据。"但是，也有一些研究者对同性恋属于遗传持否定态度，因为无论是单卵孪生子还是双卵孪生子的同性恋倾向的发生率均不是100%。这就说明，如果是基因遗传，其同性恋的发生就应该是相同的。著名精神病学家诺纳（Nola）提出，虽然从一定意义上看，同性恋属于人的个性结构的组成部分之一，而不是由身体本身确定的，但许多人发现提示心理的状况，也受基因控制的影响，比如性格和个性特征。

近年来，"人类基因组计划"下属的基因组医学课题组研究认为，同性恋与隐性基因遗传有关，这种基因位于染色体的一个特别区域上，当男性具有这一隐性基因时，他的结婚对象不具有这一隐性基因，他们的子代不会成为同性恋者，有可能是双性恋者。如果夫妻双方都具有这种隐性基因，他们的子代就有可能具有同性恋倾向。这就像某些疾病如囊肿纤维性变就是由于父母双方均携带这一基因，他们的子女就可能会患这种病。澳大利亚莫纳什大学亨利王子医学研究中心研究员文森特·哈利带领一个研究小组，对112名同性恋男性和258名异性恋男性的基因进行对比。结果发现，55.4%的同性恋男性体内雄激素受体基因较长，异性恋男性体内含有较长雄激素受体基因的人数为47.6%。研究人员说，雄激素受体基因较长可能导致睾丸激素信号传输弱，睾丸激素是决定发育早期大脑性别认知雄性化的关键因素。研究认为，睾丸激素水平较低可能造成男性大脑发育期雄性化过程不完整，导致性别认知倾向于女性。

激素水平。一些同性恋研究者认为，导致同性恋发生的原因最有可能是大脑和内分泌的原因。人类的性唤起和性刺激都是通过大脑来实现的，比如来自感觉系统的刺激引起大脑神经的冲动，这种冲动和欲望的产生必须有性激素的参与才得以实现，这就像人在发怒时必须有肾上腺素的参与一样，否则怒气就无从所生。维兰尼及其同事分别测量了同性恋者和异性恋者的激素水平，并将二者加以比较。他们发现，男同性恋者尿中的睾丸酮较异性恋对照组的少，而女同性恋者尿中的睾丸酮则较异性恋对照组多。柯洛德尼及其同事也证明，男同性恋者血液里睾丸酮水平较异性恋对照组低，同时精虫计数较少，畸形虫较多。这些研究似乎可以解释为，同性恋现象与激素水平有关，但仍难以确定，究竟是激素水平的变化导致了同性恋，还是同性恋的心理、行为引起了激素水平变化。此外，激素测量的结果各家也不一致。例如，布罗蒂及其同事的研究发现，男同性恋组血液里睾丸酮水平比异性恋对照组更高。

大脑结构。科学家从脑和内分泌的研究出发，认为同性恋可能与调节性活动的下丘脑有关。下丘脑是大脑负责调节包括性活动在内的身体功能的器官，其神经内分泌细胞具有反射神经冲动和内分泌的两种特性，能将传入的神经信号转变为神经激素性信使，从而作用于垂体对内分泌系统起调节作用。1991 年，《科学》杂志发表了一篇研究报告称，同性恋和异性恋者的大脑细胞之间存在着不同之处。西蒙斯·维利（Symons Wilie）对 41 例男性尸体（其中有 19 个同性恋者）的大脑进行解剖研究，发现同性恋者下丘脑比异性恋者的要小。这一发现引起了科学家的关注。不久，他们又从具有同性恋倾向的羊身上得到了证实。他们观察了 29 只绵羊的性活动，发现其中有 9 只公羊的性取向比较明显，它们只向公羊献殷勤并进行亲密接触。科学家对所有这些羊的脑部的下丘进行分析，发现该区域与动物的性取向和性行为有关，并且发现，母羊和同性恋公羊的下丘脑的大小相同，但都比异性恋公羊的下丘脑小。尽管科学家在同性恋的研究上排除了心理变态和疾病因素，从神经生物学上来揭示这一困惑人类的千古之谜，虽然取得了一定的成果，但仍未能从本质上比较完满地解答同性恋的成因，还有待进一步研究和揭示。

3. 心理和社会环境决定说

尽管现代人已经将同性恋视为一种自然的性行为，并将其从性心理障碍中剔除，但仍然很难消除人们心头的疑虑。在当代社会中，认为同性恋是由于家庭和社会环境等原因导致性心理变态者占绝大多数，研究同性恋的人也多数是精神分析学家和心理学家，他们大多从心理变化的角度来探索同性恋的成因。其中比较有影响的主要有精神分析学说和行为主义学说。精神分析的创始人弗洛伊德认为，"同性恋是性心理发展中某个阶段的抑制或停顿"。他认为在人类个体发展的进程当中，4—6 岁期间是性别认同和性别角色发展的关键时期，在此期间男女儿童怀有强烈的"恋母情结"和"恋父情结"，对异性父母有强烈的、本能的依恋情感，表现出强烈的性渴求，同时对同性父母产生敌对情绪。在此期间，父母如果对儿童的这种性本能既不过分抑制也不过分刺激，儿童就会在"阉割恐惧"和"阴茎妒慕"的作用下发生对同性父母的认同，从而顺利通过这一阶段。相反，如果儿童在此期间遭受心理创伤，就可能隐藏在潜意识里边，并在青春期的时候表现出来，发展为同性恋。许多心理学家认为，性变态植根于童年，无论是谁都具有先天的两性情愫，但在后天发展过程中是向异性恋发展，还是向同性恋发展，最终由幼儿的经验所决定，心理因素决定着成长过程中的性倾向。他们认为，人在幼年时期性别角色尚未形成，如果在性问题上受到某种影响或强烈刺激，就会造成某种心理变化，这种变化潜藏在自我意识中，一旦到了性的蒙发期，就有可能产生同性恋的倾向。著名心理学家艾里克森（E. H. Erikson）综合了许多精神分析学家的临床资料认为，导致同性恋的主要原因来自不正常家庭对幼年子女的影响。例如一个疏远的具有敌意的父亲和贬低丈夫的母亲，或者一个强悍的母亲和软弱的父亲。父亲的家庭暴力对妻子的虐待常常会导致儿女要承担起保护母亲的心理，使她的心理上产生了扮演男性的角色；一个强悍刁蛮的母亲常常对丈夫的辱骂会导致儿子倾向母亲的心理，在性别角色中常把自己扮演成女性角色。正是由于上述这些不和谐的家庭环境，使成长中的孩子在成长过程中出现性别认知障碍，造成他们在后来的人际交往中惧怕与异性交往，最终导致成年后性对象发生错位而成为同性恋者。

用心理社会因素解释同性恋的是行为主义理论。行为主义学派认为，同性恋行为是受环境的影响而习得的。如果一个人在与异性交往中受挫，有过不愉快的性经验，异性恋感情得不到正常的发展，而同时又受到同性的诱导，就会产生同性恋倾向，他们特别注重的是伙伴群关系，偶然的机遇，以及特殊的性经历的影响。他们认为，青春期发育开始以后，青少年在性生理上开始成熟并产生性冲动，可是在现实条件下无法通过正常的两性活动获得满足，如果在此期间偶然通过同性的性行为获得了满足，就会对同性性行为产生强化，在反复强化之下就会形成同性恋。支持这一结论的研究有，贝尔对同性恋者与男异性恋者的对比研究中发现，男孩如果小时候最好的朋友是女孩，长大以后就会喜欢男情人，这种论点与精神分析学派的分歧在于，不是疏远的父亲造就了同性恋儿子，而是有同性恋倾向的儿子使父亲疏远了他们，这一研究同时也证明，童年期的性别认同错误，是同性恋的成因之一。心理学家还认为，"在单性环境"下，人的性本能长期受到压抑而得不到正常宣泄也是造成同性恋的一个原因。比如在监狱、修道院、军队等，大量男女处于非家庭状态，造成了新的"性状况"，一些人的性目标就会转向同性。因此，心理学家们认为，人类的绝大部分行为并非属于本能，不是与生俱来的，而是通过后天环境影响获得的，是人的社会化的结果。

我国学者李银河等人曾对同性恋作过专门的调查研究，其中对男同性恋者的研究成果反映在《同性恋的亚文化》中。他们主要对同性恋形成的后天因素，即社会、心理因素进行了研究。其研究结果，正如国际上对同性恋的成因是先天还是后天没有定论一样，发现有的被调查者认为是先天的，而有的认为是后天的，最终他们认为在造成同性恋倾向的社会、心理因素当中，有几个因素很重要。第一，最初的性经历，即青春期（性朦胧期）的遭遇和经历最为重要。他们将同性恋成因强调首次性经验重要性的理论称为"空白占据"理论，认为性行为方式和性角色认同这二者之间虽然关系密切，但毕竟是两回事，因为人们可以在认同了某种性别角色之后，在一段时间里性行为方式还是空白，而一旦某种性行为方式首先占据了这一空白，就大有可能固定下来，形成终身的性取向。第二，恋母情结。这一观点与弗洛伊德对同性恋成因所持的观点相似。在导致同性恋的后天因素方面有人还指出，同性恋是极度压抑的结果。一个人若长期受压抑，一方面，他对某些事物，如性的需求量会加大；另一方面，他在适当的领域不能得到发泄，就会另寻出路使压抑的"神经"得以放松，而家庭教育在其中起了举足轻重的作用；再者，压抑会使他滋生一种反叛的心理，于是以同性恋行为作为对传统一男一女、一夫一妻婚姻制的对抗。

总之，同性恋的原因仍有待进一步的研究和探索。不过，对于同性恋究竟是先天因素或是后天选择的争论，有人认为如能证明同性恋是先天因素，对那些满意于自己是同性恋倾向的人来说，将是一个喜讯。但对于那些有同性恋倾向却又不满意自己处境而设法改变自己的人来说，无异是一个噩耗。同性恋如是天生的，同性恋倾向便是一项无法更改的性特质，因而具有此倾向的人顺乎"本性"而表现出同性恋情，甚至要求同性婚姻，乃是自然合理之事。换言之，同性恋和异性恋一样是自然的，也是正常的。这将有利于同性恋者获得社会的同情和认同，因为他们生来如此，毫无选择余地。

（三）同性婚姻

同性婚姻，或称"同性恋婚姻"或"同性别婚姻"（the same-sex marriage），是指两个相同性别成员之间的结合。同性婚姻同样也有狭义和广义之分。狭义的同性婚姻是指由婚姻法所认可的，并可享有与异性伴侣相同的、全部的配偶权益的同性结合。广义的同性婚姻则指同性伴侣关系受到某种程度上的法律承认，可以通过完成登记等程序要求从而可能享有部分或全部配偶权益的结合。

婚姻传统上是男女两性依一定的法律、伦理和风俗的规定所建立起来的夫妇关系，它是组成家庭的基础和根据，是家庭成立的标志。不可否认，承认同性恋这一社会现象并非必然就要立法建立同性婚姻制度。但婚姻作为巩固伴侣感情的最重要社会机制，对异性配偶和同性伴侣来说，都是如此。家庭是社会的细胞，婚姻家庭是两性和血缘关系的社会形式及最重要的社会关系之一，具有凝聚和整合社会的功能。法律对婚姻家庭保护的理由在于，作为社会原子单位的家庭，其稳定的状态关系到整个社会的稳定和发展。同时，婚姻的意义并不只是一张证书，它意味着一系列合法权利，例如配偶权、抚养权、继承权、监护权、探视权、诉权、医疗、税收以及移民方面的权利。从感情和道德上来讲，能够进入被法律认可的婚姻状态意味着可以公开宣称旨在以永久生活为目的的伴侣关系。建立同性婚姻制度的理论基础就在于结合当事人完全可能拥有婚姻的家庭功能，如共同居住、互相扶助、经济上的扶持、共同养育子女以及社会上的承认。正是因为这种功能的等同性才使这种结合合理合法地走进了婚姻的大门。事实上，异性婚姻和同性婚姻只是主体的不同，他们的社会功能并无太大差异。通过婚姻制度的设计，个人可以在追求幸福的同时得到法律的保障，而社会可以通过满足个人需求的形式实现秩序的稳定。

恋爱与婚姻之间最大的区别就在于其是否受到法律的介入即保护与限制。法律一般不会介入人与人之间的恋爱关系，更不会限制它，可一旦到了"谈婚论嫁"的时候，法律的保护与限制就会如影随形。如法律会规定结婚者必须达到一定年龄，两人之间不能存在一定的血缘关系，等等。同理，由同性恋问题到同性婚姻问题也就存在一个跨度，一个纯社会性的跨度。那就是我们如何对待《婚姻法》等相关法律的问题。另外，同性恋问题更多的是属于社会问题，而同性婚姻问题则更多的是属于法律问题。同性恋问题的方方面面在于社会，它的解决从大的方面来说有待于我们社会文明的进步，从小的方面来说落实在我们生活中的一些细枝末节之上。如政府有关部门应切实加强宣传，把现今人们关于同性恋的一些负面观念纠正过来，等等。而同性婚姻问题的涉及面相对来说就要小得多，主要涉及立法等具体问题。

二　同性恋的历史发展

同性恋现象可以追溯到有人类文明存在的远古时代。在许多未开化与半开化的民族中，同性恋是一个常见的现象，有时候它在当地的文化中甚至占据着优越的地位，同性恋者因其特异性受到人们的尊敬和仰慕。例如，4000年前，古埃及人把男性之间的性爱行为看做神圣的事情，拉丁美洲三大文明之一的玛雅文明认为同性恋是人的一种天性，他们喜欢同性恋甚于异性恋。据社会学家潘光旦先生考证，中国的同性恋最早可追溯到中华文明的始祖黄帝。清代文人纪晓岚在《阅微草堂笔记》中称"杂说娈童（男同性恋）始黄帝"。当然这种说法的依据只是民间传说，而中国同性恋最早的史料记载则来自商朝。《商书·伊训》中谈到"三风十衍"，书中提到这不好的"三风"，"卿士有一于身，家必丧，邦君有一于身，国必亡"。三风之一的"乱风"的"一衍"就是"比玩童"，也就是今天所说的同性恋。虽然同性恋在今日尚存的最早记载中以"乱风"这样的受贬面目出现，但这毕竟揭示了同性恋行为在 3000 年前就已在中国出现，而且其影响之大可列为一"风"。到了春秋战国时代，同性恋交往更趋活跃，受卫灵公宠幸的弥子瑕和魏王宠儿龙阳君分别让同性恋有了"余桃"和"龙阳"的称呼。到了强盛的汉代，帝王将相的同性恋活动屡见史书。据《史记》、《汉书》记载，前汉皇帝几乎个个都有同性情人。汉代著名人物如汉武帝、汉文帝、大将军卫青和霍去病等，都有过同性恋经历。汉哀帝不忍推醒在他衣袖上熟睡的男宠董贤，起身时割断了衣袖，"断袖之交"从此成了同性相恋的佳话。道德观念上的开放，导致了同性恋之风在明、清两代的空前繁盛。今天的人们可以从那个时代留下来的文学遗产中窥见一斑。男色破财的故事出现在明代小说集《欢喜冤家》里，明代作家冯梦龙在《情史》里也毫不避讳地收录了同性爱情故事。在中国文学的巅峰之作《红楼梦》里，曹雪芹不但描写了宝玉和秦钟的恋情，而且宝玉和蒋玉涵的同性恋导致了他和封建秩序的第一次正面冲突"宝玉挨打"，书中的"众学童闹学"、"薛蟠挨打"、"贾链狎男宠"、"贾珍嫖象姑"等情节也从侧面反映出当时男风的普遍。清朝乾隆年间的学者袁枚的《子不语》中有大量的同性恋故事，而袁枚本人与吴下秀才郭淳之间就有一段同性恋情。著名诗人兼书画家郑板桥在他的《板桥自叙》中公开承认自己是同性恋："余好色，尤喜余桃口齿，椒风弄儿之戏。"而他的一系列诗，包括《秋夜怀友》、《板桥竹枝词》等都对同性恋心理有生动刻画。清代同性恋文学中最令人瞩目的是一批专门描写同性恋爱小说的出现。《宜香春质》、《龙阳逸史》和《品花宝鉴》等作品的出现无疑反映了当时的同性恋风气之兴盛已达到了前所未有的程度。同性恋在文学作品或文人手记中以前所未有的势头出现，导致了清朝统治者对同性恋的关注，使之成了"社会问题"。1740 年，乾隆皇帝继位不久，中国有史以来第一部明确反鸡奸的法令出台，该法令将成年人出于自愿的鸡奸行为刑事化，这是清朝严格加强传统性别角色观念的一系列措施之一。法令出台后的落实程度如何，对男同性恋的控制有何效用，史料上没有记载。但这条法令在中国历史上首次将同性恋行为社会化——同性恋不再是个人私事，它被当做一种"社会危害"受到了法律的干预。

在古希腊人中，同性恋的受人尊崇，到了一个登峰造极的地步，他们认为同性恋和理智的、审美的，甚至与道德的种种品性有联系，并且更有不少人认为它比正常的异性恋还要来得尊贵。在公元前 6 世纪到公元前 4 世纪的古希腊，同性恋被视为"高等教育"的一个部分，当一个少年接受传统的基本教育之后，即作为"被爱者"（beloved），由成人的"爱者"（lover）对其道德与心智发展进行教育，以仁慈、理解、温暖及纯粹的爱对待少年，培养少年道德上的完美。在战场上，同性之爱也得到赞赏，斯巴达的军队在很多战役里，都因为士兵们的同性之爱而赢得了战争。柏拉图对此曾作过如下的证论："一小撮彼此相爱的士兵，并肩作战，可以击溃一大群军队。每个士兵都不愿被他的'爱人'看到自己脱离队伍或丢下武器，他们宁可战死也不愿受此耻辱……在这种情况下，最差劲的懦夫受到爱神的鼓舞，也会表现出男人天赋的勇敢。"古希腊的一些大哲学家如亚里士多德、苏格拉底、柏拉图等都是同性恋者，因此同性恋又被雅称为"希腊恋"。这个时期人们非常推崇同性恋行为，他们认为同性恋和审美情趣、理智、修养有关，同性恋被视为超越异性恋的一种圣洁之恋。此时同性恋在人们的观念中有较高的认同度，但它更多地表现为一种行为模式。

基督教传入欧洲的初期，同性恋仍有相当的势力。但是基督教在西方世界占据思想意识的主体地位之后，同性恋受到了完全相反的待遇。《圣经》上记载："你不可像同女人交合那样地同男人交合，那是令人厌恶的。""如果某人像同女人交合那样地同一个男人交合，他们两人就都是邪恶的，他们应当被处死。"基督教教义指出，同性恋制造了道德败坏的气氛，应该与谋杀、巫术同罪，应当判处死刑。因而，直至中世纪早期，所有同性性交行为都被认为是违背天性的。《圣经》则是用来反对同性恋最根本的理由，因为《圣经》训导中带有浓厚的生育崇拜。漫长的中世纪，欧洲的教会和一些国家制定了多种惩处同性恋的法律，其中包括长期监禁和苦役，甚至将同性恋用火刑、绞刑等方法处死。十多个世纪以来，同性恋现象并不因为道德指责和法律的禁止而消失。从现有的资料来看，同性恋正常性研究最早始于18世纪的社会改革思想家杰洛米·本森（Jeremy Benthom）。本森从效用主义的原则出发，认为社会福利是社会成员福利的总和；具有同性恋欲望的双方发生性行为，这种互娱给双方都带来了满足，同时对其他人没有造成任何伤害，所以这种行为促进了社会总福利的提高；而禁止同性恋只会降低整个社会的生活质量，因此，同性恋不应该被列为犯罪。本森的思想后来成为拿破仑时期法律改革的理论依据，于是，法国、意大利等国和德意志部分地区率先将同性恋行为非刑事化。到了20世纪50年代，国际学术界普遍确认了一种观点，即同性恋这种"不道德行为"和"犯罪行为"是一种疾病，是性心理障碍即性变态。直到1973年，美国精神病学会经过对有关同性恋正常性和病理化研究的仔细审查和比较之后，率先作出将同性恋剔除出疾病分类的决定。次年，美国心理学会也作出了类似的决定。1992 年，世界卫生组织确认同性恋是属于少数人的自然现象后也将同性恋从心理障碍（性变态）疾病分类中剔除。而我国也于 2001 年 4 月 20 日在中华医学会精神科分会颁布的《中国精神障碍分类与诊断标准》第三版中将同性恋从精神疾病名单中剔除出去。

三　同性恋的伦理视角

（一）同性恋的伦理关系

对同性恋的分析可以有四个角度：一是生理学的考察，它与性医学有关；二是心理学的研究，包括精神分析等；三是行为与文化方面的分析，如性社会学、性人类学等都可以归结为此类；四是价值方面的关注，伦理学主要倾向于价值关注。当然，也有一些学者或公众主张同性恋问题、甚至性的问题完全是个人选择的领域，是价值中立的地带，反对一切价值评价的介入。但是，如同人类的其他所有行为一样，同性恋行为同样应当受到伦理评价的涉及，获得伦理学的支持或反对的建议。伦理评价意指依据一定的伦理原则对人的行为、社会关系等进行正式或非正式的判断。分析同性恋的伦理评价必须首先考察同性恋的伦理关系。

伦理关系是伦理评价的对象，如中国传统的基本道德规范"五常"（仁、义、礼、智、信）就是对生活中的"五伦"（父子、君臣、夫妇、兄弟、朋友等五种人际关系）的提炼。同性恋是多种多样的，这里所要论述的，是在发生同性恋行为过程中所可能出现的涉及道德的方面。那么，同性恋现象究竟会产生哪些伦理关系呢？

第一，性与性别的关系。应端正对性的功能的理解。同性恋不涉及生殖、养育，寻找性伴就是为了单纯、直接的性满足，获得快感。甚至有人把同性恋现象归结为自恋症或者心理不成熟的表现，因为同性恋行为本身意味着同性恋者不愿承担对婚姻的责任，不愿履行对家庭的义务。但这一说法似乎牵强，责任、义务是与权利相关的，许多同性恋者是先放弃了婚姻权利，所以才没有了婚姻义务。

现代性学理论已经告诉人们，一个人的性行为方式并不直接地等同于他（她）的性别。也就是说，性别中的男性、女性并不与性行为中的男角色、女角色相对等，不能把同性恋者在性行为中所扮演的角色等同于他的性别角色和社会角色。因为性别角色与社会角色不是由生殖器和遗传基因所决定的，而是来自社会规范、文化传统等因素。所以，女同性恋者未必都男性化，男同性恋者未必都女性化。不过，明确性与性别的区分仍然是必要的，因为日常生活和人际交往大多是建立在性别分工与协作的基础上。一个人在从幼儿成长为成年的过程中，就要选择与自己同性别的行为方式，并逐渐适应习得，顺利实现这一过程，才可称为成熟的社会化。当然，过于执著于性别的约定俗成也是一种消极反应，因此要把握好认同性别与自我确认之间的适宜的度。同性恋的性伴侣为同性，这就意味着他们（她们）放弃了与异性接触的机会，就容易陷入"自恋"中，要能够冷静、客观地看待自己，并接受来自社会的通行观念，减少不必要的冲突，这也可以降低焦虑、不安发生的几率，给生活和他人增加更多的快乐。

第二，与性伴的关系。同性恋现象的本质是一种性爱活动，它比异性恋更关心性对象的身心，而非社会属性（家庭、职业、地位等）。由于避免了异性恋中的忌妒、占有欲和不安全感，可能更容易形成一种兴奋而强烈的性关系。但是，这是一种理论推论。事实上，同性恋者各种各样、千差万别，他们并不总是以一种纯洁的心结成纯洁的关系，特别是由于社会规范（婚姻）只约束异性不约束同性，所以实际上同性恋更换性伴的频率、次数远远高于异性恋。正如阿尔弗雷德·金赛（Alfred Kinsey）所分析的，"同性性关系可没有这么好的外界条件和外来维系力量，反而不断地受到个人内心冲突和个人与社会的冲突的烦扰，结果这种关系绝大多数只不过是一次聚首而已"。在同样的社会环境下，同性恋者也应有所节制和自律，不能完全凭着游戏、玩乐的态度，还应考虑自己和他人的尊严、社会的容忍度，如谋利式关系（卖淫）、无回报式关系（一方满足而不顾及对方的做法）、有损身体健康的性交方式（不卫生、不安全的方式）等都应尽量回避。同性间除了性的渴求，还应结成兄弟情谊（姐妹情谊），相互交流、共享情感，把性关系理解成为完整的过程，包括追求、调情、爱抚、关心等，而不只是单纯的"一夜情"或发泄。社会公众也要在肯定同性恋者是正常人的前提下，帮助他们科学地认识自我和大众的主流文化，鼓励他们相互间特别是与自我认同良好的同性恋者积极交流，大力鼓励富有情感的性结合关系，同时表明不支持轻率的性关系，通过这一方法来减少性伴。

第三，与异性配偶的关系。明知自己是坚定的同性恋者却与毫不知情的异性结婚，毫无异议，这是道德上的欠缺。但这也是事出有因的。因为同性恋者绝大多数是在被迫、无奈，总之非常不情愿的情况下与异性结婚的，他们也是社会不宽容以及传统陋习的受害者。最理想但同时也是最难做到的是独身，维护个人的生活方式，同时不伤害任何人。退而求其次的做法是择偶时选择那些性欲不强的异性，并告诉他（她）自己的真实性取向，赢得他

（她）的理解。除此，恐怕没有更好、更妥当的办法了。如果已经结婚了，怎么办？向配偶坦诚一切，告诉他（她）自己的真实感受，求得他（她）的理解，若能达到把性关系降在最低限度而发展两人在情趣、志向等其他方面的共同点，同样可以获得恩爱夫妻、美满家庭。但若他（她）不能理解，且十分看重性关系，就应友好分手，结束本不应缔结的婚姻。①

（二）同性恋的伦理冲突

在人类不短暂的历史征途中，同性恋现象一直存在着，对待同性恋的态度各个时期的各个社会、各个国家并不坚持一种观点，或者赞同，或者默许，或者反对，直至今日，对同性恋的合理性、道德性还是处在人们的不断争论之中。但是不管政府和社会对待同性恋的态度如何，同性恋现象却始终是存在着的。

1. 同性恋容易造成性病的传播

同性恋曾经给人类带来了很多灾难，最明显的就是艾滋病，有人说"艾滋病是上帝给同性恋的惩罚"。事实也的确如此，同性恋之间的性行为极其容易引发艾滋病。而且，同性恋之间的性乱行为比例也远远大于正常人，而这也让艾滋病的传播越来越广，对人类的生存也构成了极大的威胁。1981 年，美国发现第一例艾滋病，患病者正是一个男同性恋者。1989 年，中国发现的本土第一例因性接触感染艾滋病的病人也与多个同性有过性接触。2007 年 11 月 20 日，联合国艾滋病规划署发布的报告说，目前全球有3300 多万人感染艾滋病病毒。截至 2008 年 9 月 30 日，我国累计艾滋病病例264302 例，其中艾滋病病人 77753 例；死亡报告 34864 例②。这一串串惊人的数字，让人不寒而栗，艾滋病的增多谁之过？由于艾滋病在全世界的蔓延，同性恋问题引起人们的关注。多数人认为同性恋者的性行为通常比较混乱，性对象多变，容易感染各种性传播疾病。艾滋病的感染者中，同性恋所占的比重较高，由于女性同性恋性活动中体液交换较少，患艾滋病危险性很低，而男性同性恋者由于其特有的性活动方式，具有患艾滋病的高危险性。中国疾病预防控制中心性病艾滋病预防控制中心流行病学室主任吕繁说，男性同性恋艾滋病感染率在中国艾滋病高危人群中居第二位，仅次于吸毒。

虽然在某些国家，同性恋者是最早感染艾滋病病毒的人群，但这并不能因此认为同性恋者就是艾滋病病毒的传播者。应该明确的是，艾滋病的病源

---

① 李萍：《同性恋现象的伦理分析》，载《河北学刊》2004 年第 3 期。

② http：//www. 022net. com, 2008/12 - 1.

是艾滋病病毒，同性恋者和异性恋者都可能有某些不安全的性行为，助长了艾滋病病毒在人群中的传播。不可否认，同性恋者患性病的比例比一般的人群要高，并且患性病的男同性恋者也要比女同性恋者多得多。但是，我们应当注意到并且相关的医学研究也证明，性病的感染与传播主要是与无防护的性行为有关，而与个人的性倾向无关。滥交会增大艾滋病的传播概率，并不是同性恋会增大艾滋病的传播。面对艾滋病的传播，同异性行为都负有自己的一份责任，夸大同性恋的责任而降低异性恋的责任是不合理的。诚然，同性恋者可能有更多的性伴侣，"但是更多的同性恋者都是很希望自己的关系能够确立下来"，可是在这样的一个社会道德背景下，很多同性恋者迫于社会的不合理的舆论和指责不得不选择逃离。因此而造成了同性恋者的多伴侣现象。历史已经证明，歧视和偏见都无助于艾滋病的控制。抗击艾滋病，必须让所有的人行动起来，让艾滋病的防治知识深入人心，让同性恋、异性恋的爱"在安全中释放"。

2. 同性恋会对孩子产生不良影响，不利于孩子的成长

许多学者认为同性恋会影响或传给子女，认为长期与同性恋者亲密相处的子女，其身体、情绪将被严重影响，有害于子女，不利于其成长。但是有研究表明，同性恋家庭中成长的子女，在心理发展上与一般孩子并无重大差别。有学者将 40 名分别由同性恋与异性恋母亲抚养的子女加以比较，发现母亲的性取向在两组子女的感情次数与形态上并无差别，且无证据显示母亲为同性恋者一组的子女有性别错乱、增加同性恋倾向或感情发展困难的情况。更有专家指出，若子女的性取向是模仿而来的，那么异性恋的父母又何以会生育出同性恋的子女呢？另外，从子女成长的角度来看，父母的性倾向本身不能成为判断其是否有资格担当父母的标准，也不会阻碍他们成为有爱心的成功的父母，更不会影响孩子的适应性和成长过程。如果同性恋父母或同性恋伴侣有潜力抚养健康、快乐和有良好适应性的子女，如果他们能够悉心照顾子女，如果他们能够为子女的成长提供有益的父母子女关系和家庭环境，那么他们也可以与异性恋父母一样胜任父母的角色。虽然在同性恋家庭中生活的子女，由于他们非传统的家庭结构，会面临一些压力和问题，但根据一些科学证据、研究和临床实践等资料，同性恋家庭的子女可以按照通常的方式适应社会并顺利成长。

3. 同性恋对社会与家庭造成了影响

反对者认为，同性恋行为是家庭矛盾产生的一个原因，它冲击了现今的家庭伦理道德。许多国家的法律上也没有规定同性之间可以结婚，很多同性恋者都不得不与异性结合成家庭，这种家庭的不幸福是必然的。组成这样的

一个家庭不是同性恋者的真实愿望。李银河的《同性恋亚文化》中讲到一个同性恋者的自白:"如果到了三十岁,我还没有结婚就会被邻居和朋友怀疑有那方面的问题。"因为惧怕,因为同性恋者在社会上被排斥,得不到尊重,所以,很少有同性恋者自己公布自己是一个同性恋者,因为这将意味着可能会失去自己在社会上的身份和地位。因此,同性恋者不得不违愿地去结成被认为是正常的婚姻。这一切都使得同性恋者在传统的异性家庭模式里面得不到真正的想要的爱情,必然会导致家庭危机。婚姻和爱情之间是否有必然的联系,或者说婚姻到底是建立在什么基础上的,这些都必须再次引起我们深入的思考以及对现行的法律政策进行反思。

4. 同性恋会导致社会犯罪

近年来屡见报端的由于同性恋问题引发的违法犯罪案件增多、危害扩大的情况深感忧虑,如著名歌手红豆猥亵男童案、江苏如东女同性恋者杀夫案、南京男子集体卖淫案等等。特别是近年来不少城市和地区已出现了青少年甚至幼年被同性侵犯而导致精神失常、自闭症、甚至自杀的严重后果,造成了恶劣的社会影响。一些反对者把社会上出现的一些"猥亵男童"事件等归之于同性恋的过错,然而如果我们能够站在毫无偏见的立场来分析这一类犯罪事件时,我们就能够清楚地看出,这类犯罪事件正如异性之间的诸如强奸等那些犯罪事件一样,与同性恋没有必然的联系。况且我们对于这类事件在伦理道德上是如此的一致地反对,正如我们反对异性之间的那些强奸强暴等行为一样。如果因为有同性犯罪,就取消同性恋性行为,那么我们是否能够因为有异性犯罪而取消异性行为,是否能够因为有经济犯罪就取消经济发展呢?

5. 同性恋乃至同性婚姻不能确保人类的传宗接代

性行为的天然作用是生育,是种的繁衍,是人类的再生产。婚姻是养育子女、繁殖后代,实现人类自身再生产的单元。中国传统伦理道德认为,"不孝有三,无后为大"。由于同性恋无法生育子女,因而属于"大逆不道"的范畴。一些同性恋者违心地选择异性配偶组成家庭,以减少社会压力。中国古代典籍《礼记·昏义》指出:"昏礼者,将合二姓之好,上以事宗庙,而下以继后世也,故君子重之。"罗马法学家莫蒂迪斯蒂努斯也曾指出:"婚姻者,乃一夫一妻之终身结合,目的在于生男育女,继血统,承祭祀。"这些都说明婚姻是为了祭祀祖先和传宗接代,目的在于生男育女。而在传宗接代延续香火等方面,同性恋却不能够达到这样的目的。的确,性行为有生育的作用,而且这是人类的不可推卸的责任。但是我们却不能够把人仅仅当成生育的工具,人的出生并不仅仅为了繁衍下一代。性行为的天然作用除了生育外，还有性欢欣、性欲的满足和快感。否则人就如同兽类一般了。生育是必要的，但是不能够以能否生育来衡量人的性行为是否是道德的。

（三）同性恋伦理评价的原则

对同性恋问题的争议是不可避免的，任何一项科学的观点得到人们的普遍承认必然需要一个过程，在这个过程当中有激烈的争辩，有同意和反对的曲折变化，这是必经的道路。同时我们社会的伦理道德并不是一个很完善、和谐的体系，如何使得社会伦理道德能够正确地跟上道德真理的步伐，达到其本有的目的是我们应该考虑的问题。随着对同性恋问题研究的深入，人们对其的认识一定会越来越理智，越来越科学，这种正确的理解和认识反过来必然使得我们的社会伦理道德更加健全和完善。所以，在同性恋伦理评价时应坚持自愿原则、隐私原则、不伤害原则、人道和公正原则。

1. 自愿原则

指应使成年人在知情、意愿情况下发生性行为。强迫、威逼、引诱等都是非自愿的，是对对方的不尊重，侵害了相互的平等关系，也违背了自愿原则。在西方，随着性学的发展和公众观念的改变，越来越多的性行为得到了社会的理解和认可。但是，一些性行为仍然受到更严厉的社会控制，如强奸、性骚扰和性虐待等，因为这些行为是有违自愿原则的。目前，在西方各发达国家中，法律已不再追究发生在两个成年人之间的、自愿的私下进行的同性恋行为。同性恋者遵循自愿原则行事，同样，旁观者或社会公众也应依据这样的原则看待他们。不能仅仅因为他们有不同于自己的性取向就情绪化地、本能地反感他们，更不能据此在道德上歧视他们。只要他们是出于自愿原则，彼此尊重，就应给予理解和肯定。公众以自愿原则看待性问题，创造出宽松的社会环境，同性恋者中的犯罪问题就会大大减少。

2. 隐私原则

性问题不同于其他行为，它是进入青春期有了性欲之后才出现的。性问题的不当处理会使一个人的身心发育受到严重影响。特别是对未成年人、儿童可能带来终身的不良后果。因此，个人应将性关系限制在私密空间，避免在公共场所暴露或进行。这就是隐私原则的要求。《中国精神障碍分类和诊断标准》第三版于 2001 年 4 月 20 日出版发行，其中有一项修订，同性恋不再被笼统划为病态。"同性恋非病理化"已开始被大众接受。1999 年秋，作家方刚的《同性恋在中国》一书被诉，基层法院的判决书摈弃了把同性恋问题完全道德化的说辞，这标志着在道德上排斥、贬低同性恋者的历史时代的终结。尽管人们已经不再把性快感与罪恶感联系起来了，但人们追求性快乐而应承担的责任也增强了。

3. 不伤害原则

同性恋行为双方要以不给对方造成伤害为界限。例如，明知自己患有性病、传染病等，就应主动地拒绝与其他人进行亲密交往。再如，为了防止感染和伤害，应积极采取预防措施，如戴安全套、采取安全的性交方式等。20世纪 90 年代以来，受到艾滋病危机的影响，人们渐渐形成了新的性规范，即安全的性，不伤害他人和自身以获得性的快乐。不伤害原则也应是公众看待同性恋现象的重要依据。成年人有选择和规范自己的道德能力，因此，只要没有伤害他人，没有出现受害者，同性恋行为（以及双性恋等）就是可以允许的。人们不能以他人的名义，如儿童、妇女的代言人身份反对同性恋。①

4. 人道、公正的原则

在我国古代或现代社会，人们对同性恋持赞美态度的极少，更多的是否定和憎恶，认为他们是败类，继而会以残酷的非人的手段对待他们。人道原则是善待一切人的思想体系，是将人当人看与使人成为人。所以把同性恋者当作普通人看待是人道原则的出发点，也是符合道德终极标准的善。公正、公道、正义都是指在一定物质生活条件下协调人与人之间、人与社会之间的行为规范。公正包含着两层基本的意思。第一，公正的基础是权利，而权利是一种资格。同性恋者同样是人，有社会生存的资格。他们作为社会的人，享有人的基本权利。追求生理上的"性"是人的一种基本权利，也是一种不可剥夺的资格。同性恋者一样能享有这样的权利。第二，公正的实质是平等，应该赋予同性恋者与非同性恋者平等的权利。他们才能真正实现做人的价值，对社会有意义。

四　同性恋的法律视角

（一）同性恋权利解放运动

长期以来，人们一直对同性恋现象采取一种视而不见的态度，其目的是为了使同性恋现象从人们的视野中消失。与此同时，同性恋者自己也不愿暴露身份，于是造成了这一现象根本不存在的假象。少数进入人们视野的同性恋者，不是求医问药求矫治的，就是犯了罪的。由此更增强了人们以同性恋为疾病、犯罪和社会越轨行为的看法。这种状况的真正改变是由于同性恋解

---

① 李萍：《同性恋现象的伦理分析》，载《河北学刊》2004 年第 3 期。

放运动的兴起。第二次世界大战之后开始兴起的同性恋权利运动大致可以分为两个阶段。第一阶段是 20 世纪 50 年代的"同性爱运动"。在这一时期，同性恋者将自己长期以来遭受的不公正待遇的反抗终于爆发出来，他们通过缔结秘密团体的形式，加强彼此间的信息交流，同时注重身份的自我认同，使很多孤独的同性恋者能够得到"回归"，从而产生一种群体意识。这一时期美国共产党员及演员亨利·海伊在洛杉矶成立了第一个同性恋组织。该组织的目标是："联合孤立的同性恋者，教育同性恋者认识到自己是一个受压迫的少数派，领导他们为自己的解放而斗争。"这个组织为广大的同性恋者提供包括法律顾问、心理咨询在内的多种服务，但后来由于麦卡锡主义的迫害，后期转向保守。

　　第二阶段是 20 世纪 60—70 年代的同性恋权利解放运动。同性恋者此时由保守走向开放，开始把民权运动引入同性恋运动，并且形成一定的规模，实现了与政府之间通过正常渠道进行对话。这一时期，大规模的同性恋解放运动是以 1969 年 6 月 29 日发生在格林威治村石墙旅馆中的警察与同性恋者的冲突为起点的，领导人是富兰克林·凯莫尼。当时，数千名同性恋者聚集起来，示威抗议警察的暴力长达四天之久，并且得到了全美各地同性恋者社团的广泛支持，参加示威游行的人数高达 400 万人。他们自此开始了争取"平等、自由、人权"的斗争，并且提出了"同性恋者合法结婚权、配偶权"等权利主张。此后，每年的石墙事件纪念日前后，都会有类似的游行及纪念活动，参加者也从原来单纯的同性恋者扩大到包括同性恋权益支持者在内的社会公众，同性恋者的权利也越来越多地得到承认。1970 年 2 月，约有 1 万名同性恋男女从格林威治村到中央公园示威游行，纪念石墙骚乱一周年。1971 年 6 月，50 名著名高校大学生穿过美国曼哈顿向中央公园行进的"同性恋大军"活动，不仅成人同性恋组织有代表参加，而且还有大学校园的组织，美国、英国等许多西方国家对此都作了不同程度的让步。1973 年，美国精神病学会全国代表大会通过决议，把同性恋从精神错乱的名单中除去，改变了近一个世纪的同性恋病理化立场。1994 年 4 月 28 日，东京举行了日本历史上的第一次同性恋大游行。1998 年元月始，荷兰的同性恋婚姻被正式合法化。1999 年 1 月，法国通过了一项法案，称为"同性恋者公约"。2001 年 3 月 18 日，中国大连同性恋者举行了游走滨海路活动。2003 年 11 月 1 日，中国台湾地区的台北市第一次出现同性恋游行队伍，有 400 多位同性恋及支持者参加，要求社会要看见同性恋的存在，进而消除歧视。

　　在同性恋解放运动的影响下，西方各国同性恋者的法律地位得到了很大程度的改善，各国关于同性恋的法律开始明显放宽。例如在瑞典，自 1944

年起，同性恋行为只要不涉及 18 岁以下的青少年，不卷入特殊类型的关系（如师生关系），就不会触犯法律。按照"沃芬顿报告"思想，英国 1956 年颁布的《性犯罪法》规定，凡不在公共场所（包括公厕）双方同意而且没有其他人在场的情况下进行的鸡奸，不算犯罪。1967 年，英国法律终于使彼此同意的成年人之间的同性恋关系合法化。从 1962 年起，美国伊利诺伊州不再严格禁止成年人之间双方自愿的私下同性性行为。到 20 世纪 80 年代末，美国有 22 个州允许同性恋合法存在，其余各州同性恋虽仍属非法，但只判处罚款和处罚涉及重罪的行为。在实施法律的过程中，很少有人因同性性行为被捕，因为这种行为多是在私人场所进行的。其他一些西方国家也就同性恋的相关立法作出了调整。可见，西方大多数国家中同性恋的法律地位在这一时期得到了很大改变，表现在，只要不违反以下三项原则，即：不涉及未成年者；不在公共场所进行；双方自愿，同性性行为即可不由法律追究。换言之，法律已不再追究发生在两个成年者之间的自愿的、私下进行的同性性行为。同时，同性恋者在权利解放运动中所表现出来的权利意识又反过来又影响了各国当时的立法，最终使他们的权利得到了法律的保护，使同性婚姻的实现成为可能。

（二）同性恋的合法化

直到 19 世纪，很多接受了拿破仑法典的地区，并没有明确禁止同性性行为。但是很多采纳了英国习惯法系统的国家，则保留了反鸡奸条例并处死同性恋者。这种情况一直延续到 19 世纪末。到了 20 世纪，随着同性恋权利的兴起，作为泛公民权利的一部分，以及学术机构对性行为的研究而产生的酷儿研究的出现，使得媒体上出现了同性恋形象，并改变了社会对同性恋的认同程度。英国的沃芬敦报告（Wolfenden report）是西方国家对同性恋合法化的转折点。很多西方文明国家现在已经对同性恋或同性恋行为进行了合法化。一系列的欧洲国家，例如荷兰、德国等已经改变法律或者允许同性婚姻或者在法律上认可长期的同性恋关系。一系列的国家允许同性恋伴侣收养子女。而公开承认是同性恋、双性恋或过去曾经进行过同性性行为的政治家的人数也在上升。这包括了前英国国防秘书约翰·梅杰（John Major）、波蒂略（Michael Portillo）。公开的同性恋政治家大维·诺里斯是爱尔兰参议院议员，而现任以及前任爱尔兰总统玛丽·麦阿里斯（Mary McAleese）和玛丽·罗宾逊是爱尔兰同性恋法律改革运动（Campaign for Homoexual Law Reform）的创始人，这个组织曾在爱尔兰的同性恋合法化过程中起过重要作用。对同性性行为的立法和合法化，以及同性婚姻和无性别详述的公民结合是同性恋权利活动家的主要目标，以保护同性恋伴侣和家庭。最近几年，一些地区放松或取消了歧视同性恋的法律，包括鸡奸法和禁止同性恋参军的条例。1951 年，保加利亚合法化了成年人之间的同性性行为，匈牙利和捷克斯洛伐克则于 1961 年通过。在英国英格兰和威尔士，1967 年把 21 岁以上成年人自愿的同性性行为合法化，苏格兰在 1980 年跟进，北爱尔兰则于 1982 年跟进。承诺年龄在 1994 年从 21 岁下降到 18 岁，并于 2000 年在大不列颠调低到 16 岁和北爱尔兰的 17 岁，使同性性行为的承诺年龄与异性性行为的承诺年龄一致。在美国，这个趋势在 2003 年 6 月 26 日达到顶峰，当时美国的最高法院在劳伦斯对决得克萨斯州的判决中认为，美国州宪法中把两个成人间私人的、非商业化的性活动（包括同性性活动）判为犯罪是违反宪法的，并废除了全国的鸡奸法。

《中华人民共和国刑法》各版中均没有明确将同性恋定为犯罪的条文，但在 1997 年以前曾出现过依照刑法中"流氓罪"条文将同性性行为者判刑的案例。1997 年被全国人民代表大会表决通过的新刑法对流氓罪的内容给予了更为明确的解释，其中并不包括同性性行为，据此可以认为同性恋在中华人民共和国已经完全被非罪化。但由于大多数中国人对同性性行为仍然持反感态度，且并无法律明确声明要保护同性恋者的合法权利，所以同性恋者在社会上仍受到一定程度的歧视与欺压，但社会大众（特别是年轻一代）对待同性恋态度的总体趋势是越来越宽容的。不过，上述国家的趋势并不是在世界上所有国家都一样的，在一些国家，同性恋仍然被认为是犯罪行为。目前较不接受同性恋并对其实施有期徒刑与极刑的国家，普遍分布于回教地区的非洲、西亚及南亚等地区，其中实行有期徒刑的包括孟加拉、不丹、印度、尼泊尔、马尔代夫、新加坡、乌干达、法属圭亚那，而实行更严重的死刑的包括阿富汗、伊朗、巴基斯坦、毛里塔尼亚、尼日利亚、苏丹、沙特阿拉伯、阿拉伯联合酋长国以及也门，在这些国家中同性恋仍然会被判以极刑，也是最极端的例子。

（三）同性婚姻合法化的争议

1. 赞同同性婚姻的观点[①]

同性婚姻具有合法性。同性恋者平等地享有宪法、法律赋予每个公民的权利，同性恋者是具有各项权利的公民，他们有结婚的要求，这与他们作为公民的权利没有冲突，应该得到法律的承认。法律应禁止任何歧视并

---

① 刘秀：《展望同性婚姻》，载《现代预防医学》2007 年第 4 期。

保证所有的人得到平等的和有效的保护。各国宪法对平等权也都重点规定，宪法将平等作为一种正义的追求确定下来，首先意味着主体的平等，禁止同性恋者进入婚姻领域不当地缩减了同性恋者的宪法权利，缺失宪法依据。

同性恋者缔结婚姻的权利是一种人权，应得到法律的保障。平等与非歧视原则是人权规范架构中的一个基础性原则，它遵循着"人皆生而自由，在尊严及权利上均各自平等的理念，排斥基于任何法定理由的排斥。它在世界人权规范性文件中有着充实而又坚定的基础。"法律并不仅仅是为了维护大多数人的权利，它要保障的是每个公民的权利。如果一部法律单单是为了维护社会中多数人的权利，那么这部法律就是不完善的，不能因为同性婚姻不符合大多数人心目中的道德标准，就否认同性恋者应当享有的权利。我国著名社会学家李银河认为，同性恋者是具有各项权利的公民，他们有结婚的要求，这些基本要求应该得到承认。同性恋者同异性恋者一样，在法律面前是平等的个体，不能仅仅因为他们的性倾向就受到歧视。他们并不会危害到其他人，我们应该对其持宽容的态度，不仅要防止歧视还要积极采取措施给他们以各种保障，使他们能够真正地享受到法律的平等保护。

结婚权是私权，性倾向也是私权，法律应加以保护。结婚是公民"私权利"的行使，而对于私权利行使的理念是"法无禁止即可为"。在世界人权文献中，散发着对私权保护与尊重的气息，关于结婚权利，《世界人权宣言》第 16 条、《公民权利和政治权利公约》第 23 条、《欧洲人权公约》第 12 条都有所涉及。性倾向是一种独立于任何时间、地域和外界力量的生物因素，一个人的同性恋倾向，不会对他人产生不良影响，也不会侵犯他人的权益，站在人本主义的立场，人当然有选择这种生活方式的权利，只要不伤害他人，一个人选择什么样的生活方式完全是他自己的事，他人无权干涉，这是一项基本人权。在当今社会文化意识形态多元化的状况下，法律应"以人为本，尊重现实"，作为人类情感组成部分的同性爱在新时代也应得到与异性爱婚姻同样的法律地位。

同性恋者有选择自己生活方式的自由。在《世界人权宣言》、《公民权利和政治权利国际公约》等国际人权文献中，都表达了一种自由的思想与理念，法律的制定应该为人们提供更多的自由。同性恋在各国现已得到普遍的宽容，而对于他们选择自己的生活方式，拒绝来自对他们施加的固有的婚姻模式，能动地、充分地实现自己的自由价值的做法，我们有理由以自己固有的价值观横加否定吗？对于同性恋者而言，同性恋婚姻合法化不仅是同性关系法律权益的保障，更重要的是，它代表着一种社会承认与人格尊重，是公民权利平等的升华。

2. 反对同性婚姻的观点

我国大多数学者对同性婚姻还是持反对意见的。戴娜娜认为目前在中国以立法形式确认同性婚姻条件尚不成熟。首先，立法不能脱离本国国情。任何一部法律的出台，都有其必不可少的立法基础，这一基础是政治、经济、历史、传统习惯等的综合体，是由该国国情所决定。同性恋在西方社会有其深厚的历史根基，经历了从受尊崇到没落再到逐渐被认可的过程，这一根基势必影响立法的决定。在中国同性恋现象千百年来被世人看做违背伦理的病态行为，同性恋者一直受到社会的歧视，要在这样一个国度中确认对同性婚姻的保护显然缺少立法基础。其次，同性婚姻与中国婚姻立法历史进程不符。纵观中国历朝历代有关婚姻关系的法律规定，无论是《唐律疏义》或是《大清律例》，没有任何一个朝代对同性婚姻作出过规定。相反，均是规定男女两性婚姻。我国现行《婚姻法》则是明确规定："实行婚姻自由、一夫一妻、男女平等的婚姻制度。"在婚姻缔结双方的性别问题上，我国法学界一直以来也是秉承异性婚姻的观点。因此，确认同性婚姻将有违中国婚姻立法传统，与历史进程不符。最后，同性婚姻与中国传统伦常观念相冲突。在中国绝大多数家庭，男女结婚不仅是他们个人的"终身大事"，也是双方父母的大事，甚至是双方家族的大事。因此，同性婚姻立法还必须考虑到家庭其他成员对这一婚姻形式的认可度。否则，将因同性婚姻的立法保护导致家庭关系的破裂，乃至社会和谐的动摇。[①]

龙翼飞教授认为："婚姻法不会为同性婚姻单独设置新的规则，因为对社会成员财产权利或者人身权利的保护，在不同的法律中都有规定。如两个同性在一起相互帮助，相互扶持，继承法规定，法定继承人以外的其他人对被继承人尽过较多的照顾义务，可以适当分割一部分遗产，这就解决了继承的问题。涉及某些社会公众都接受的人身权利、财产权利的保护，在其他法律中都有规定。"同性伴侣为什么就不能享有与异性伴侣同样平等的法律保护？我们又如何解释，基于同样的道理，为什么需要对未成年人、妇女、老人和残疾人在一般保护的基础上另外通过专门的立法进行特殊的保护呢？

田秀云教授从婚姻的自然属性方面提出反对意见，她认为："婚姻家庭关系是自然规律和社会规律合力作用的产物，同人类爱情相一致，也具有自然和社会的两种属性。婚姻关系的自然属性主要是指人类对异性的生理需求和自然产生的求偶心理和行为。可以说两性结合是人类永恒的本能，只有这

---

① 戴娜娜：《同性婚姻的法律思考》，载《法制与社会》2008 年第 2 期。

种两性的结合才能被社会制度和法律制度确认为夫妻关系，称为婚姻。那种同性恋的结合，是违背自然规律和社会法则的，因而永远不会得到社会制度和法律的认可，也就不会被确认为婚姻关系。"我们承认婚姻关系中的自然因素，但是不能夸大自然因素，起绝对作用的还是社会因素。婚姻应当以感情为基础。①

（四）各国关于同性婚姻的立法

随着二战以后同性恋权利运动的兴起和人们观念的转变，同性恋和同性婚姻在国外已不是什么新鲜话题，其中不少国家制定了相关法律对同性婚姻予以承认和保护。截止到 2006 年，承认同性婚姻的国家和地区有丹麦、荷兰、法国、西班牙、挪威、比利时、瑞典、冰岛、格陵兰岛、加拿大、英国、新西兰、美国佛蒙特州、马萨诸塞州、夏威夷州及南非等。

早在 1968 年，社会人民党就发动了丹麦第一次要求承认同性伴侣关系的运动。1988 年 12 月，丹麦国会以全部赞同票通过该法案，规定同性伴侣中的双方在继承、住房津贴、退休离婚方面，享有与异性婚姻相同的权利。1989年，社会民主党和社会人民党共同发起了一项关于建立同性伴侣注册的议案。同年 6 月，议会以 71 比 47 票通过，并于 1989 年 10 月 1 日起生效。丹麦是世界上第一个采纳《家庭伴侣法》的国家，如继承、保险计划、退休金、社会福利、所得税减免、失业救济。同样，如果离婚，他们也有承担赡养费的义务。1997 年，丹麦国家教会的主教承认同性伴侣关系。现在，同性伴侣也可以在教堂里举行结婚典礼。丹麦的《家庭伴侣法》不但赋予同性伴侣与异性婚姻相同的权益，而且也承认冰岛、挪威已登记的同性伴侣关系。但是该法规定："非丹麦公民只有在丹麦境内居住满二年，才可以登记为同性伴侣关系。伴侣双方可以互相收养对方的子女，除非该子女是从国外收养的。"

1998 年 1 月 1 日，荷兰的《家庭伴侣法》正式生效。《家庭伴侣法》中所指的"伴侣"，既包括"同性伴侣"，也包括"异性伴侣"。对于同性伴侣来说，登记的同性伴侣将会和婚姻中的夫妻双方一样，在退休金、社会安全保障、继承和扶养方面享有同样的权利，承担相同的义务，但同性伴侣无权收养子女；对于异性伴侣来说，该法为那些既想暂时结为伴侣，但又不想缔结婚姻关系的男女提供了法律保障，它实际上是一部"同居法"。2000 年12 月，荷兰参议院通过一项法律，允许同性恋者结婚并领养孩子，该项法

---

① 涂建新：《同性婚姻的合法性研究》，Http：//www. lunwe. ntianxia. com/product. sf. 3321497. 1.

案于 2001 年 4 月 1 日正式生效，使荷兰成为世界上第一个实现同性婚姻合法化的国家。该法不但允许同性恋者结婚，而且可以完全享有与异性婚姻相同的所有权益。因而，它是一部真正的同性婚姻法。

2000 年 1 月，法国政府颁布实施了《公民互助契约》，规定"同居伴侣"可以登记一种新型的家庭关系。它与荷兰的《家庭伴侣法》十分相似，因为该法中的"伴侣"，既包括同性伴侣，也包括异性伴侣。《公民互助契约》允许同居伴侣享受异性夫妻所拥有的一些权益和责任，规定"伴侣双方必须在经济上互相支持；除非特别说明，任何财产的添置都属双方所有。同居三年后，两人能够像夫妇那样共同纳税；一方死亡后，另一方能够顺利继承劳保"。但和婚姻相比，家庭伴侣的关系更容易中断，而且无须律师的介入。如果双方同意，这种关系在顷刻之间就能解除；如果一方不同意离异，另一方则可以给出通知，原有的关系在三个月内就被自动解除。《公民互助契约》使法国成为全球第一个承认同性伴侣关系的天主教国家，此法受到了保守势力和天主教会的激烈反对。但调查表明，接近一半的法国人认为，同性伴侣的关系应该受到法律承认，而更多的人则支持未婚的异性伴侣也应享受到一定的权利。

2001 年 6 月 22 日，比利时部长会议通过了一项法律草案，规定今后在比利时境内的婚姻不一定必须是异性间的结合，婚姻也可能是由两名男性或是两名女性所组成的。这一法案的通过使比利时成为继荷兰之后第二个允许同性婚姻的欧洲国家。

2001 年 10 月，芬兰国会通过了一部法案，允许同性恋者以伴侣身份登记，该法于 2002 年 3 月 1 日起正式生效。根据这一法律，同性恋者在登记注册确定伴侣关系后可获得部分同合法异性夫妻同等的权利和义务关系。该法规定了同性恋者登记注册的条件：双方必须年满 18 岁，但如果双方有一人是已婚者则不能登记，两人如有近亲血缘关系也不能进行登记。另外，该法还规定，登记注册的同性恋者只有在一方去世后，或通过法院才能解除双方关系。登记的同性恋者在对方去世后可以继承其遗产，有权领取家庭养老金。但该法不允许同性恋者收养子女，包括互相收养对方子女。

2000 年 11 月 10 日，德国联邦议会通过了有关同性恋者结为生活伴侣的《生活伴侣登记法》。按照此法律，同性伴侣可以在婚姻登记处登记结为"生活伴侣"，"生活伴侣"的社会和法律地位与传统异性婚姻类似。这个法律从 2001 年 8 月 1 日开始生效。《生活伴侣登记法》的目的在于消除法律对同性恋的偏见与不公，其内容主要包括两个部分。

2003 年 6 月 10 日，加拿大的安大略省赋予同性婚姻以合法地位，安大略省上诉法院裁定加拿大现行法律关于婚姻的定义违反了加拿大权利和自由宪章的平等权，因为它只把婚姻限定于异性恋者之间。这个决议使得加拿大的安大略省成为北美第一个认同同性婚姻的管辖区。加拿大联邦政府亦表示，接受法庭裁决，并将立法予以认可。这意味着加拿大成为继荷兰、比利时之后，全球第三个允许同性结婚的国家。不过，同性结婚要想正式为加拿大国法律认可，仍需两个步骤。首先是最高法院批准同性婚姻没有违法，其次是国会通过改变婚姻定义的法律。

2006 年 11 月 14 日，南非议会以 230 票赞成、41 票反对、3 票弃权压倒多数性的票数通过了"同性婚姻合法化"法案，在普遍视同性恋为禁忌的非洲大陆，成为第一个将同性婚姻合法化的国家。法案将两个自愿结合的人的婚姻合法化，原有婚姻法把婚姻关系限定在男女异性之间，新的法案将对原婚姻法进行修改，以实现对同性婚姻的认可。政府表示，该法案旨在打击一切形式的歧视和偏见。非国大议员宣称该法案扩大了所有人的基本自由，并将之与十多年前南非摆脱种族隔离制度相提并论。南非家庭事务部部长说："通过宣布任何南非人决不会再因为肤色、种族、文化以及性取向而受到歧视，我们正在摆脱不公而痛苦的过去。"据报道，在南非，同性恋男子或女子经常因为其性取向而遭到袭击。在整个非洲大陆，同性恋也被视为禁忌话题。在津巴布韦、肯尼亚、乌干达、尼日利亚、坦桑尼亚、加纳以及绝大多数撒哈拉以南的非洲国家，同性恋都是非法的。一些非洲国家还在讨论修改宪法禁止同性婚姻。

五　同性恋的前瞻性思考

虽然同性恋已是公开的秘密，但因为涉及个人隐私、性倾向，相对于主流人群他们形成了特殊的"另类人群"，性伴侣的关系一直处于地下隐蔽状态，得不到与异性恋者平等的社会保障和约束，而且他们的伴侣关系往往易碎而短暂，从而导致了同性恋者频繁更换性伴侣，增加了性病、艾滋病传播的几率。解决同性恋带来的系列社会问题的根本途径就是查清原因、寻求对策；加强对青少年的科学教育和正确引导；对同性恋群体给予社会尊重、消除偏见，这样才能扭转同性恋者面临的困境，解决这个特殊群体带来的许多社会问题。具体如下：

（一）针对产生同性恋的不同个体原因，尊重个人意愿，区别对待

目前学界关于同性恋的成因总体上有生理因素、心理社会因素和生理心

理社会因素综合决定三种说法。既然产生同性恋的原因不同，同性恋个体对自己行为的看法不同，那么就应该分别不同情况，采取相应的措施。要尊重个人的意愿，无论哪种情况，只要愿意接受治疗、矫正回归主流性取向的就治疗、矫正；满足目前同性恋状况的也予以尊重。既要尊重同性恋者的权利，又要注意防止把本想回归主流性取向的受同性恋困扰的同性恋者拒之门外的倾向。

（二）立足我国国情，对同性恋者宽容但不纵容

在人权彰显的现时代，毫无疑问同性恋者作为公民，应该享有公民的正当权益，也应该受到社会的尊重与宽容。同时也应看到，毕竟各国有各国的具体情况，制度不同、价值观不同、同性恋群体的数量和人口中所占比例不同、权利要求不同、社会氛围不同、法律保障环境不同。在我国目前虽然随着社会的发展、观念的更新，人们开始了解并关注同性恋，但无可否认大多数人仍对同性恋采取不支持的态度，在宽容同性恋的同时，也要尊重这一现实，不要过分渲染它。

（三）在尊重同性恋者权利的同时，要看到它带来的严重社会问题

社会在进步，人们的观念在慢慢变化，尊重同性恋者的权利也慢慢被人们所接受，这应看成是社会文明的进步。同时也要清醒地认识到同性恋带来的严重社会问题。（1）同性恋容易造成艾滋病的传播。从男性同性恋艾滋病感染率在中国艾滋病高危人群中居第二位，仅次于吸毒这一事实来看，"艾滋病是上帝给同性恋的惩罚"的说法不无道理，问题的严重性由此可见一斑。（2）同性恋会对孩子产生不良影响，不利于孩子的成长。许多学者认为同性恋会影响或传给子女，认为长期与同性恋者亲密相处的子女，其身体、情绪将被严重影响，有害于子女，不利于其成长。（3）同性恋对传统社会与家庭伦理构成挑战，且不能实现种的繁衍。（4）同性恋会导致社会犯罪。近年来屡见报端的由于同性恋问题引发的违法犯罪案件增多、危害扩大的情况令人深感忧虑。鉴于此，应站在人类整体利益的高度权衡利弊，作出科学决策。

（四）创造条件，加强对青少年主流性取向的引导

由于同性恋成因有生理、心理、社会等方面的综合因素，因此，对于青少年要注重主流性取向的正面引导，这不仅能防患于未然，而且可以起到一定的矫正作用，毕竟为了祖国的未来，人类种的繁衍，主流性取向的形成是

必需的，同性恋无论是在整个人口中的比例，还是社会主流性取向的意识中都是居于从属地位的。

（五）以集体主义为原则，正确处理同性恋群体和社会的关系

迄今为止，经过长期的进化发展，人类社会的发展、种的繁衍都是建立在两性基于自然生理需要和社会需要的结合上，在可预见的将来，这种情况还没有改变的迹象。尽管基因技术、克隆技术的发展为人类的繁衍提供了新的选择，但同样带来诸多伦理问题和严重甚至是灾难性的社会后果。因此，我们应站在整个人类的立场上，以马克思主义的集体主义原则为指导，正确处理同性恋群体和整个社会的关系，既要尊重同性恋群体和个人的权利，又要使个体权利服从于整个社会的长远和整体利益。

总之，同性恋问题，从大处讲，关系国家、民族、人类的未来；从小处讲，涉及个人生活的方方面面，特别是个体的权利和义务。要加强研究、科学对待、审慎处理。

第十二章　变性手术
——上帝给了我们一个身体，
我们赋予身体一个意义

在阿里斯托芬讲的神话中，男人女人是一体的生物，名叫"男女"，后因触犯神灵，被宙斯对半分开。也许，正是从宙斯将男女分开之时，人类就开始了对自己性别的困惑。性别本是天生决定，如今，随着医学技术的进步，变性已经不再是天方夜谭，对那些渴望改变自己性别的人，可以通过变性手术来"纠正上帝的错误"。但由于变性手术改变的是人生而有之的性别，而性别作为人的自然属性，是性关系、婚姻、家庭的基础，人类的生殖繁衍是人类社会存在延续的基本条件。变性触及一些敏感而千古未变的人伦之理，它引发的讨论和问题，已经远远超出了手术刀和生理医学的范畴，而是渗透到社会学、伦理学、宗教学、法学之中。变性到底是涅槃重生还是在刀尖上独舞，到底是对上帝的背叛还是文明的救赎，对于变性人和变性手术，我们应该确立什么样的态度呢？

一　变性手术概述

（一）易性癖

1. 易性癖的含义及特征

著名精神病学、性学和内分泌专家哈里·班杰明（Harry Benjamin）对"性"和"性别"曾有过精辟的论述，他说："性（Sex）是你所看到的，性别（Gender）是你所感觉到的。这两者之间的协调对人类的幸福是至关重要的。"这里所提到的"性"（Sex），是指解剖学上的性；"性别"（Gender）则是指心理上的性别或性别自认（Gender Identity），即一个人对自己是男性还是女性的自我认识。对绝大多数人而言，其解剖学上的性与其心理上的性别（性别自认）是协调一致的。但也有极少数人，尽管他们清楚地知道自己的解剖学性别，但却在心理上感觉到自己是异性，痛恨或厌恶自己的解剖学性别并渴望改变之。1949 年考德威尔（Caul dwell）首先把这种现象称为"易性癖"，把这样的个体称为"易性癖者"。易性癖是指从心理上否定自己的性别，认为自己的性别与外生殖器的性别相反，而强烈要求变换生理的性别特征，这是一种心理上的变态，属于性别身份识别障碍。男性易性癖患者认为自己是套在男人躯壳里的女人，而女性易性癖患者则感到自己是锁在女人身体内的"男人"。他们在社会生活中，常以异性角色表现自己，他们渴望完全按异性的角色去生活。据国外的统计资料，易性癖的发病率为 1/14 万—1/10 万；该比例还随不同国家、不同民族、不同性别、不同职业、不同文化背景和不同的社会条件而有一定差异，如英格兰，男性约为1/35000，女性约为 1/105000；在美国，男性约为 1/100000，女性约为1/400000；在澳大利亚和新西兰，男性约为 1/24000，女性约为 1/150000；在荷兰，男性约为 1/45000，女性约为 1/200000；在新加坡，男性约为35.2/100000，女性约为 12/100000。我国一直缺乏科学的统计数据，何清濂参照国外的数据估计，目前国内易性癖病人应该在 10 万人左右。

　　一般而言，易性癖者都具有一定的特征，但究竟表现出什么样的特征，依据学者所见大致有九个特征：易性癖者确信自己存有与自己身体性别不同的性别，本人固然不否认自己解剖学、生理学上的特征，但总认为自己是被捕禁错误的身体中，此种人的智能是正常的，甚至在中等以上；男性易性癖者对于自己身体具有阴茎及胡须，女性对其乳房及月经等身体特征厌恶；男性易性癖者自小就萌发出强烈被保护的要求，并喜欢与女孩一起玩耍，喜欢男扮女装，语言上、行为上常模仿女性，把自己当女性看。女性却在心理上把自己看成男人，希望能过男性生活；易性癖者自小就出现变性的欲望，且一贯的存在，并随年龄的增长逐渐强烈；易性癖者喜欢穿着异性服装，这已从孩提时代就表现出来，而后不断发展，此种物恋行为，求得精神上的安定；易性癖者对同性恋者表现出强烈的排斥感，有与"完全异性"之人交际的愿望。同性恋者不存在对于自己器官彻底的厌恶感，但易性癖者此种感觉非常强烈；易性癖者在性格上表现冷漠、情绪不稳、闭锁、不愿与外界接触；易性癖者拒绝接受精神疗法，认为精神疗法反乎自然，只承认变性手术是合乎自然的处置方法；易性癖者如认为进行变性手术有妨碍时，常有疯狂攻击他人的反应，而本人由于疲劳与意识危机，甚至精神崩溃，有时甚至将自己的性器官割除或自杀。

　　2. 同性恋、易装癖和易性癖的区别

　　这是一个难以说清楚的问题。它们之间确有区别，但也有许多相互交织、令人费解的地方。也就是说，一个人可以是个完全的变性人，他（她）

在现实生活中也可能表现出通常的同性恋和易装行为。同性恋是以同性别作为性爱对象的一种变态性欲形式。一般来讲，同性恋者在"性"上的最大愿望是拥有一位同性的性伴侣，并通过同性间的性行为使性欲得到满足。

易装癖是以穿着或触摸异性衣裤，胸罩等激起性兴奋，得到性满足。易装癖者在"性"上的最大愿望便是通过"易装"行为获得性欲的满足，在获得满足的过程中并不需要性伴侣。大多数易装癖者都是异性恋，但许多也是潜在的双性恋者。他们对自己的性别和生殖器基本满意，并没有要求改变性别的强烈愿望。

易性癖是性别认同发生障碍。易性癖者的最大愿望——不仅仅是"性"方面的最大愿望，可以说整个生活中最大的愿望就是改变自己的性别。性伴侣对于他们来讲已经退居到次要的地位。这样的愿望来源于对自身生殖器的厌恶甚至恶心，来源于对自己的性别的强烈不认同，以至于想通过变性手术来改变自己的性别。男性易性癖的"性"定向通常指向男性，但与男性同性恋者不同，总希望男性像对待真正的女人那样对待他。所以这些易性癖并不认为自己是同性恋，因为他们心理上确实认为自己就是女性，自己进行的是异性恋，只不过外表上看起来是同性恋而已。这样，也就不难理解为什么几乎所有的变性人都有"易装"行为，而不是真正的易装癖。

3. 易性癖发病的原因

"病有标本者，本为病之源，标为病之变。"（《景岳全书》）易性癖的病源病因是什么呢？虽然经过多年的研究，但医疗界对此仍然没有定论。目前认为，易性癖的发病与下述原因有关，即内分泌、遗传、性别中枢功能异常和后天环境因素。

内分泌因素。有学者报告血浆中睾酮水平在易性病中男性患者偏低，女性患者偏高。亦有人认为男女易性病患者血浆中睾酮均无明显变化。

性别中枢功能异常。有学者认为，决定性别的中枢在下丘脑。至青春期，下丘脑会使人体向既定的性别发育成熟。由于下丘脑的功能受制于染色体上的性基因，性基因的启动，才是表现性别的真正原因，而性基因的选择，在卵子受精的瞬间已决定。安徽医科大学周江林博士通过对六例变性人大脑的深入研究，发现下丘脑中有一个叫做"终纹床核中央区"的核团和人的性别自认有关。普通男性的这个核团比普通女性大44%，而男变女变性人的这个核团则比普通男性小得多，只是普通男性的52%，和普通女性相仿。当这篇题为"人脑的性别差异和变性的关系"的论文，在世界最著名的《自然》杂志发表后，引起学术界的强烈反响，《自然》杂志也两次专门组织文章对此文进行评介，予以充分肯定。第二年的《发现》杂志将这项成果列为 1995 年世界 100 项重大发现之一。上述发现公布后，随着时间的推移，国际医学界陆续有人证实了此项结论，得到了学术界的广泛认同。

遗传因素。从胚胎学的角度看，胎儿的性腺结构在发生的初期是倾向于形成女性性器官——卵巢的，只是由于 Y 染色体的原因，才引起男性性腺——睾丸和雄激素的产生。胚胎六周时，在胎儿雄激素的作用下，女性生殖管道的前身——苗勒氏管退化，同时，外生殖器向男性发育，生殖结节伸长成为阴茎，两侧的尿生殖褶沿阴茎的腹侧而从后向前合并成管，形成尿道海绵体部，左右阴唇阴囊隆起移向尾侧，并相互靠拢，在中线处形成阴囊。在缺乏胎儿雄激素的情况下，胎儿的女性化倾向就保留下来，形成女性化表型。如果脑中通过激素而接受男性信息的部位发生障碍，不能接受这种信息，在男性的躯体内保留女性的成分。国外有学者用此观点解释性取向障碍和性别转换症的发生机制。[①]

环境和心理因素。患者于胎儿期间，其母可能有不适当的用药史，特别是使用性激素药物或对性激素有影响的药物，长期食用受环境污染而产生类雌激素物质的食物，均可能影响胎儿性生理与性心理的发育；患者的童年可能曾遭受过心理创伤、生活挫折或不幸的性遭遇的历史；父母从小把孩子按异性打扮，尤其是在 1 岁以内，父母对孩子的异性打扮行为采取纵容或漠然处之的态度；母亲过分溺爱男孩，过多地搂抱男孩，使母子之间缺乏精神上的分离，并断然禁止做男孩的游戏，禁止同龄男孩之间相互影响；长期生活在单一异性环境之中，缺乏一个年长的男人在男孩成长时为其做样板，以及在进入社会早期后，男孩缺乏亲近的男友，而与易于接近的女孩为友；男孩英俊貌美，成人受此影响而将他做女孩看待，或男孩曾被父亲粗暴地遗弃，如父母离异、单亲家庭等。

4. 易性癖的临床诊断、治疗和预防

各个国家或地区对易性癖的诊断要求不尽相同，但基本上均参照美国精神病学会 1980 年出版的第 3 版《精神疾患诊断和统计手册》的诊断标准。包括以下五项：对自己的解剖学性别有一个不舒服和不适当的感觉；希望去除自己的生殖器并按异性成员生活；这种心理异常至少已持续两年；没有生理上的两性畸形或基因异常；不是由其他疾病如精神分裂症所致。但是，在确立易性癖诊断之前，还必须考虑到有其他一些类似疾患或病症存在的可能。

---

① 朱辉综述，蔡志明审校《变性手术及相关问题》，载《中国美容医学》2004 年第 3 期。

　　易性癖的治疗到目前为止尚无完全统一的意见。20 世纪 90 年代关于易性癖的治疗大多数专家认为，对于真正的易性癖者，外科手术是最好的治疗手段，药物或精神治疗没有持久的帮助。一般来说，治疗方法主要有：心理治疗、药物治疗和外科治疗。心理治疗：心理治疗的目的是通过心理调节，精神干涉和行为修饰等手段使易性癖者的心理性别适应于其解剖学性别。常用的方法有脱敏法、反射法和行为约束法等。药物治疗：药物治疗主要是指性激素治疗。一般认为：男性患者应用雌性激素是有帮助的，它可产生一个暂时性的化学性阉割作用并有镇静效果。女性患者应用雄激素，可使体毛增多、喉结突出、肌肉发达、嗓音变粗等，总之可使其在第二性征上接近男性。外科治疗：外科治疗目的在于通过外科手术使易性癖者的身体符合其心理状况。

　　目前，对易性癖现象，医学界公认的上策是预防为主，防患于未然，从小抓起，普及性知识教育。具体内容有：应注意孕期卫生，尽量避免使用各种有碍于胎儿正常性发育的任何药物或食物；应注意对婴幼儿的正确、科学喂养，应尽量为儿童创造一个有利于身心健康的良好环境，要重视儿童性别认同教育，充分发展其与异性间正常交往的良好习惯，切忌把男孩当女孩抚养或把女孩当男孩抚养；加强青春期性教育，不要粗暴干涉其与异性间的正常接触，亦应避免长期单性群体生活；消除各种有关性的错误观念和愚昧想法，大力宣传提倡健康的性行为方式；广泛建立性咨询服务网络机构，当发现孩子有性别认同障碍时，就应加以重视，早防早治，防患于未然，阻止其发展。此外，在干预和预防儿童可能出现性别认同障碍时，不应忽视社会环境影响和作用。比如，适当增加幼儿园、小学中男教师的比例，以便男孩子更多地获得男性角色的熏陶和培养。

（二）变性手术

1. 变性手术的含义及手术方法

　　从医学上看，变性人是一个通过性别重置手术"改变了性别的人"而以改变后的性别角色生活的人。变性手术（Gender-Change Surgery 简称 GCS）是针对易性症患者在心理、药物等手段治疗无效的情况下而实施的外科治疗手段，即通过整形外科手段（组织移植和器官再造）使易性症患者的生物学性别与心理性别相符。变性手术实施的病例是易性癖，其主要目的是让易性癖患者通过器官的改变，实现抛弃原来的解剖学性别、变成异性的梦想。但变性手术具有不可逆转性。首先，易性癖在要求接受变性手术是经过较长时间的充分考虑的，因此可以说是在承受了长期的心理痛苦的情况下提出的，这就决定了这种要求提出的义无反顾；其次，医生在答应给予手术之前，也必须要求易性癖患者提供相应的材料，如发病经历、精神鉴定等证明，以保证接受手术的患者是真正的易性癖；再次，变性手术是彻底地改变原来解剖学性别的性征器官，变为异性的性征器官，并且不可恢复。所以，做变性手术一定要慎之又慎，千万不能盲目变性。

变性手术是一种复杂的外科手术，它以形态学和解剖学研究为基础，有男变女易性整形手术和女变男易性整形手术。男性转变为女性的易性手术，主要包括：阴茎和睾丸切除、尿道移位、人工阴道成形及诸如乳房增大成形和鼻整形、颏整形、颧颊部等面部骨骼女性化的手术、甲状软骨缩小成形、声调调整、电解或手术除毛等附加手术和疗法。当然，对每一个患者来说并不是上述所有手术均需施行，通常根据实际情况选择几项。女性转变为男性的易性手术较为复杂，难度大，疗程长需多次手术才能完成。手术包括：乳腺切除、乳头整形使乳房男性化；内生殖器的切除，涉及卵巢、输卵管、子宫和阴道的切除，其中黏膜切除阴道全闭锁术难度甚高，应由妇产科医师完成，内生殖器切除的同时，以小阴唇瓣行尿道延长尿道口上移术；阴茎再造，包括尿道形成、支撑组织植入、茎体成形三部分，其中最难的是尿道形成。这一系列手术复杂而精细，被国外医学界称为"性别工程"。目前，这一医学技术存在的主要问题是术后病人不但终身无法生育，并且如果想要保持术后的效果就要终身服用性激素，并定期到医院进行复查，不然就会分泌原性别的激素使术后的病人向中性化发展，并给病人造成极大的痛苦。而长期服用性激素不但会让人在性格、性情上发生变异，也将不断地摧残人的身体，使身体变形、体内腺体萎缩、精神食欲不振、抵抗力降低并易诱发其他病症。

2. 变性手术的必要性

在易性癖治疗问题上，国外20世纪七八十年代是各界学者、各科医生各持己见，都认为自己的方法最有效的争论阶段。当时，国外以心理医生和精神医生为一派，主张心理治疗和精神治疗，而以整形外科医生、泌尿科医生和妇产科医生为另一派，主张手术治疗。到20世纪70年代末期，国外不同学科的两派学者逐渐对变性手术达成共识。我国仍处在争论阶段。重庆医科大学冯泽永认为，易性癖是一种性心理变态疾病，病位在心不在身。变性手术不是纠正其病态之心以适应正常之身，而是变完善之身为残缺之身以适应变态之心，这不是治本之术，绝非上乘之选。认为解决患者身心冲突的最佳途径，应当是以心理治疗或行为治疗去纠正患者的病态之心，使之心理性别与生理性别、社会性别达到一致，从而解除病人及其家庭的痛苦。只有在

心理治疗和行为治疗宣告失败之后，才能考虑变性手术。孟继贤也认为手术
疗法的实施，"阻碍人们深入探讨有效的心理和药物治疗等方法，而从理论
上讲，这种心理变态通过心理和行为治疗是能够得到矫治的"，因而主张把
变性手术作为一种最后选择的治疗手术。陈焕然指出："事实使医学界作出
最后结论，真正的易性癖患者用心理治疗和精神治疗的方法都是徒劳的，只
有用手术方法才能最后解决问题，而且这是最有效、最经济的方法。"因
此，在心理治疗和行为治疗失败以后，医生只能在道德冲突中郑重选择，只
能"两恶相权择其轻"。如果术后之恶大于术前之恶，医生只能以不解解
之，以不治治之。只有病情严重到影响日常生活，甚至病人可能自伤自残自
杀时，即术后之恶小于术前之恶时，才能在仔细鉴定、慎重权衡之后选择变
性手术。

　　3. 适合做变性手术的人群

　　中国医学科学院整形外科医院陈焕然博士认为，需要做变性手术的人大
致有这样五类：一类是心理上的疾病，由于种种因素（目前病因尚不清
楚），病人的自我认知性别是错位的，本身是男孩的认为自己是女孩，本身
是女孩的却又认为自己是男孩，这就是通常所说的"易性癖病"；第二类主
要是生理上的两类畸形，这类人一般都会有两套生殖器，需要他长大以后认
定自己应该是男还是女；第三类是指定性别，这里又包括两种，一种是由于
父母、祖父母因为种种原因从小就把孩子当成异性来养。一般来说，孩子在
2—3岁就对自己的性别有了明确的认知，由于被误导，导致他们对自己性
别的认知与生理性别不同。第四类就是外伤性的，有些人由于烧伤、烫伤或
者车祸把生殖器完全破坏掉了，需要重新建立性别；第五类就是我们通常说
的"男人婆"、"娘娘腔"，一些健康的人群，他们的性别特征不是很明显，
严格地说他们需要的是美容手术。

　　4. 变性手术的实施条件

　　20世纪30年代起，西方逐渐建立了一门新兴学科——性别重塑外科
（SRS），并在50年代后得以迅速发展，到70年代中期，西半球建立的SRS
中心就达到40个。在不少国家，变性术被认为是常规手术，并纳入医疗保
险范畴。不少国家成立了由整形外科学、心理学、泌尿外科学、妇科学、内
分泌学、伦理学、社会学、法学等专业的专家组成的易性症治疗小组。性别
转换手术是不可逆的，因而施行手术之前要做详尽的检查，并严格掌握手术
适应症。国际性焦虑协会于2001年2月在其最新版的《性身份障碍诊疗标
准》中提出："在任何意义上，性别重塑手术都不是一个'实验性、研究
性、选择性、美容性'的手术。它对易性症和严重的性身份障碍是一项非

常有效和适当的治疗方法。"该协会推荐的手术适应症为：法定年龄的成年
患者；曾经连续接受激素治疗一年以上；对自己的解剖生理性别感到不适
应，并连续以异性身份在社会上成功地生活了一年以上；如果心理医生要
求，患者可以接受由患者和心理医生共同参与的贯穿于整个真实社会生活的
精神治疗，但这种精神治疗并不是手术的前提；充分了解和认同手术的费
用、住院时间、术后并发症、术后康复等诸多问题；由多学科医生共同讨论
并达成共识。美国 Bevjamin 协会的变性手术条件：对变性手术要求至少持
续两年；病人必须以自己所选择的性别生活和工作至少达 12 个月；术前接
受心理和精神监护不得少于六个月；术前必须有长于六个月的激素治疗。

中国整形外科医院结合临床，并根据当前的实际情况，确定施行性别再
确认手术的条件如下：易性癖的诊断正确无误；对手术的要求至少持续五年
以上，且无反复过程；患者必须以他（她）们选择的性别公开地生活和工
作至少三年；术前接受心理、精神治疗不少于一年；术前必须有一年以上的
激素治疗；必须没有以其解剖学性别结婚；精神病专家证明其精神状态正
常；必须同意术后随访；年龄大于 20 岁；无犯罪、滥用药物或酒精的历史；
无过于显著的男性或女性化行为体征；患者和术者对手术有统一的意见；当
地公安部门进行司法鉴定并备案同意术后更改身份证上的性别；至亲家属无
反对意见；患者对术后可能出现的情况十分清楚，并有心理准备；无任何外
科手术禁忌症。然而这只是一个默认的行业规范，并不具备法律的强制效
力。但是，在手术前必须要有相关的证明：当地公安部门出具的患者无犯罪
记录的证明；当地公安部门备案并同意手术后更改身份证上性别的证明；父
母或至亲家属在书面的手术同意书上签字，并进行公证；患者本人要求手术
的书面报告，包括发病经过、经历、家庭情况、手术要求和决心，并进行公
证；已经有关精神病专家做精神方面的司法鉴定，并有书面报告证明患者精
神正常，同时明确易性癖病的诊断；已经有关心理专家做心理测试，并证明
其心理上的性取向的指导为异性，同时明确易性癖病的诊断；患者工作单位
证明或手术后工作安排和经济来源的说明以及手术后生活保障措施等；已婚
者必须出具离婚判决书和子女监护等证明文件。

二　变性手术历史发展

变性人现象不是一种新出现的现象。它不仅存在于现代社会，而且也存
在于近代社会和古代社会。对这种现象的记载，不仅大量见于古希腊的神话
和中世纪有关巫术的一些书籍中，也散见于从古至今的各国所谓的"正史"

中。即使是"谈性色变"的中国，历史上也常见记载。明代李汝珍在小说《镜花缘》中，虚构了一个男人穿长裙、缠足，女子则穿靴戴帽，以男子身份出现的"女儿国"，将一个社会性别完全颠倒的国家的日常生活描写得淋漓尽致，反映了当时已有了易性之想。清代刘献延的《广阳杂记》中，则记载了一名女子在出嫁前被发现是名男子，按男子性别生活后仍然保留了女性的"声音相貌，举止仪态"（邵传烈，1995）。在古希腊和罗马遗留下来的大量历史文献中，也能看到有关变性人现象的叙述：有的哲学家记录了变性人渴望"变性"的强烈愿望；有的诗人则细致描述了这批人追求女性化服饰、举止的行为。据记载，古罗马皇帝尼禄（Nero）在一次暴怒中踢死了怀孕的皇后，事后追悔莫及，便找了个与皇后极其相像的人——一名男奴来代替皇后。而另一名罗马皇帝依拉加巴路斯（Heliogabalus），据说与一位强壮的男奴正式成了婚。据16—18世纪的法国史书记载，16世纪后期的国王亨利三世是一个想被视为女人的人；17世纪中，被路易十四派往暹罗（泰国）的大使从小一直被作为女孩养大，而且内心里一直认为自己是一名真正的女人。18世纪，则有一著名的哀鸿（Chevalierd' Eon），他曾着女装在舞会上得到路易十五的赏识。真相暴露后，他反而被路易十五委任为外交官，并于1755年男扮女装出使俄国，极其出色地完成了使命。路易十五死后，他则一直过着女性生活。他的一生中有49年是男性，有34年是女性。"变性人"现象也由此被著名性心理学家霭理士称为"哀鸿现象"。19世纪中后期，有一位享受法国国王赏赐的上千法郎养老金的女人Mlle，死后被发现是个男人。他生前则想办法弄到了一个证明他是女性的出生证，一直过着完全女性的生活（Harry Benjamin，1966）。"正史"中记录的大都是上层社会的言行，对变性现象的记载也只能是"管窥之见"，由此我们可以想象在人类历史的长河中，在生生不息的广大人群之中，有多少变性人存在。①

　　易性癖在19世纪被诊断前已有很长的历史，而现代诊断开始于19世纪80年代，在德国创设了性科学。1886年一位名叫克拉夫特·埃宾（Richardvonkrafft Ebing）的德国医生开始研究同性恋中的性分支，他创造了一个术语"gynandry"（雌雄同体性）来描述这种现象。1902年，他描述为"变形性妄想狂"，认为自己是异性，但埃宾认为，除了同性恋，这还纯粹是一种错觉和精神疾病。

　　尽管埃宾的研究第一次触及变性话题，但该领域真正的先驱是马格努斯·赫希菲尔德（Magnus Hirschfeld）博士，他是位同性恋医生，研究性与

---

① 祁冬涛：《"灵魂"对"肉体"的背叛》，载《社会》2002年第4期。

性别，并第一个创设了最流行的两个术语来描述变性：易装癖和易性癖。1910 年，他写出了两卷专论，详细描写了几位性别变异者的传记，这些人如今可以归类为变性人。1923 年他将这种现象称为"心理易性癖"。1919 年他在柏林设立了性科学研究所，这是世界第一家性科学研究所。九年后，在哥本哈根，他与若曼·希尔（Normen Hiu）设立了"世界性研究联合会"。1918 年斯登拉克（Eugen Steinach）报告了 1912 年于柏林进行的第一例不完全的女变男的性别置换手术。1916 年马克恩·马尔库赛（Max Marcuse）出版关于变性欲望的论文。1926 年，R. Muehsam 报告了 1920 年赫希菲尔德叫第一位男变女的病人求助于一位外科医生 Felix Abraham 博士。1921 年，第一位私人外科医生 Gohrbandt 在柏林开始实施早期形式的性别置换手术。这些性别置换手术的早期尝试是不完全的，通常只简单地将性器官从病人身上切除。①

国际上首例报道的变性手术是 1930 年一位美国士兵在丹麦接受的。20世纪 60 年代以来西方医学界对易性癖现象的研究不断深入。1963 年美国的约翰·霍普金斯大学医学院建立了第一个性别自认障碍门诊，1966 年哈里·班杰明（Harry Benjamin）博士写出了第一本有关易性癖现象的专著，1969 年 Green 和 Money 首次论证了外科手术治疗易性癖的必要性和科学性，并出版了《易性癖与性别再赋予外科》一书。1969 年第一家私人职业医生开始在美国进行性别置换手术：来自霍普斯金诊所的 Stanley Biber 博士，他的开业被视为性别诊所的替换方式，要求变性的人在进行性别置换手术前满足严格标准。其他国家很快就不再约束性别置换手术。1967 年，英国法律的一次变更允许 Charing Cross 医院在 Phillip 博士领导下开始进行性别置换手术，1969 年德国将该程序非刑事化。在 1971 年巴黎 Saint Francois 医院的一位博士进行了第一例性别置换手术。艾利克森教育基金会开始资助了一系列性别认同国际大会：第一次于 1969 年在伦敦、1971 年在丹麦、1973 年在南斯拉夫、1975 年在斯坦福、1977 年在诺福克、1979 年在圣地亚哥。1972 年澳大利亚医学协会官方批准性别置换手术为易性癖的治疗方式，一年后 Norman Fisk 创造了"性别障碍症"术语。

然而，在 20 世纪 70 年代晚期，形势发生变化。首先在霍普斯金医院发生变化，精神病部主任埃尔基斯（Joel Elkes）博士被保罗·麦克休（Paul McHugh）博士取代，Paul McHugh 博士将性别置换手术视为无必要毁损，着手毁掉该计划。他指派约翰·迈尔（John Meyer）博士对 50 名在

_____

① 刘国生：《变性人的发展历史及其现状》，载《中国性科学》2006 年第 9 期。

霍普斯金医院进行了变性手术的变性人予以长期跟踪研究。Meyer 在 1977 年公布报告，宣称性别置换手术在对变性人的社会复原来说没有客观好处。尽管文章遭到广泛批评，导致 1979 年 10 月关闭了霍普斯金性别认同诊所。变性人此时遭到了同性恋群体和女权主义群体攻击，主要实例是 1979 年 Janice Raymond 写的《变性王国：女式男性的制造》出版，从女权主义角度攻击变性人。感觉到政治压力，其他大学开始缩减性别项目，有些完全放弃，其他如斯坦福大学诊所则从该大学除去了，成了非附属的、非营利的基金会。在 1977 年，艾利克森教育基金会解散了，使得国际妇科内镜学会前途未卜。在 1977 年和 1979 年会议期间，国际妇科内镜学会（ISGE）开始规划未来。性别诊所的衰败，失去艾利克森教育基金会支持，使得支持变性人的方式发生转变。在保罗·沃克（Paul Walker）领导下，1979 年国际妇科内镜学会改革为哈里·班杰明国际性别障碍协会（HBIGDA），为其成员提供变性问题治疗的一致标准，HBIGDA 采纳了《精神疾病诊断与统计手册》。该手册进行了五次修改（1980 年 1 月、1981 年 3 月、1990 年 1 月、1998 年 6 月、2001 年 2 月）。1990 年，美国精神病学协会在《精神疾病诊断与统计手册》（DSM-Ⅲ）中将易性癖列为正式障碍，该诊断在《精神疾病诊断与统计手册》（DSM-Ⅳ）中更改为"性别认同障碍"。[①]

　　1983 年 1 月 10 日，由北京医学院第三附属医院著名外科专家王大玫教授主刀，张克莎成为中国首例变性人。中国公开报道的第一例变性手术是 1990 年在上海长征医院由我国著名整形修复重建外科专家何清廉教授主刀进行的。1992 年 7 月，北京医科大学第三医院整形外科研究中心夏兆骥教授又完成了世界上首例男女内部性器官同时互换手术。1997 年，陈焕然博士开办了中国第一个以变性为主题的网站（www. transexroad. com）：中国变性之路。2001 年 10 月，中国医学科学院整形外科医院成立了亚洲第一家，也是我国目前唯一一家专门研究性别畸形和性别障碍的治疗中心——中国性别重塑外科中心。从心理、生理、药物和外科手术等诸多方面进行研究，填补了我国在这一领域的空白，标志着我国在性与性别的整形与美容外科这一特殊领域里又迈上了一个新的台阶。2004 年 5 月 1 日，四川变性人章琳和男友杨启成结婚。2004 年 12 月，来自哈尔滨的变性人刘晓晶在北京参加人造美女大赛，夺得最佳新闻印象奖。2006 年 3 月，安徽变性人黄宁倩在杭州的浙江都市网红娘频道对外征婚，成为中国

————————————————————

　　① 刘国生：《变性人的发展历史及其现状》，载《中国性科学》2006 年第 9 期。

第一个网络征婚的变性人。2006 年 4 月，来自西双版纳的基诺族选手咪娜穆吒成功进入第一届中国云南 26 个民族之花小姐的决赛，成为最著名的少数民族变性人。

三 变性手术的伦理视角

（一）把变性作为一种治疗手段，是否合乎医学伦理原则

医学的目的不仅仅是防病治病，延长人类寿命，更注重病人生命质量的提高，不仅要使病人拥有健全的躯体，而且要保持良好的心理和社会适应能力。既然易性癖是一种疾病，患者就有得到救治的正当权利，在不能通过其他方法解除患者痛苦的情况下，本着治病救人的原则，从革命的人道主义的立场出发，对患者实施变性手术就是一个合理的选择。变性技术修正了社会对性别的判断和认识，满足了易性癖患者的心理需求，实现了性别自认和社会道德要求的统一，符合医学伦理对病人有利的原则。我国第一位专门研究变性手术和性别畸形的医学博士陈焕然认为，每一个人都应有选择他（她）们社会存在包括性别存在的方式以及追求高质量生活的权利，只要他（她）们的选择不妨碍别人的自由，这应该是现代社会应有的一种理念。

但变性术毕竟是一种创伤性而且不可逆的手术，一旦接受变性手术，对患者而言，就意味着将要不可逆地失去一些健康、正常的器官，意味着将以另一性别的人在社会上立足，意味着业已形成的各种稳固的家庭、社会关系的大调整，意味着今后的工作、生活、家庭组成都必然会处在巨大的社会舆论压力之下。而且变性后患者也不是真正意义上的异性，由于没有产生相应异性性激素的性腺及输精管、子宫，不可能有月经或遗精等现象；再造的性器官也不可能有正常人的性感受；除非使用克隆技术，变性人也不可能拥有自己的遗传学后代。另外，变性后患者为了从外观上更接近其要求的性别，必须长期使用外源性激素，常引起恶心、头昏及血栓形成、乳房肿瘤等问题，并将对内分泌产生影响。即使移植异性内生殖器官，术后患者必须长时间使用免疫抑制剂，而且，此方法的远期效果尚未得到证实。对于一个变性人来说，手术可能减除他生理上的痛苦，但由于一些社会问题的存在，很有可能他无法获得幸福，相反，却要承受双重的痛苦，这显然不是病人的期望，更与医生的职业道德准则背道而驰。

（二）变性手术方兴未艾，是否有悖于公序良俗

反对开展者认为，变性手术干扰了大自然赋予人类的性别规律，是逆天

而行、大逆不道。认为现代医学本身在变性手术中扮演了变态的角色，它改变了人类正常的健康准则，从根本上违反了人的自然本性，并据此怀疑当代科学发展的某些趋势是否弊大于利，是否把整个人类社会引向一个比核战争更恐怖的深渊。人是社会属性与自然属性的统一。人的自然属性是人性的重要内容之一，决不可任意忽视，变性手术只能改变生殖器官的外形，却不能改变性别的实质。术后的性器官只能有极其微弱的性功能，而且绝不可能再有生殖能力。为了满足病人的病态心理需求，难道就可以忽视其性欲、破坏其生殖能力、剥夺其正常性生活及生儿育女的权利吗？毫无疑问，社会属性是人的最根本属性。那么，变性手术是否尊重了人的社会属性呢？也没有，人不能离群索居，他只能是某个群体（家庭、阶层、阶级、社会团体等）中的一员。马克思认为"人是一切社会关系的总和"。人的性别角色只能在社会群体中去扮演。当变性手术改变了病人的性别以后，不仅病人本人要面临社会是否接受，是否给他们正常生活环境等问题；而且他的家人、亲属及朋友也将面临相似的困境。如果变性人再婚，新组合的家庭很难有正常的性生活，这既不利于家庭的稳定，又侵害了新配偶的权利。当然，我们应当呼吁社会接纳而不是歧视变性人及其家属。但是，在强大而稳定的传统习俗和病人业已形成的各种稳固的社会关系面前，这种呼吁又有多大作用呢？而且，我们在为病人鸣不平的时候，是否想到对病人新旧配偶及其子女的公平性呢？

（三）易性癖在变性手术后是否为同一人（男性、女性）

性别、容貌是重要的个人特征，具有重要的社会意义。人类性别是分别来自父母双亲的一对性染色体决定的，XX 型为女性，XY 型为男性，胎儿期即分别具有女性、男性内外生殖器官，出生时一般按外生殖器确认性别，进入青春期后受性激素影响，逐渐长出女性、男性第二性征，体态也有明显性别差异，因此从外形、声音多可辨认性别。变性人虽可具有异性部分甚至全部外形，但遗传基因毕竟难以改变，那么变性人到底属于男性还是女性？或第三性？我国目前尚无法律承认变性手术后的性别。一些地方的公安部门只是根据实际情况，出于保护变性人的隐私权、尊重他们的个人意愿、方便他们今后的生活，对其必备的证件上的性别作了必要的修正。但周围亲友和社会各部门未必能适应他（她）们，以致变性者随时可陷于尴尬、受排斥和歧视的孤立困境。[①]

---

① 舒玲华、李文刚：《变性术的伦理学思考》，载《中国医学伦理学》2001 年第 5 期。

(四) 变性人是否受到社会歧视

变性，不只是换个性别这样简单。在变性手术以后，易性癖病人生理性别与心理性别达到了假性一致，病人的变态心理得到满足。然而，生理及心理性别却与社会对他的性别确认发生了强烈冲突。由于社会心理、社会道德及传统习俗的稳定性、广泛性及社会对性问题的高度敏感性，社会不可能顺利接纳变性人，从而不可避免地会使变性人处于众矢之的和众口皆非的地位，他（她）和他（她）的家庭不可避免地要承受巨大的舆论压力和精神压力。同时，由于术后的性器官并没有真正完全的性功能，所以，变性人的再婚还会给新的家庭带来不幸，社会舆论的压力给变性人造成巨大精神负担。美国性别认同工作组2003年6月报告：很多变性人有过各种遭遇，因性别认同、性别表达而在社会场合遭到偏见的占73.7%，遭口头骚扰的占68.4%，遭躲避的占50%，遭遇身体暴力威胁的占36.8%，遭到财产损毁或破坏的占26.3%，遭到身体攻击的占15.8%。这不仅显示各种暴力比率高，也说明变性人所处的环境。如何在手术之后以一种完全不同的社会角色面对周围的人，确定周围的社会关系，这是所有易性癖病人在面对疾病的同时，不能忽略的事实。如何让变性人真正融入社会，也成为全社会要面对的课题。

(五) 手术的不成功或不如愿

当患者改变自己的性别，摆脱对自身性别的厌恶之后，面临的是新的心理煎熬，因为他们必须重新确定自己的角色，重新去适应整个社会。这对于患者来说是一个巨大的挑战。美国第一位变性人的自传小说《变性人》中的一段叙述是耐人回味的："不是亲身经历过变性的人，决不会理解到一个男性女性兼备的，并且阴阳倒置的人身体上所受的煎熬。被这种什么都具备又什么都不明确的两性禁锢的人，身体上和精神上所遭受的是无止境的非难，以至由此产生的绝望。"变性手术是一门很复杂、很精细、外科整形技术要求很高的医学科学，被国外医学界称为"性别工程"的这种手术往往代表着一个国家整形外科的整体水平和实力。虽然，医学的进步使得做男人或者做女人的权利可以自由选择。但是，事实上，接受变性手术的人并不意味着从此就真的找到了"幸福"。瑞典一项实验报告显示，瑞典曾对13例变性手术进行平均12年以后的追访，结果大部分人对手术不满意，其中八人术后性心理没有改变，四人后悔，一人要求重新改变性别。2002年，一位变性人因手术失败、被人欺负等原因心烦意乱，持刀杀死了主刀医生。

（六）对性关系的冲击

变性手术之所以要谨言慎行，还在于性关系对社会有举足轻重的影响，社会对性关系也极其重视。性关系对社会有双重影响。一方面，生殖功能是人类社会延续的生物基础。家庭是社会的细胞，而家庭的第一纽带则是以性关系为基础的婚姻关系。因此，没有性关系，社会就不可能存在、延续和稳定。另一方面，性关系又包含着破坏社会结构的潜在力量。食色性也。色是从生物基础上生长出来的一种性的感情上的吸引力，如果这种吸引力错位或泛滥，就会冲击家庭，冲击已有的人与人的关系，从而导致社会结构的混乱和破坏，正是基于上述原因，人类自形成社会以来就对性关系给予高度重视，并且运用社会的力量对人的性行为进行严格控制。几乎没有一个社会不立下种种规定，以限制性行为的时间、地点、范围、对象和方式。一旦有人违反这些规定，就会受到社会的严厉制裁。变性手术的实施，使变性人突然改变了性行为的对象和方式，改变了原已建立的人与人的关系和家庭亲属结构。这不仅影响了变性人及其家庭的生活，而且冲击了社会有关性关系的种种规定。因此，变性手术的实施必须十分慎重。不但要权衡病人及其家庭的利弊得失，而且要考虑社会的稳定性。还要对社会有关性关系的种种规定进行研究、论证和发展。

四　变性手术的法律视角

（一）各国关于变性手术的立法

从世界范围看，许多国家，如瑞典、德国、希腊、荷兰、瑞士、芬兰等都已通过立法对变性进行认可。但各国的规定存在较大的差异。在比利时、加拿大、英国和瑞典等国家，如果全面的医疗评价表明该外科手术具有积极的治疗意义，并且该手术被认真而适当地实施，就被认为是合法的。美国、新加坡等国都有关于变性的比较详细的规定，包括变性人不受歧视、变性人的婚姻关系、性别证明的变更等规定。而在阿根廷、葡萄牙等国家，法律禁止变性手术，即使患者同意，该同意也被认为是患者的病态表现，属于无效的意愿。所以，有医生因此被判犯有人身伤害罪。

世界上最早制定有关变性法律的国家是瑞典。1972 年 4 月 21 日瑞典即制定"有关特殊状况确定性别的法律"，其中第一条就规定："自幼即认识自己具有与教会记录簿上所记载的是不同的性别，并且在长时期内过着与这种性别相符的日常生活，而且即便是将来，也仍会继续这种性别下的生活，根据该人的申请应允许他们变性。""本条仅用于年满 18 岁且因变性手术摘除生殖腺或其他原因而不能生育之人"。

德国 1980 年 10 月颁布更名和性别身份变更特别法案即变性人法。法律规定，由于变性者性格上的原因，意识到自己心理上的性别与出生登记簿上的性别不同，且至少三年以上处于一种压迫感中，强烈要求与心理上的性别一致，符合下列情形的，法院根据其申请，改变其性别：患者是德国人或无国籍人、无地的外国人或是受庇护者及作为外国难民受此法律适用之人；二是对自己属于另一性别的事实不可改变的情形；三是患者须年满 25 岁。

1982 年意大利国会批准关于性别重置 164 号法案。从此变性人在意大利法律制度中有了规定。法案确立了性别重置是由判决决定，可以在公民身份记录和档案中更改法律性别和名字。法院必须任命一名以上专家鉴定个人心理、身体情况，专家必须起草参考意见，必要时，法官也可以授权手术治疗。一旦变性完成，法官命令更改身份档案和记录，现有婚姻随着法官的决定而解除。关于变性人更改名字的三部法案于 2002 年 7 月被意大利国会采纳。这些法案是关于意大利法律制度规定变性人手术前或当变性人不能或不打算进行手术时更改名字，提供不同的法律解决方法。

在日本，变性手术在 1998 年就已合法化，但变性人却不能更改自己身份证明上的性别记录。而根据日本议会上院在 2003 年 7 月一致通过的《性同一性障碍者性别特例法案》，今后对于那些在心理和身体上性别不一致的性同一性障碍者来说将可以根据此特例法案在户籍上对性别进行更改。但该法案规定，被诊断为性同一性障碍者在满足了：一是 20 岁以上；二是尚未结婚；三是没有子女；四是因变性手术而没生殖能力；五是外生殖器官类似于变性后的人。在申请者完成上述条件及被家庭法院判决更改法律性别，申请者可以根据《民法典》和其他法律及条例的申请条件，按法律性别成员对待。

2001 年，泰国推出了一项"第三性别"的护照，即签发给当地的人妖和变性人的护照，将分别附上"变身前后"两张照片，避免有人以假证件隐瞒真实身份，偷渡到国外从事色情业。泰国外交部推出全球首创的"第三性别"既有效地保护了易性人的利益，又能防止少数易性人借易性从事非法活动。

2004 年 2 月 10 日，英国出台了一部新的法律《性别识别法案》，对变性人采取了比较宽容的态度，允许那些饱受性取向混乱之苦的人不必做变性手术，可以在法律上更改自己的性别，获得新的出生证，并以新的性别结婚。现在英国已改变了原来的做法，对变性人采取了非常宽松的态度。

2006 年 11 月 13 日，西班牙国会通过有关保护变性人合法权益的法案，从而使这个国家在允许同性恋婚姻后再次成为引导世界另类潮流的先锋。根据该法案，西班牙公民有权要求在变性后更改变性前的档案资料，包括姓名、性别和身份登记内容，以保证其在变性后过上与正常人一样的生活。法案还规定，变性人在更改其档案时无须进行确认性别的检查和通过法律程序，只须出示曾接受过变性手术的证明即可。但规定，变性人只有在接受变性手术后至少两年并保证其适应变性后的生活方可申请进行档案更改。法案同时禁止 18 岁以下的未成年人接受变性手术。即便有监护人许可，未成年人也必须达到法定年龄后方可接受手术。据悉，这项立法预期近几个月内会生效。去年 4 月，西班牙国会通过法案允许同性恋婚姻，成为继比利时、荷兰之后欧洲第三个承认同性婚姻的国家。

2007 年巴西最高法院宣判同意变性手术的合法性，但由于一些保守主义和宗教团体的反对，政府一直未正式通过。2008 年 9 月 19 日，巴西政府正式批准在全国公共卫生系统提供免费变性手术，承认改变性别是公民的一种"权利"。新法令规定，年满 21 岁以上的人可接受变性手术，但在接受手术前，必须接受两年"心理研究"。心理评估和其他身体测试由地区卫生部门负责，他们将根据"研究"结果批准申请人是否可以接受手术。巴西卫生部确认，这种变性手术现已脱离实验阶段，得到联邦医药部门保证，接受手术的人没有任何风险。卫生部估计，随着变性手术走向公立医院，今后每 1 万名巴西人中可能就会有一名要求实施变性手术。

美国并无有关变性的联邦法律，各州则有形形色色有关变更出生证中性别的规定。美国的很多州，包括纽约、佛罗里达、威斯康星等，也专门颁布了规范变性手术的法律。如在美国的伊利诺伊州，《重要记录法案》允许因为抚养、合理质疑、变性而重新申领出生证明。法案规定部分人在一定条件的限制下可以获取新的出生证明。法案特别规定在州记录员接收到了来自医生的一份书面证明，证明中申明医生进行了变性手术，这样申请者就可以因此改变出生证明上的性别，而拥有新的出生证明。

我国现行法律对公民有关变性问题并没有规定，对具体案例也只有一些相关批复。在中国首例变性登记的案例中，公安部曾对四川省公安厅作出答复："自愿作变性手术是公民的个人权利，相应户籍等证件更换由当地公安部门直接办理"。在河南省也有类似的案例。2002 年 11 月 18 日，河南省公安厅和卫生厅就变性人性别项目的变更手续的办理作出具体规定："公民实施变性手术后，申请变更户口登记性别项目的，须出具地市（含外省）级以上医院为其成功实施变性手术的证明，经县、市公安机关审核后，公安派出所为其办理性别项目变更手续；凡是在国外或国内县级（含外省）以下医院实施变性手术的，须经各省辖市卫生行政部门指定的医院出具性别认定证明，经县、市公安机关审核后，公安派出所为其办理性别变更项目变更手续。派出所为其办理变更性别手续后，重新为其编制身份证号码。"除此之外，我国民政部曾对有关变性人结婚程序问题做过相关的批示。民政部2002 年发布了《关于婚姻当事人一方变性后如何解除婚姻关系问题的答复》：变性人的结婚登记合法有效，解除婚姻关系参照协议离婚处理。由此可见，民政部的答复是采取了婚姻登记实效原则，也就是说结婚登记时符合形式要件和实质要件的，婚姻关系合法有效，婚姻关系的延续和终结应当充分体现当事人意思自治。2004 年10 月1 日，新《婚姻登记条例》由民政部颁布后正式实施。新《条例》规定，结婚双方必须是一男一女，变性人只要其做了变性手术并按新的性别重新办理了身份证件后，也可以按更改后的性别办理结婚登记，不受歧视。

（二）变性手术的法律争议

1. 术后患者可能后悔而产生的法律问题

一个被媒体称为李莹的变性手术者，由于人工阴道萎缩，"她"状告原整形医院，但是一个关键的问题是变性成功与否至今国家没有标准。变性后令李莹懊丧不已的是，她曾把变性看得太美好，总以为通过手术，自己能成为梦中靓女，并为大家所接受，结果肉体上带给她的痛苦永远也无法摆脱。国外医学统计资料显示70%—80% 以上的变性人手术后心理并未改变，出现精神分裂等不适应症，由此患者对手术的心理期望值与手术的实际效果之间的差距可能引发当事人的后悔。当事人对变性手术后的社会角色与社会认同艰难的适应过程中，当不能顺利担当新的社会角色时也会引起当事人的后悔。患者一旦后悔，对手术不满意，很可能将医院告上法庭。医疗机构则必须承担手术决策程序合法、操作无误等一系列的证明责任。但我国目前对变性手术却没有统一的技术标准和由主管部门规定的统一要求，这便使一些缺乏责任感、医术不精的医院和医生失去了约束。为谋取名利，许多并不具备技术和设备的医院，不顾病人的实际情况，一味迎合患者，甚至引导患者实施变性手术。更有甚者，一些做美容手术的美容中心也利用患者急于解脱痛苦的心理做起了变性手术。由此导致的失败病例比比皆是，这是目前变性手术引发医疗纠纷的焦点所在。手术泛滥的恶果不仅直接侵害易性癖者的权益，给患者造成不可逆的身心伤害，也会对患者以新角色重返社会造成不利影响。而统一标准的缺乏，又让不少患者投诉无门，苦不堪言。何清廉教授呼吁，有关卫生主管部门应尽早制定我国变性手术的相关规范和标准，同时通过严格考核在全国范围内选定数家人员、技术、设备达标的医院作为变性手术的定点医院，以保证我国变性医学事业的健康发展。

2. 变性人的婚姻和家庭法律问题

根据我国《婚姻法》和《婚姻登记管理条例》的规定，结婚必备如下条件：一是结婚必须男女双方完全自愿；二是必须达到法定婚龄；三是必须符合一夫一妻制。可见，我国法律并未对变性人结婚设置任何障碍。而且在现实中，我国也已经有了变性人结婚的先例。虽然变性人可以结婚，但并不意味着所有问题都不存在。在婚姻关系存续期间，如果夫妻双方中有一个人做了变性手术，已成为同性的两个人的婚姻关系怎么处理呢？因为我国并不承认同性婚姻，则在如上的情况下，势必产生同性却保有婚姻关系的情况。对此，我国民政部规定"变性人在变性前的婚姻合法有效，变性后双方的婚姻关系可以参照协议离婚处理，向婚姻登记机关申请撤销婚姻关系。如果双方对财产问题没有争议，登记机关可以参照协议离婚处理，离婚的效力自婚姻关系解除之日起算。双方因财产分割发生争议起诉至人民法院的，人民法院在解除当事人婚姻关系的同时一并解决财产问题"。民政部的这一规定只是规定了双方同意离婚的情况下的处理意见，但是却并未规定双方不愿意离婚情况下，婚姻关系应该作何处理。笔者认为，这在法律上也是一个难以处理的问题。还有一个问题，变性人在变性之后，如果遇到能够互相倾心的异性，而要走进婚姻殿堂的时候，变性人是否应该明确告诉对方自己变性的经历。通常情况下，正常的人对于变性人都有自己的看法，而且很多人的看法都是比较负面的，所以在得知自己所要结婚的对象是变性人的时候，大部分人都会对自己与变性人结婚与否产生疑问，这势必会影响婚姻的稳定性。

3. 变性手术后对原有社会关系的变更和重新定位

在人生跨过第 52 个年头之后，郑州男子韩某走进河南省整形美容中心，成功接受了首期变性手术，如愿以偿地成为自己梦想已久的"女性"，不过对于以后女儿该不该继续叫其"爸爸"，韩某感到有些惶惑。选择自己的性别是自己的一项基本权利，自己有权利来决定是否进行变性手术，并且具有性癖的人有权通过变性手术来治疗自己的性癖，这是每个公民自己的事。但选择自己的性别绝不单是个人的私事，人的性别不仅对其自己有重要的法律意义，而且对整个社会有着广泛的意义。它关系到婚姻关系的合法有效、男女特定社会义务的确定、家庭亲属关系的认定等法律问题。因此，性别的改变必将涉及一系列的社会亲属关系的变动。已婚的变性，突然从为人妻变为为人夫，或有兄弟变姊妹，还涉及原配能否接受。尤其对于已有子女的已婚患者。子女将与女性爸爸或男性妈妈交往，即使理想化地想象社会公众均以平静、宽容、理解的态度对待此事，在孩子的内心深处也难以平静。这对孩子的身心健康肯定会带来不利的影响。未婚者进行变性手术也会涉及父母、兄弟姐妹们的认同。否则在法律和伦理上将产生一系列的社会问题。作为夫妻可以用离婚的方式解决变性手术后的夫妻关系。但血缘关系却不可能以解除来解决，特别是对孩子造成的影响，更不是轻易能够解决的。

4. 变性手术涉嫌故意伤害的争议

2008 年，我国司法部指定教材明确将变性手术排除在正常的医疗行为之外，从而间接确认了医生做变性手术涉嫌故意伤害犯罪。由于司法考试教材的权威性和刑事处罚本身的严厉，此言一出，立即引起法律界的争论和社会巨震。对此，中国公安大学副教授韩友谊认为，希望变性是一个心理问题，它并不是传统意义上的生理疾病。变性人几乎都拥有健康的生殖器官，生理上都是健康人，他们需要的是心理治疗，而不是切除健康器官。而变性手术并不是为患者解除病痛，相反还切除了健康的器官，所以不应认为属于医疗行为。北京大学法学院教授陈兴良认为，构成犯罪必须同时满足主观方面、客观方面、主体、客体四个要件。医生在做变性手术时，想的是怎样减少患者的病痛，至少是心理上的病痛，让他们生活得更好、更幸福，而没有伤害他们的犯罪故意。所以，因缺乏犯罪主观方面而不可能被认定为犯罪，医生做变性手术可以理解为医疗行为。中国政法大学教授阮齐林则认为，医生做变性手术是否构成犯罪，应看当事人进行变性的目的是什么。而曾亲身经历该手术的成都变性人章琳则称，变性手术并没伤害到其他人，若禁止变性手术，则会对像她一样"生错性别"的人，关闭了最后一扇获得幸福的大门。人体器官的健康完整由国家的法律予以保护，当事人和医生都无权去无端处置。而变性手术摘除的恰恰是人体健康的器官，并且是在没有任何病变的时候被人为地摘除，这种做法无疑是对健康器官的残害。虽然摘除患者的器官事先得到患者的同意，但患者的同意能不能排除医生的法律责任，特别是患者手术后将医院告上法庭，医院则处于有口难辩的状态。

5. 变性手术可能成为犯罪人逃避侦缉的重要手段

北京市东城区公安分局经检察院批准逮捕了涉嫌诈骗的犯罪嫌疑人易某，但因易某在行骗后逃逸期间做了男变女的手术，给办案增添了不少麻烦。以性别为主要差别的容貌是人的稳定特征，也是侦查犯罪案件和缉捕作案人的主要依据之一。一般来说，司法机关掌握了犯罪人确切的体貌特征后就可以按这个体貌特征来抓捕犯人。但是，目前的整容技术的发展将给侦查工作带来不小困难，这无疑给犯罪人增加了一种逃避打击的手段，并成为当今国际上犯罪分子反侦查的一项重要手段之一。如当今的很多恐怖分子就是以这种方式来逃避反恐组织的侦查。虽然严格意义上来讲，人的性格可以用DNA来确定，即使当事人实施了变性手术，但其DNA是不会改变的。可是性别是别人的隐私，非经特许他人不能查询。如果正常人实施犯罪后以变性手术作为隐匿身份和重新融入社会实施犯罪的手段，侦查工作的难度将是超长的。再者，我们到底是以当事人的DNA来确定性别呢？还是以当事人变性以后的性别来确定呢？这将又是一个难题。

6. 未成年人可否做变性手术

对于未成年人可否接受变性手术？变性手术是否有年龄限制？人们观点不一。有人认为年龄是个体生理、心理成熟与健全程度的标准，年龄与行为之间具有一种互动、依赖的关系，法律依次对自然人不同年龄所具有的行为能力与责任能力进行确定。依据各国民法，只有成年人有完全行为能力。由于变性手术是一项重大改变自然、社会生活角色的行为，同时严重影响到自然人的权利义务关系，因此，要求接受变性手术的，必须是具有意识能力与智力都能够了解变性的实质意义的成年人。由于未成年人对变性行为的实质意义还不能充分识别，且不具备完全行为能力，不宜接受变性手术。中国人民解放军411医院整形外科主任赵烨德博士说："由于未成年人的心智尚未成熟，对事物的辨别还形成不了清晰的认识，对于未成年人的变性手术更应格外慎重，毕竟，一刀下去，没有后悔药可吃！"也有人认为，对要求接受变性手术的当事人不应做年龄上的限制，以便让具有变性条件的人及早地脱离痛苦，尤其是未成年人，如果存在严重的变性欲，就应及早以其自愿及其父母或监护人的要求，进行变性手术。至于对两性畸形的患者实行变性手术则不应有年龄上的限制。

7. 变性人申请领养子女问题

随着变性人群日益扩大，变性人申请领养子女问题，已引起社会各界的关注。我国法律规定，收养人应同时具备下列条件：无子女；有抚养教育被收养人的能力；未患有在医学上认为不应当收养子女的疾病；年满30周岁。显然，申请收养孩子的部分变性人是符合条件的，不应该受到区别对待，但现实中却很少有申领成功的。这不是单纯法律范畴可以解决的问题。一方面，心理学专家对变性人收养孩子普遍持反对意见，有研究表明，在完成手术几年后，约有七八成变性人都存在各种心理疾病，严重的还会出现精神分裂。因此人们普遍认为，变性人难以给被领养儿童提供正常的成长环境。另一方面，孩子长大成人后，能否面对父亲或母亲是变性人的现实，并承受周围人群的异样眼神和排斥行为？这也是问题所在。

（三）变性手术的立法建议[①]

对于易性癖患者实施变性手术，是一个复杂的医学、法学、社会、伦理问题，应给予高度重视。为保证变性手术的健康发展，我国应尽早制定关于变性手术的管理办法，其主要内容应当包括以下几个方面的问题：

1. 变性手术的适用对象和条件

第一，应当符合医学上性身份障碍的诊断标准。必须制定严格的性身份障碍的诊断标准。《中国精神障碍分类与诊断标准》第三版规定了性身份障碍的诊断依据。女性持久和强烈地因自己是女性而感到痛苦，渴望自己是男性或坚持自己是男性，并至少有下列一项：固执地表明厌恶女装，并坚持穿男装；固执地否定女性解剖结构，有临床特征。上述障碍至少已持续六个月。男性持久和强烈地因自己是男性而感到痛苦，渴望自己是女性或坚持自己是女性，并至少有下列一项：专注于女性常规活动，表现为偏爱女性着装或强烈渴望参加女性的游戏或娱乐活动，拒绝参加男性的常规活动；固执地否定男性解剖结构，有临床特征。上述障碍至少已持续六个月。此外，必须把易性症患者同苦恼的异装症、同性恋异性装扮、存在性身份矛盾的精神分裂症患者以及患有原发性边缘性人格障碍的患者区分开来。

第二，在进行较长时期的心理矫治后，性身份障碍仍未矫治的。在对欲变性者实施变性手术前，要对其进行较长时期的心理辅导，使其明白变性只是外观的改变，无法改变染色体，不能生育。使其了解并不是只要完成变性手术，一切问题便可解决，该手术治疗时间长，手术次数多，手术后必须长期注射荷尔蒙药物。在心理辅导后，倘若其仍然一如既往强烈要求变性的，就应该尊重和保护患者的自主选择权，满足其要求。

第三，患者必须年满 18 周岁以上。公民的民事行为能力是以人的认知能力为根据，而人的认知能力又与人的智力、年龄和健康状况密切相关。我国《民法通则》规定，凡年满 18 周岁的公民，具有完全民事行为能力，可以独立进行民事活动。而未成年人并不能完全辨别变性行为的实质意义和后果，不宜实施变性手术，且未成年人可塑性强，及时对其展开心理治疗，有可能恢复健康。故对于 18 岁以下的患者，原则上不得实施变性。

第四，对已婚成年人实施变性手术要视具体情况不同对待，要么征得其配偶的同意，由配偶签署书面同意书，倘若配偶不同意，另一方又态度坚决，双方首先面对的应该是婚姻关系是否解除。笔者认为，程序上应先解除

---

① 高建伟：《变性人法律问题初探》，载《中国卫生法制》2005 年第 5 期。

婚姻关系，由要求变性方对无过错方承担损害赔偿责任。

2. 设立许可证制度

开展变性手术的医疗单位，应事先提出申请，经卫生行政部门审查批准，发放变性手术许可证后方可进行。变性手术原则上应该在三级医院进行，由有经验的医生组成医疗小组实施手术，且应遵循严格的程序。

第一，请求程序。由本人以书面形式提出申请，出自本人的真诚意愿；已婚人要求实施变性手术必须有其配偶的同意书或离婚证明；未成年人要求实施变性手术必须由其法定监护人提出申请，且还需同时提供心理矫治机构的医学鉴定证明。上述申请均需得到相关医疗单位的同意方为有效申请。

第二，审查程序。设立由医学专家、法医、医学伦理学专家、法学家等共同组成的变性手术审查委员会，其任务是对变性手术的申请进行严格审查，防止误诊和失控。

第三，操作程序。变性手术申请得到许可后，由具有实施变性手术条件的医疗机构实施，变性手术前，医生必须再次明确告知，变性手术会对其身体造成一些难以逆转的后果，以及术后在社会生活中可能带来的诸多不便，允许患者反悔。一旦患者反悔，则应当立即停止手术，充分尊重其重新作出选择。

五　变性手术的前瞻性思考

变性手术从问世起就充满争议。这个手术早已不是"如何做"的问题，而是"做与不做"的问题。在社会日益进步、旧的医学模式受到巨大冲击的今天，怎样处理包括"易性症"在内的各种棘手问题，是我们不得不面对的问题。

（一）社会和个人都应审慎对待变性手术

如上所述，国外医学统计资料显示 70%—80% 以上的变性人手术后心理并未改变，出现精神分裂等不适应症，患者对手术的心理期望值与手术的实际效果之间的差距可能引发当事人的后悔。当事人对变性手术后的社会角色与社会认同艰难的适应过程中，当不能顺利担当新的社会角色时也会引起当事人的后悔。变性手术毕竟是一种创伤性而且不可逆的手术，社会和个人都要慎重对待，毕竟就手术本身来说，也有一定的失败率，何况给变性者带来一系列难以适应的生理、心理社会问题。鉴于变性手术给变性者个人带来的一系列生理、心理、生活、家庭、亲情等难以适应的问题以及不可预知的严重社会后果，个人和社会应审慎对待变性手术。

（二） 尊重不可易的易性癖者的变性权利并给予理解和宽容

众所周知，易性癖是一种病态，一个正常的人是不会有这种要求的，强烈要求变性的人在没有变性之前，其内心是复杂和痛苦的，他（她）渴求能与其性别相反的人一样地生活，对于强烈要求变性的人，如果经过长时期多方面心理矫治后，其病态心理仍未得到矫正，法律就应该尊重和保护患者的自主选择权，允许其按照自己的意愿去生活。尽管变性手术会带来一系列的医学、法律、社会等诸方面的问题。但现代法治的一条基本精神就是在行使自己权利的时候不得影响他人的权利。如果一个人的所作所为不会影响他人的自由，那么他便应享有实施这个行为的权利。虽然变性人的某些价值取向与大多数人不同，但是在价值取向多样化的社会里，价值评价已不局限于两分法的标准了，在好与坏、对与错、值得与不值得之间存在许多中间地带，只要不妨碍他人的自由和权利，法律应保障变性手术后患者的权益，尊重和保护他们的自主权利，允许他们按自己的意愿去生活，提高自己的生活质量。易性癖患者和其他病人一样有权利享受文明社会的一切科技成果，同样需要人们的尊重和帮助。

然而，我们的社会还很难接受易性癖者这类特殊的人群，在生活中他们常被当做另类，被人们所歧视。作为社会中弱势群体的一员，他们生活在阴暗的角落，他们心理上性别认知的障碍，扼杀和剥夺了他们享受最起码的男欢女爱的权利，他们不得不接受和遵守由和他们的心态完全不同的社会绝大多数人组成的强势群体所制定的一系列的游戏规则，包括法律规范、道德理念、伦理原则、世俗民约等。这种被动和扼杀不能说是一种公平的体现，因为我们分明可以看到在社会中他们遭受的冷漠、歧视和排斥。在对自己性别的困惑中孕育着反叛和放弃的可能，而变性手术的成功终于给这样的反叛和放弃提供了一个机会，而这样的手术的出现至少意味着我们这个社会宽容度的增加。满足变性人的变性请求，这在一定程度上能够减轻他们的精神压力，化解对抗情绪，维护社会稳定，这也是人类社会文明与进步的体现，有利于维护患者的合法权益，也是对人权的保护。从保护人权的角度来讲，变性人应当享受到正常人享有的人权。我们必须用人道主义价值观来确立我们的态度，尊重变性人的自主选择，而且应当坚持宽容与和谐的价值观，对变性人予以容纳和理解。

（三） 创造有利条件，加强对青少年的正确引导和预防

对于易性癖，医学界公认的上策是预防为主，防患于未然，从小抓起，

普及性知识教育。新婚夫妇应注意孕期卫生，尽量避免使用各种有碍于胎儿正常性发育的任何药物或食物。要重视儿童性别认同教育，尽量为儿童创造一个有利于身心健康的良好环境，充分发展其与异性间正常交往的良好习惯。注重家庭健康性意识教育，切忌把男孩当女孩抚养或把女孩当男孩抚养。加强青少年的青春期性教育，不要粗暴干涉其与异性间的正常接触，亦应避免长期单性群体生活。消除各种有关性的错误观念和愚昧想法，大力宣传提倡健康的性行为方式。当发现孩子有性别认同障碍时，就应加以重视，及时咨询，早防早治，防患于未然，阻止其发展。此外，应重视社会环境建设，比如，适当增加幼儿园、小学中男教师的比例，以便男孩子更多地获得男性角色的熏陶和培养等。

我们相信，随着时代的发展、社会文明和科学的进步，总有一天，人类会更清楚地认识到易性癖的本质，有可能从根本上战胜这个疾病。使易性癖患者从此不再忍受心灵煎熬的痛苦折磨，也能有机会像健康人一样，享受美丽，享受爱情，享受幸福的人生。

参考文献

一 中文部分

（一）参考著作

［1］《马克思恩格斯选集》第 2 卷，人民出版社 1972 年版。

［2］《马克思恩格斯全集》第 26 卷，人民出版社 1972 年版。

［3］马克思：《1844 年经济学哲学手稿》，人民出版社 1985 年版。

［4］《马克思恩格斯全集》第 25 卷，人民出版社 1972 年版。

［5］《马克思恩格斯全集》第 17 卷，人民出版社 1963 年版。

［6］《马克思恩格斯选集》第 3 卷，人民出版社 1995 年版。

［7］王文科：《走进生命伦理》，人民卫生出版社 2008 年版。

［8］邱仁宗：《生命伦理学》，上海人民出版社 1987 年版。

［9］梁中堂：《人口学》，山西人民出版社 1983 年版。

［10］姜小鹰：《护理伦理学》，人民卫生出版社 2007 年版。

［11］《世界宪法全书》，青岛出版社 1997 年版。

［12］张贤钰：《外国婚姻家庭法资料选编》，复旦大学出版社 1991 年版。

［13］雅慈：《人工生育及其法律道德问题研究》，中国法制出版社 1995 年版。

［14］全国人大教科文卫委员会人口卫生体育研究室编《国内外部分生育法律法规》（内部资料）。

［15］郭继严、王永锡：《2001—2020 年中国就业战略研究》，经济管理出版社 2001 年版。

［16］［英］布伦达·阿尔蒙德：《探索伦理学：通向善恶王国的旅行》，中国社会科学出版社 2002 年版。

［17］吕国强：《生与死：法律探索》，上海社科出版社 1991 年版。

［18］郭自力：《生物医学的伦理和法律问题》，北京大学出版社 2002

年版。

［19］［美］安德鲁·金柏利著、新闻编译中心译《克隆——人的设计与销售》，内蒙古文化出版社 1997 年版。

［20］冯建妹：《生殖技术的法律问题研究》，载《民商法论丛》，法律出版社 1997 年版。

［21］［美］威廉·杰·欧·唐奈等：《美国婚姻与婚姻法》，世界图书出版社 1991 年版。

［22］J. T. 哈代：《科学、技术和环境》，科普出版社 1984 年版。

［23］方伟武：《生命科学中的前沿学科——生物信息学》，载《中国运筹学会第六届学术交流会论文集》，2000 年版。

［24］翟晓梅、邱仁宗：《生命伦理学导论》，清华大学出版社 2005 年版。

［25］约翰·奈斯比特：《高科技高思维——科技与人性意义的追寻》，新华出版社 2000 年版。

［26］裴雪涛：《干细胞技术》，化学工业出版社 2002 年版。

［27］冯斌：《基因工程技术》，化学工业出版社 2002 年版。

［28］李建凡：《克隆技术》，化学工业出版社 2002 年版。

［29］高崇明、张爱琴：《生物伦理学十五讲》，北京大学出版社 2004 年版。

［30］韩跃红：《护卫生命的尊严》，人民卫生出版社 2005 年版。

［31］甘绍平：《应用伦理学前沿问题研究》，江西人民出版社 2002 年版。

［32］《关于费尔巴哈的提纲》，载《马克思恩格斯选集》第一卷，人民出版社 1995 年版。

［33］《马克思恩格斯选集》第 3 卷，1995 年版。

［34］刘学礼：《生命科学的伦理困惑》，上海科学技术出版社 2001 年版。

［35］黄丁全：《医疗法律与生命伦理》，法律出版社 2004 年版。

［36］姜小鹰：《护理伦理学》，人民卫生出版社 2007 年版。

［37］杜金香、王晓燕：《医学伦理学教程》，科学出版社 1999 年版。

［38］高崇明、张爱琴：《生物伦理学》，北京大学出版社 1999 年版。

［39］［美］恩格尔哈特：《生命伦理学的基础》，湖南科学技术出版社 1996 年版。

［40］［法］克洛德·贝尔纳：《实验医学研究论》，商务印书馆 1991

年版。

[41] 刘银良：《医学生物技术的法律控制和管理》，科学出版社 2007 年版。

[42] 杜治政、许志伟主编《医学伦理学辞典》，郑州大学出版社 2003 年版。

[43] 中华人民共和国卫生部、联合国艾滋病中国专题组：《中国艾滋病防治联合评估报告》，2004 年 12 月。

[44] 邱仁宗：《艾滋病、性和伦理》，首都师范大学出版社 1999 年版。

[45] ［美］约翰·罗尔斯著、何怀宏等译《正义论》，中国社会科学出版社 1998 年版。

[46] ［古希腊］亚里士多德著、苗力田译：《尼各马科伦理学》（修订本），中国社会科学出版社 1999 年版。

（二）参考论文

[1] 李桂花：《论马克思恩格斯的科技异化思想》，载《科学技术与辩证法》2005 年第 12 期。

[2] 魏英敏：《功利论、道义论与马克思主义伦理学》，载《东南学术》2002 年第 1 期。

[3] 百度百科：《马克思主义人口理论》。

[4] 马寅初：《新人口论》，载《人民日报》1957 年 7 月 15 日。

[5] 唐之享、肖君华：《论生育控制中的"两权"问题》，载《求索》2003 年第 5 期。

[6] 刘学礼：《试论生育控制的伦理问题》，载《北京理工大学学报》（社会科学版）2003 年第 4 期。

[7] http：//www. tourolaw. edu/patch/Roe/#rop，2005 年 8 月 11 日。

[8] 邓树林：《人口政策——面临两难抉择》，载《今日中国》2004 年第 12 期。

[9] 李玲芬：《人类辅助生殖技术的伦理学审视》，载《贵州社会科学》2004 年第 1 期。

[10] 吕军、唐智柳、曲立兵：《人类辅助生殖技术的伦理评估》载《医学与哲学》第 7 期。

[11] ［加拿大］巴塔·M. 诺帕斯：《生殖技术和国际上关于保护人的生命的途径》，载《法学译丛》1988 年第 3 期。

[12] 陈美伶：《人工生殖子女婚生地位的认定》，载《台北政法大学评

论》1999 年第 57 期。

［13］张晓玲：《妇女人权，一个来自历史和现实的崭新概念》，载《中共中央党校学报》1997 年第 1 期。

［14］方福德：《基因图将揭开人体奥秘》，载《环球时报》2000 年 6 月 30 日。

［15］霍春涛：《人类基因组研究和基因工程对社会、伦理的影响》，载《中国海洋大学学报》（社会科学版）2003 年第 4 期。

［16］韩跃红、李哲昆：《生物高科技中热点问题的伦理思考》，载《未来与发展》2002 年第 5 期。

［17］杨海霞：《转基因技术投资价值凸显》，载《中国投资》2008 年第 5 期。

［18］王玉峰：《关于基因平等问题的哲学思考》，载《社会科学》2001 年第 8 期。

［19］宋与来：《基因图谱引发大议论》，载《中国经济时报》2000 年 6 月 30 日。

［20］李卫文：《改变世界的科学计划——人类基因组计划》，载《生物学杂志》2001 年第 2 期。

［21］邹寿长：《人类基因组计划及基因革命对伦理的挑战》，载《伦理学研究》2003 年第 4 期。

［22］王延光：《人类基因组计划》——《中国医学伦理学辞典》条目选载之一，载《医学与哲学》2001 年第 5 期。

［23］黄大昉：《关于植物生物技术的发展与思考》，载《中国农业科技导报》2002 年第 4 期。

［24］黄志良：《基因工程的应用及其安全性管理》，载《生物学杂志》2001 年第 6 期。

［25］林伟新：《转基因技术：对人类是祸还是福？》，载《生态经济》2007 年第 9 期。

［26］蒋如平、孙炜琳：《国外实施植物新品种保护的管理规则及对我国的借鉴》，载《知识产权》2003 年第 3 期。

［27］胡蓉、张敏：《简评"基因决定论"》，载《荆州师范学院学报》（社会科学版）2000 年第 4 期。

［28］林戈、卢光琇：《干细胞概述》，载《生命科学》2006 年第 4 期。

［29］韩跃红、巫春：《人类胚胎干细胞研究的潜在价值和伦理规范初探》，载《上海师范大学学报》（哲学社会科学版）2002 年第 1 期。

［30］胡显文、陆军：《人胚胎干细胞的研究——科学与伦理》，载《国外科技动态》2000 年第 2 期。

［31］李本富：《人类胚胎干细胞研究应遵循伦理原则》，载《中华医学信息导报》2003 年第 20 期。

［32］王延光：《人类胚胎干细胞的来源与伦理思考》，载《医学与哲学》2002 年第 2 期。

［33］翟晓梅：《人类干细胞研究的伦理学争论》，载《医学与哲学》2002 年第 2 期。

［34］白雪涛：《人类胚胎干细胞研究的伦理思考》，载《甘肃社会科学》2005 年第 1 期。

［35］李丽峰：《基因问题的理论探讨》，中南大学毕业学位论文，2003 年。

［36］许志伟：《人类干细胞之伦理原则与监管政策》（下），载《医学与哲学》2006 年第 3 期。

［37］裴石：《"克隆人"对现时法律的冲击》，载《法学》1997 年第 5 期。

［38］王芳明：《关于克隆人的法律伦理思考》，载《黑龙江教育学院学报》2002 年第 1 期。

［39］杨怀中：《人类需要治疗性克隆》，载《自然辩证法研究》2004 年第 10 期。

［40］陆树程：《克隆技术的发展与现代生命伦理——兼与姚大志先生商榷》，载《哲学研究》2004 年第 4 期。

［41］曲新久：《论禁止利用死刑犯的尸体、尸体器官》，载《中外法学》2005 年第 5 期。

［42］张卫宁、王梦寅：《胚胎神经组织移植的伦理学探讨》，载《中国医学伦理学》1991 年第 5 期。

［43］张田勘：《胎儿组织移植和胚胎研究的道德问题》，载《医学与哲学》1991 年第 11 期。

［44］仇逸：《器官移植严格人道约束》，载《瞭望》2007 年第 15 期。

［45］李本富：《对我国伦理审查委员会建设的探讨》，载《中国医学伦理学》2007 年第 2 期。

［46］彭存吉：《人体实验的分类及伦理分析》，载《井冈山医专学报》2004 年第 4 期。

［47］《106 名志愿者染上艾滋病》，荆楚网（楚天都市报综合报道）

2005 年 4 月 14 日。

　　［48］孙展、刘溜：《艾滋药物之人体试验谜团》，载《中国新闻周刊》2005 年 6 月 17 日。

　　［49］王信川、南波：《试药惊魂——隐藏在试药群体中的伦理质询与灰色利益》，载《经济》2004 年第 7 期。

　　［50］万慧进：《人体实验的道德风险及其防范与控制》，载《科学技术与辩证法》2007 年第 1 期。

　　［51］智敏：《试药人的权益不能遭忽悠——江苏首起试药官司暴露人体实验法律空白》，载《学习月刊》2006 年第 17 期。

　　［52］刘丽萍：《脑死亡的研究进展》，载《中华内科杂志》2004 年第 4 期。

　　［53］曹树平、张国瑾：《脑死亡标准研究的历史回顾建议》，载《临床神经病学杂志》2004 年第 2 期。

　　［54］《脑死亡判定标准》（成人），载《中华急诊医学杂志》2003 年第 2 期。

　　［55］徐凝：《积极推动立法承认脑死亡判定标准》，载《中国医学伦理学》2007 年第 4 期。

　　［56］廖怀凌：《脑死亡者不算死者器官移植合情合理不合法》，金羊网 2006 年 11 月 16 日。

　　［57］关宝瑞、朱勇喆：《确立脑死亡鉴定标准的伦理学意义探究》，载《南京医科大学学报》2008 年第 30 期。

　　［58］陈忠华、袁劲：《论自愿无偿器官捐献与脑死亡立法》，载《中华医学杂志》2004 年第 2 期。

　　［59］李颖：《卫生部制定脑死亡诊断标准，推动脑死亡立法》，载《科技日报》2008 年 8 月 7 日。

　　［60］《以脑死亡判定死亡的新标准有望在中国试行》，四川新闻网 2008 年 4 月 29 日。

　　［61］郭勇：《诊断脑死亡的伦理思考》，载《医学与哲学》2004 年第 3 期。

　　［62］李珂：《安乐死的内涵与外延》，载《武汉船舶职业技术学院学报》2008 年第 1 期。

　　［63］李惠：《安乐死合法化的生命理论探析》，载《法治论丛》2008 年第 3 期。

　　［64］孙树梅、汪能平：《加强艾滋病防治的重大意义》，载《新医学》

2006 年第 1 期。

［65］《科学家证实艾滋病病毒起源于野生黑猩猩》，http：//news. xin-huanet. com 2006/5/26/16：12：50，新华网。

［66］王景山、姜日花：《艾滋病的历史与现状》，载《中国社区医师》2002 年第 23 期。

［67］黎晓斌、王莹：《预防艾滋病与善待艾滋病患者》，载《医学与哲学》2002 年第 7 期。

［68］《戒毒常识首选戒毒药物——美沙酮》，http：//www. medboo. com/cmsweb/webportal/W14703/A10022500. html。

［69］邱杰：《影响我国艾滋病防治的伦理因素及对策》，载《中国医学伦理学》2003 年第 5 期。

［70］李士宝、李海涛、张庆伟：《浅谈艾滋病预防中的伦理道德问题》，载《预防医学论坛》2005 年第 3 期。

［71］姜爱林：《艾滋病的相关立法：问题与对策》，载《唯实》2005年第 21 期。

［72］李萍：《同性恋现象的伦理分析》，载《河北学刊》2004 年第3 期。

［73］http：//www. sina. com. cn，2007 年 11 月 26 日，《东南快报》。

［74］刘秀：《展望同性婚姻》，载《现代预防医学》2007 年第 4 期。

［75］戴娜娜：《同性婚姻的法律思考》，载《法制与社会》2008 年第2 期。

［76］涂建新：《同性婚姻的合法性研究》，学位论文，2006 年。

［77］朱辉综述、蔡志明审校《变性手术及相关问题》，载《中国美容医学》2004 年第 3 期。

［78］祁冬涛：《"灵魂"对"肉体"的背叛》，载《社会》2002 年第 4期。

［79］刘国生：《变性人的发展历史及其现状》，载《中国性科学》2006年第 9 期。

［80］舒玲华、李文刚：《变性术的伦理学思考》，载《中国医学伦理学》2001 年第 5 期。

［81］高建伟：《变性人法律问题初探》，载《中国卫生法制》2005 年第 5 期。

［82］王文科：《基因理论前瞻》，载《哈尔滨市经济管理干部学院学报》2000 年第 4 期。

二　外文部分

［1］ *Skinner v. State of Okl. Ex Rel. Willamson*, 316 U. S. 535, 1942.

［2］ *Griswold Et Al v. Connecticut*, 381 U. S. 479, 1965.

［3］ *David J. Garrow*, *Abortion Before and After Roe v. Wade*: *An Historical perspective*, 62 *Albany Law Review*. 833, 1999.

［4］ Thomas G. *Differentiation plasticity of hematopoie-tic cells*. *Blood*, 2002, 99（9）: 3089—3101.

［5］ Odorico J, Zhang SC, Pedersen R. *Garland*: *Science/BIOS Scientific Publishers*, 2005.

［6］ *PHS Guideline on Infectious Disease Issues in Xenotransplantation*（USA）［R］. 2001.

［7］ PallisC, Harley DM. *ABC of Brainstem death*. 2*nd ed. London*: *British Medical Journal Publishing Group*, 1996, 724.

［8］ Jonathan Watts: *China's shift in HIV/AIDS policy marks turnaround on health THE LANCET*, Vol. 363, April 24, 2004.

后 记

　　本书由导言以及生育控制、辅助生殖技术、基因技术、人类干细胞研究、克隆技术、器官移植、人体实验、脑死亡标准、安乐死、艾滋病、同性恋、变性手术 12 章组成。每章从概述、发展、伦理视角、法律视角和前瞻性思考等五个方面展开论述。我们在比较、分析、总结、借鉴现有研究的基础上，对上述生命技术带来的问题以伦理和法律为视角作了较为深入的思考，提出了自己的见解。其特点如下：

　　一是以马克思主义基本理论为指导，用马克思主义伦理思想分析生命科技带来的伦理和法律问题；二是从法律和伦理两个不同视角综合考察研究生命科技的发展带来的问题；三是各章体例格式统一，便于比较、学习；四是每章根据需要安排繁简不一的前瞻性思考，开展了较为深入的探讨，对有争议的问题发表了自己的观点和看法。

　　本书的出版得到了甘肃省卫生厅和兰州大学"985 工程"特色研究项目的经费支持，得到了中国社会科学出版社任明编审和兰州大学政治与行政学院王学俭院长的大力支持和帮助，在此向他们深表谢意！本书是在参考和引用了大量同人们的研究成果的基础上经编者的共同努力而成的，在此向同人们表示真诚的谢意。由于成书时间紧迫和水平所限，内容尚嫌粗糙，有些想法未能得到很好的表达，某些问题的思考还不够深入，观点仍有待商榷，不当之处，还望学界同人及读者批评指正！